皮肤病理鉴别诊断彩色图谱

Color Atlas of Differential Diagnosis in Dermatopathology

原　著　Loren E Clarke
　　　　Jennie T Clarke
　　　　Klaus F Helm

主　译　邹先彪

主　审　涂　平

副主译　李　蕾　陈柳青

译　者（以姓氏笔画为序）：
　　　　马　玲　仇　萌　刘中华　苏　飞
　　　　杨宇光　宋琳毅　张　凡　陈　佳
　　　　陈虹霞　夏　云　徐　辉　黄　萌

人民卫生出版社

图书在版编目（CIP）数据

皮肤病理鉴别诊断彩色图谱/（美）洛伦·E. 克拉克
（Loren E. Clarke）原著；邹先彪主译. —北京：人民
卫生出版社，2016
　　ISBN 978-7-117-23221-0

　　Ⅰ.①皮…　Ⅱ.①洛…②邹…　Ⅲ.①皮肤病学–病
理学–图谱　Ⅳ.①R751.02-64

　　中国版本图书馆 CIP 数据核字(2016)第 211401 号

人卫智网　www.ipmph.com	医学教育、学术、考试、健康，购书智慧智能综合服务平台	
人卫官网　www.pmph.com	人卫官方资讯发布平台	

版权所有，侵权必究！

图字:01-2015-5606

皮肤病理鉴别诊断彩色图谱

主　　译：邹先彪
出版发行：人民卫生出版社（中继线 010-59780011）
地　　址：北京市朝阳区潘家园南里 19 号
邮　　编：100021
E - mail：pmph @ pmph.com
购书热线：010-59787592　010-59787584　010-65264830
印　　刷：北京铭成印刷有限公司
经　　销：新华书店
开　　本：889×1194　1/16　印张：30
字　　数：929 千字
版　　次：2016 年 11 月第 1 版　2018 年 5 月第 1 版第 2 次印刷
标准书号：ISBN 978-7-117-23221-0/R·23222
定　　价：299.00 元

打击盗版举报电话：010-59787491　E -mail：WQ @ pmph.com
（凡属印装质量问题请与本社市场营销中心联系退换）

前 言

　　皮肤病学是以形态学观察和描述为主要诊断手段的学科,皮肤病理学是皮肤病学重要的亚专业,皮肤病诊断往往需要裸眼视诊与病理分析相结合。而皮肤病理存在着"同病异象,同象异病"的特点,其鉴别诊断往往纷繁复杂,使皮肤病理学爱好者觉得无从下手。国内涉及皮肤病理的专著不多,权威的国外皮肤病理学译著更少。本书以组织学模式为纲要,通过"诊断标准""诊断要点""鉴别诊断""诊断难点"的篇章布局,以简练扼要的文字重点阐述,以1237幅精致的临床及病理照片为佐证,图文并茂、深入浅出地梳理出皮肤病理诊断和鉴别诊断的思路。故本书是一本优秀的皮肤病理学专著,适合皮肤科医生、病理科医生及相关专业研究生阅读和学习。

　　为了使更多的国内同行能够学习到这本好书,我们组织了精干力量对此书进行了翻译,并呈请全国著名的皮肤病理学家北大医院皮肤科涂平教授担任此书译稿的主审。但由于译者水平有限,在翻译上尚不能尽如人意,甚至有可能出现偏差或错误,请读者不吝赐教,以便我们更正完善。

邹先彪

　　《皮肤病理鉴别诊断彩色图谱》以简单的演绎方法为基础,简化了皮肤病的诊断。这本独特的图谱将病理所见与临床信息相结合,从而作出准确诊断。依据常见的病理改变,如银屑病样皮炎、苔藓样组织反应、脂膜炎、血管炎、水疱性皮肤病、附属器肿瘤、色素性病变等,将本书分为15章。彩色图像展示了组织学模式及临床照片。以易于应用的提纲形式列出了确诊所必需的标准。本图谱同时涵盖了潜在的诊断难点与诊断要点。

Loren E Clarke

Jennie T Clarke

Klaus F Helm

原著致谢

感谢皮肤科同仁为本书提供了部分临床照片,感谢 M/s Jaypee Brothers Medical Publishers(P)Ltd,New Delhi,India 出版公司的编辑们为本书付出的辛勤劳动。

目 录

第 1 章

正常皮肤模式

组织学上看似正常皮肤

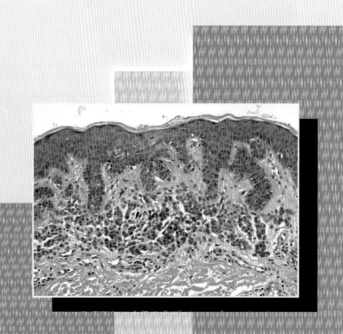

偶尔,我们会遇到这种情况:一个活检标本在低倍镜下看起来无明显变化或类似"正常皮肤"。在这种情况下,可以考虑采样错误的可能性。但可能很多疾病的组织学改变微小,需近距离观察,检视异常之处(知识点 1.1)。明确诊断常需要临床和病理相联系。一种系统性方法是:从角质层检查开始,然后检查表皮、真皮及脂肪层,有助于作出特异性的诊断。

知识点 1.1　　正常外观皮肤的鉴别诊断

- 淀粉样变
- 皮肤松垂 Anetoderma
- 无汗性外胚层发育不良
- 银质沉着病
- 皮肤萎缩
- 色素性毛表皮痣
- 咖啡斑
- 金质沉着病
- 结缔组织痣/胶原瘤
- 皮肤松弛症 Cutislaxa
- 红癣
- 填充注射
- 灶性皮肤发育不全(Goltz 综合征)
- 鱼鳞病
- 脂肪代谢障碍
- 硬斑病
- 黏液性水肿
- 褐黄病
- 局限性肢端角化过少症

- 炎症后色素改变
- 弹力纤维假黄瘤
- 硬皮病
- 硬肿病
- 毛细血管扩张症
- 持久性发疹性斑状毛细血管扩张
- 荨麻疹
- 文身
- 花斑癣
- 创伤
- 白癜风

角质层内所见

- 花斑癣(图 1.1A～C);
- 红癣(图 1.2A～C)。

表皮和角质层疾病

- 鱼鳞病(图 1.3A 和 B);
- 局限性肢端角化过少症(图 1.4);
- 角皮病(图 1.5A 和 B)。

表皮色素相关疾病

- 白癜风(图 1.6A～D);
- 特发性点状色素减退症:下肢小的不明显的白色斑点(图 1.7A～C);
- 咖啡斑(图 1.8A～C);
- 色素性毛表皮痣(图 1.9A～C)。

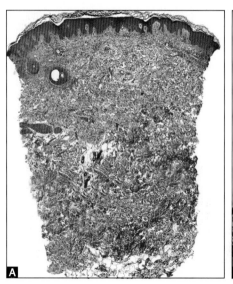
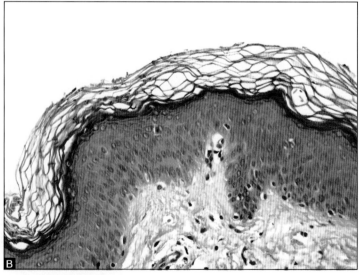

图 1.1　A、B

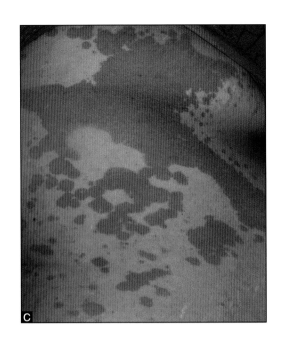

图 1.1　A～C:花斑癣。(A)低倍镜下:正常皮肤外观;(B)高倍镜下:角质层内可见菌丝;(C)患者躯干部出现色素沉着斑片呈现多种颜色的外观

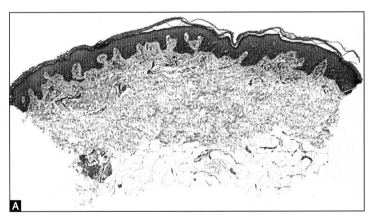

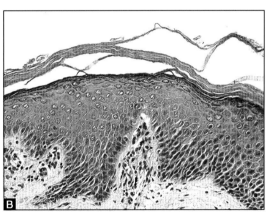

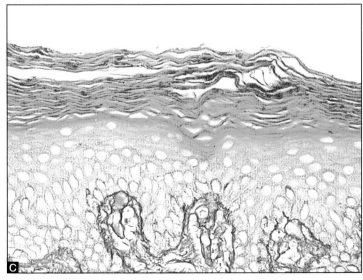

图 1.2　A～C:红癣。(A)低倍镜下显示为正常皮肤;(B)高倍镜 HE 染色下显示红癣的角质层内有"碎片";(C)PAS 染色(periodic acid-Schiff,过碘酸希夫反应)显示角质层内的丝状菌

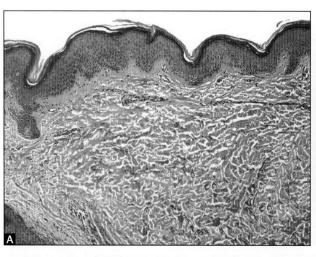
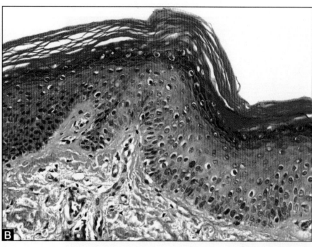

图 1.3 **A 和 B：鱼鳞病**。(A)角化过度：比较角质层和表皮的厚度；(B)角质层显得更加致密，即使在"外观正常的皮肤"，尤其是某些毛囊角栓区

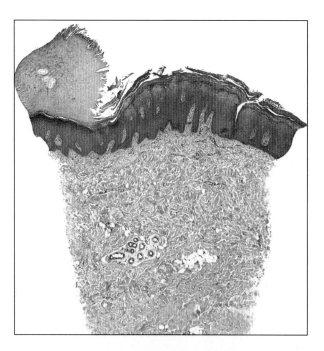

图 1.4 **局限性灶状肢端角化不全症**。皮损处角质层突然缺失

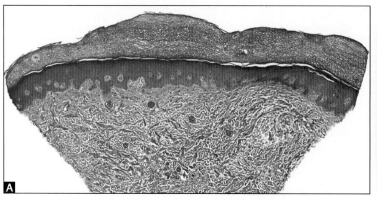
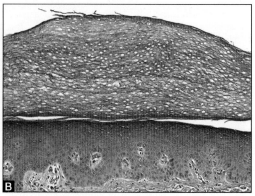

图 1.5 **A 和 B：角皮症(皮肤角化病)**。(A)正角化过度；(B)注意角质层相对于表皮的厚度

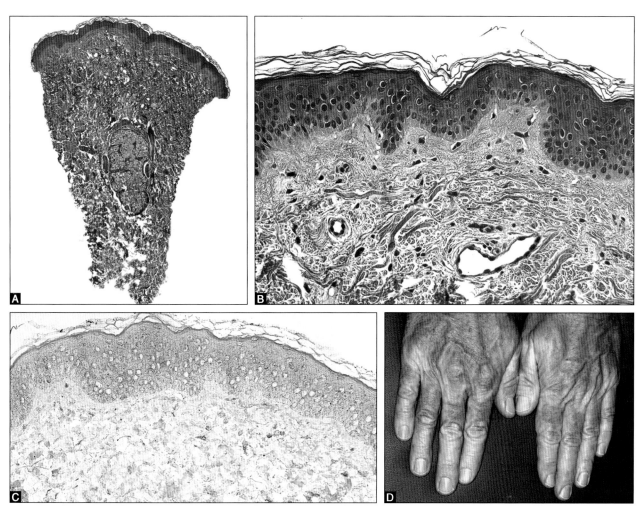

图 1.6　**A ~ D:白癜风**。(A)正常外观的皮肤;(B)近距离检查显示表皮基底层黑素细胞缺失;(C)Melan-A 染色证实黑素细胞缺失;(D)瓷白色斑片

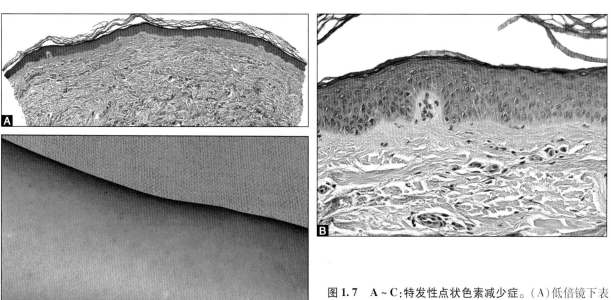

图 1.7　**A ~ C:特发性点状色素减少症**。(A)低倍镜下表现;(B)高倍镜下(注意沿着活检组织左侧表皮基底层有色素沉着,右侧没有);(C)下肢淡淡的色素减退性斑点

皮肤病理鉴别诊断彩色图谱

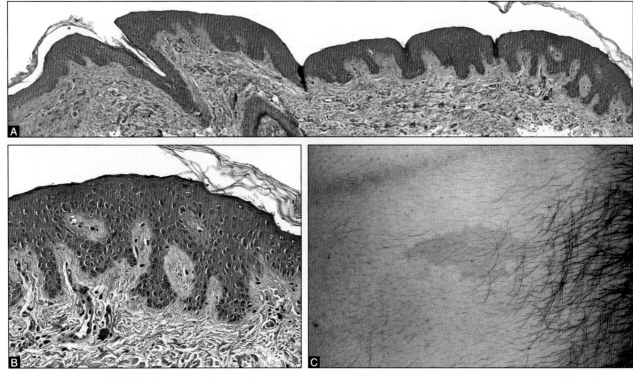

图1.8　A～C:咖啡斑。(A)(B)低倍和高倍镜下可见沿表皮基底层色素沉着增加;(C)临床表现:褐色咖啡样斑片

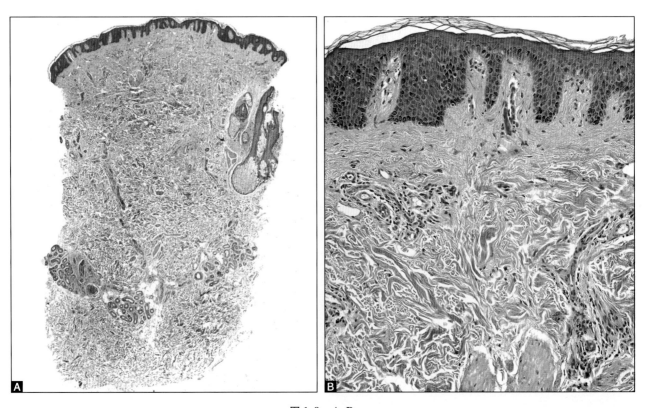

图1.9　A、B

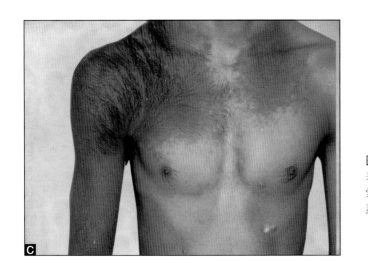

图1.9　A～C:色素性毛表皮痣。(A)沿着相互吻合的表皮突基底层色素增加;(B)表皮突底部平坦是诊断线索;(C)肩部的色素性毛表皮痣。图片由 Dr. Renee Straub 惠赠

真皮内所见

- 噬黑色素细胞:
  - 炎症后色素改变(图1.10A～C);
  - 沉积的线索:淀粉样苔藓、斑状淀粉样变(图1.11A～D)。
- 含铁细胞:创伤。
- 其他色素沉积:
  - 文身(图1.12A 和 B);
  - 药物引起的色素沉着(图1.13A～C);
  - 银质沉着病(图1.14A 和 B);
  - 金质沉着病(图1.15A 和 B);
  - 褐黄病。
- 沉积性疾病:
  - 淀粉样蛋白(图1.11A～D);
  - 黏蛋白:硬肿病(图1.16A 和 B)。
- 混合炎性浸润:
  - 荨麻疹(图1.17A～D)。
- 胶原的改变:

- 结缔组织痣/胶原瘤(图1.18A 和 B);
- 硬斑病/硬皮病/皮肤萎缩(图1.19A～C);
- 填充注射(图1.20A 和 B)。
- 弹力纤维的改变:
  - 缺乏:弹力组织离解性疾病
    - 皮肤松弛症(图1.21A 和 B);
    - 真皮中部弹力组织离解;
    - 皮肤松垂(图1.22A～E)。
  - 增加:结缔组织痣/播散性豆状皮肤纤维瘤病(Buchske-Ollendorff 综合征)。
  - 钙化:弹力纤维假黄瘤(图1.23A～C)。
- 真皮内的脂肪细胞:
  - 局限性真皮发育不全(图1.24A 和 B);
  - 浅表脂肪瘤样痣(皮损通常为乳头状)。
- 毛细血管扩张:
  - 无其他改变:毛细血管扩张的原因
    - 特发的、原发的、遗传的、结缔组织病。
  - 存在肥大细胞和少量嗜酸性粒细胞:持久性发疹性斑状毛细血管扩张(图1.25A～C)。
- 汗腺缺失:无汗性外胚层发育不良。

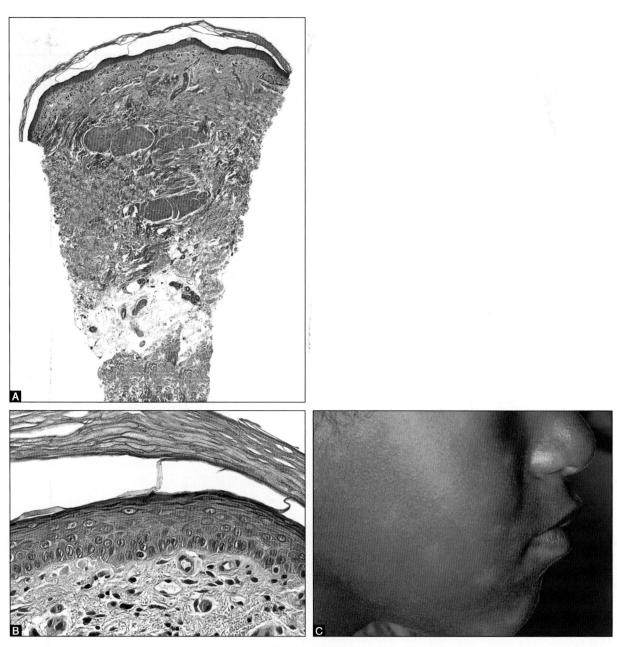

图 1.10　A～C:炎症后色素改变。（A）真皮内噬黑素细胞及稀疏的炎症浸润；（B）高倍镜显示胶样体和噬黑色素细胞；（C）临床图片

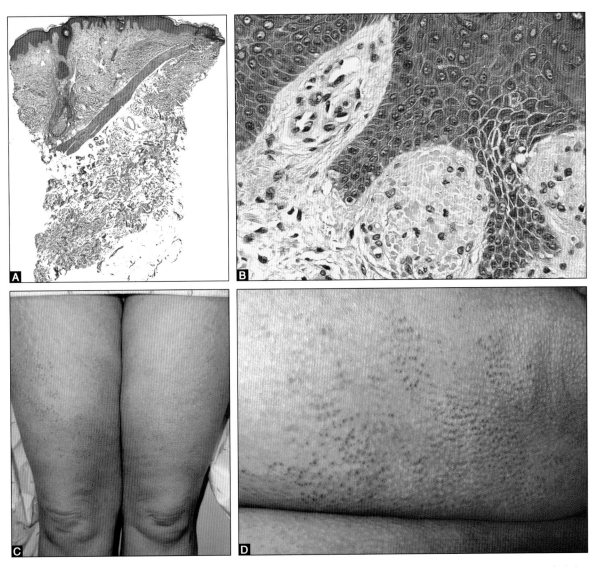

图1.11　A～D:淀粉样苔藓。(A)低倍镜:真皮乳头层扩张;(B)高倍镜:真皮乳头内含有嗜酸性小球,被裂隙分离;(C)淀粉样苔藓;(D)淀粉样苔藓,小腿上有苔藓样丘疹

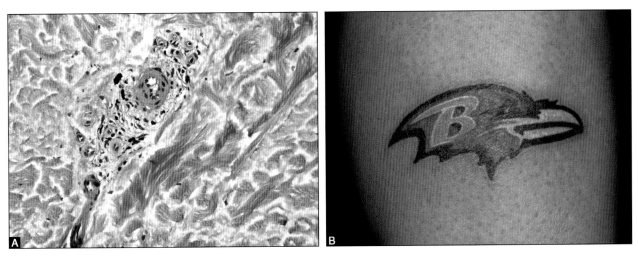

图1.12　A和B:文身。(A)真皮层内黑色结晶状物质;(B)临床图片

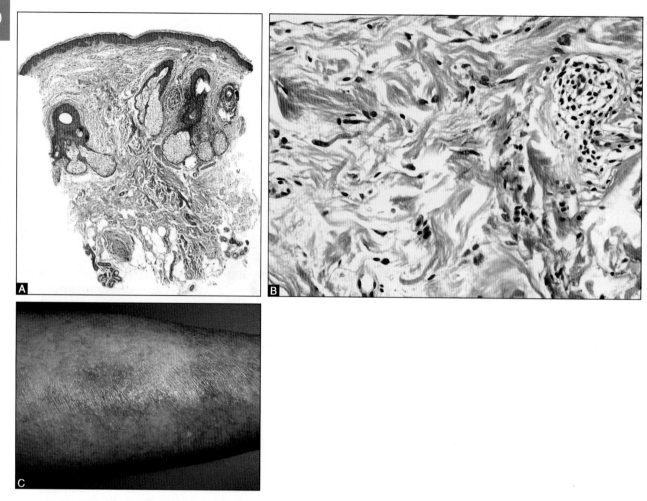

图 1.13　A~C:(A)吩噻嗪着色的组织学表现;(B)真皮内黄褐色色素;(C)由硫酸羟氯喹引起的蓝灰色色素沉着

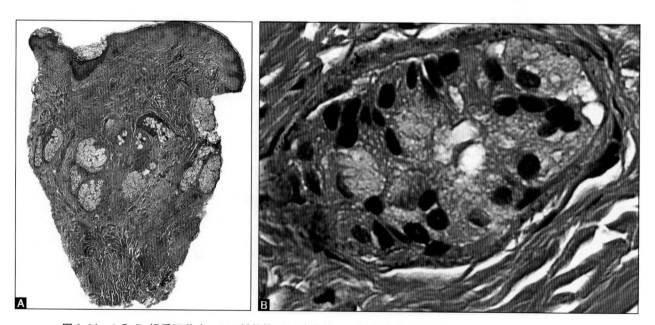

图 1.14　A 和 B:银质沉着病。(A)低倍镜;(B)高倍镜——黑色结晶颗粒易出现于小汗腺周围的基底膜带

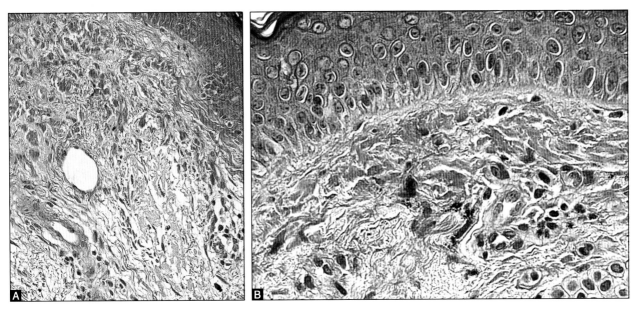

图 1.15　A 和 B:金质沉着病。(A)中倍镜下色素沉着并不明显;(B)高倍镜下真皮内可见黑色颗粒

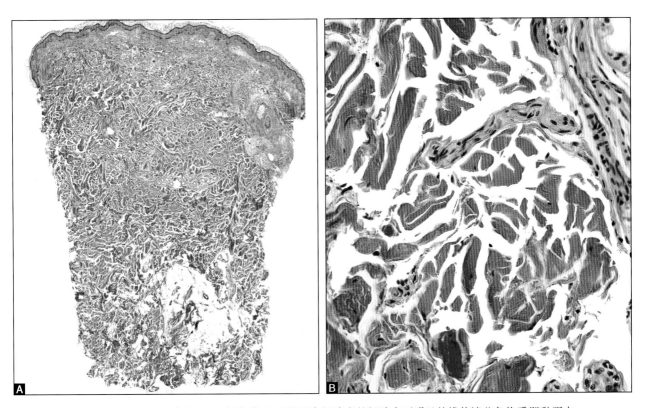

图 1.16　A 和 B:硬肿病。(A)低倍镜;(B)胶原束间清晰的间隙内不明显的线状淡蓝色物质即黏蛋白

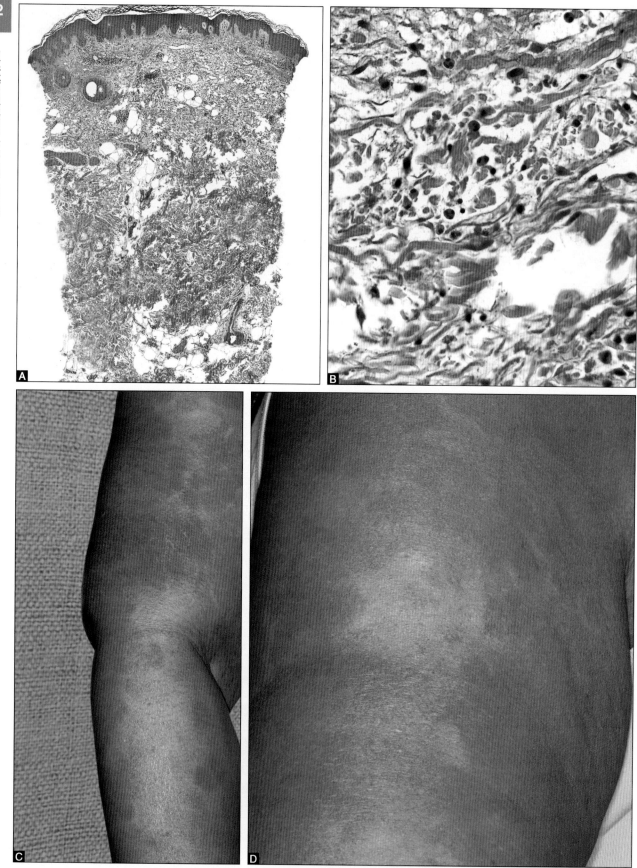

图 1.17 A ~ D:荨麻疹。(A)低倍镜;(B)高倍镜下示稀疏的混合性炎症浸润;(C)(D)临床图片

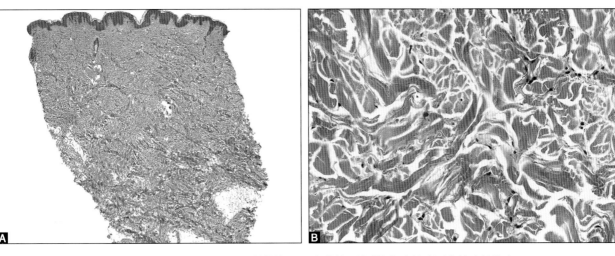

图1.18　A和B:胶原瘤。(A)低倍镜;(B)高倍镜:增厚的杂乱的胶原束是诊断线索

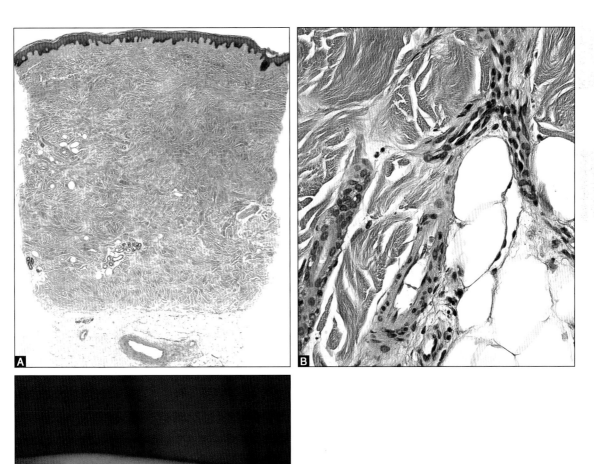

图1.19　A~C:硬皮病/硬斑病。(A)低倍镜:皮肤呈矩形外观;(B)高倍镜:胶原束间距减小,胶原束硬化以及沿着真表皮交界处聚集的炎性浸润;(C)线状硬斑病的临床图片

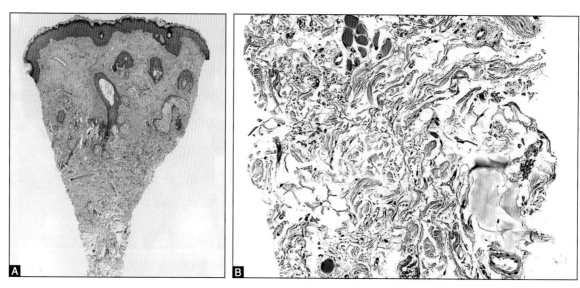

图 1.20　A 和 B:填充材料透明质酸。(A)低倍镜;(B)高倍镜:活检标本底部可见嗜碱性物质

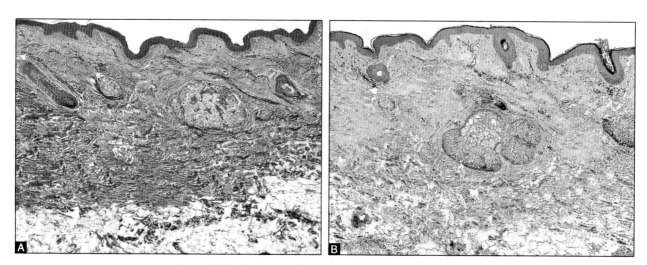

图 1.21　A 和 B:皮肤松弛症。(A)低倍镜;(B)弹力组织染色在低倍镜下显示缺乏弹力纤维

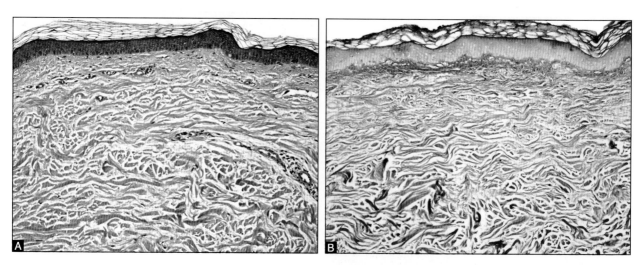

图 1.22　A、B

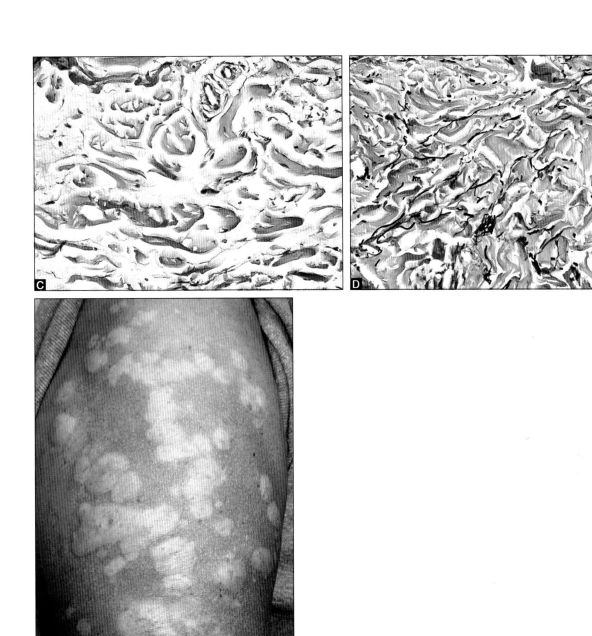

图1.22　A～E:皮肤松垂。(A)低倍镜;(B)低倍镜下弹力纤维染色;(C)高倍镜下受累皮肤的弹力纤维染色(注意与图1.22D 不同,弹力纤维减少);(D)皮肤松垂患者未受累的皮肤:高倍镜下弹力纤维染色;(E)柔软、易压缩的丘疹和结节

皮肤病理鉴别诊断彩色图谱

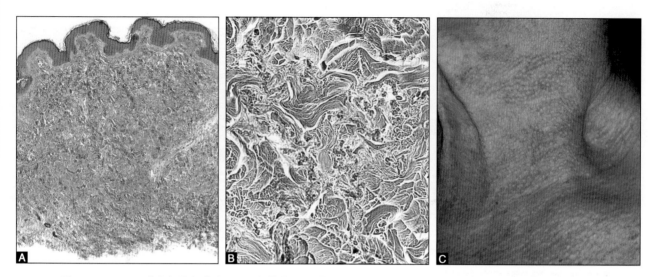

图 1.23　A～C:弹力纤维假黄瘤。(A)低倍镜;(B)高倍镜:碎片状钙化的弹力纤维;(C)颈部黄色网状斑块

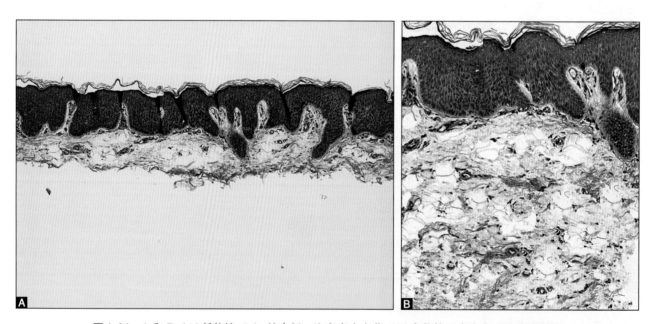

图 1.24　A 和 B:(A)低倍镜:Goltz 综合征。注意真皮变薄;(B)高倍镜下真皮内可见脂肪细胞

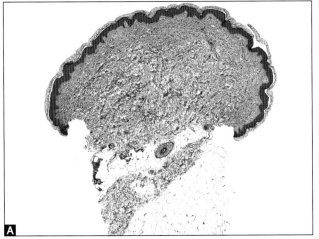
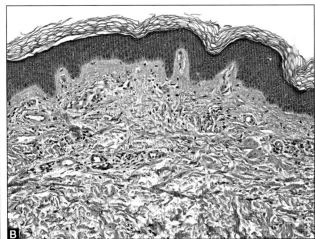

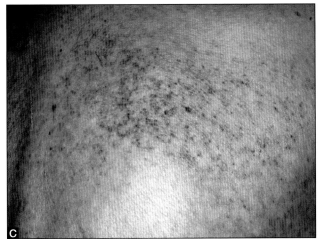

图 1.25 A~C:持久性发疹性斑状毛细血管扩张症。(A)低倍镜;(B)高倍镜:扩张的毛细血管周围有肥大细胞;(C)临床图片

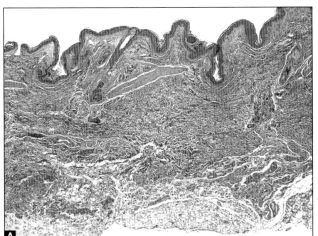
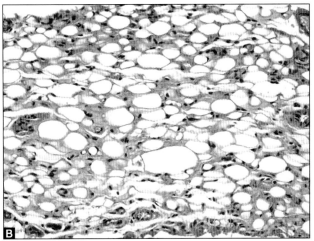

图 1.26 A 和 B:局限性/退化性脂肪代谢障碍

- 脂肪数量减少：
  - 脂肪营养不良。
- 脂肪细胞透明化：局限性脂肪代谢障碍（图 1.26A 和 B）。
- 头皮活检脂肪数量增加；脂肪水肿性脱发。

参考书目

1. Farmer ER, Hood AF. Pathology of the Skin, 2nd edition. New York: McGraw-Hill; 2000.
2. McKee PH, Calonje E, Granter SR. Pathology of the Skin with Clinical Correlations. Mosby: Elsevier; 2005.
3. Weedon D. Weedon's Skin Pathology, 3rd edition. Churchill Livingstone: Elsevier; 2010.

（徐辉 译，李蕾、邹先彪 校，涂平 审）

第 2 章

海绵水肿模式和
银屑病样模式

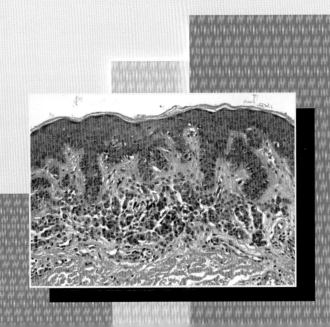

海绵水肿模式

常见的海绵水肿性(湿疹样)皮炎包括接触性皮炎、钱币状皮炎、脂溢性皮炎、特应性皮炎、日光性皮炎、干燥性皮炎(乏脂性皮炎)、排汗障碍性皮炎和淤积性皮炎。在大多数情况下,组织病理学不能可靠地鉴别这些疾病。皮炎的类型必须通过临床明确。活检有助于排除与皮炎类似的其他疾病,如皮肤癣菌病、玫瑰糠疹、虫咬反应、离心性环形红斑、儿童丘疹性肢端皮炎(Gianotti-Crosti 综合征)、暂时性棘层松解性皮肤病(Grover 病)、药疹和皮肤 T 细胞淋巴瘤(尤其是蕈样肉芽肿),这些疾病均可表现为不同程度的海绵水肿(表2.1)。

海绵水肿性皮炎的常见类型

接触性皮炎 Contact Dermatitis

接触性皮炎可分为两种类型。最常见的是刺激性接触性皮炎,指皮肤暴露于刺激物,如强效的肥皂,而导致红肿、脱屑。变应性接触性皮炎需要先致敏,是对变应原〔例如漆树(毒藤)、防腐剂和香料〕的特异性免疫反应。变应性接触性皮炎和刺激性接触性皮炎的组织病理通常难以区分,但刺激性接触性皮炎的早期损害可出现浅层表皮坏死(图2.1A ~ E)。

▌诊断标准

- 海绵水肿性皮炎+刺激物或致敏物接触史,和/或变应性接触性皮炎斑贴试验阳性结果。
- 早期刺激性接触性皮炎皮损可表现为浅层表皮坏死。

▌鉴别诊断

- 其他形式的海绵水肿性皮炎和类似皮炎的疾病,尤其是海绵水肿性药疹、蕈样肉芽肿、皮肤癣菌病和病毒疹(表2.1)。极少情况下,大疱性类天疱疮的荨麻疹样阶段可与接触性皮炎相似(图2.1C)。

▌诊断难点

- 海绵水肿偶见于银屑病、蕈样肉芽肿和其他典型"非海绵水肿性"疾病。

▌诊断要点

- 在海绵水肿性皮炎中的表皮内水疱有花瓶样形状,开口于表皮表面。而蕈样肉芽肿的 Pautrier 微脓疡为圆形,很少与表皮相连接(图2.1B)。Pautrier 微脓疡的淋巴细胞染色深,包含少量细胞质,相比之下,细胞外渗液中的淋巴细胞胞质含量高。
- 在玫瑰糠疹中,海绵水肿是灶状的,不含血清的小角化不全灶占据整个角质层(图2.8D)。

表 2.1　海绵水肿性皮炎和与其相似疾病

皮炎类型	相似疾病
特应性皮炎	皮肤癣菌病/癣
变应性接触性皮炎	自体敏感性皮炎
刺激性接触性皮炎	虫咬反应
钱币状皮炎	离心性环状红斑(第3章)
脂溢性皮炎	玫瑰糠疹(糠疹样皮炎第3章)
排汗障碍性皮炎	Gianotti-Crosti 综合征
干燥性(乏脂性)皮炎	副银屑病和蕈样肉芽肿
淤积性皮炎	Grover 病(海绵水肿型)
	海绵水肿型药疹
	多形性日光疹
	妊娠瘙痒性荨麻疹样丘疹和斑块(妊娠多形疹)
	大疱性类天疱疮/天疱疮的海绵水肿期

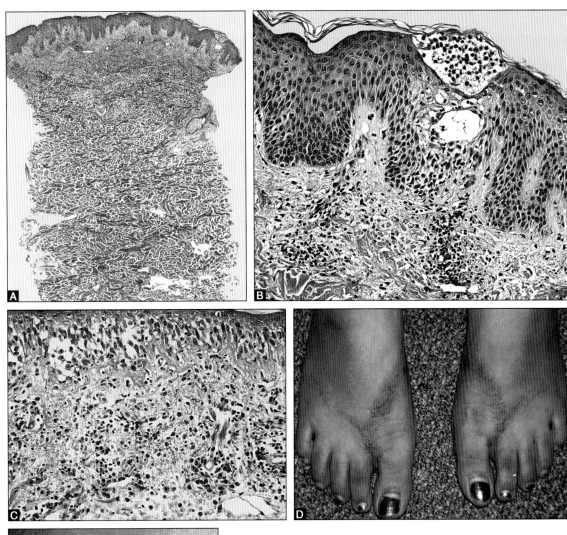

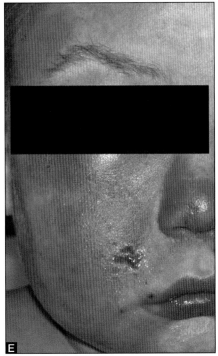

图2.1 A~E:皮炎中表皮海绵水肿的特征。(B)接触性皮炎患者的表皮内水疱;(C)海绵水肿性大疱性类天疱疮,不同于变应性接触性皮炎,嗜酸性粒细胞占优势;(D)穿凉鞋导致的变应性接触性皮炎;(E)毒藤导致的变应性接触性皮炎

特应性皮炎 Atopic Dermatitis(图 2.2A ~ C)

▌诊断标准

- 慢性皮炎,常屈侧分布,有家族性或个人哮喘史和/或过敏史(特应性)。
- 组织病理学检查不能单独作出特异性诊断,需与临床结合。

▌鉴别诊断

- 其他类型的海绵水肿性皮炎和类似皮炎。
- 白色糠疹(深肤色儿童面部片状色素减退)是特应性皮炎的变型。

▌诊断难点

- 抓痕可产生炎症性浸润,与其他海绵水肿性疾病及银屑病样疾病不易鉴别。
- 特应性皮炎常可出现继发金黄色葡萄球菌感染,偶见疱疹病毒感染(Kaposi 水痘样疹)(图 2.2C)。
- 蕈样肉芽肿/副银屑病早期皮损难以鉴别。

▌诊断要点

- 与其他海绵水肿性疾病相比,特应性皮炎的毛囊上皮海绵水肿更为常见。
- 炎症常不如其他海绵水肿性皮炎明显(除非感染)。
- 真皮中胶原束硬化及星状成纤维细胞提示慢性病程及搔抓(图 2.2A)。

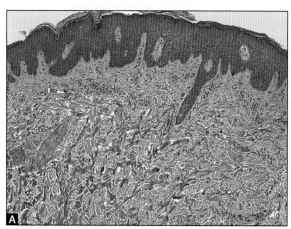

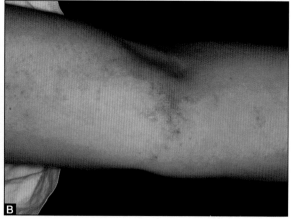

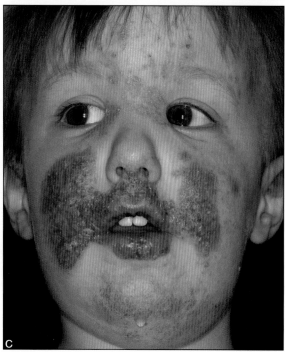

图 2.2　A ~ C:特应性皮炎。(A)慢性搔抓所致的表皮增生;(B)肘窝处的鳞屑性斑片;(C)感染性特应性皮炎

钱币状皮炎 Nummular Dermatitis

■ 诊断标准

- 红斑大小及形状约与硬币相似(图2.3A)。
- 组织病理如下:
  - 海绵水肿性皮炎;
  - 常见银屑病样表皮增生(图2.3B);
  - 常见嗜酸性粒细胞(图2.3C)。

■ 诊断难点

- 嗜酸性粒细胞多见,但并非接触性皮炎与钱币状皮炎相鉴别的可靠特征。

■ 诊断要点

- 在所有的皮肤病中,钱币状皮炎最常表现为银屑病样模式。

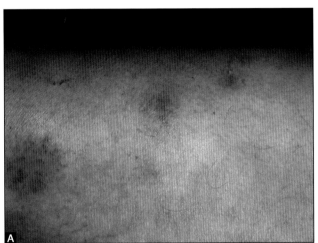

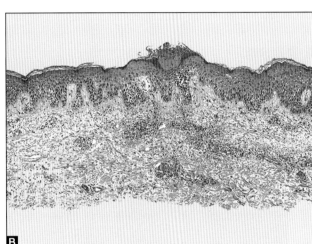

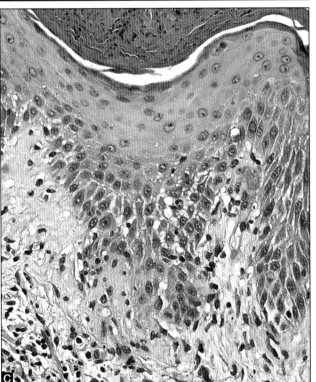

图2.3　A～C:钱币状皮炎。(A)圆形钱币大小的鳞屑性斑块;(B)伴海绵水肿的银屑病样表皮增生;(C)角化不全灶伴有中性粒细胞浸润,也可见嗜酸性粒细胞和海绵水肿

皮肤病理鉴别诊断彩色图谱

脂溢性皮炎 Seborrheic Dermatitis

▌诊断标准

- 临床表现为头皮、耳朵、眉毛、鼻唇沟及上躯干的鳞屑性斑片(图2.4A和B)。
- 偶可累及腋窝和腹股沟。

▌组织病理表现

- 角化不全和海绵水肿在毛囊口最明显(图2.4C~E)。
- 糠秕孢子菌孢子常见于角质层。

▌鉴别诊断

- 其他海绵水肿性皮炎和类似疾病。
- 银屑病。
- 皮肤癣菌病(面癣,头癣)。

▌诊断难点

- 中性粒细胞和"喷射状的乳头"(中性粒细胞延伸至表皮中)均可见于银屑病和脂溢性皮炎。

▌诊断要点

- 坏死的角质形成细胞可见于HIV相关的脂溢性皮炎。
- 头皮脂溢性皮炎中的皮脂腺可以萎缩。
- 脂溢性皮炎更常见于帕金森病患者、系统性疾病和住院病人。
- 脂溢性皮炎样皮疹可见于核黄素和锌缺乏者。

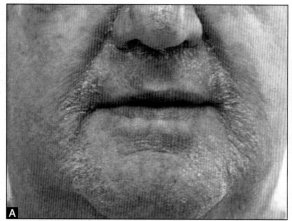

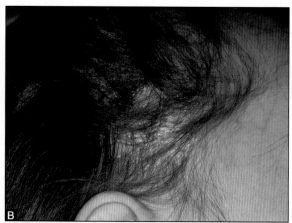

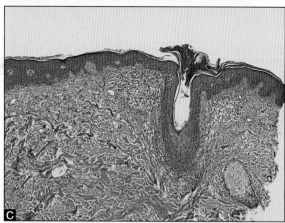

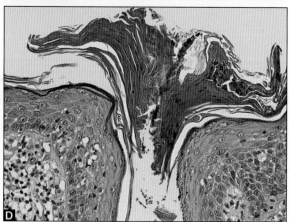

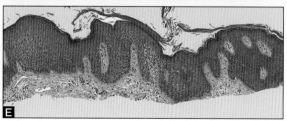

图2.4 A~E:脂溢性皮炎。(A)注意鳞屑主要分布在眼周及鼻唇沟;(B)耳后鳞屑;(C)(E)伴海绵水肿的银屑病样表皮增生;(D)毛囊漏斗部的角化不全灶是诊断线索

排汗障碍性皮炎（汗疱疹）Dyshidrotic Dermatitis（Pompholyx）（图 2.5A ~ C）

■ 诊断标准
- 在手和手指侧有水疱形成的海绵水肿性皮炎。
- 组织病理提示为皮炎。

■ 鉴别诊断
- 水疱大疱性皮肤癣菌病。
- 手部接触性皮炎。

■ 诊断难点
- 掌跖银屑病可有明显的海绵水肿及水疱形成（图 2.16F）。

■ 诊断要点
- 掌跖银屑病的角化不全灶常层层排列（图 2.16G）。

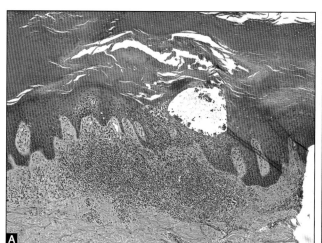
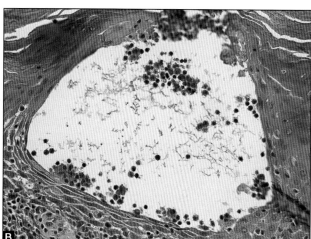
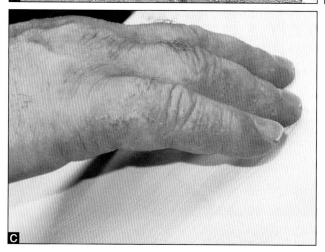

图 2.5　A ~ C：排汗障碍性皮炎。（A）（B）肢端皮肤明显的海绵水肿（B×）；（C）指侧的特征性水疱

淤积性皮炎 Stasis Dermatitis (图 2.6A ~ D)

诊断标准

- 腿部水肿性红斑,伴有凹陷性水肿、明显的静脉曲张和含铁血黄素沉积。

组织病理学

- 海绵水肿性皮炎伴真皮内血管密度增加(图 2.6A)。
- 真皮内有含铁血黄素和纤维化(图 2.6B)。
- 某些病例可见皮肤黏蛋白沉积。
- 皮下组织可出现脂膜炎样改变。

鉴别诊断

- 银屑病。
- 皮炎。
- 胫前黏液性水肿。

诊断难点

- 淤积性皮炎易诱发变应性接触性皮炎。
- 真皮内黏蛋白沉积易误诊为胫前黏液性水肿。

诊断要点

- 与胫前黏液性水肿不同,淤滞性皮炎有一个缺乏黏蛋白的真皮乳头胶原境界带。
- 临床医生可能将淤积性皮炎误诊为蜂窝织炎。

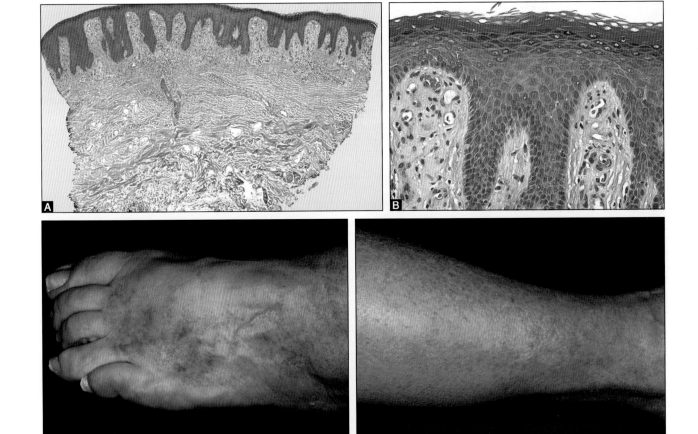

图 2.6　A ~ D:淤积性皮炎。(A)银屑病样表皮增生;(B)高倍镜下示真皮内圆形血管数量增多;(C)临床认为棕黄色斑块是由含铁血黄素沉积引起;(D)可出现类似于蜂窝织炎的红斑

干燥性（乏脂性）皮炎 Xerotic（Asteatotic）Dermatitis

■ 诊断标准

- 干燥、开裂或有裂隙的斑片和斑块。
- 组织病理如下：
  - 角化过度、轻度的表皮棘层肥厚、海绵水肿和稀疏的炎症细胞浸润（图 2.7）。

■ 诊断难点

- 皮肤干燥易与鱼鳞病混淆。大多数鱼鳞病常始于儿童期，但获得性鱼鳞病可由药物、系统性疾病或肿瘤引起。

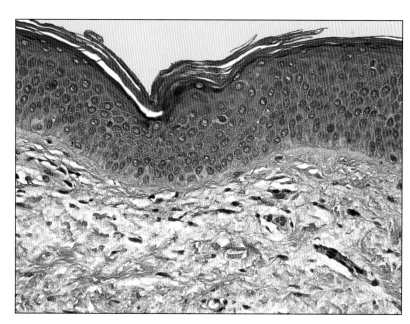

图 2.7 干燥性皮炎。 注意轻度炎症、轻微角化过度和角化不全

与海绵水肿性皮炎类似的疾病

玫瑰糠疹 Pityriasis Rosea(图 2.8A ~ D)

▌诊断标准

- 椭圆形红色至粉红色丘疹、斑片或斑块,伴边缘鳞屑,主要累及躯干(图 2.8A)。
- 组织病理活检:
  - 局灶性海绵水肿、红细胞外渗、淋巴细胞外渗和散在的角化不全灶(图 2.8B 和 C)。

▌鉴别诊断

- 离心性环状红斑(见下文"诊断难点")。
- 海绵水肿性皮炎和类似疾病,尤其是钱币状皮炎。
- 梅毒。
- 表现为"糠疹样"模式的其他疾病,尤其是药疹、病毒疹及小斑块型副银屑病。

▌诊断难点

- 玫瑰糠疹在组织病理上不易与浅表型离心性环状红斑和小斑块型副银屑病相鉴别。
- 玫瑰糠疹的前驱斑表现为银屑病样表皮增生。

▌诊断要点

- 有浆细胞和/或苔藓样炎症时,应高度怀疑二期梅毒。
- 与真正的海绵水肿性皮炎相比,玫瑰糠疹中的海绵水肿和角化不呈小的局灶性散在分布。
- 真皮乳头层或表皮中常可见红细胞外渗。
- 玫瑰糠疹一般在 6 ~ 10 周后缓解;如果皮疹持续超过 20 周,应考虑钱币状皮炎或小斑块型副银屑病。
- 较深肤色的玫瑰糠疹患者可累及面部。

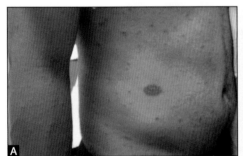
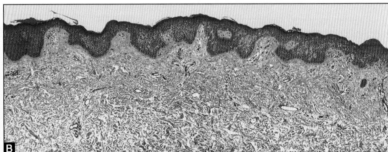
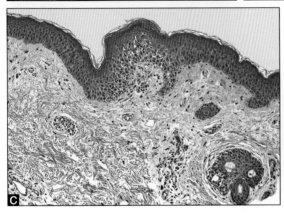
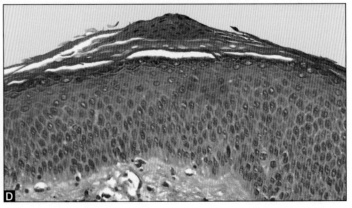

图 2.8 A ~ D:玫瑰糠疹。 (A)沿皮纹分布的椭圆形粉色鳞屑性斑块;(B)皮损边缘的角化不全灶与临床上所见的领圈样脱屑对应;(C)伴有炎症和红细胞外渗的局灶性海绵水肿;(D)伴有干性小丘的玫瑰糠疹

虫咬反应 Insect Bite Reaction

诊断标准

- 楔形浸润(图2.9A)。
- 胶原束间嗜酸性粒细胞浸润。
- 胶原束间的嗜碱性物质/纤维蛋白。
- 位于中央的海绵水肿性水疱或表皮穿通。
- 疥疮:
  - 偶尔在角质层中可见疥螨或卵。
- 蜱叮咬:
  - 偶见与肉芽肿样浸润有关的真皮中的口器(图2.9B)。
  - 由于蜱叮咬所致血管闭塞与冷球蛋白血症相关。

鉴别诊断

- 淋巴瘤样丘疹病。

诊断难点

- 大量的CD30+细胞是淋巴瘤样丘疹病和其他类型淋巴瘤的特征,但也常见于虫咬反应及其他反应性炎症性疾病(图2.9C)。

诊断要点

- 患者通常未意识到被叮咬,因此病史常无帮助。

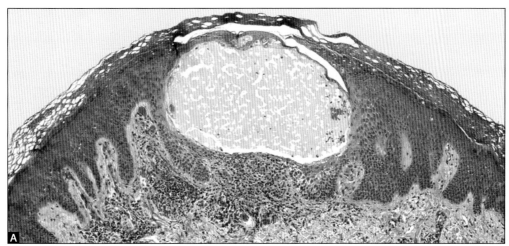

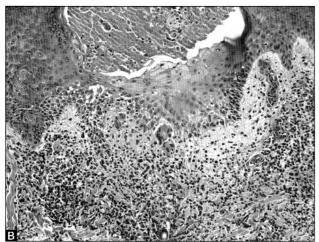
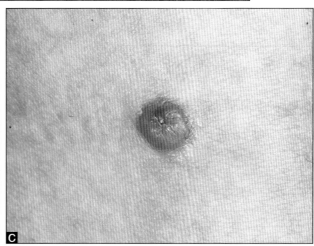

图2.9 A~C:虫咬反应。(A)楔形浸润的海绵水肿;(B)偶尔可见由昆虫导致的肉芽肿样炎症;(C)昆虫叮咬所致的水疱

多形性日光疹 Polymorphous Light Eruption

▌诊断标准

- 血管周围炎症细胞浸润伴真皮乳头水肿,有时显示海绵水肿伴有日晒后暴露部位(面部、颈部、上肢、手背)发生丘疹、斑疹或丘疱疹的临床病史。

▌鉴别诊断

- 红斑狼疮应该有界面改变。
- 皮炎。
- 药疹。

▌诊断难点

- 多形性日光疹由于患者可能旅游,可发生于一年中的任何时间。
- 虫咬反应的真皮乳头水肿与多形性日光疹类似,但多形性日光疹中嗜酸性粒细胞并不多见(图2.10A和B)。

▌诊断要点

- "多形性"指不同患者皮疹形态不同;同一位患者,皮疹通常为单形性的。
- 水肿性丘疹和斑块最常见。

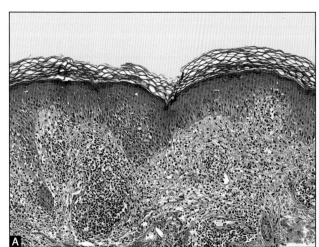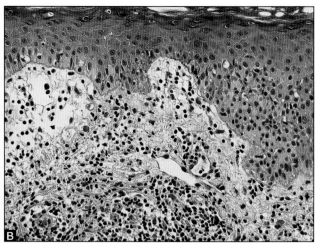

图2.10 A和B:多形性日光疹。(A)无角化不全的淋巴细胞浸润;(B)真皮乳头水肿是诊断线索

妊娠瘙痒性荨麻疹性丘疹和斑块/妊娠多形疹 Pruritic Urticarial Papules and Plaques of Pregnancy/Polymorphous Eruption of Pregnancy

▌诊断标准

- 浅部和深部血管周围及间质中包含嗜酸性粒细胞在内的炎症细胞浸润。
- 中度真皮乳头水肿(图2.11A)和轻度海绵水肿。
- 近期有妊娠史(常为初次妊娠)。
- 躯干处有荨麻疹样丘疹和斑块,膨胀纹处加重。

▌诊断难点

- 妊娠疱疹早期皮疹可能类似于多形性日光疹,但最终会出现水疱,直接免疫荧光可见基底膜带C3线状沉积。

▌诊断要点

- 妊娠期皮肤病通常始于妊娠最后三个月。

▌鉴别诊断

- 皮炎(图2.11B)。
- 虫咬皮炎。
- 妊娠疱疹。

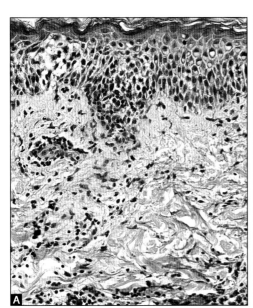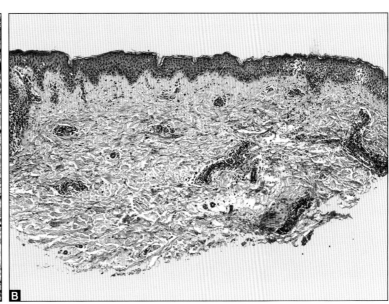

图2.11　A和B:妊娠瘙痒性荨麻疹丘疹和斑块。(A)真皮乳头水肿是诊断线索;(B)缺少鳞屑是皮炎类似性疾病的线索

皮肤癣菌病（癣）Dermatophytosis（Tinea）
（图2.12A～D）

诊断标准
- 角质层中可见孢子、菌丝和中性粒细胞，表现为正角化（图2.12A和B）。

鉴别诊断
- 海绵水肿性皮炎，尤其是汗疱疹、接触性皮炎、脂溢性皮炎或特应性皮炎。
- 念珠菌病。
- 银屑病。
- 红癣（足癣）（图1.2A～C）。
- 花斑糠疹（由糠秕孢子菌/马拉色菌引起的浅表真菌感染）。

诊断难点
- 皮肤癣菌病的水疱形成（水疱型癣）可发生于手足部，与自身免疫性疱病或汗疱疹相似。
- 皮肤癣菌病的局部治疗可能导致临床表现不典型，组织活检仅包括少量真菌。

诊断要点
- "三明治征"是皮肤癣菌病的特征性表现（真菌在正常正角化的角质层和其下的正角化或角化不全层之间）。
- 角质层中的中性粒细胞是真菌感染的线索，银屑病与癣的组织学表现可以相同。

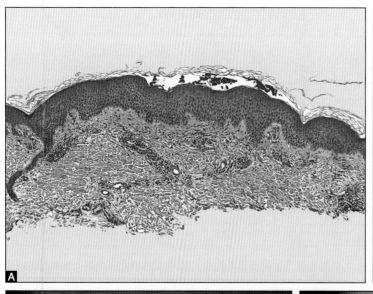

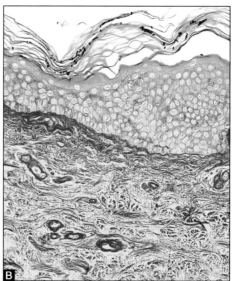

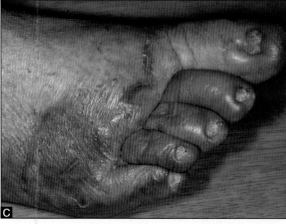

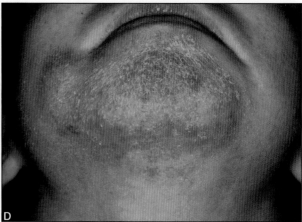

图2.12　A～D：皮肤癣菌病。（A）角质层中的中性粒细胞是诊断线索；（B）PAS染色显示菌丝存在；（C）足癣和甲癣；（D）面癣

Grover 病（暂时性棘层松解性皮肤病）
Grover's Disease (Transient Acantholytic Dermatosis)

■ 诊断标准
- 躯干部无明显特征的瘙痒性斑疹或丘疹。
- 组织病理多种形态：
  - 局灶性棘层松解是必不可少的。
  - 棘层松解与海绵水肿相关（图 2.13A 和 B）：
    - 角化不良；
    - 圆体；
    - 谷粒。

■ 诊断难点
- 由于 Grover 病组织病理有多种形态的表现，易被误诊为皮炎或其他棘层松解性疾病，例如天疱疮和毛囊角化病（Darier 病）。
- 局灶性棘层松解也可能被视为偶然发现，而不被诊断为 Grover 病。

■ 诊断要点
- 逐层切片或蜡块重切对于发现特征性病理表现常常是必需的。末端汗管的棘层松解是诊断线索。

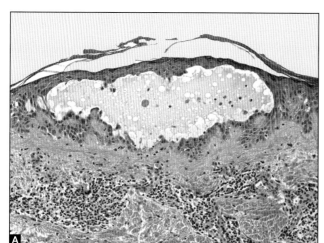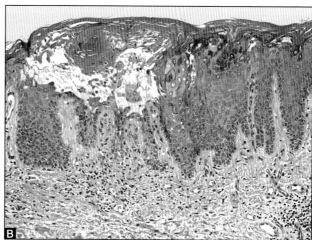

图 2.13　A 和 B：Grover 病。（A）海绵水肿可以很突出；（B）末端汗管的棘层松解是诊断线索

皮肤病理鉴别诊断彩色图谱

Gianotti-Crosti 综合征（小儿丘疹性肢端皮炎）Gianotti-Crosti Syndrome（Papular Acral Dermatitis of Childhood）

Gianotti-Crosti 综合征是由许多不同种病毒引起的一种皮疹类型。

诊断标准

- 累及面部、四肢、肘部及膝部的急性对称性丘疹/丘疱疹（图 2.14A）。
- 不累及躯干和黏膜。
- 最常见于 2~6 岁的儿童。
- 偶有淋巴结受累。

组织病理（图 2.14B）

- 海绵水肿。
- 真皮乳头水肿。
- 浅层血管周围少量苔藓样浸润（图 2.14C）。

诊断难点

- Gianotti-Crosti 综合征易被误诊为皮炎。

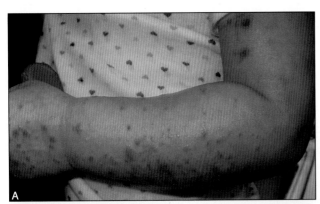
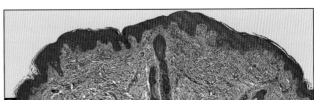
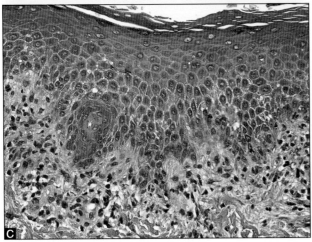

图 2.14　A~C：Gianotti-Crosti 综合征。（A）四肢对称性的丘疱疹；（B）组织病理显示没有鳞屑的小皮损；（C）常存在苔藓样炎症

副银屑病与蕈样肉芽肿 Parapsoriasis and Mycosis Fungoides

副银屑病是由 Brocq 于 1902 年提出的术语,用于描述一组类银屑病样的慢性、特发性、难治性皮肤病。临床上,根据皮损的大小,副银屑病已被分类为大斑块型或小斑块型。很多情况下,所谓的大斑块型副银屑病难以与蕈样肉芽肿的早期皮损相鉴别。小斑块型副银屑病通常表现为一种炎症性疾病,而非肿瘤性疾病,但已发现其可演变为蕈样肉芽肿。

由于副银屑病与早期蕈样肉芽肿可能难与炎症性疾病相鉴别,故临床与病理结合至关重要,如果按皮炎治疗失败,则需谨慎考虑追加活检。在明确诊断蕈样肉芽肿前,需经历数月或数年的时间进行多次活检取材的情况并不少见。

▌诊断标准

- 临床:伴有细小鳞屑、萎缩、起皱的慢性斑片和斑块(图 2.15A 和 D)。

▌组织病理

- 苔藓样/带状浸润(图 2.15B)。
- 亲表皮性。
- 表皮基底层的淋巴细胞线状排列(图 2.15C)。
- 淋巴细胞延伸至颗粒细胞层。
- 表皮内可有晕轮状淋巴细胞。
- 表皮内的淋巴细胞大于真皮内的。
- 脑回状淋巴细胞。
- 真皮乳头内硬化的胶原束。

▌鉴别诊断

- 皮炎。
- 药疹。
- 淋巴瘤样丘疹病。
- 光线性类网状细胞增多症。

▌诊断难点

- 蕈样肉芽肿有很多类型,若不高度怀疑则易漏诊:
  - 色素减退性蕈样肉芽肿;
  - 紫癜性蕈样肉芽肿;
  - 肉芽肿性皮肤松弛;
  - 亲毛囊附属器蕈样肉芽肿;
  - 毛囊黏蛋白病相关性蕈样肉芽肿;
  - Woringer-Kolopp 病(局限性斑块);
  - 红皮病型蕈样肉芽肿;
  - Sezary 综合征(白血病变型)。

▌诊断要点

- 海绵水肿、真皮乳头水肿或嗜酸性粒细胞通常在副银屑病中缺如,而提示为海绵水肿性皮炎。

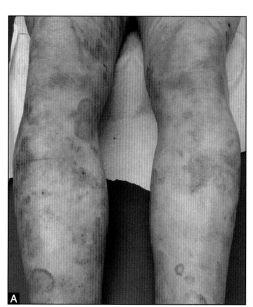

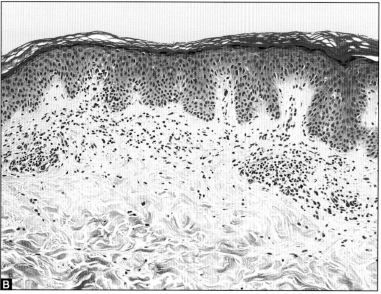

图 2.15 A、B

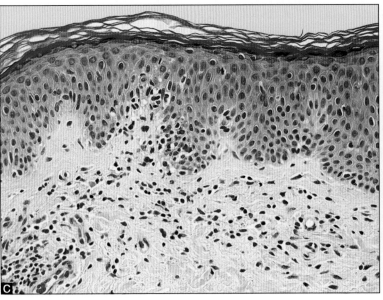

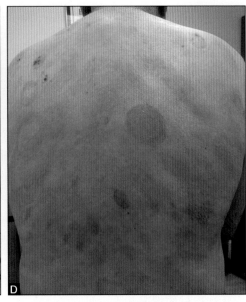

图 2.15　A ~ D:蕈样肉芽肿。(A)鳞屑性斑块;(B)银屑病样苔藓样模式可排除皮炎的诊断;(C)注意细微的鳞屑及淋巴细胞沿表皮基底细胞层线状排列;(D)蕈样肉芽肿的临床照片

银屑病样模式

当皮炎发展呈慢性时,表皮则呈典型的银屑病样增厚。银屑病样模式提示要考虑特定的鉴别诊断(知识点 2.1)。

知识点 2.1　银屑病样模式的鉴别诊断
• 银屑病
• 银屑病样皮炎(见第 3 章)
• 急性泛发性发疹性脓疱病
• 慢性海绵水肿性皮炎
• 透明细胞棘皮瘤
• 表皮痣/炎性线状疣状表皮痣
• 胰高血糖素瘤综合征(坏死性游走性红斑)
• 慢性单纯性苔藓/结节性痒疹
• 营养缺乏性皮肤病
• 毛发红糠疹
• 银屑病样角化病
• 癣/念珠菌病
• 银屑病样苔藓样模式(见第 3 章)

银屑病 Psoriasis(图 2.16A ~ J)

银屑病有多种不同的临床表现,包括点滴型、斑块型、脓疱型、反向型、蛎壳状、线型、红皮病型、疱疹样脓疱病(孕妇银屑病)及 Hallopeau 连续性肢端皮炎。所有这些不同表现的银屑病的组织病理学均有共同的特征,从而可以正确诊断(图 2.16A)。

█ 组织学诊断要点

- 伴有颗粒层减少的银屑病样表皮增生(规则的表皮延伸)(图 2.16B),真皮乳头内血管扩张及角化不全的角质层内中性粒细胞浸润,结合鳞屑性红斑的病史(图 2.16C)。
- 表皮内中性粒细胞浸润(Munro 微脓病及 Kogoj 样海绵状脓疱)常见于点滴型和脓疱型银屑病(图 2.16D 和 E)。

█ 鉴别诊断

- 见知识点 2.1。

■ 诊断难点
- 海绵水肿可见于银屑病急性期及手掌、足底的皮损,易与海绵水肿性皮炎相混淆(图2.16F)。
- 脓疱型与感染性疾病类似。

■ 诊断要点
- 与银屑病相反,慢性海绵水肿性皮炎有完整或明显的颗粒层,表皮延伸不规则。
- 嗜酸性粒细胞在银屑病中常常不显著或完全缺乏。

- 角质层中的浆液更常是慢性海绵水肿性皮炎的特征(除掌跖银屑病外)。
- 当银屑病的其他特征消退时,真皮乳头内仍然有扩张迂曲的血管(图2.16G和H)。
- 基底层的有丝分裂象可作为诊断线索(图2.16E)。
- 炎性线状表皮痣的角化不全柱和正角化区域交替分布(图2.16J)。
- 急性泛发性发疹性脓疱病有嗜酸性粒细胞浸润,偶可表现为血管炎。

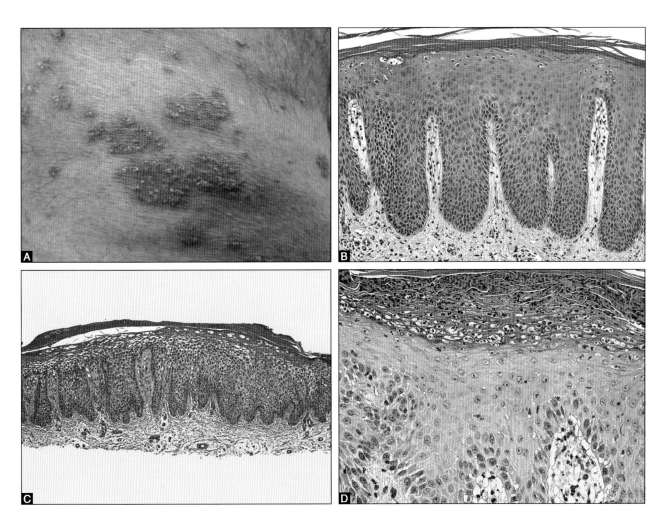

图2.16 A ~ D

皮肤病理鉴别诊断彩色图谱

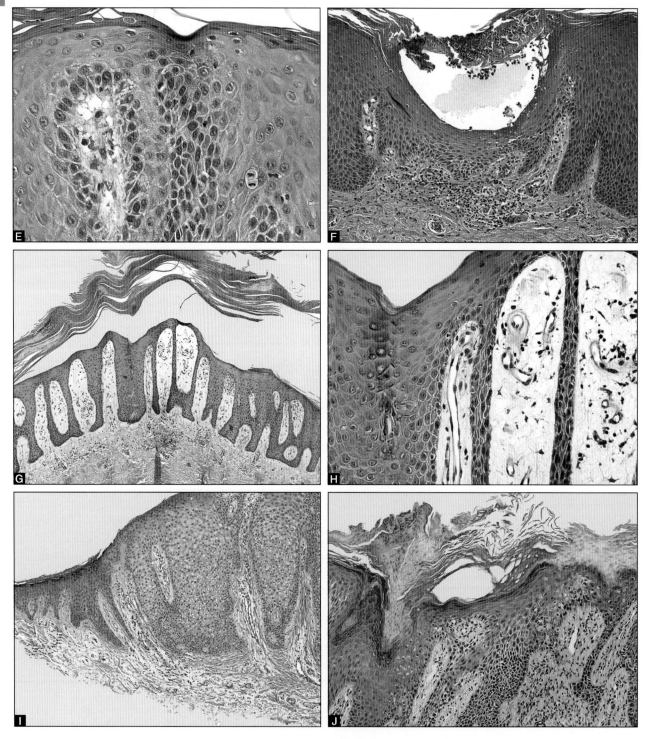

图2.16 A～J:银屑病。(A)银屑病:伴有银白色鳞屑的红色斑块;(B)均匀延伸的表皮突是诊断线索;(C)棘层水肿可见,尤其是在红皮病型银屑病患者中;(D)银屑病:Monroe 微脓疡(角质层中的中性粒细胞是诊断线索);(E)基底层有丝分裂是银屑病的诊断线索;(F)伴有大脓疱的掌跖银屑病;(G)银屑病:真皮乳头层的毛细血管扩张是诊断线索;(H)真皮乳头层内迂曲的血管的特写;(I)组织学鉴别:透明细胞棘皮瘤。与邻近正常的表皮细胞清晰的界线是诊断线索;(J)组织学鉴别:炎性线状表皮痣。交错的角化不全柱是诊断线索

毛发红糠疹 Pityriasis Rubra Pilaris

诊断标准

- 表皮棘层肥厚,颗粒层增厚,角化不全柱垂直方向与水平方向交替存在(棋盘状角化不全),毛囊角化过度(毛囊角栓),棘层松解少见,临床表现为橘红色的毛囊性丘疹聚集成斑块(图2.17A)。

鉴别诊断

- 银屑病。
- 慢性海绵水肿性皮炎。
- 棘层松解性皮肤病(罕见)。

诊断难点

- 毛发红糠疹(PRP)的病理特征在不断演变的皮损中表现是不同的。
- 可见棘层松解、角化不良和苔藓样炎症。

诊断要点

- 与银屑病相反,PRP表现为不规则的表皮延伸,颗粒层存在,有毛囊角栓,无中性粒细胞浸润及脓疱(图2.17B)。
- 要做出明确的PRP诊断,临床特征是必需的。

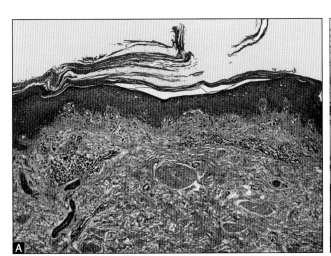 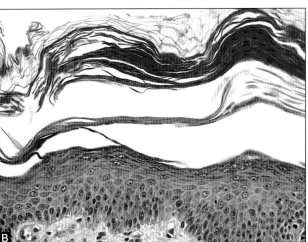

图2.17　A和B:毛发红糠疹。(A)注意角化不全细胞"棋盘"状排列;(B)与银屑病不同,颗粒层存在

营养缺乏性皮肤病及胰高血糖素瘤综合征
Nutritional Deficiency Dermatoses and Glucagonoma Syndrome

▌诊断标准
- 银屑病样表皮增生。
- 融合性角化不全(图2.18A)。
- 表皮坏死或发白(图2.18B)。
- 角质层中的中性粒细胞。

▌鉴别诊断
- 其他银屑病样皮炎。

▌诊断难点
- 营养缺乏性皮肤病与胰高血糖素瘤综合征不能通过组织病理学来鉴别,必须由临床确认。
- 坏死松解性肢端红斑(Necrolytic acral erythema)可有相同的病理表现,但其常与丙肝病毒感染相关。

▌诊断要点
- 融合性角化不全是诊断线索。
- 多次活检取材是必要的。
- 据报道可有水疱样皮损。

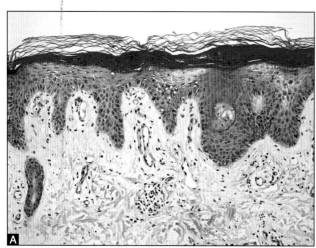 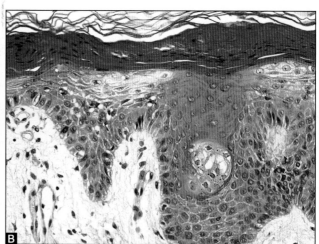

图2.18 A和B:坏死松解性游走性红斑(胰高血糖素瘤综合征)。(A)可见融合性角化不全;(B)表皮上部变白是特征性表现

结节性痒疹/慢性单纯性苔藓 Prurigo Nodule/Lichen Simplex Chronicus

诊断标准

- 慢性单纯性苔藓:
  - 临床:慢性瘙痒性苔藓化斑块,常位于踝部或颈背部(图 2.19A)。
- 结节性痒疹:
  - 多发性对称分布的苔藓样丘疹和斑块,最常见于四肢。

组织病理

- 银屑病样表皮增生。
- 致密的正角化。
- 真皮乳头内垂直排列的胶原束(图 2.19B 和 C)。
- 稀疏的炎症细胞浸润。

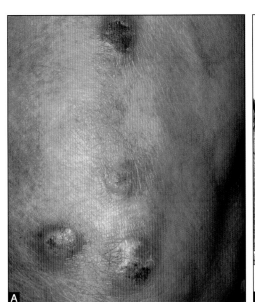

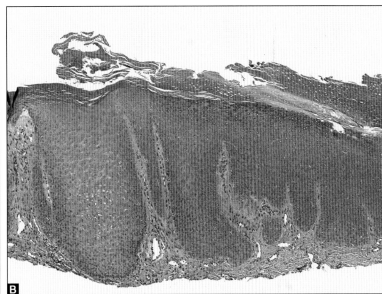

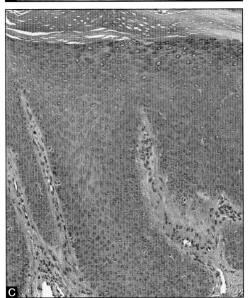

图 2.19 A~C:结节性痒疹。(A)结节性痒疹的临床照片;(B)(C)表皮棘层肥厚,颗粒层增厚和真皮乳头的胶原束呈垂直条纹状

皮肤病理鉴别诊断彩色图谱

1. Ackerman AB, Denianke K, Sceppa J, et al. Mycosis Fungoides: Perspective Historical Allied with Critique Methodical for the Purpose of Illumination Maximal Atlas and Text. New York: Ardor Scribendi; 2008.

2. Antley CM, Carrington PR, Mrak RE, et al. Grover's disease (transient acantholytic dermatosis): relationship of acantholysis to acrosyringia. J Cutan Pathol. 1998. 25(10):545-9.

3. Gonzalez JR, Botet MV, Sanchez JL. The histopathology of acrodermatitis enteropathica. Am J Dermatopathol. 1982;4(4):303-11.

4. Gottleib GJ, Ackerman AB. The "sandwich sign" of dermatophytosis. Am J Dermatopathol 1986; 8: 347-50.

5. Kardaun SH, Kuiper H, Fidler V, et al. The histopathological spectrum of acute generalized exanthematous pustulosis (AGEP) and its differentiation from generalized pustular psoriasis. J Cutan Pathol. 2010;37(12):1220-9.

6. Kheir SM, Omura EF, Grizzle WE, et al. Histologic variation in the skin lesions of the glucagonoma syndrome. Am J Surg Pathol. 1986;10(7):445-53.

7. Lee WJ, Kim CH, Won CH, et al. Bullous acrodermatitis enteropathica with interface dermatitis. J Cutan Pathol. 2010; 37(9):1013-5.

8. Panizzon R, Bloch PH. Histopathology of pityriasis rosea Gibert. Qualitative and quantitative light-microscopic study of 62 biopsies of 40 patients. Dermatologica. 1982;165(6):551-8.

9. Smith KJ, Skelton H. Histopathologic features seen in Gianotti-Crosti syndrome secondary to Epstein-Barr virus. J Am Acad Dermatol. 2000;43(6): 1076-9.

10. Soeprono FF, Histologic criteria for the diagnosis of pityriasis rubra pilaris. Am J Dermatopathol. 1986;8(4):277-83.

11. Streit M, Braathen LR. Contact dermatitis: clinics and pathology. Acta Odontol Scand. 2001;59(5):309-14.

12. White CR Jr. Histopathology of exogenous and systemic contact eczema. Semin Dermatol. 1990;9(3):226-9.

（仇萌 译，李蕾、邹先彪 校，涂平 审）

第 3 章

界面和血管周围/
附属器周围模式

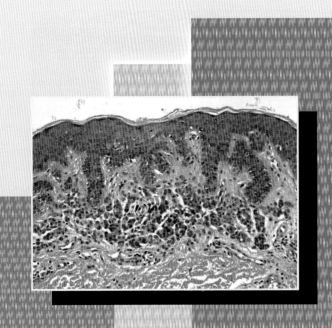

界面模式或界面皮炎指的是白细胞（主要为淋巴细胞）沿着真表皮结合处浸润。有界面浸润的许多疾病同样有血管周围及偶尔附属器周围的炎症（血管周围模式或附属器周围模式）。

界面反应可以分为四种模式：

1. 空泡模式（图3.1）；
2. 苔藓样模式（图3.2）；
3. 糠疹型模式（图3.3）；
4. 界面和血管周围模式/附属器周围模式（图3.4）。

许多疾病常有以上两种或两种以上的亚型，会同时发生或在疾病发展过程中的不同时间发生。此外，哪种模式占优势可因疾病亚型不同而不同；如系统性红斑狼疮（systemic lupus erythematosus，SLE）常表现为空泡性界面皮炎，而盘状红斑狼疮往往还有

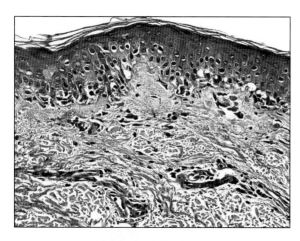

图3.1　空泡模式

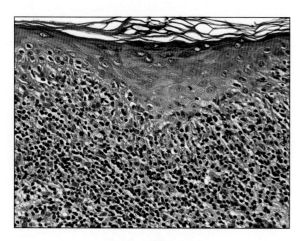

图3.2　苔藓样模式

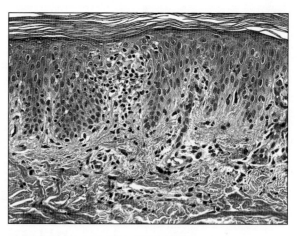

图3.3　糠疹型模式

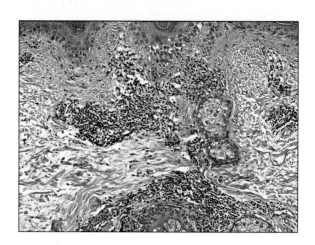

图3.4　界面和血管周围模式/附属器周围模式

血管周围和附属器周围炎症。模式的变化取决于疾病的发展阶段。苔藓样模式被确定是扁平苔藓的特征，但消退的皮损可能更多显示为空泡状。尽管如此，通过识别界面反应的亚型，皮肤病理学家常可缩小鉴别诊断的范围或作出特异性诊断。

同许多炎症性皮肤病一样，这种组织病理学特征的重叠和变化的可能意味着，要得出一个正确的诊断，评估整个检查所见并结合对临床资料的仔细考量是必不可少的。

空泡模式

空泡模式Vacuolar pattern是一种界面反应，通常是稀疏聚集的淋巴细胞散在于真表皮交界处，表皮基底层角质形成细胞的胞质内有空泡（空泡变性）和/或有许多角质形成细胞坏死（图3.1）。注意真表皮交界处模糊，不是炎症导致，而是基底膜区和基底层角质形成细胞受损使其不清楚。常表现为空泡模式的疾病见知识点3.1。

- 多形红斑
- 中毒性表皮坏死松解症
- 红斑狼疮（特别是系统性红斑狼疮和亚急性皮肤型红斑狼疮）
- 皮肌炎
- 移植物抗宿主病（急性期）
- 固定性药疹
- 持久性色素异常性红斑（灰皮病）
- 萎缩性扁平苔藓（和其他可分辨的苔藓样疾病）
- 界面药疹
- 病毒疹
- 硬化性苔藓

多形红斑 Erythema Multiforme（EM）（图 3.5A～E）

▌诊断标准

- 有显著的角质形成细胞坏死的空泡性界面皮炎，常伴浅表血管丛周围皮炎，临床特征性表现为好发于肢端皮肤的"靶样"丘疹，亦可累及口、眼黏膜。

▌鉴别诊断

- 中毒性表皮坏死松解症（toxic epidermal necrolysis，TEN）、急性移植物抗宿主病（graft-versus-host disease，GVHD）、固定性药疹、慢性苔藓样糠疹（pityriasis lichenoides chronica，PLC）、大疱性类天疱疮的荨麻疹阶段、病毒疹[包括单纯疱疹病毒（herpes simplex virus，HSV）]、SLE 和皮肌炎、昏迷性大疱（Coma Bulla）、副肿瘤性天疱疮。

▌诊断难点

- 仅凭组织病理学不能可靠地将多形红斑与急性移植物抗宿主病和药疹区分开；必须有临床资料。
- 大疱性类天疱疮的荨麻疹阶段在临床上可能很像多形红斑，多形红斑的炎症浸润里偶尔也含嗜酸性粒细胞，导致组织病理学上的重叠。

▌诊断要点

- 毛囊上皮的炎症在 GVHD 中更常见；然而应该找到临床资料来区分 GVHD 和多形红斑（GVHD 的皮疹往往全身泛发，无"靶型"丘疹，可能与肝脏和胃肠道的受累相关）。

- 临床上在某些情况下，葡萄球菌性烫伤样皮肤综合征（staphylococcal scalded skin syndrome，SSSS）可能会激发 TEN，但是在多形红斑中，坏死的角质形成细胞分布遍及表皮全层，而 SSSS 的棘层松解仅限于颗粒层或完全脱落的角质层。
- 与多形红斑相比，固定性药疹通常包含更多的噬黑素细胞、中性粒细胞和嗜酸性粒细胞，浸润更常累及真皮深部的血管周围。固定性药疹的皮损数目比多形红斑少。
- 苔藓样糠疹常有浅部和深部的血管周围炎症及界面炎症，通常至少有一个含粒细胞的角质层的灶状角化不全。
- 多形红斑中偶尔可见嗜酸性粒细胞（特别是由药物导致的）；而在大疱性类天疱疮的荨麻疹阶段，大量的嗜酸性粒细胞常沿着真表皮结合处排列。
- 如果特征性的病毒包涵体不明显，在组织学上可能无法将多形红斑和由 HSV 或其他病毒引起的病毒疹区分开来。
- 结缔组织病如红斑狼疮和皮肌炎，通常都有角化过度、毛囊角栓[盘状红斑狼疮（discoid lupus erythematosus，DLE）]和表皮萎缩。
- 与多形红斑不同，昏迷性大疱通常表现为外分泌汗腺坏死和界面改变。
- 副肿瘤性天疱疮可与多形红斑相似，但其炎症细胞密度更高。

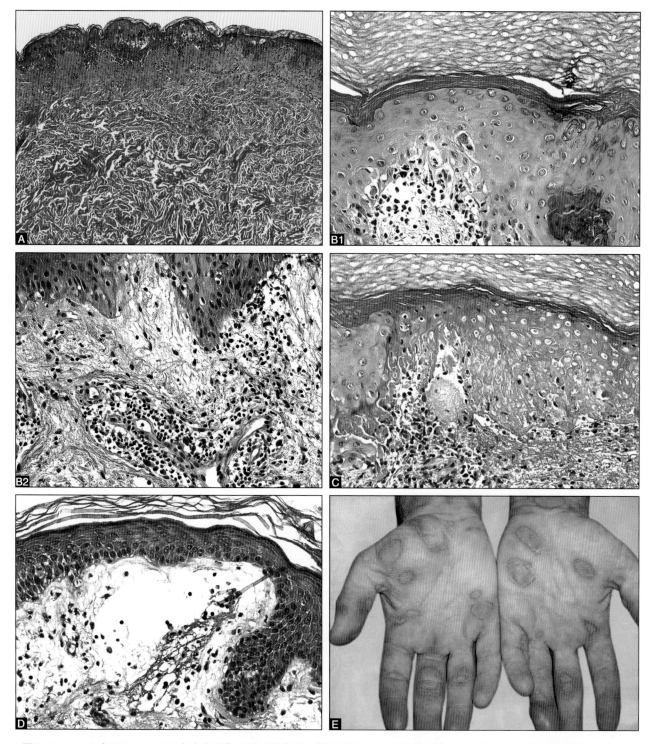

图 3.5　A～E:多形红斑。(A)炎症主要位于界面及浅层血管丛周围;(B)空泡模式常见,几乎全部由淋巴细胞浸润。注意角质层无改变意味着急性发病;(C)随着皮损的发展,坏死的角质形成细胞数目增多,可能产生水疱。红细胞常充满真皮乳头层和水疱腔中;(D)某些情况下,角质形成细胞的破坏和海绵水肿非常严重,导致形成了类似于大疱性类天疱疮和其他大疱性疾病一样的水疱;(E)临床上,皮损可能变化多端,但靶型皮损具有特征性

中毒性表皮坏死松解症 Toxic Epidermal Necrolysis(图3.6A 和 B)

诊断标准

- 广泛的表皮坏死而炎症轻微;临床上,弥漫的片状红斑,累及黏膜和结膜。

鉴别诊断

- 多形红斑,固定性药疹。

诊断难点

- 多形红斑很难(某些情况下甚至不可能)与 TEN 区别开(一些学者认为它们是有着同一系列过程的疾病谱)。

诊断要点

- 多形红斑通常有更显著的炎症细胞浸润;角质形成细胞坏死比表皮全层坏死更常见。

- 临床上,TEN 偶尔可以与 SSSS 相混淆,因为二者都可能引起皮肤快速脱落,需要病理医生能通过起疱或脱落皮肤的冰冻切片区分二者。

- 组织病理学上,SSSS 通常于颗粒层或完全离断的角质层内出现皮肤棘层松解,而非 TEN 的表皮全层坏死。

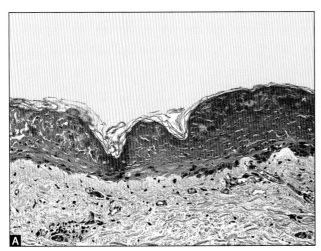 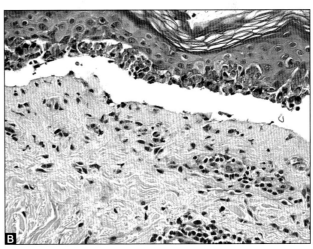

图 3.6 A 和 B:中毒性表皮坏死松解症。(A)早期皮损的特征常与多形红斑类似。本病例中,基底层角质形成细胞迅速破坏,引起表皮下裂隙,这是一种常见特征;(B)损害以累及表皮全层的角质形成细胞坏死为特征。炎症通常轻微

系统性红斑狼疮 Systemic Lupus Erythematosus（图 3.7A~C）

▍诊断标准

- 空泡性界面皮炎，常有表皮萎缩和血管扩张，主要发生于曝光部位的皮肤，临床病史与红斑狼疮一致。

▍鉴别诊断

- 红斑狼疮有许多亚型，仅依靠组织病理学详述各亚型通常很难。
- 红斑狼疮，特别是 SLE，常与皮肌炎难区分；其他类似疾病包括 GVHD 和 EM。

▍诊断难点

- 由于皮肤型红斑狼疮的临床表现变化很大，故其组织病理学的差异也可以很大。
- 由于组织病理学模式并不总与临床类型相关，故应避免仅通过组织病理学对红斑狼疮的亚型进行分类。

▍诊断要点

- "与红斑狼疮相符合的结缔组织病"这一诊断更为准确，对于临床来说通常也比较恰当。
- 真皮基质（真皮黏蛋白）沉积增多支持了结缔组织病这一诊断，尤其在红斑狼疮中。

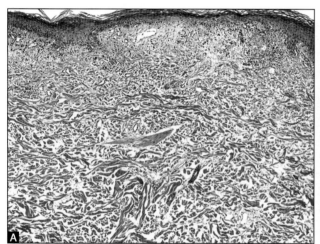
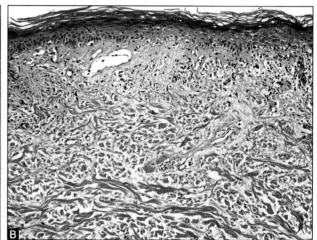
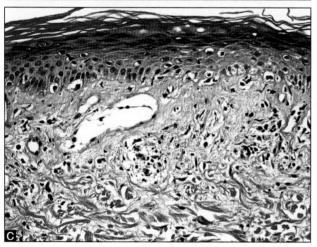

图 3.7 A~C：系统性红斑狼疮。（A）炎症浸润往往较稀疏，常局限于真表皮交界处。网状真皮通常无受累；（B）常有表皮萎缩、真皮轻度水肿和血管扩张；（C）某些病例中空泡改变很轻微，但大多数情况下，可见基底层角质形成细胞有透明的细胞质

亚急性皮肤型红斑狼疮 Subacute Cutaneous Lupus Erythematosus (SCLE) (图3.8A~E)

诊断标准

- 界面炎症(苔藓样型或空泡样型)伴表皮萎缩、真皮水肿和真皮黏蛋白,有 SCLE 的临床特征,曝光部位反复发作,通常为环形的红斑鳞屑性丘疹和斑块。

鉴别诊断

- 其他类型的红斑狼疮、皮肌炎、狼疮样药疹和多形红斑。

诊断难点

- 与其他类型的红斑狼疮一样,组织病理学特征和临床亚型无明确相关性。

诊断要点

- 与其他类型的红斑狼疮一样,因为组织病理学模式不一定能反映临床特征,所以应当避免作出过于肯定的特异性诊断。

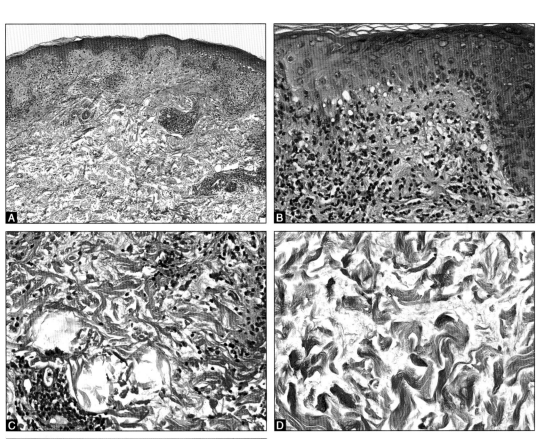

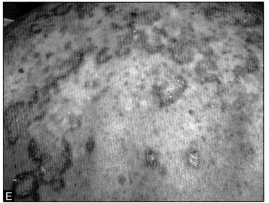

图3.8 A~E:亚急性皮肤型红斑狼疮。(A)亚急性皮肤型红斑狼疮的特征与盘状红斑狼疮及系统性红斑狼疮相重叠,三者均有界面炎症;(B)亚急性皮肤型红斑狼疮与系统性红斑狼疮相比较,浸润通常更密集。往往有一些表皮萎缩,但角化过度和毛囊角栓比 DLE 少见;(C)此外,真皮深部的血管周围和附属器周围有炎症,真皮内基质常增多;(D)黏蛋白染色,如本例胶体铁染色,常有助于证明基质增加;(E)典型的临床表现是环形的红斑鳞屑性丘疹和斑块

皮肌炎 Dermatomyositis(图 3.9A ~ E)

▌诊断标准

- 空泡性界面皮炎常伴有表皮萎缩、基质(真皮"黏蛋白")增加、血管扩张,临床病史与皮肌炎一致。眼睑(淡紫色皮疹)、上胸部和背部的粉紫色皮肤异色样斑及 Gottron 征(关节上方的皮肤红斑),以及头部的银屑病样皮炎均为常见的皮肤临床表现。
- 眶周淡紫色皮疹的组织水肿可以很明显。
- Gottron 丘疹的组织常显示空泡样改变,但表皮厚度可以萎缩、肥厚或正常。

▌鉴别诊断

- 皮肌炎在组织病理学上很难与红斑狼疮相区分。
- 界面药疹可能非常类似皮肌炎。

▌诊断要点

- 与红斑狼疮不同,皮肌炎的浸润中偶尔含嗜酸性粒细胞。
- 同红斑狼疮一样,真皮内基质(黏蛋白)出现增多是诊断结缔组织病的一条线索。

▌诊断难点

- 一些作者认为可以通过不同的组织病理学特征将皮肌炎与红斑狼疮区分开,但是临床特征和血清学资料在两者的鉴别方面更为可靠。
- 和红斑狼疮一样,一条过于肯定的"诊断主线"是不可取的,通常也不需要。

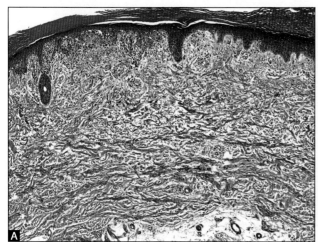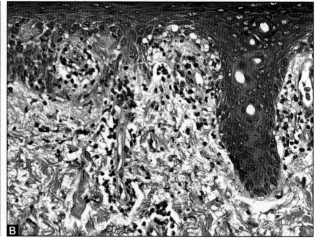

图 3.9　A、B

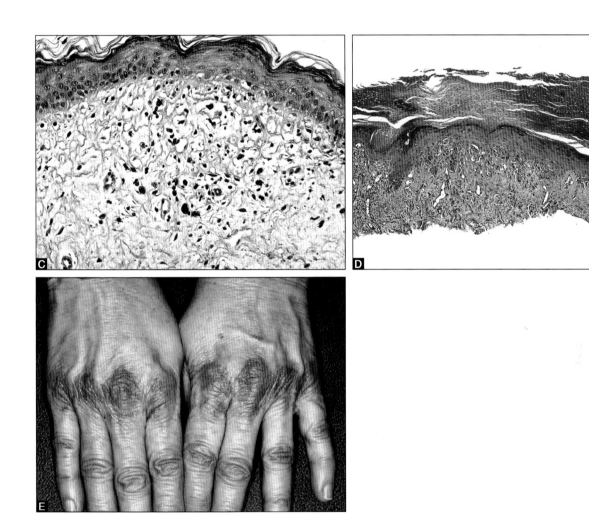

图 3.9　A～E:皮肌炎。(A)同系统性红斑狼疮一样,表皮萎缩在皮肌炎中常见;(B)空泡性界面皮炎是特征性的。坏死的角质形成细胞通常不是突出的特征;(C)基底膜减少或消失。色素失禁可以很明显;(D)指关节皮肤红斑(Gottron 征)的活检显示为明显的空泡性界面皮炎。因其为肢端皮肤,故表皮萎缩不明显;(E)关节上的皮肤红斑(Gottron 征)是皮肌炎的特征

界面药疹 INTERFACE DRUG ERUPTION(图 3.10A ~ C)

■ **诊断标准**

● 空泡性浸润发生于应用药物治疗后或有其他临床特征支持药物为其病因。

■ **鉴别诊断**

● 事实上,任何空泡性疾病都要考虑进行鉴别诊断,但是鉴别可能还需包含其他炎症模式的疾病,因为药疹常合并多种炎症模式。

■ **诊断难点**

● 界面药疹常表现为空泡模式,但也可以表现为苔藓样模式或者两种模式的结合(见下文)。与

结缔组织病无论在临床上还是在组织病理学上鉴别都比较困难。药物反应比红斑狼疮更易发生嗜酸性粒细胞的浸润,但皮肌炎中也可以见到嗜酸性粒细胞,所以需要结合临床资料明确诊断。

■ **诊断要点**

● 界面药疹临床特征各有不同,但多数被描述为麻疹样或类似自身免疫性结缔组织病。

● 角化不全、基底层上角质形成细胞坏死、存在嗜酸性粒细胞和浆细胞的浸润、真皮深部血管周围炎症的出现都是线索,相较扁平苔藓和大部分结缔组织病,这些线索更易出现于药疹中。

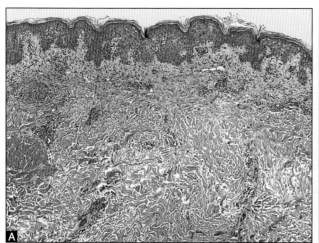

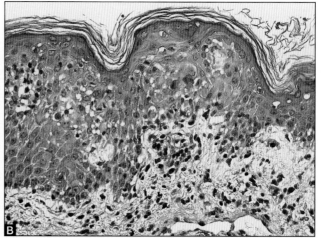

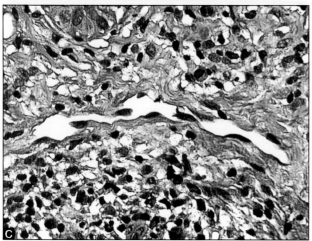

图 3.10　A ~ C:界面药疹。(A)界面皮炎,浅层血管周围也有炎症;(B)存在空泡改变,坏死的角质形成细胞很明显,散布于表皮棘层;(C)除淋巴细胞外,浸润常至少包含有少许的嗜酸性粒细胞和浆细胞

固定性药疹 Fixed Drug Eruption（图3.11A 和B）

诊断标准

- 空泡（有时为苔藓样）模式伴显著的角质形成细胞坏死和真皮内噬黑素细胞。
- 病史显示每次暴露于某一药物后都在相同的解剖部位再次发生一个或多个紫红色斑块，斑块消失后有明显的炎症后色素沉着。

鉴别诊断

- 活检的同时，如果有上述病史，就几乎不用考虑其他的疾病。否则，就要考虑与许多空泡性或苔藓样疾病相鉴别。

诊断难点

- 第一次发生固定性药疹可能不会出现很多噬黑素细胞；反复发生以后噬黑素细胞逐渐累积。

诊断要点

- 真皮内噬黑素细胞是一个有用的诊断线索，其表明先前在这个部位发生过炎症。但这不是特征性的，因为苔藓样角化病和其他局限性界面炎症也常常有这一特征。

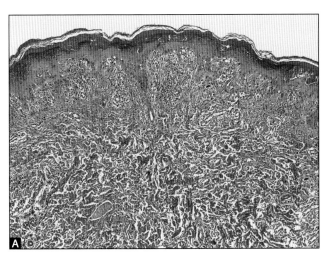 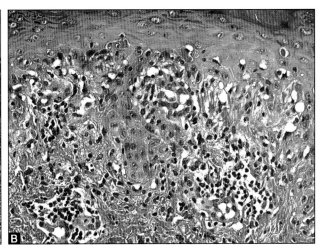

图3.11 A和B：固定性药疹。（A）空泡性界面皮炎伴角质层过度角化不全；（B）坏死的角质形成细胞是药疹中常见的突出特征。真皮内噬黑素细胞浸润是炎症反复发作的线索

急性移植物抗宿主病 Acute Graft-Versus-Host Disease(GVHD)(图3.12A~C)

■ 诊断标准

- 通常为空泡性界面皮炎,发生于移植物植入(通常是骨髓移植)100天内。GVHD发生的可能性和严重性与供体和受体人类白细胞抗原的差异程度相关。

■ 鉴别诊断

- 界面药疹可能与 GVHD 相同;还要考虑病毒疹和其他空泡性炎症。

■ 诊断难点

- 没有一个组织病理学特征可以区分 GVHD 和多形红斑。如果没有皮疹的临床描述或临床症状的相关信息则不能作出明确的诊断。
- 疾病早期的活检可能显示为看似正常的皮肤。

■ 诊断要点

- 与急性 GVHD 相比,多形红斑更少累及附属器上皮。
- 在任何情况下,临床病史的证据作用均强于病理组织学,病理医生不应屈从于临床医生的压力而被迫作出 GVHD 明确性的诊断。

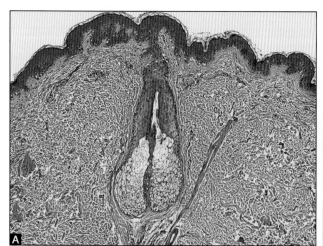

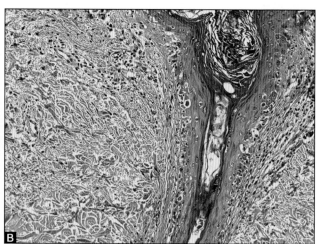

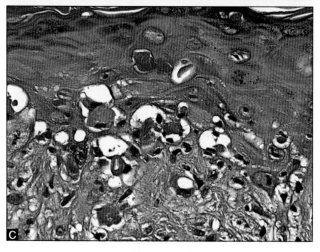

图 3.12 A~C:急性移植物抗宿主病。(A)在疾病早期活检可能显示正常皮肤表现。多层面检查可能偶尔出现坏死的角质形成细胞,但这并不能将急性移植物抗宿主病和药疹区别开来;(B)界面皮炎沿着毛囊上皮延伸是急性移植物抗宿主病的常见(虽然不特异)特征;(C)在此发展的皮损中,大量坏死的角质形成细胞是其突出的表现。表皮内的淋巴细胞直接毗连坏死的角质形成细胞(所谓的"卫星细胞坏死")常见于急性移植物抗宿主病

苔藓样模式（LICHENOID PATTERN）

苔藓样反应模式是一种炎症浸润非常密集，使得真表皮交界处模糊不清的界面皮炎。可能存在空泡变性，但与炎症密度相比通常并不显著。

苔藓样炎症或许是最常见的皮肤反应模式，除苔藓样皮炎外，常伴发肿瘤和其他炎症性疾病。（苔藓样模式的疾病见知识点3.2。）

知识点3.2 常表现为苔藓样模式的疾病
• 扁平苔藓（及变型）
• 苔藓样角化病
• 肿瘤的苔藓样反应
• 线状苔藓
• 光泽苔藓
• 界面药疹
• 汗孔角化病
• 副肿瘤性天疱疮
• 色素性紫癜性苔藓样疹
• 蕈样肉芽肿
• 文身的苔藓样反应
• 苔藓样病毒疹

扁平苔藓 Lichen Planus（图3.13A～G）

▌诊断标准
- 苔藓样和浅部血管周围浸润，至少使真表皮结合处出现局灶性模糊，并伴有瘙痒性的紫色或红色丘疹或斑块病史。
- 皮损早期角质层是正常的，但随着时间的发展，会出现致密的正角化过度。

▌鉴别诊断
- 苔藓样角化病、苔藓样药疹、盘状红斑狼疮、汗孔角化病。

▌诊断难点
- 扁平苔藓的类型有很多，并有着不同的临床和组织病理学表现（表3.1）。

▌诊断要点
- 扁平苔藓的颗粒层楔形增厚在大多数类似疾病中不常见。

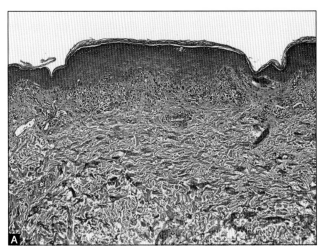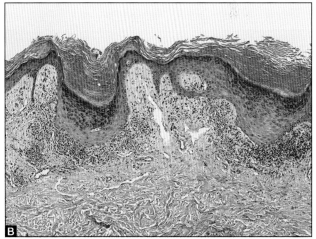

图3.13　A、B

第3章　界面和血管周围／附属器周围模式

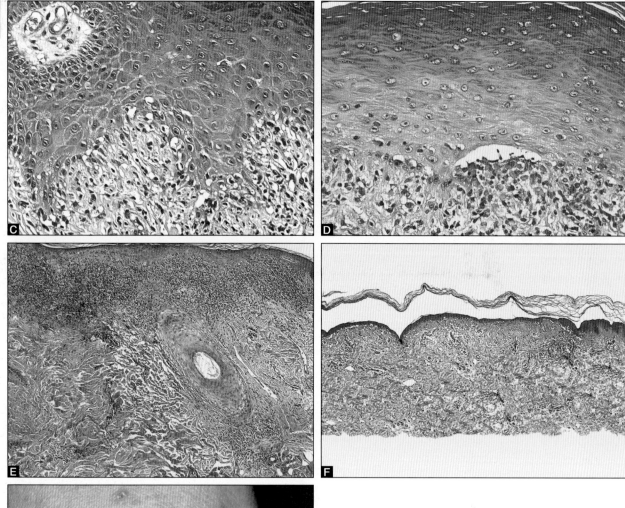

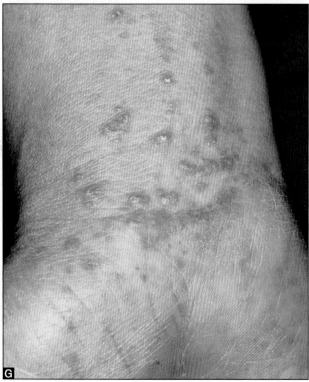

图 3.13　A ~ G:扁平苔藓。(A)在这个发展完全的皮损中,淋巴细胞沿着真表皮交界处呈带状分布;(B)淋巴细胞也可能沿着真表皮交界处聚集呈片状分布。表皮棘层肥厚和颗粒层楔形增厚,这一特征有助于将扁平苔藓与类似疾病区分开;(C)皮突呈尖角状(可见锯齿状棘层肥厚),真表皮交界处模糊不清;(D)胶样小体(坏死的角质形成细胞)在表皮下部和真皮乳头处很常见。在广泛损伤的区域可以形成真表皮间的裂隙(Max Joseph 间隙);(E)在这种变型中,炎症还围绕于毛囊上皮周围。毛囊漏斗部可以扩张,形成一个球形;(F)消退的皮损可以有表皮萎缩,残留稀疏的炎症浸润(通常更多表现为空泡状而不是苔藓样)和真皮乳头处胶原硬化;(G)已形成的皮损最常见的临床表现是瘙痒性丘疹和斑块

表3.1 扁平苔藓类型

类型	临床特征	组织病理学特征
光化性扁平苔藓	日光促成	典型的扁平苔藓
肥厚性扁平苔藓	胫部厚的角化过度性斑块	明显的表皮增生（增生性扁平苔藓）
环状扁平苔藓	皮损呈环状模式排列,最常见于腹股沟或口腔黏膜	典型的扁平苔藓
溃疡性扁平苔藓	最常影响口腔黏膜、肛门生殖器部位或足底	溃疡叠覆于其他典型的扁平苔藓之上
大疱性扁平苔藓	突然发生水疱	表皮下水疱伴有真皮乳头水肿,炎症较少,表皮和角质层改变轻微（颗粒层增厚除外）
口腔扁平苔藓	疼痛性糜烂和白色网状斑片	口腔黏膜苔藓样浸润
毛发扁平苔藓	角化的毛囊损害可以导致毛囊瘢痕性脱发	累及毛囊上皮的苔藓样反应,尤其在漏斗部和峡部
Graham-Little-Piccardi 综合征	头皮角化的毛囊性丘疹瘢痕性脱发;有时腹股沟和腋下毛发脱落	同"毛发扁平苔藓"
萎缩性扁平苔藓		界面浸润稀疏,可能更多表现为空泡状而不是苔藓样;真皮乳头胶原可以出现硬化

苔藓样角化病（扁平苔藓样角化病）Lichenoid Keratosis（Lichen Planus-Like Keratosis）（图 3.14A ~ E）

▌诊断标准

- 界面苔藓样浸润伴有表皮增生或萎缩、角化过度、胶样小体,常以孤立性损害的外周有日光性黑子或脂溢性角化病为特征。

▌鉴别诊断

- 组织病理学上,苔藓样角化病最像扁平苔藓,但在浸润的外周常有很明显的日光性黑子的成分。
- 苔藓样角化病常发生于曝光部位皮肤。临床印象常为基底细胞癌或黑素细胞痣,通常孤立存在。

▌诊断难点

- 罕见情况下,一个大部分退化了的原位黑色素瘤可以非常类似扁平苔藓。
- 某些情况下,通过苔藓样浸润来区别苔藓样角化病和日光性角化病比较困难。

▌诊断要点

- 有曝光部位皮肤上的孤立性损害（需要与基底细胞癌鉴别）的病史。
- 在浸润周边找到日光性黑子或脂溢性角化病的部分是苔藓样角化病的诊断线索。
- 广泛的日光性弹力组织变性提示应仔细检查细胞的非典型性,以排除皮损事实上为苔藓样日光性角化病的可能性。
- 支持苔藓样角化病的组织病理学线索包括不规则的角化不全、不均匀的基底层色素沉着（因为大部分苔藓样角化病会退化成日光性黑子）,以及表皮突长度不同,并为球状（雀斑样痣状）,而不是扁平苔藓那种有规则的、尖角状、锯齿状的棘层肥厚。

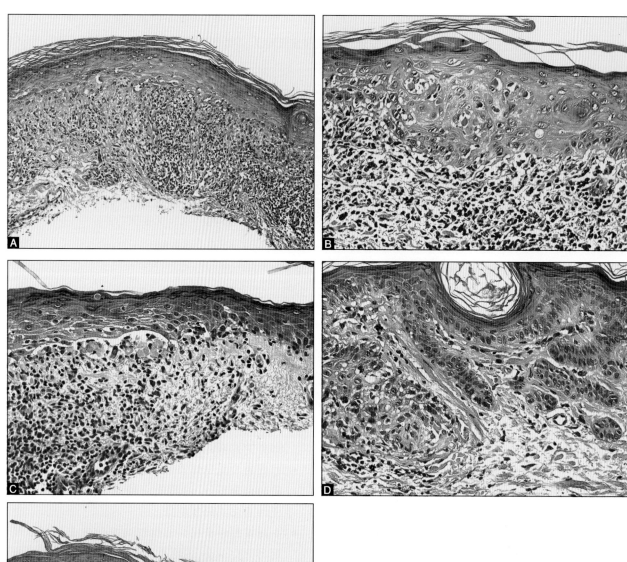

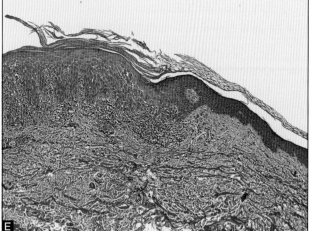

图3.14 A~E:苔藓样角化病。(A)有苔藓样界面浸润、角质形成细胞坏死和一些尖角状表皮突等扁平苔藓的特征;(B)与扁平苔藓不同,苔藓样角化病的角质层常有角化不全的改变;(C)胶样小体明显可见;(D)很多情况下,在界面浸润的边缘可见日光性黑子的残留;(E)表皮角质形成细胞常有反应性异型性,但不会呈现日光性角化病和鳞状细胞癌中的多形性和结构紊乱程度

肿瘤的苔藓样反应 Lichenoid Reactions to Neoplasms(图 3.15A ~ D)

■ 诊断标准

- 伴肿瘤的苔藓样界面炎症。

■ 鉴别诊断

- 有苔藓样浸润的肿瘤无论在临床上还是在组织病理学上都很类似苔藓样角化病,但实际中其可以被误认为任何一种界面皮炎。

■ 诊断难点

- 忽视潜在严重肿瘤的证据,例如黑色素瘤,无疑是最危险的;如有任何怀疑,对黑色素瘤行补充的活检切片和免疫组织化学标记可能是有帮助的。

- 退化的黑色素瘤(和痣)可以产生"伪巢",后者是黑素细胞的集合,在附近的角质形成细胞坏死后形成。必须仔细检查整个皮损的宽度(某些情况下需从多个水平),将其与"真正的"痣或黑色素瘤的黑素细胞巢区分开。

■ 诊断要点

- 黑素细胞的免疫组织化学标记有助于排除黑色素瘤或痣;如 MITF 标记(microphthalmia-associated transcription factor),是以核抗原为靶向的,对鉴别因炎症而变模糊的黑素细胞特别有帮助。

- 胶样小体对于鉴别一个苔藓样皮损是苔藓样角化病而不是消退性痣或者黑色素瘤并非可靠的证据;因为其可见于所有这几种病和其他炎症性疾病中。

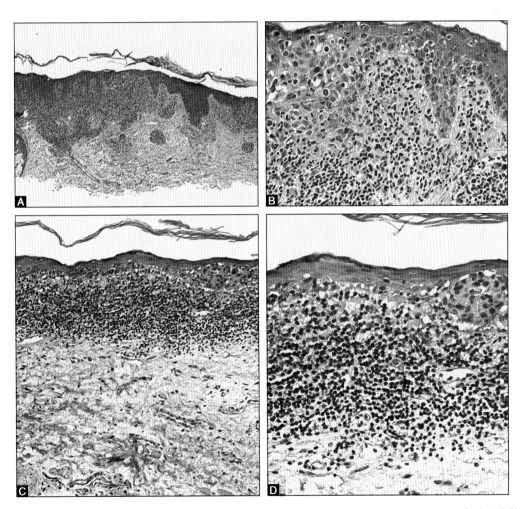

图 3.15　A ~ D:苔藓样日光性角化病。(A)在临床和组织病理学上类似苔藓样角化病;(B)紊乱的成熟度和角质形成细胞的多形性超过了苔藓样角化病的轻度反应性异型性;(C)退行的黑色素瘤。密集的苔藓样浸润使大部分退行的黑色素瘤模糊不清,类似苔藓样角化病;(D)近距离检查,视野右边有一明显的大的黑素细胞巢。补充的活检切片显示了黑色素瘤确凿的证据

线状苔藓 Lichen Striatus(图 3.16A ~ C)

■ 诊断标准

- 苔藓样界面浸润,临床表现为沿 Blaschko 线呈节段性分布的大量小丘疹,最常发生于儿童。

■ 鉴别诊断

- 临床和组织病理学上,线状扁平苔藓和炎性线状疣状表皮痣(inflammatory linear verrucous epidermal nevus,ILVEN)可以类似线状苔藓,但众所周知的是,线状苔藓可以类似许多炎症性疾病,有时甚至可以类似蕈样肉芽肿。

■ 诊断难点

- 因为组织病理学特征是变化的,皮损的临床特征才是诊断的关键。

■ 诊断要点

- 小汗腺螺旋之内及其周围的淋巴细胞强烈支持线状苔藓,而非其他大多数苔藓样疾病;炎症也经常围绕毛囊上皮。
- 角化不全和棘层水肿见于线状苔藓,而不是扁平苔藓和光泽苔藓。
- 线状苔藓常常没有 ILVEN 的疣状或银屑病样表皮增生。

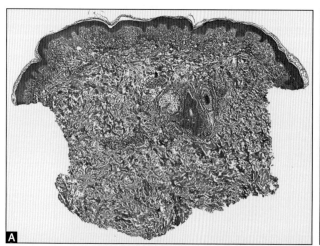

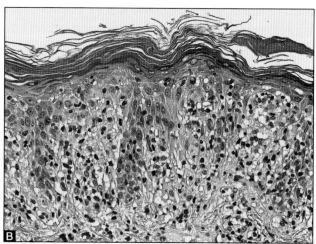

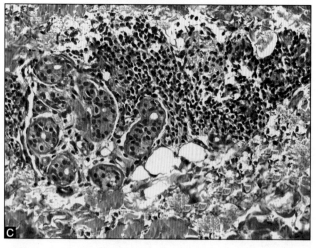

图 3.16　A ~ C:线状苔藓。(A)存在苔藓样界面,但是真皮深部炎症也很明显;(B)海绵水肿和角化不良往往是线状苔藓的特点。光泽苔藓和扁平苔藓罕见这些特征;(C)小汗腺周围炎症尤其常见于线状苔藓,但在大部分类似疾病的组织病理中见不到

光泽苔藓 Lichen Nitidus（图3.17A ~ D）

▌诊断标准

- 仅限于一个或两个真皮乳头的局灶的边界清楚的苔藓样界面浸润，临床表现为大量直径1~2mm皮色丘疹的密集的集合。
- 最常累及儿童和青少年；皮损的分布和范围是不固定的，生殖器皮肤和肢端皮肤最常累及。

▌鉴别诊断

- 扁平苔藓、线状苔藓。

▌诊断难点

- 特征性的"球-爪征（ball-and claw）"非常小，在一个不完全的活检切面上很容易错过。
- 线状苔藓和扁平苔藓偶尔非常类似光泽苔藓。

▌诊断要点

- 如果怀疑光泽苔藓，而活检未能显示特征性的组织病理学所见，应考虑进行连续切片。
- 含有巨噬细胞尤其是多核巨细胞的苔藓样浸润不是扁平苔藓的特征。
- 与线状苔藓不同，光泽苔藓的浸润不累及深部真皮或小汗腺螺旋。
- 光泽苔藓的临床表现非常独特，极少与扁平苔藓或线状苔藓相混淆；而光泽苔藓和扁平苔藓同时发生于同一位患者的情况更罕见。

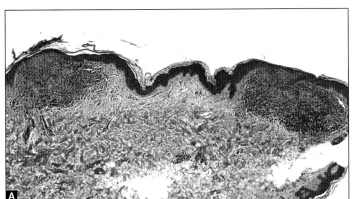
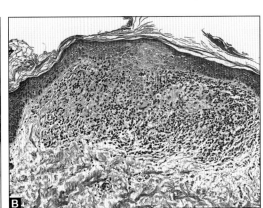
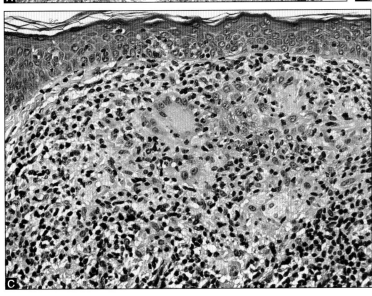
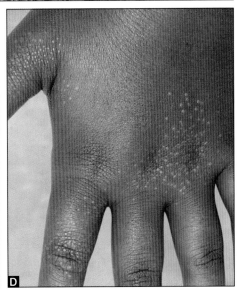

图3.17　A ~ D:光泽苔藓。 (A) 局限性苔藓样浸润占据两个真皮乳头;(B) 浸润使真皮乳头发生扩张。两边的表皮突可以向下延伸围绕浸润形成衣领型(所谓球-爪征);(C) 早期淋巴细胞占优势,但已形成的皮损中有巨噬细胞包括一些多核巨细胞的参与;(D) 特征性的临床表现是密集排列的皮色小丘疹

慢性移植物抗宿主病* Chronic Graft-Versus-Host Disease*（GVHD）（图3.18A~C）

*见上文急性 GVHD 的讨论。

诊断标准

● 界面皮炎，常为苔藓样型，通常在骨髓移植100天后出现。

● 界面性炎症浸润，常为苔藓样型，通常在骨髓移植30天后出现，好发于四肢远端，伴色素沉着。

鉴别诊断

● 苔藓样药疹、扁平苔藓和极少的病毒疹可能与慢性 GVHD 在组织病理学上完全一致。

诊断难点

● 在没有临床资料的情况下，无法可靠地将慢性 GVHD 与苔藓样药疹、病毒疹区分开，并且因为许多 GVHD 患者的药物治疗会使病毒感染的风险增加，所以确诊几乎是不可能的。

● 组织病理学分类与临床严重度可能不相关。

诊断要点

● 与扁平苔藓相比，GVHD 的苔藓样浸润更可能含嗜酸性粒细胞和浆细胞。

● GVHD 患者常出现胆红素和碱性磷酸酶水平增高。

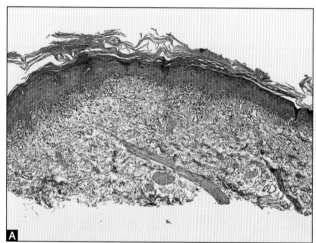

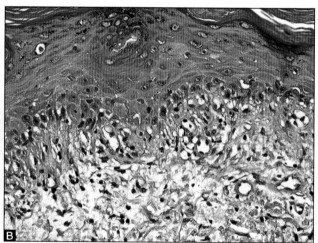

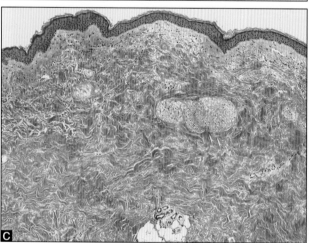

图3.18　A~C:慢性移植物抗宿主病。（A）与急性期比较，慢性移植物抗宿主病的浸润通常为苔藓样而不是空泡型；（B）在这个发展的皮损中，苔藓样浸润和表皮增生与扁平苔藓实际上完全相同；（C）在某些情况下，最终发展为硬斑病/硬皮病样外观（"硬皮病样移植物抗宿主病"）

汗孔角化症 Porokeratosis(图3.19A～C)

诊断标准

- 表皮包含一个或多个角质样板层(cornoid lamella),临床表现有伴领圈状鳞屑的粉红色丘疹的病史。
- 角质形成细胞的异型性或有或无。当有明显异型性时,其程度与早期日光性角化病相当。

鉴别诊断

- 日光性角化病,苔藓样角化病。

诊断难点

- 角质样板层常为局灶性的;不同水平层次的检查对于明确诊断是必要的;有限的削切活检不能作为标本。

- 外观上角质样板层可能变化很大。
- 汗孔角化可以发展为表皮"发育不良"和鳞状细胞癌。
- 不能从组织病理学上确定汗孔角化症的类型,需要与临床相联系。

诊断要点

- 形状良好的角质样板层几乎能够明确汗孔角化病的诊断。

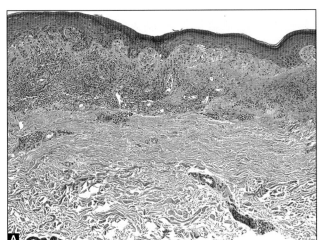
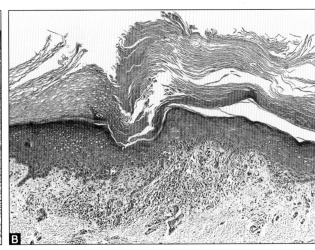
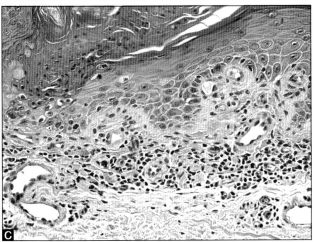

图3.19 A～C:汗孔角化症。(A)在一些切片中,其特征可以是非特异性的苔藓样界面浸润;(B)其他切片显示颗粒层减少或缺失,其上覆盖成角的角化不全层;角质样板层是鉴别汗孔角化病的关键;(C)这些变化也可以类似日光性角化病,日光性角化病中可以偶见类似角质样板层的结构。但皮损的分布和临床表现通常可以区分二者

副肿瘤性天疱疮 Paraneoplastic Pemphigus（图3.20A 和 B）

▋诊断标准

- 界面浸润,有时伴有表皮内棘层松解和/或表皮下裂隙,临床表现为出血性口腔糜烂伴皮肤糜烂或扁平苔藓样丘疹。

▋鉴别诊断

- 副肿瘤性天疱疮在组织病理学上和临床上可十分类似多形红斑,然而,鉴别诊断非常广泛,包括很多界面疾病。

▋诊断难点

- 副肿瘤性天疱疮在临床上和组织病理学上可十分类似多形红斑。
- 免疫荧光检查对确诊是必要的。

▋诊断要点

- 副肿瘤性天疱疮的浸润往往比多形红斑更密集。
- 最常与恶性血液病、胸腺瘤和 Castleman 病(淋巴结增生症)相关,但事实上其发生可以与任何恶性肿瘤相关。

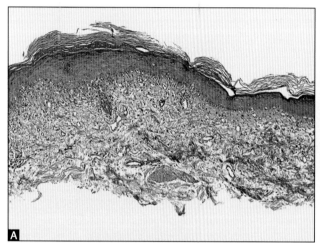
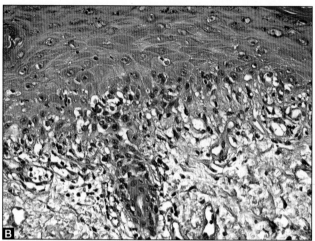

图3.20　A 和 B:副肿瘤性天疱疮。(A)界面性皮炎,通常具有苔藓样型特征;(B)可以见到坏死的角质形成细胞。有时可以发生表皮内棘层松解和表皮下水疱,但界面皮炎可能是最常见的现象

色素性紫癜性苔藓样疹 Lichenoid Pigmented Purpuric Eruption（Gougerot and Blum）（图 3.21A 和 B）

诊断标准

- 界面浸润伴有血管周围炎症及红细胞外渗（但不是白细胞碎裂性血管炎），临床表现为典型的色素性紫癜样皮炎的红斑和古铜色色素沉着。

鉴别诊断

- 色素性紫癜样皮炎的其他类型、苔藓样糠疹、其他类型的淋巴细胞性血管炎；蕈样肉芽肿的某些类型。

诊断难点

- 红细胞外渗可以是局灶性的，因此早期皮损很容易漏诊。
- 与苔藓样糠疹的早期皮损相似，呈现广泛重叠的组织病理学特征。

诊断要点

- 通常临床检查可以将苔藓样色素性紫癜与慢性苔藓样糠疹区别开。

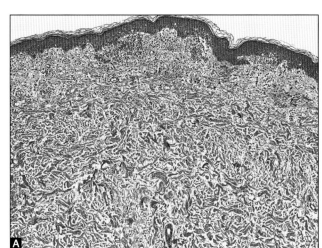 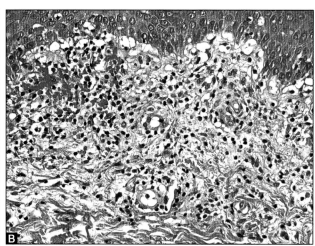

图 3.21　A 和 B：色素性紫癜性苔藓样疹。（A）界面浸润伴多发的出血灶；（B）真皮乳头内红细胞外渗伴淋巴细胞浸润。浸润通常不累及深部真皮

硬化性苔藓 Lichen Sclerosus（图3.22A 和 B）

▌诊断标准

- 界面浸润伴有真皮胶原硬化/均质化。开始，胶原是疏松的水肿样外观，逐渐演化成透明硬化的胶原；临床特征包括不同大小和分布的红色斑块，最终斑块中央发展为白色。

▌鉴别诊断

- 红斑狼疮；慢性放射性皮炎；硬斑病/硬皮病。

▌诊断难点

- 早期皮损（或完全发展的皮损的进展性边界）可以不表现出胶原均质化的特征。

- 虽然以前应用过术语"硬化萎缩性苔藓"，但表皮萎缩是可变的，表皮厚度可能正常，尤其就早期皮损而言。

- 某些情况下，可能与硬斑病/硬皮病无法区分，偶尔发生有重叠特征的病例。

▌诊断要点

- 慢性放射性皮炎通常没有界面浸润并且含有在硬化性苔藓中见不到的非典型的成纤维细胞和内皮细胞。

- 一般而言，硬化性苔藓的硬化纤维化最初在真皮乳头内最显著，而硬斑病/硬皮病累及的是网状真皮层。

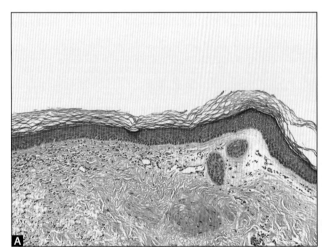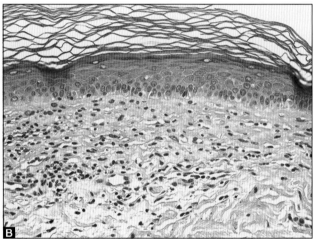

图3.22　A 和 B:硬化性苔藓。（A）界面浸润没有特征性,但仔细检查常能显示真皮乳头胶原硬化的特征（视野右边）；（B）在早期皮损或皮损的进展性边缘,界面炎症浸润可能缺乏特征性,但真皮乳头胶原可以有轻度的均质化

糠疹型模式（PITYRIASIFORM PATTERN）

糠疹型模式是第三种亚型的界面浸润，伴淋巴细胞外渗到表皮的中部和上部，表皮局灶性海绵水肿伴角化不全带，（有时）有红细胞外渗（图3.3）。因为可能存在海绵水肿和银屑病样增生，有人将糠疹型疾病归类于海绵水肿模式而不是界面模式。不管选择将其归类于哪种模式，在某些情况下糠疹型疾病的识别都可极大地缩小鉴别诊断的范围（知识点3.3）。

知识点3.3　常表现为糠疹型模式的疾病

- 苔藓样糠疹
  - 慢性苔藓样糠疹
  - 急性痘疮样苔藓样糠疹
- 玫瑰糠疹（晚期阶段皮损）
- 离心性环状红斑
- 糠疹型药疹
- 二期梅毒
- 皮肤癣菌病
- 蕈样肉芽肿

慢性苔藓样糠疹 Pityriasis Lichenoides Chronica（图3.23A～D）

▌诊断标准

- 界面性皮炎，通常为糠疹型特征（局灶性棘层水肿伴淋巴细胞胞外渗、角化不全性鳞屑和红细胞外渗），临床特征包括慢性、泛发性、小的结痂的丘疹，消退后有炎症后色素改变。

▌鉴别诊断

- 其他糠疹型疾病，尤其是玫瑰糠疹和梅毒、结缔组织病、药疹、病毒疹、色素紫癜性皮炎、副银屑病、蕈样肉芽肿及点滴型银屑病。

▌诊断难点

- 某些情况下，海绵水肿非常轻微，检查所见与蕈样肉芽肿非常相似。

▌诊断要点

- 玫瑰糠疹通常在临床上与苔藓样糠疹差别很大，常表现出更明显的海绵水肿，且没有慢性苔藓样糠疹那样致密的融合的角化不全。
- 慢性苔藓样糠疹在临床上和组织病理学上可以与急性苔藓痘疮样糠疹（pityriasis lichenoides et varioliformis acuta，PLEVA）相重叠。

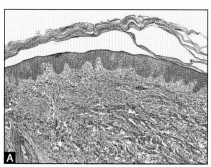
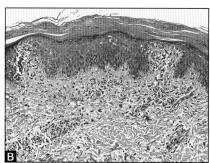
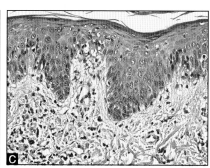
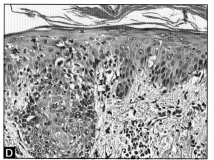

图3.23　A～D：慢性苔藓样糠疹。（A）细胞外渗伴有宽的角化过度带；（B）近距离观察通常显示空泡界面改变伴淋巴细胞外渗，往往为局灶性的，正如此处所示（类似玫瑰糠疹）；（C）淋巴细胞外渗可以很广泛，常常伴有红细胞外渗；（D）坏死的角质形成细胞常伴有空泡样改变

急性痘疮样苔藓样糠疹 Pityriasis Lichenoides et Varioliformis Acuta（图3.24A～C）

■ 诊断标准

- 界面性皮炎,常伴有糠疹型特征(局灶性海绵水肿伴淋巴细胞外渗、角化不全性鳞屑和红细胞外渗)及表皮角质形成细胞坏死。

■ 鉴别诊断

- 其他糠疹型疾病,尤其是玫瑰糠疹和淋巴瘤样丘疹病。

■ 诊断难点

- 临床和组织病理学特征与淋巴瘤样丘疹病有重叠;后者以CD30+细胞的浸润为特征,但是这些细胞也可以存在于急性苔癣痘疹样糠疹和许多其他炎症性疾病。

■ 诊断要点

- 淋巴瘤样丘疹病通常含有大量表达CD30的大的"外观变形"淋巴细胞;PLEVA也可以含有类似的细胞,但通常数量与淋巴瘤样丘疹病的不同。
- 慢性苔藓样糠疹可以与PLEVA在临床上和组织病理学上有重叠,许多学者认为他们代表着相同的疾病谱。

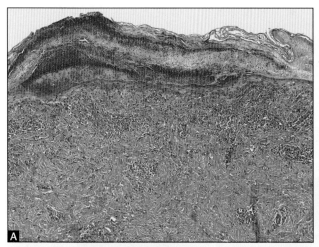

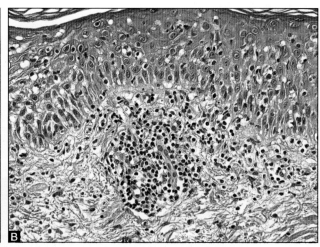

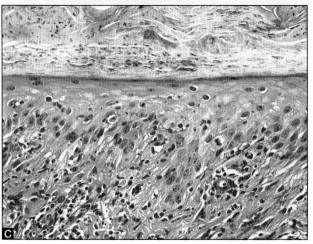

图3.24　A～C:急性痘疮样苔藓样糠疹。(A)界面浸润并累及血管周围是很常见的。完全发展的皮损中,角质层常被坏死性炎症碎片所占据;(B)与其他糠疹型疾病一样,有典型的淋巴细胞外渗和坏死的角质形成细胞是其特征;(C)红细胞也可以延伸至表皮。再次注意坏死的角质形成细胞

界面和血管周围/附属器周围模式（INTERFACE AND PERIVASCULAR/PERIADNEXAL PATTERN）

上述任何一种模式都可以伴有网状真皮内围绕血管和/或附属器结构的炎症细胞浸润。可称之为界面和血管周围/附属器周围模式（图3.4）。浸润可能仅仅围绕真皮浅部的血管或可能深浅部均有。表现为界面和血管周围/附属器周围模式的疾病见知识点3.4。

知识点3.4　常表现为界面和血管周围/附属器周围模式的疾病
• 红斑狼疮(尤其是盘状和亚急性型)
• 多形日光疹
• 光毒性皮炎
• 线状苔藓
• 冻疮
• 节肢动物叮咬反应
• 游走性红斑(疏螺旋体病/莱姆病)
• 二期梅毒
• 离心性环形红斑
• 药疹

盘状红斑狼疮 Discoid Lupus Erythematosus（图3.25A~E）

▌诊断标准

- 界面炎症(苔藓样或空泡型)，炎症细胞常围绕在深部真皮的附属器和血管周围，有盘状红斑狼疮的临床表现，通常为界限清楚的红斑鳞屑性斑块，伴有边缘色素沉着、中央萎缩、色素脱失和脱发。

▌鉴别诊断

- 其他类型的红斑狼疮，特别是SCLE；狼疮样药疹。

▌诊断难点

- 如前所述，红斑狼疮的组织病理学特征不一定与临床特征相关。
- 少数情况下，表皮过度增生很严重，类似鳞状细胞癌；罕见情况下，盘状狼疮的皮损可能发展为癌症。

▌诊断要点

- 除在面部外，坏死的角质形成细胞的数量通常比其他类型的红斑狼疮及皮肌炎更多。
- 肥厚性盘状红斑狼疮可以有明显的表皮增生，包括疣状增生(疣状盘状红斑狼疮)。

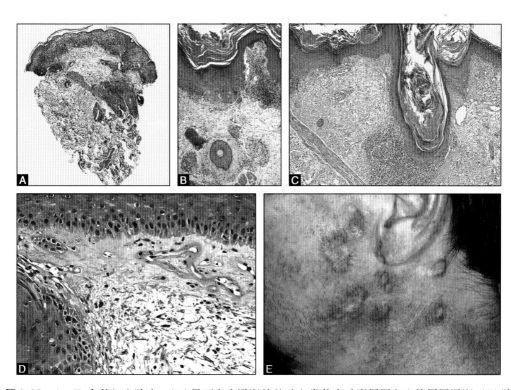

图3.25　A~E:盘状红斑狼疮。(A)界面炎症浸润的基础上常伴有毛囊周围和血管周围浸润；(B)除了面部皮损临床表现类似SLE和SCLE，DLE通常表现为表皮增生和角化过度；(C)密集的毛囊周围炎症和毛囊角化过度(毛囊角栓)是其典型特征；(D)长时间的界面炎症可以使基底膜带产生明显的增厚或透明变性；(E)临床最常见的是伴有边缘色素沉着的红斑鳞屑性斑块

皮肤病理鉴别诊断彩色图谱

二期梅毒 Secondary Syphilis（图3.26A～C）

▌诊断标准

- 界面型，糠疹型或界面和血管周围浸润，通常有淋巴细胞和许多浆细胞，但也有其他类型的炎症细胞，如巨噬细胞。
- 有很多临床表现；通常为淡红色的鳞屑性斑片，类似于玫瑰糠疹（常见的临床鉴别诊断）；某些病例可以表现为带有领圈样鳞屑的淡粉红色丘疹；扁平湿疣表现为生殖器黏膜上浅灰色潮湿的丘疹或结节。

▌鉴别诊断

- 苔藓样糠疹、蕈样肉芽肿、疏螺旋体病和许多其他炎症性疾病。

▌诊断难点

- 组织病理学表现变化很大，故其鉴别诊断相当广泛，包括表现为银屑病样型、界面性、以及结节性/弥散性模式的疾病等。

▌诊断要点

- 表皮增生（常有些许银屑病样型）伴有密集的苔藓样浸润，其中包括浆细胞、巨噬细胞、嗜酸性粒细胞和中性粒细胞，应该高度怀疑二期梅毒。
- 血清学试验，如快速血清反应素试验、性病研究实验室试验（Venereal Disease Research Laboratory，VDRL）及荧光密螺旋体抗体吸收试验依然是确诊的"金标准"。
- 梅毒螺旋体的特异性免疫组化染色剂目前已上市，多数情况下能够用于螺旋体的鉴定。

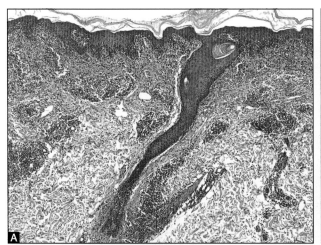
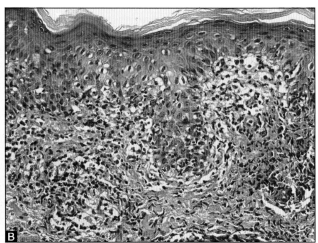
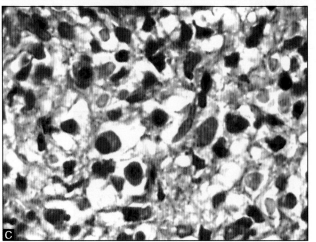

图3.26　A～C：二期梅毒。（A）常存在不同密度的界面皮炎，但真皮炎症通常也很重；（B）往往存在淋巴细胞外渗和红细胞向表皮溢出，其模式类似苔藓样糠疹。表皮可以明显增生，有时增生呈银屑病样型；（C）浆细胞通常是炎症浸润的主要成分

冻疮 Pernio(图 3. 27A ~ D)

诊断标准

- 真皮乳头水肿及界面和血管周围浸润,有时有水疱、糜烂或溃疡。临床特征为暴露于寒冷潮湿环境中的肢端皮肤上(尤其是足趾背面)的红色至紫红色斑疹或丘疹。

鉴别诊断

- 多形日光疹、红斑狼疮(尤其是 DLE 和冻疮样狼疮)、线状苔藓。

诊断难点

- 冻疮在组织病理学上可能无法同冻疮样狼疮鉴别开。

诊断要点

- 由于手指和足趾最常受累,因此当肢端皮肤的真皮乳头水肿伴有界面和血管周围浸润时,冻疮的可能性增加,尤其当处于寒冷潮湿气候下。
- 临床病史需要与冻疮样红斑狼疮相鉴别。

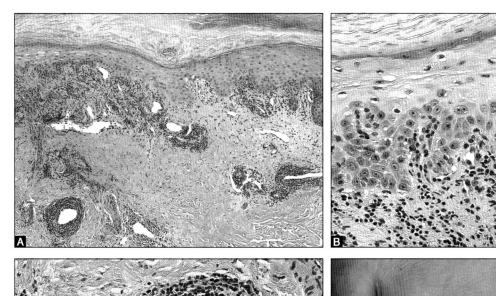

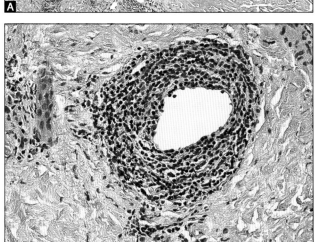
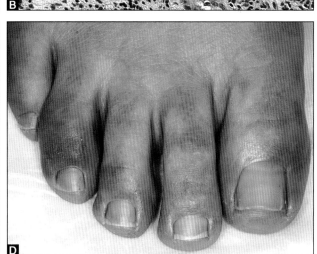

图 3. 27　A ~ D:冻疮。(A)浅部和深部血管周围淋巴细胞浸润明显。围绕小汗腺螺旋的炎症也可以很明显。皮损中真皮乳头水肿很常见;(B)尽管炎症很轻微,但界面改变常存在;(C)真皮血管壁可以出现密集的淋巴细胞浸润;(D)最常见的临床表现为暴露于寒冷潮湿环境中的肢端皮肤(尤其是足趾背面)上的红色至紫红色斑疹或丘疹

皮肤病理鉴别诊断彩色图谱

游走性红斑（莱姆疏螺旋体病、莱姆病）Erythema Migrans（Borreliosis, Lyme disease）（图3.28A~C）

▌诊断标准

- 如果从环形边界采样，其特点是：浅层和深层血管周围的浸润主要由淋巴细胞组成而少见浆细胞，具有特征性；从蜱虫叮咬的皮肤附近活检可见海绵水肿、不同程度的表皮坏死（有时有蜱虫口器）和含嗜酸性粒细胞的混合浸润（典型的节肢动物叮咬的反应）。

▌鉴别诊断

- 离心性环形红斑（尤其是没有表皮受累的所谓"深在型"）；肿胀型红斑狼疮；药疹（也可能包含浆细胞）；其他浅层和深层血管周围病变。

▌诊断难点

- 如上所述，因活检部位不同，其特征也有所不同。
- 微生物染色（如Warthin-Starry染色和Steiner染色）偶能检测到活检组织中的博氏疏螺旋体（Borrelia burgdorferi），但阴性结果不能排除诊断，需注意不能过度依赖这些染色。

▌诊断要点

- 血清学测试（如抗博氏疏螺旋体血清抗体滴度）通常是明确诊断的必要条件。
- 多数情况下，缺乏真皮黏蛋白有助于将其与肿胀型红斑狼疮区分开来。

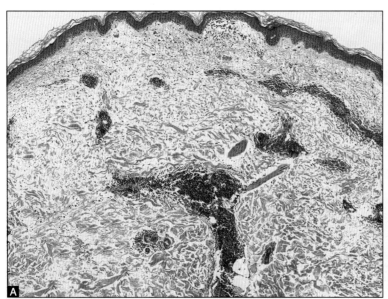

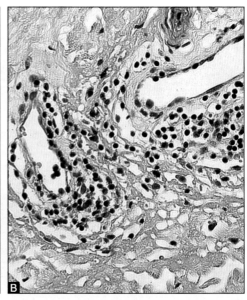

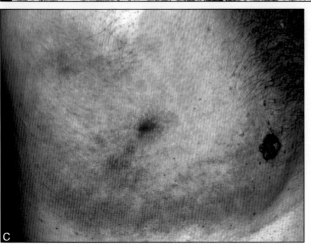

图3.28 A~C:游走性红斑。（A）真皮血管周围的炎症通常是最明显的。一般没有界面改变，但偶有小病灶，其界面改变明显，如图所示；（B）浸润通常是稀疏的，主要以淋巴细胞为主。多数情况下，缺乏真皮黏蛋白有助于区分其与肿胀型红斑狼疮。仔细寻找常可以发现浆细胞，但其程度没有二期梅毒中那么典型；（C）不断扩大的环状斑片是其主要临床特征。如图所示，中央有明显的蜱虫叮咬处

慢性光化性皮炎/光化性类网状细胞增多症 Chronic Actinic Dermatitis/Actinic Reticuloid(图3.29A~D)

诊断标准

- 皮损中可有海绵水肿、界面改变和/或浅层和深血管周围炎,并因日光暴露而加重。

鉴别诊断

- 神经性皮炎或者其他非特异性形式的皮炎需与大多数形式的光毒性皮炎相鉴别。
- 光化性类网状细胞增多症与蕈样肉芽肿在临床和组织病理学上特征相似,可能被误诊为其他形式的界面皮炎和蕈样肉芽肿。

诊断难点

- 瘙痒是日光性皮炎的常见症状,在某些病例的病理像中,抓痕或痒疹改变是主要表现。
- 光化性类网状细胞增多症的病理和临床特征可能会与蕈样肉芽肿或其他皮肤T细胞淋巴瘤有重叠。

诊断要点

- 光化性类网状细胞增多症(慢性光化性皮炎)表皮内的淋巴细胞主要是CD8+,而在大多数情况下(但不是所有情况),蕈样肉芽肿以CD4+细胞为主。
- 临床病史对明确诊断是必需的。

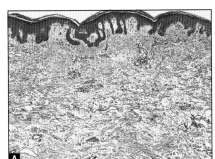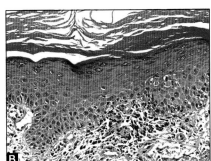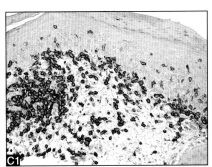

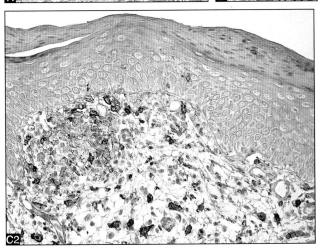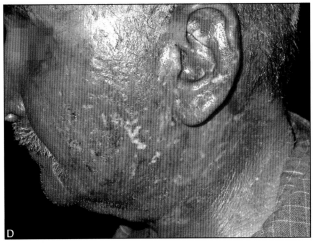

图3.29 A~D:慢性光化性皮炎。(A)慢性光敏偶发于没有明确的光敏剂的情况下,或在停用可疑光敏剂后持续存在。组织病理学特点各有不同,但通常有稀疏的界面改变/浅层和深层血管周围浸润;(B)光化性类网状细胞增多。在某些类型的慢性光化性皮炎中可见明显的苔藓样界面皮炎,这种变型常被称为光化性类网状细胞增多症。在某些病例中细胞外渗为主要表现,此时在组织病理学和临床方面与蕈样肉芽肿非常相似;(C1)光化性类网状细胞增多症中,淋巴细胞通常包含大量表达CD8的T细胞;而蕈样肉芽肿包含表达CD4的T细胞(C2)。反之亦然;(D)此严重病例已经发展为红皮病

其他有界面皮炎的疾病

蕈样肉芽肿 Mycosis Fungoides

图 3.30A ~ C 展示蕈样肉芽肿病。

（参见第 15 章关于蕈样肉芽肿和其他可能显示界面模式的淋巴瘤的细节信息。）

淀粉样苔藓 Lichen Amyloidosis

图 3.31 显示淀粉样苔藓。

（参见第 1 章和第 10 章关于淀粉样苔藓的附图。）

文身的界面∕苔藓样反应 Interface∕Lichenoid Reactions to Tattoo

图 3.32A 和 B 显示文身的界面∕苔藓样反应。

多形日光疹 Polymorphous Light Eruption（PMLE）

图 3.33A 和 B 显示多形日光疹（PMLE）。

（参见第 2 章 PMLE 的附图。）

皮肤癣菌病∕癣 Dermatophytosis∕Tinea

图 3.34A 和 B 显示皮肤癣菌病∕癣。

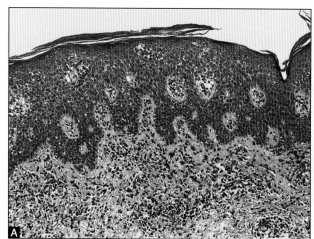

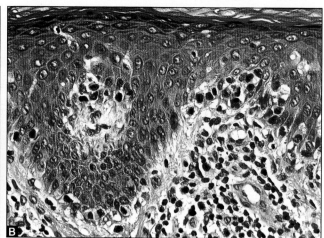

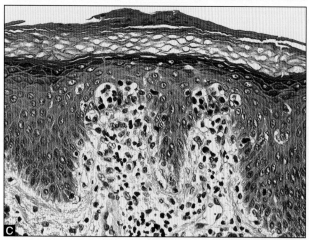

图 3.30　A ~ C:蕈样肉芽肿病。(A)经常显示界面模式,尤其是早期斑片和斑块期皮损,且很难与其他界面疾病相鉴别;(B)仔细检查可能为诊断提供线索,如表皮内淋巴细胞比真皮下方的淋巴细胞大;(C)Pautrier 微脓疡是蕈样肉芽肿最具特异性的表现之一,但是相对不是很常见,尤其在早期皮损中

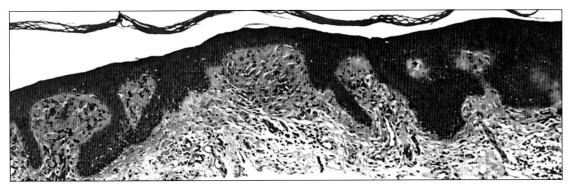

图3.31 苔藓样淀粉样变性。 第一印象经常是正常皮肤模式或者沉积性疾病,偶见苔藓样淀粉样变性和斑状淀粉样变性在真皮乳头和真表皮交界处表现出片状炎症

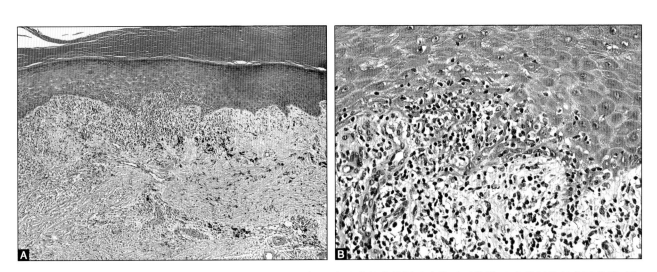

图3.32 A和B:文身的界面/苔藓样反应。(A)界面反应,通常文身的苔藓样反应类型不常见;(B)特征类似扁平苔藓,但真皮中有明显的外源性色素

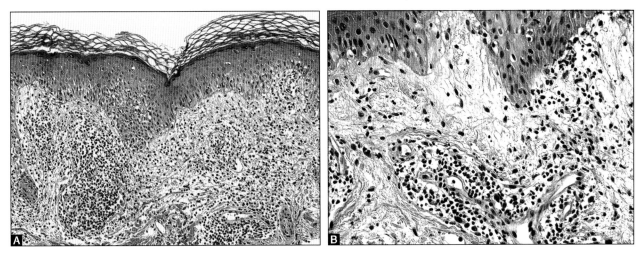

图3.33 A和B:多形日光疹。(A)在海绵水肿和水肿较少的病例中,可能与其他界面和血管周围性炎症性疾病相混淆;(B)如图所示,特征性的水肿和海绵水肿通常在某些病灶上很明显

皮肤病理鉴别诊断彩色图谱

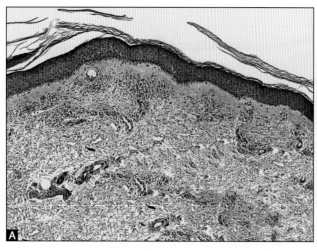 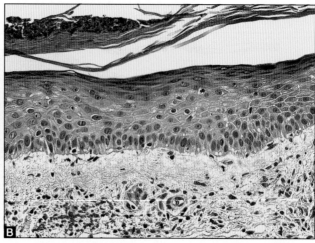

图3.34 A和B：皮肤癣菌病/癣。（A）偶尔，皮肤癣菌病的炎症细胞浸润可以主要是界面分布；（B）有微小的空泡改变，但角化不全鳞屑中包含中性白细胞常提示要考虑皮肤癣菌病或癣

参考书目

1. Ackerman AB, Guo A, Vitale PA. Clues to diagnosis in Dermatopathology II. Hong Kong: ASCP Press; 1992.
2. Crowson AN, Magro CM, Mihm MC. Interface Dermatitis. Arch Pathol Lab Med. 2008;132:652-66.
3. Farmer ER, Hood AF. Pathology of the Skin, 2nd edition. New York: McGraw-Hill USA. 2000. pp. 611-33.
4. French LE. Toxic epidermal necrolysis and Stevens Johnson syndrome: our current understanding. Allergo Int. 2006; 55:9-16.
5. Gravante C, Delogu D, Marianetti M, et al. Toxic epidermal necrolysis and Stevens Johnson syndrome: 11 years experience and outcome. Eur Rev Med Pharmacol Sci. 2007;11:119-27.
6. Helm KF, Peters MS. Deposition of membrane attack complex in cutaneous lesions of lupus erythematosus. J Am Acad Dermatol. 1993;28:687-91.
7. Horn TD. Interface Dermatitis. In: Barnhill RL, Crowson AN (Eds). Textbook of Dermatopathology, 2nd edition. New York: McGraw-Hill Companies; 2004. pp. 35-60.
8. Jerdan MS, Hood AF, Moore GW, et al. Histopathologic comparison of the subsets of lupus erythematosus. Arch Dermatol. 1990;126:52-5.
9. Magro CM, Morrison C, Kovatich A, et al. Pityriasis Lichenoides is a Cutaneous T-Cell Dyscrasia: a clinical, genotypic, and phenotypic study. Hum Pathol. 2002;33:788-95.
10. McKee PH, Calonje E, Granter SR. Pathology of the skin with clinical correlations. Mosby: Elsevier; 2005.
11. Ragaz A, Ackerman AB. Evolution, maturation, and regression of lesions of lichen planus. New observations and correlations of clinical and histologic findings. Am J Dermatopathol. 1981;3:5-25.
12. Weedon D. Weedon's Skin Pathology, 3rd edition. Churchill Livingstone: Elsevier; 2010.

（李蕾、刘中华 译，邹先彪 校，涂平 审）

第4章

水疱和棘层松解模式

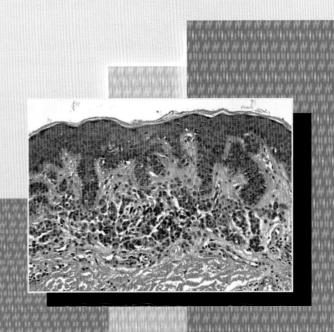

正如其他大多数皮肤反应的模式一样,产生大疱和表皮的棘层松解可以有各种各样的原因,如先天性疾病(家族性慢性良性天疱疮)、自身免疫性疾病(大疱性类天疱疮)及感染性疾病(疱疹病毒)。(如果提供)临床病史通常可以将鉴别诊断的范围大大缩小,但笔者建议坚持使用模式分析方法,全面考虑病理组织学的发现,然后再联系临床相关信息。

为了缩小鉴别诊断,疱病可以首先根据表现机制分为亚类,再根据组织学特点分类(表4.1)。

- 严重水肿可引起表皮产生水疱是由于细胞间水肿非常严重,导致角质形成细胞产生分离,常见的病例是接触性皮炎(图4.1A)。
- 气球样变性的出现是因为细胞内水肿,水疱形成是细胞死亡的结果。疱疹病毒感染常引起这种类型的水疱形成(图4.1B)。
- 棘层松解是角质形成细胞黏附丧失(没有明显的海绵水肿)。家族性慢性良性天疱疮、毛囊角化病及寻常型天疱疮是这种现象的最佳示例(图4.1C)。
- 界面炎症浸润导致基底层角质形成细胞破坏,实际上这是任何界面皮炎,如扁平苔藓和多形性红斑(EM)形成水疱的常见原因(图4.1D)。
- 基底膜带破坏是表皮下水疱性疾病的标志,最常见的例子如获得性大疱性表皮松解(epidermolysis bullosa acquisita,EBA)和大疱性类天疱疮(图4.1E)。
- 最后,真皮乳头结构成分的破坏(溶解)可能会导致水疱的形成。如瘢痕上的水疱、大疱性皮肤淀粉样变和大疱性硬化性苔藓(图4.1F)。

通过光学显微镜并不总能明确准确的机制,但这是缩小鉴别诊断的第一步。

同时,应根据分离的组织学平面进行评估。总的来说,最好先区分表皮内和表皮下水疱。然后,可进一步区分表皮内水疱是否主要位于角层内或角层下,表皮内或基底上。

最后,没有一种大疱类疾病是可以不与临床联系而确诊的。临床诊断线索包括以下几点:

- 病变的部位和分布:例如,家族性慢性良性天疱疮常发生于皱褶部位,而毛囊角化病则好发于面部、头皮、耳后、胸部和背部("脂溢区"分布)。
- 水疱的排列:成簇的水疱是典型的疱疹样皮炎的表现,而IgA大疱性皮肤病的水疱通常排列成环形。
- 是否存在炎症:大疱性类天疱疮水疱基底通常为红斑,而大疱性表皮松解和其他卟啉病通常发生于非炎症性的皮肤上。
- 年龄:大疱性类天疱疮好发于老年人,而EBA往往在中年人中发生。
- 病史:如果患者已患有恶性肿瘤,需要考虑副肿瘤性天疱疮的可能。如果在使用新的药物后开始出疹,则必须考虑假卟啉病、药物性IgA大疱病或药物性天疱疮。

表4.1 大疱病的机制

分类	机制	疾病
海绵水肿	细胞内水肿	接触性皮炎
气球样变性	细胞间水肿	疱疹病毒感染
棘层松解	由于桥粒破坏导致细胞黏附性丢失(自体免疫介导或直接损害)	天疱疮 毛囊角化病 家族性良性天疱疮 葡萄球菌性烫伤样皮肤综合征(SSSS) 大疱性脓疱病 大疱性皮肤癣菌病
基底层角质形成细胞损害	由于界面炎症浸润导致基底层角质形成细胞破坏	大疱性多形红斑 大疱性扁平苔藓
基底膜带损害		大疱性类天疱疮 获得性大疱性表皮松解症
皮肤松解	真皮乳头结构成分的破坏	大疱性硬化性苔藓 大疱性淀粉样变性 瘢痕上的大疱 大疱性白细胞碎裂性血管炎

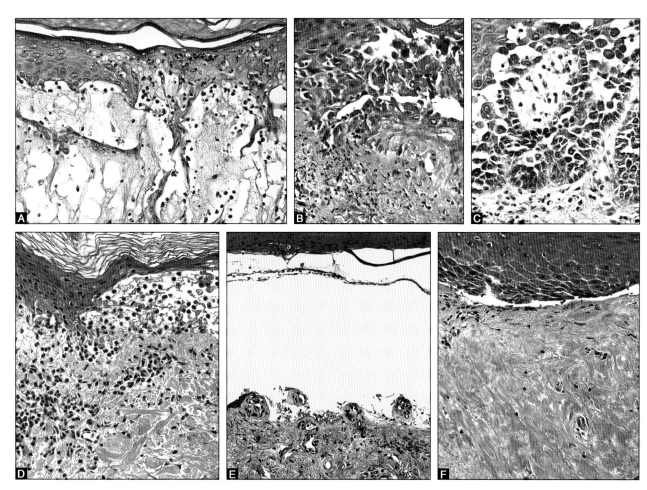

图4.1　A～F：(A)在此例急性接触性皮炎中,重度水肿和海绵水肿产生了水疱;(B)疱疹病毒感染后的气球样变性。可以见到水疱中心的棘层松解细胞,同时也可见肿胀的细胞周边淡染的胞质;(C)家族性慢性良性天疱疮病例中的棘层松解;(D)在此例大疱性多形红斑中由于界面的严重破坏形成了水疱;(E)在此例获得性大疱性表皮松解症中,表皮下水疱是由于基底膜带的破坏所致;(F)在此例严重的硬化性苔藓中,水疱出现在真皮极度硬化区之上

脓疱疮和大疱性脓疱疮 Impetigo and Bullous Impetigo(图 4.2A ~ C)

■ 诊断标准

- 皮肤浅表糜烂,覆有蜜黄色痂皮,偶尔有脓疱(完整的水疱罕见)。
- 角层下可见中性粒细胞及局灶性的棘层松解。
- 细菌(革兰氏阳性球菌)可由皮肤角质层的革兰氏染色确定,但该检查经常缺少(诊断时并不要求)。

■ 鉴别诊断

- 继发性感染性海绵水肿性皮炎。
- 金黄色葡萄球菌烫伤样皮肤综合征(SSSS)。

■ 诊断难点

- 尽管其名称是"大疱",但大疱极少被看到,主要由于其位置非常表浅,很容易剥脱、破裂。

■ 诊断要点

- 脓疱疮可以发生在任何部位和年龄组中。
- 绝大多数大疱性病例发生于婴儿和儿童。
- 最常见的发病部位是面部,但也可累及臀部、躯干和会阴。
- 完整的水疱(只是偶尔看到)为松弛的、内含透明的黄色液体,逐渐变成暗浊。
- 病变可自行缓解或发展为溃疡(臁疮)。
- "继发性"脓疱疮可能发生于任何脓疱性皮炎,尤其是湿疹性皮炎,特别是表皮脱落的特应性皮炎。
- 常规的脓疱疮通常是由 A 组链球菌引起的。
- 大疱性脓疱疮几乎都是由金黄色葡萄球菌噬菌体 II 组 71 型导致[与导致 SSSS 相同的病菌;(图 4.3A ~ C)]。

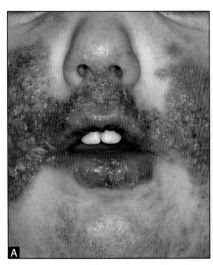 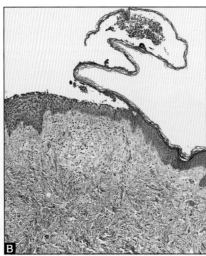 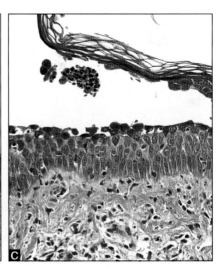

图 4.2　A ~ C:脓疱疮。(A)大疱性脓疱疮。出现在特应性皮炎患者的面颊的粉红色斑片,表面覆有蜜黄色痂皮;(B)在颗粒细胞层内有棘层松解产生水疱,像这样"屋顶样"完整的大疱非常少见;(C)中性粒细胞聚集在疱腔内

葡萄球菌皮肤烫伤样综合征 Staphylococcal Scalded Skin Syndrome(SSSS)(图4.3A～C)

诊断标准

- 发生于患病的婴儿或儿童的间擦部位、口周皮肤,由轻度的橙红色皮疹发展到表皮剥脱的斑片(发生在成人中的病例不足50)。
- 中性粒细胞聚集于角层下,很少有棘层松解,无角化不良;只有稀疏的真皮炎症。

鉴别诊断

- 脓疱疮。
- 大疱性癣/皮肤癣菌病。

诊断难点

- 充分发展的病变可以出现中性粒细胞的浸润,从病理学上与脓疱疮难鉴别。
- 从活检标本中几乎从未鉴定出细菌。

诊断要点

- 最常见于患有肾脏疾病的青少年或成年人。
- 噬菌体Ⅱ组71型葡萄球菌感染是其最常见的原因。
- 葡萄球菌产生的毒素破坏桥粒芯糖蛋白1。
- 毒素全身性播散,但细菌往往仍局限于感染部位,因此皮损的细菌培养通常是阴性的,在活检组织中几乎从未发现葡萄球菌。
- 大多数成年人的抗体可以中和毒素,因此能将其迅速清除,而新生儿和婴儿缺乏这些抗体。

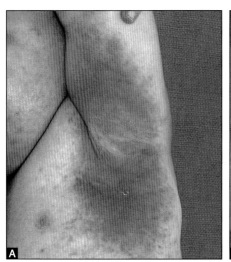
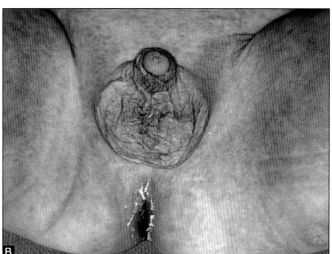
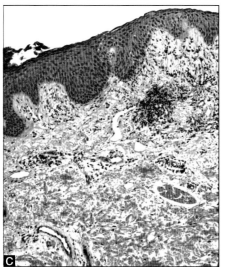

图4.3 A～C:金黄色葡萄球菌烫伤样皮肤综合征。(A)在婴儿腋下脱皮的红斑;(B)腹股沟的红斑。注意肛周表皮脱落;(C)很少见完整的水疱,往往只是表皮缺乏角质层。炎症可以很轻微,或可能是中性粒细胞聚集在残存的表皮表面上

皮肤病理鉴别诊断彩色图谱

大疱性癣/皮肤癣菌病 Bullous Tinea/Bullous Dermatophytosis(图 4.4A ~ C)

▌诊断标准

- 脱屑的粉红色斑片。
- 水疱、大疱或脓疱。
- 存在真菌[若有必要,可采用 PAS 染色和/或 GMS 染色(Grocott-Gomori methenamine silver, 格-高二氏乌洛托品硝酸银染色)加以证实]。

▌鉴别诊断

- 自身免疫性水疱病。
- 其他传染性疱病。

▌诊断难点

- 临床少见。

▌诊断要点

- 大疱是癣/皮肤癣菌病不常见的皮肤表现。
- 大多发生于足部。
- 癣的典型的脱屑性斑片位于大疱的周围,是一条有用的临床线索。
- 常存在于甲真菌病。

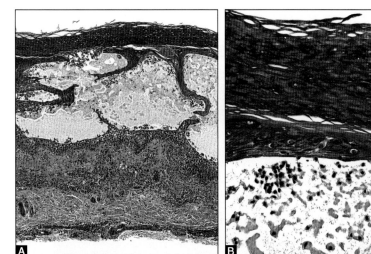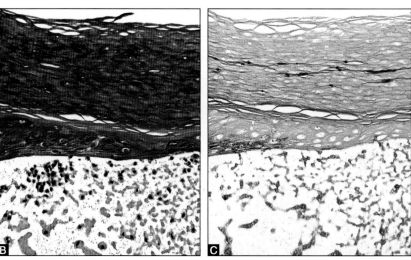

图 4.4　A ~ C:大疱性癣/皮肤癣菌病。(A)在一个疑似自身免疫性大疱病的患者活检组织中,可见多房的表皮内水疱,有多种混合的炎性细胞浸润;(B)近距离检查提示在表皮角质层内及水疱腔内可见真菌成分;(C)PAS 染色下真菌成分显而易见

IgA(免疫球蛋白A)天疱疮 Immunoglobulin A Pemphigus

诊断标准

- 在红斑基础上的松弛性大疱和脓疱。
- 角层下或表皮内脓疱。
- 直接免疫荧光显示表皮细胞间IgA沉积。
- 确定无微生物(若有必要,可用真菌和革兰氏染色)。

鉴别诊断

- 其他类型天疱疮。
- 脓疱疮。
- 葡萄球菌性烫伤样皮肤综合征(SSSS)。
- 脓疱型药疹/急性泛发性发疹性脓疱病(acute generalized exanthematous pustular,AGEP)。
- 脓疱型银屑病。
- 角层下脓疱病(见下文)。

诊断难点

- 如果没有直接免疫荧光法(direct immunofluorescence,DIF)的确认,不能明确诊断,因为本病在其他方面均与角层下脓疱病(Sneddon-Wilkinson病)相同。
- 由于一些病例报道显示除了IgA外,还有IgG(免疫球蛋白G)沉积,所以DIF也并非完全特异。

诊断要点

- 不经DIF检查,一些角层下脓疱病(Sneddon-Wilkinso病)可能被误认为IgA天疱疮(图4.5A和B)。
- 需要DIF检测到细胞间的IgA才能确诊。
- 单克隆丙种球蛋白病偶尔与IgA天疱疮相关。

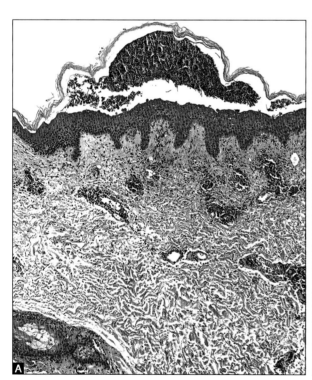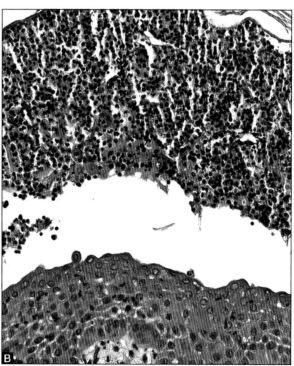

图4.5　A和B:角层下脓疱病。(A)角层下大疱内充满中性粒细胞是特征性的。真皮内含淋巴细胞、中性粒细胞在内的混合性细胞浸润;(B)表皮浅层存在棘层松解

角层下脓疱病（Sneddon-Wilkinson 病）Subcorneal Pustular Dermatosis（Sneddon-Wilkinson disease）

▌诊断标准

- 复发性松弛性脓疱,好发于褶皱部位和腹部。
- 角层下中性粒细胞聚集,局灶性棘层松解。
- 无表皮内微脓疡或海绵状脓疱形成（不同于脓疱型银屑病）。
- 确定无微生物（由真菌和革兰氏染色确认）。
- DIF 结果为阴性。

▌鉴别诊断

- IgA 天疱疮（见上文）。
- 其他类型天疱疮,特别是落叶性天疱疮、红斑型天疱疮。
- 脓疱疮。
- 葡萄球菌性烫伤样皮肤综合征（SSSS）。
- 脓疱型药疹/急性泛发性发疹性脓疱病（AGEP）。
- 脓疱型银屑病。

▌诊断难点

- 同样,无 DIF 检测不能排除 IgA 天疱疮。

▌诊断要点

- 必须通过 DIF 检测排除 IgA 天疱疮（和其他类型天疱疮）。
- 不同于脓疱型银屑病,其缺少表皮内微脓疡和海绵状脓疱。
- 急性泛发性发疹性脓疱病通常脓疱较小,但这种鉴别并不一直可靠。

婴儿肢端脓疱病 Infantile Acropustulosis

▌诊断标准

- 复发性的分批出现的瘙痒性脓疱和大疱,在出生后第一年内发生于手足部位（图4.6）。
- 早期海绵水肿及局灶性表皮坏死,随后出现角层下脓疱,含有中性粒细胞和嗜酸性粒细胞。
- 确定无微生物（真菌和革兰氏染色确认）。
- 必须排除疥疮。

▌鉴别诊断

- 脓疱疮。
- 脓疱型药疹/急性泛发性发疹性脓疱病（AGEP）。
- 脓疱型银屑病。
- 角层下脓疱病。

▌诊断难点

- 必须排除疥疮。

▌诊断要点

- 好发于非裔婴儿。
- 多数情况下在两年内缓解。
- 某些病例报道该病与疥疮感染或特应性皮炎相关。

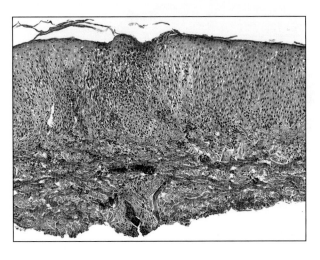

图 4.6 一个婴儿足部早期病变的活检显示,表皮内有中性粒细胞和少量嗜酸性粒细胞浸润。此后很快发展出脓疱和水疱

糖尿病性大疱病 Bullous Diabetocorum

诊断标准
- 慢性糖尿病患者腿部、足部或手上自发性的大疱。
- 角层下,表皮内或表皮下大疱。
- 无微生物(真菌和革兰氏染色证实)。
- DIF 结果为阴性(图4.7)。

鉴别诊断
- 几乎所有类型的疱病(包括大疱型)。
- 昆虫叮咬反应的大疱。

诊断难点
- 组织病理学上,裂隙及水疱可以发生在表皮内的任何水平,因此必须联系临床,直接免疫荧光研究可能是必需的。

诊断要点
- 炎症浸润通常较稀疏,炎症通常局限于血管周围,可见淋巴细胞和巨噬细胞。
- 可能存在毛细血管壁增厚。
- 水疱可以自愈,但往往会复发。

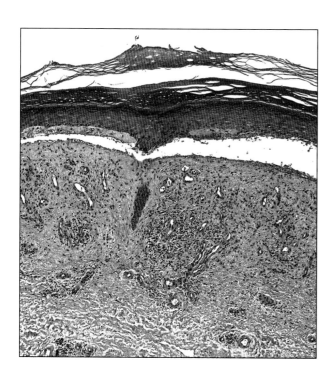

图4.7 这是位于糖尿病患者小腿的表皮下的大疱之一。直接免疫荧光呈阴性。有血管淤滞的变化,因为大多数情况发生于下肢远端,血管机制可能是主要原因。淤滞性皮炎本身可以发生水疱,但通常更多地发生炎症和水肿

落叶型天疱疮 Pemphigus Foliaceus（图 4.8 A～D）

▋ 诊断标准

- 粉红色的脱屑性斑片，结痂、糜烂；罕见完整的水疱。
- 无黏膜累及。
- 角层下水疱位于颗粒层，内有棘层松解角质形成细胞及角化不良细胞。
- 细胞间有 IgG 沉积（DIF 检测有或没有补体 C；模式与其他类型天疱疮无差别，但有时局限于表皮浅层）。

▋ 鉴别诊断

- 寻常型天疱疮。
- 脓疱疮（尤其当皮损发生重叠的细菌性感染时）。
- 葡萄球菌皮肤烫伤样综合征（根据临床表现通常容易排除）。
- IgA 天疱疮。
- 角层下脓疱病。

▋ 诊断难点

- 临床和组织病理学上可能误诊为溃疡型和/或棘层松解型日光性角化病或剥脱性皮炎。
- 早期病变可以只显示嗜酸性粒细胞性海绵水肿，脓肿内无棘层松解和角化不良。
- 裂隙可以延伸至颗粒层下，甚至在某些区域可达基底层上，类似寻常型天疱疮。

▋ 诊断要点

- 中老年患者。
- 脂溢性皮炎或日光性角化病是临床常见的类似疾病。
- 头、颈、躯干、四肢近端和间擦部位是最常见的部位。

红斑型天疱疮 Pemphigus Erythematosus

▋ 诊断标准

- 病变类似于落叶型天疱疮，（斑片、结痂、糜烂，少见完整的水疱），好发于面部和上胸部（曝光部位），具有狼疮样外观，血清学和/或直接免疫荧光结果常与红斑狼疮相同（图 4.8E 和 F）。
- 无黏膜累及。
- 角层下水疱伴有棘层松解的角质形成细胞，颗粒层内有角化不良细胞。
- 直接免疫荧光：线状或颗粒状的 IgG，有时 C3 沿着基底膜带沉积。

▋ 鉴别诊断

- 寻常型天疱疮。
- 脓疱疮（尤其当皮损发生重叠的细菌性感染时）。
- 葡萄球菌皮肤烫伤样综合征（根据临床表现通常容易排除）。
- IgA 天疱疮。
- 角层下脓疱病。

▋ 诊断难点

- 副肿瘤性天疱疮可类似红斑型天疱疮（界面浸润，偶尔直接免疫荧光有类似的模式）。

▋ 诊断要点

- 许多人认为是落叶型天疱疮的一种变型，好发于日光暴露的皮肤。
- 面部和胸部是其最常见的部位。
- 抗核抗体、抗 dsDNA 抗体、干燥综合征 A、干燥综合征 B 可以为阳性。
- 有时存在类似于红斑狼疮的界面皮炎。

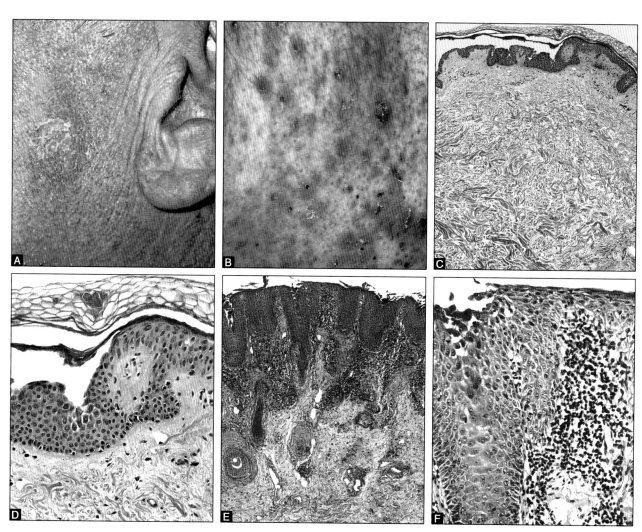

图 4.8　A ~ F:落叶型天疱疮。(A)无明显水疱的糜烂很常见,正如此图所示。本例患者的病变最初局限于头颈部,被认为是日光性角化病;(B)鳞屑或结痂糜烂在某些情况下是其主要特征;(C)水疱位于角层下或颗粒层内。由于水疱非常脆弱,获得一个如图所示的完整的水疱并不常见;(D)水疱的产生缘于颗粒层内的棘层松解。没有角化不良细胞。新的皮损,如图所示,通常没有炎症,但有些会感染定植,并迅速变为脓疱,内含中性粒细胞和其他炎症细胞;(E)红斑型天疱疮。浅层棘层松解,与落叶型天疱疮的几乎相同,但真皮含有密集的炎症细胞浸润;(F)近距离观察显示,在真皮表皮交界处有大量淋巴细胞和嗜酸细胞。基底膜带一些区域空泡十分明显

家族性慢性良性天疱疮 Hailey-Hailey Disease(图 4.9A ~ D)

■ 诊断标准

- 间擦部位上边界清晰的鳞屑性浸渍或结痂的斑片或水疱。
- 表皮棘层松解和棘层肥厚,无或轻度角化不良。
- 直接免疫荧光法检测无免疫复合物沉积。

■ 鉴别诊断

- 临床鉴别通常包括间擦疹、念珠菌病、接触性皮炎、反向型银屑病、皮肤癣菌病。
- 毛囊角化病,Grover 病,寻常型天疱疮,外生殖器部位棘层松解性皮病。

■ 诊断难点

- 寻常型天疱疮的棘层松解偶尔可延伸至棘层,尤其是如果某些区域横切片时,与家族性慢性良性天疱疮难以鉴别。

- 家族性慢性良性天疱疮的病理在某些情况下与"外生殖器部位棘层松解性皮病(acantholytic dermatosis of the genitocrural region)"相同(见下文)。

■ 诊断要点

- 临床上,浸渍或结痂的斑片比完整的水疱更常见。
- 继发细菌感染的病灶可产生臭味。
- 常染色体显性遗传,但往往成年发病。
- 不同于天疱疮,棘层松解累及整个棘层。
- 不同于毛囊角化病,角化不良细胞数量通常很少。
- 外生殖器部位棘层松解性皮病是一种罕见的疾病,出现在生殖器、肛周、腹股沟区的鳞屑性丘疹及斑块;组织病理学上与家族性慢性良性天疱疮相同,但没有家族性,临床上很少产生明显的水疱。

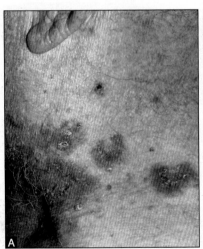
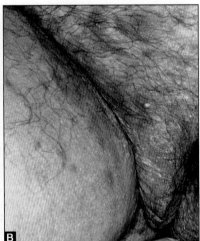
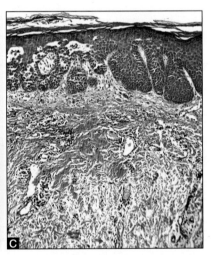
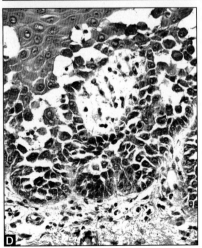

图 4.9 A ~ D:家族性慢性良性天疱疮。(A)病变好发于屈侧和/或间擦部位皮肤。颈部,如图所示,是一个好发部位;(B)常累及腹股沟和腋窝。病变似乎是由摩擦或轻微外伤所致;(C)通常角质层全层棘层松解,常见棘层肥厚和过度角化不全;(D)棘层松解常被比作一个"倒塌的砖墙"。与毛囊角化病比较,很少发生角化不良

毛囊角化病 Darier's Disease(图4.10A-E)

诊断标准

- 小斑片、粗糙的红褐色丘疹,累及皮脂溢出部位。(胸部中央、颈部、背部和上臂)(图4.10A)
- 棘层松解性角化不良,在基底层上方形成裂隙
- 常染色体显性遗传。

鉴别诊断

- 家族性慢性良性天疱疮。
- Grover病。
- 寻常型天疱疮。
- 棘层松解角化不良性棘皮瘤。
- 疱疹病毒感染。

诊断难点

- 必须依据临床病史,否则无法与Grover病、家族性慢性良性天疱疮及其他棘层松解性疾病进行鉴别。

诊断要点

- 疾病通常出现于儿童期晚期或青少年期。
- 细菌和酵母菌的继发感染或定植常见。
- 口腔黏膜常见"鹅卵石"状斑块。
- 常见棘层肥厚、乳头状瘤和过度不全角化。
- 棘层松解性角化不良在表皮突之间的凹陷里最显著。
- 角化不良细胞比家族性慢性良性天疱疮多。
- 常出现充满角化不良细胞的腔隙。

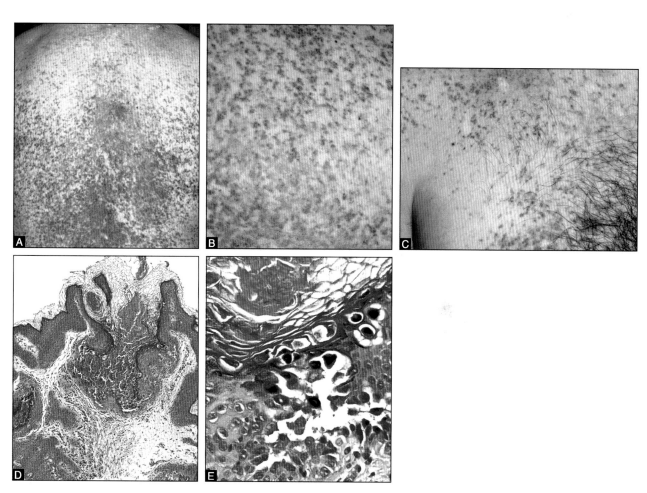

图4.10　A~E:毛囊角化病。(A)小的红褐色丘疹覆于患者的背部;(B)丘疹常为角化性的,感觉比较"粗糙";(C)胸部是常见部位,受累皮肤常表现得比较"油腻",可能会有恶臭;(D)角化不全和棘层松解是特征性的;(E)角质形成细胞角化不良,如图所示,在毛囊角化病中很显著,并不特异,但如果数量众多,则不太可能是家族性慢性良性天疱疮

Grover 病（暂时性棘层松解性皮肤病）Grover's Disease（Focal Transient Acantholytis Dyskeratosis）（图 4.11A～D）

▌诊断标准

- 许多小的瘙痒性淡红色丘疹，表面常结痂。
- 棘层松解性角化不良病灶中间有非棘层松解或正常表皮区。

▌鉴别诊断

- 毛囊角化病、家族性慢性良性天疱疮、寻常型天疱疮和落叶型天疱疮。
- 棘细胞层水肿性皮炎。

▌诊断难点

- 病变往往表皮剥脱，而使棘层松解变得不显著。
- 偶然情况下，病理上类似于寻常型天疱疮、落叶型天疱疮、家族性慢性良性天疱疮及毛囊角化病。

- 棘层松解可以是微小的和局灶性的，不是每张切片都会出现。

▌诊断要点

- 非常好发于男性，常为躯干和四肢近端。
- 热或运动会使疾病恶化。
- 由于棘层松解有时是微小和局灶性的，因此多水平检查可能对鉴别有帮助。
- 由于潜在组织病理学特征的重叠性，因此同临床联系对于明确诊断是必需的。
- 存在多个模式的棘层松解是 Grover 病的线索（例如在一个区域像落叶型天疱疮，而另一个区域则像毛囊角化病）。
- Grover 病中的棘层松解区通常比其他棘层松解性疾病小得多。
- 在棘层松解区之内或之间的海绵水肿是 Grover 病的另一条诊断线索。

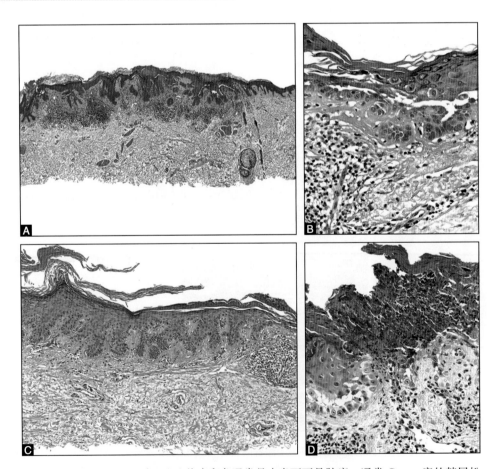

图 4.11　A～D：Grover 病。（A）临床印象通常是皮炎而不是肿瘤。通常 Grover 病的棘层松解区比其他棘层松解性疾病更小或更局灶；（B）棘层松解通常在基底层上，但也可以在棘层内或更表浅。注意炎症和角化不全；（C）某些情况下，很少有棘层松解，主要表现类似于慢性单纯性苔藓/痒疹；（D）由于瘙痒，常见表皮剥蚀，本例如此

疣状角化不良瘤 Warty Dyskeratoma

诊断标准

- 孤立性丘疹。
- 表皮内陷（或扩张的毛囊漏斗部）伴棘层松解和角化不良细胞。
- 棘层肥厚，常在中央凹陷周围出现乳头瘤样或疣状结构（图4.12A）。
- 没有达到鳞状细胞癌或日光性角化病那样的细胞非典型程度（图4.12B）。

鉴别诊断

- 高分化鳞状细胞癌/日光性角化病。
- 棘层松解性角化不良棘皮瘤。
- 棘层松解性皮肤病。

诊断难点

- 反应性的细胞非典型性可以类似鳞状细胞癌和日光性角化病。
- 根据切片层面，可能会出现多灶性棘层松解，类似棘层松解性皮肤病。

诊断要点

- 临床印象往往是基底细胞癌、脂溢性角化病或疣。
- 无日光弹力组织变性有助于排除日光性角化病、鳞状细胞癌。
- 早期病变可能只表现为扩张的毛囊漏斗部的角栓，毛囊漏斗部角化不良细胞线性排列。
- 不同于棘层松解性鳞状细胞癌和日光性角化病，疣状角化不良瘤没有显著的核异型性、核拥挤、核分裂及角质螺旋（"角珠"）。

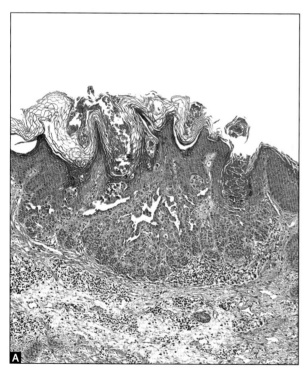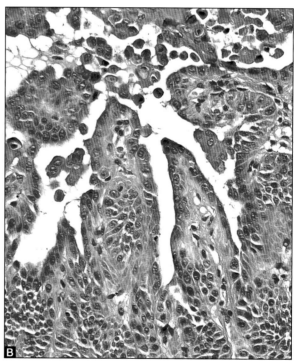

图4.12　A 和 B：疣状角化不良瘤。（A）许多病变有围绕中央凹陷的疣状或乳头瘤样表皮增生；（B）棘层松解可以在基底层上或表皮内。始终存在角化不良细胞，但没有日光性角化病和鳞状细胞癌的细胞异型性

棘层松解性角化不良棘皮瘤 Acantholytic Dyskeratotic Acanthoma(图4.13A和B)

■ 诊断标准

- 同时具有棘层松解和角化不良的丘疹。
- 没有达到鳞状细胞癌或日光性角化病那样的细胞非典型程度。
- 不集中于一个毛囊漏斗部,无向内的凹陷。

■ 鉴别诊断

- 疣状角化不良瘤。
- 毛囊角化病、Grover病或其他棘层松解和角化不良性皮肤病的单个皮损。

■ 诊断难点

- 因为没有其发病解剖部位及皮损数量的相关信息,故其特征是非特异性的,棘层松解性疾病(如Grover病)不能除外。

■ 诊断要点

- 病变可发生在任何部位,但生殖器皮损常代表其他的棘层松解性疾病。
- 发生于躯干的孤立性丘疹最常见。
- 被认为是一种良性角化。
- 病变广泛,主要是外生性;无向内的凹陷和不累及毛囊漏斗部有助于排除疣状角化不良瘤。

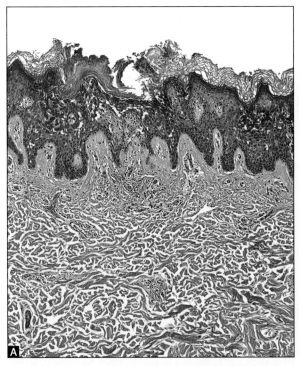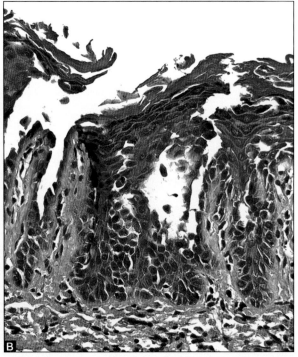

图4.13　A和B:棘层松解性角化不良棘皮瘤。(A)与疣状角化不良瘤相比,大部分皮损主要是外生性和广泛的,没有中央的凹陷;(B)棘层松解和角化不良与疣状角化不良瘤非常类似

疱疹病毒感染 Herpes Virus Infection (图 4.14A ~ D)

诊断标准

- 红斑基础上的紧张性水疱、大疱或小溃疡。
- 角质形成细胞被疱疹病毒感染后,导致细胞产生病变,出现以下一种或多种表现:
- 结构相似的多个细胞核聚集构成多核角质形成细胞;
- 核内或胞浆内包涵体;
- 浅灰色或蓝色核("蓝灰色核")。

鉴别诊断

- 其他的棘层松解性疱病。
- 其他病毒感染,如羊痘的早期皮损和手足口病。
- 非特异性原因引起的溃疡,如抓伤。

诊断难点

- 明确诊断需要有疱疹病毒致细胞病理改变的确证,但在某些情况下,这种现象可能是局灶性的或完全缺失。
- 单纯疱疹病毒感染可引起皮损部位继发性的坏死性血管炎。

诊断要点

- 如果怀疑疱疹病毒感染,但病毒致细胞病理改变不是很明显,则可通过连续切片或附加切片进行诊断。
- 除了表皮的改变外,有时也可见到附属器上皮角化不良的细胞;偶尔仅有附属器上皮受累。
- 与巨细胞病毒不同(通常感染血管内皮细胞或成纤维细胞),疱疹病毒通常感染角质形成细胞。
- 疱疹病毒的致细胞病变作用更具特征性,与其他病毒性疾病(如羊痘)相比,产生包涵体可能更明显。

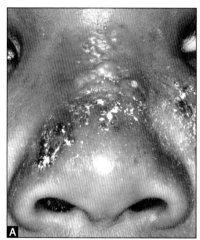
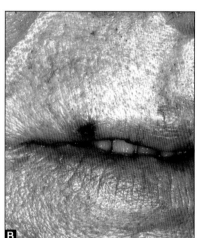
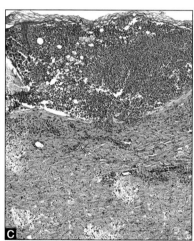
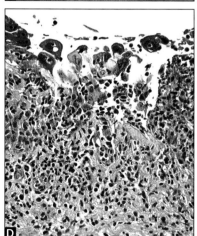

图 4.14 A ~ D:(A)单纯疱疹(HSV 1)。典型性的成簇水疱和血痂;(B)疱疹性唇炎(HSV 1)。在黏膜层,水疱在病程早期就易破裂,留下覆有痂皮的溃疡;(C)疱疹病毒感染。表皮内的水疱中充满了中性粒细胞,含大量病毒的退变的角质形成细胞位于左边;(D)即使是广泛的溃疡性病变,周围也可看到特征性的病毒细胞。注意多核角质形成细胞的核型

寻常型天疱疮 Pemphigus Vulgaris（图 4.15 A ~ G）

诊断标准

- 所有病例都会出现口腔糜烂和溃疡。
- 皮肤松弛性大疱、糜烂。
- 基底层上棘层松解与分离。
- 直接免疫荧光：细胞间 IgG 沉积，有时为 C3。

鉴别诊断

- 其他类型的天疱疮（包括副肿瘤天疱疮）。
- 家族性慢性良性天疱疮。
- Grover 病。
- 棘层松解性角化不良棘皮瘤。
- 棘层松解性日光性角化病。
- 疱疹病毒感染。

诊断难点

- 早期病变和水疱周围皮肤可只显示非特异性的嗜酸性粒细胞海绵水肿，缺乏特征性基底上的棘层松解。
- 棘层松解可能偶尔超出基底层（一种表象，可能由于切面横切造成），类似其他棘层松解性疾病。

诊断要点

- 不像寻常型天疱疮：
  - 棘层松解的范围广，并且融合。
  - 常无角化不全。
  - 位于棘层松解区上的表皮通常是完整的。
  - 角化不良细胞通常较少。
  - 海绵水肿轻微。
  - 无棘层肥厚。

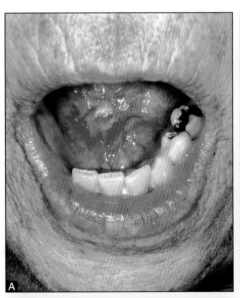
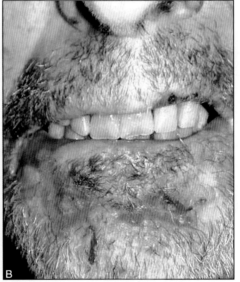
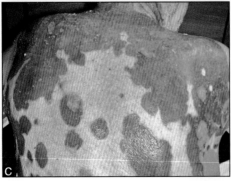

图 4.15　A ~ C

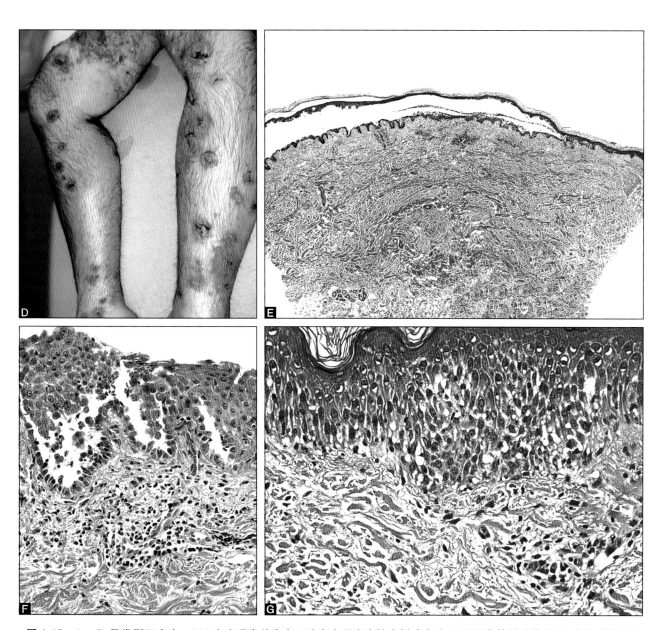

图 4.15　A～G：寻常型天疱疮。(A)疾病通常首先在口腔内出现疼痛性糜烂或大疱；(B)通常数周或数月后，水疱、糜烂累及皮肤；(C)水疱较为脆弱，容易破裂，遗留疼痛性红色糜烂；(D)出现几个小的完整的水疱，大部分位于该患者的右大腿上内侧。糜烂面是破裂的大疱的部位；(E)棘层松解常累及表皮广泛的、邻近的区域，不同于大多数基底层上棘层松解的其他疾病。角质层通常无改变；(F)棘层松解的平面几乎完全局限于基底层上的角质形成细胞内，所谓的"墓碑"样外观是指个别的基底层角质形成细胞仍固定在基底膜带；(G)在早期病变或者在水疱或糜烂的边缘，常有嗜酸性粒细胞性海绵水肿

皮肤病理鉴别诊断彩色图谱

增殖性天疱疮 Pemphigus Vegetans

诊断标准

- 在皱褶部位的松弛性大疱、脓疱或糜烂,进而发展成疣状皮损。
- 直接免疫荧光法:细胞间 IgG 沉积,有时为 C3。

鉴别诊断

- 其他疣状和/或假上皮瘤样疾病,如芽生菌病和碘疹(iododermas)(图 4.16A)。
- 其他类型天疱疮(如副肿瘤性天疱疮)。

诊断难点

- 早期病变和水疱周围的皮肤可能只表现非特异性的嗜酸性海绵水肿,缺乏特异性基底层上的棘层松解(图 4.16B)。

- 棘层松解可能偶尔超出基底层(一种表象,可能由于切向横切面造成),类似其他棘层松解性疾病。

诊断要点

- 确诊需要 DIF 显示细胞间 IgG 和/或 C3 沉积(与寻常型天疱疮相同)。
- 考虑为天疱疮的变型。
- 某些病例与寻常型天疱疮的表现(口腔病变)和进展为皮肤受累的过程几乎相同,但糜烂可进展为增殖(Neumann 变型)。
- 另一些病例,皮损开始为脓疱,逐渐发展成疣状斑块(Hallopeau 变型);这种类型通常侵袭性较小。

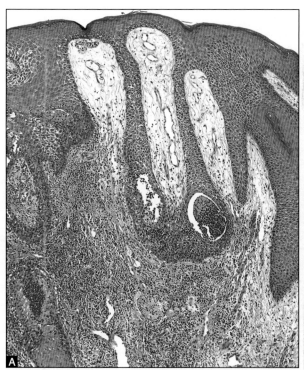
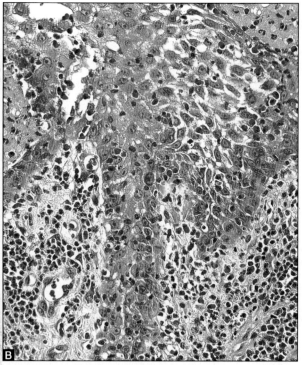

图 4.16　A 和 B:增殖性天疱疮。(A)虽然认为是天疱疮的变型,但主要病理特征为明显的表皮增生,常有"假上皮瘤样"结构。延长的表皮突内的微脓疡主要由嗜酸性粒细胞组成;(B)有棘层松解,但通常比寻常型天疱疮更局限,嗜酸性海绵水肿可使棘层松解模糊不清,如图所示

副肿瘤性天疱疮 Paraneoplastic Pemphigus

▌诊断标准

- 疼痛性黏膜糜烂和溃疡,伴或不伴皮肤损害(大疱、斑块和糜烂)。
- 有潜在的肿瘤。
- 严重度不同,可合并角质形成细胞坏死、表皮棘层松解和界面炎症(图4.17)。
- 间接免疫荧光显示:除了皮肤和口腔黏膜外,循环抗体还可作用于其他上皮。
- 直接免疫荧光显示,细胞间和基底膜带IgG和/或C3呈线状或颗粒状沉积。

▌鉴别诊断

- 其他类型天疱疮。
- 多形红斑和中毒性表皮坏死松解症。
- 界面药疹。

▌诊断难点

- 组织病理学特点有很大的不同,部分原因是活检的部位和皮损的病期不同。
- 常表现为界面皮炎,无明显的棘层松解或水疱形成,导致与多形红斑和其他界面皮炎相混淆。
- 间接免疫荧光结果可出现假阴性。
- 没有特异性的免疫病理学特征鉴定,很难排除多形红斑和其他疾病。

▌诊断要点

- 常见的相关肿瘤是恶性淋巴瘤(特别是慢性淋巴细胞白血病/小淋巴细胞性淋巴瘤),胸腺瘤和Castleman病。
- 常发生坏死性支气管炎和/或闭塞性细支气管炎。
- 总体来说,生存率很低,许多患者死于气道受累的并发症。
- 潜在肿瘤有时(但并不总是)可以治愈。
- 伴有疼痛性口腔和口周糜烂及结膜糜烂的出血性黏膜炎是其特征。
- 识别膀胱上皮的抗体若为阳性,如果还有符合副肿瘤性天疱疮特点的临床和组织病理学特征,则此识别本身即具诊断性。
- 否则,确诊需要满足下列之一:
  - 直接免疫荧光显示细胞间和基底膜带IgG和/或C3线状沉积。
  - 间接免疫荧光显示结合复层鳞状黏膜和非复层鳞状黏膜(猴食道或膀胱是常用的底物)细胞表面的血清抗体。
  - 免疫沉淀分析表明血清抗体识别以下抗原:
    - 250kD桥粒斑蛋白Ⅰ;
    - 230kD大疱性类天疱疮抗原Ⅰ;
    - 210kD桥粒斑蛋白Ⅱ;
    - 190kD周斑蛋白;
    - 170kD未知抗原。

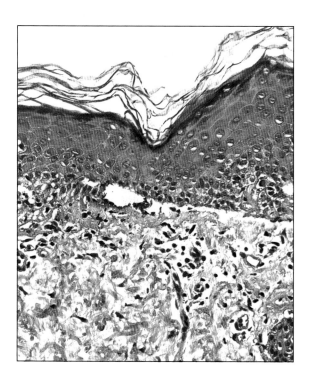

图4.17 副肿瘤性天疱疮。该患者患有系统性B细胞淋巴瘤。活检显示:除了角质形成细胞坏死和轻微的棘层松解外,还有混合性界面炎症浸润。某些裂隙出现于表皮下,而另外一些似乎位于表皮内。(界面皮炎的范例请参见图3.20A和B副肿瘤性天疱疮附图)

大疱性类天疱疮 Bullous Pemphigoid（图 4.18A ~ F）

诊断标准

- 伴或不伴红斑基础上的紧张性水疱。
- 表皮下水疱。
- 直接免疫荧光:IgG 和 C3 沿基底膜带线状沉积。
- 盐裂皮肤 DIF 显示;线状 IgG 沿水疱的"顶部"分布。

鉴别诊断

- 获得性大疱性表皮松解症。
- 线性 IgA 大疱性皮病。
- 瘢痕性类天疱疮。
- 其他表皮下水疱性疾病。

诊断难点

- 类天疱疮可出现荨麻疹样阶段,特征是有非特异性的嗜酸性海绵水肿,与荨麻疹和其他自身免疫性疱病的荨麻疹阶段(如寻常型天疱疮)重叠。
- 若无盐裂皮肤的 DIF 检查则无法可靠地区分大疱性类天疱疮和 EBA。

诊断要点

- 绝大多数病例出现在老年人中。
- 通常早期为荨麻疹样阶段,特征是瘙痒性、持续性荨麻疹样斑块,然后发展为水疱。
- 最易累及躯干和四肢近端,但肢端和黏膜部位也偶尔累及。

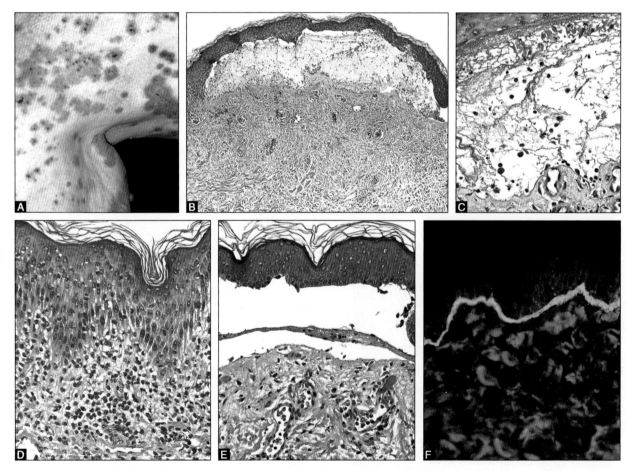

图 4.18　A ~ F:大疱性类天疱疮。(A)主要为结痂性红斑,但在腋窝处有坚实的圆顶形水疱;(B)典型的组织病理学表现是一个单房的表皮下水疱;(C)大多数水疱除了有纤维蛋白外,还含有大量的嗜酸性粒细胞;(D)起疱前或荨麻疹阶段的类天疱疮可只出现嗜酸性海绵水肿,而无水疱的迹象;(E)偶尔,水疱中含炎症细胞很少(所谓"乏细胞性类天疱疮")。然而,总有至少一或两个嗜酸性粒细胞存在于水疱内、下面的真皮或邻近的表皮;(F)直接免疫荧光显示 IgG 和 C3 在基底膜带呈线状沉积

妊娠类天疱疮(疱疹)Pemphigoid（Herpes）Gestationis

诊断标准

- 腹部瘙痒性荨麻疹样丘疹、斑块和水疱,在妊娠中间三个月或末三个月开始出现(图4.19A)。
- 表皮下水疱伴有嗜酸性粒细胞及真皮乳头水肿(图4.19B)。
- 直接免疫荧光 DIF 显示:线状 C3 在真皮表皮交界处沉积,有时伴有 IgG。

鉴别诊断

- 大疱性节肢动物叮咬反应。
- 大疱性药疹。
- 妊娠瘙痒性荨麻疹样丘疹和斑块(pruritic urticarial papules and plaques of pregnancy,PUPPP)/妊娠多形疹(polymorphous eruption of pregnancy,PEP)。

诊断难点

- 可出现散在坏死的角质形成细胞,导致其与大疱性药疹、大疱性节肢动物叮咬反应相混淆。
- 偶尔情况下没有完整的表皮下水疱,若无 DIF 检测,则无法与 PUPPP/PEP 明确区分。

诊断要点

- 病变的特征是从脐周开始,向躯干和四肢近端蔓延。
- 面部和黏膜通常不出现皮损。
- 再次妊娠时会复发。
- 大疱性类天疱疮极少见于育龄妇女,通常可以排除。
- 鉴别诊断中的其他疾病,DIF 显示无线状 C3 的沉积。
- 也可能由口服避孕药、激素替代疗法或曾于妊娠期发病的妇女的月经引起。
- 罕见情况下新生儿可发生小水疱,能自愈。
- 罕见情况下产后立即加重。

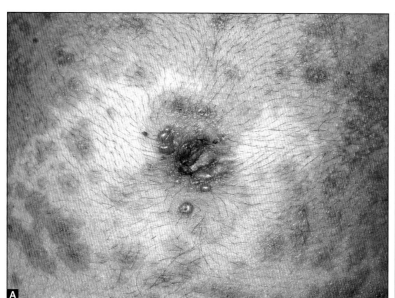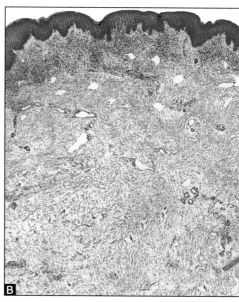

图 4.19 A 和 B:妊娠类天疱疮。(A)红斑和水疱位于脐周是其典型表现,但皮损也可累及其他部位;(B)组织病理学特点与大疱性类天疱疮相同。早期皮损可以显示相同的嗜酸性海绵水肿等水疱前期表现

瘢痕性类天疱疮 Cicatricial Pemphigoid（图 4. 20A～D）

诊断标准

- 水疱和糜烂位于黏膜表面及皮肤（不常见），可产生真皮肉芽组织和瘢痕。
- 表皮上或表皮下水疱。
- 不累及黏膜的皮损十分罕见，被称为 Brunsting-Perry 型或局限型瘢痕性类天疱疮。

鉴别诊断

- 获得性大疱性表皮松解症。
- 大疱性类天疱疮。
- 线性 IgA 皮病。
- 急性发热性嗜中性（细胞）皮肤病（Sweet 综合征）。

诊断难点

- 黏膜病变中，淋巴细胞和浆细胞可能是主要的炎症细胞类型。
- 某些情况下，中性粒细胞可能占主导地位；嗜酸性粒细胞通常数量较少。

诊断要点

- 瘢痕性类天疱疮一般女：男比例为2:1。
- 只有25%的病例累及皮肤。
- 85%的病例累及口腔黏膜。
- 65%累及眼睛，可导致失明。
- 头皮皮损可产生瘢痕性脱发。
- 裂隙和水疱沿着附属器上皮扩展，是诊断瘢痕性类天疱疮的线索（但不完全特异）。
- 真皮肉芽组织和瘢痕是有用的线索，但不能排除 EBA。
- 局限型/Brunsting-Perry 变型更常见于男性。

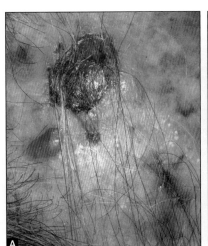
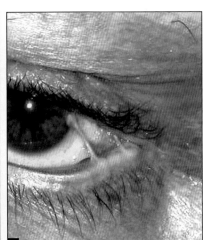
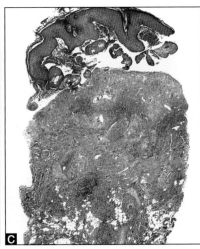
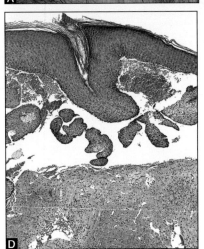

图 4.20　A～D:瘢痕性类天疱疮。（A）水疱、糜烂和粟丘疹位于该男性患者头皮的光损害处皮肤；（B）结膜瘢痕导致纤维性粘连（睑球粘连）；（C）出现一个表皮下水疱，内含移位的皮脂腺，提示裂隙面扩展到了皮肤附属器；（D）可见肉芽组织和真皮瘢痕

获得性大疱性表皮松解症 Epidermolysis Bullosa Acquisita(图 4.21A ~ C)

诊断标准

- 在非红斑的皮肤上出现水疱,消退后形成萎缩性瘢痕和粟丘疹。
- 表皮下水疱不伴角质形成细胞坏死。
- 直接免疫荧光 DIF 显示:基底膜带 C3 和 IgG 线状沉积。
- 免疫反应物位于盐裂皮肤的水疱底部。

鉴别诊断

- 迟发性皮肤卟啉病/假卟啉病。
- 乏细胞性大疱性类天疱疮。
- 大疱性红斑狼疮。
- 先天性大疱性表皮松解症。

诊断难点

- 若无盐裂皮肤的 DIF 检查则无法可靠地区分大疱性类天疱疮和 EBA。

诊断要点

- 好发于中老年人中(有助于排除先天性大疱性表皮松解症)。
- 皮损好发于易受外伤的皮肤,特别是手足背。
- 可出现甲营养不良。
- 常见真皮纤维化(疤痕)和粟丘疹,这是诊断的一条线索。
- 大多数情况下,表现出轻微炎症。
- Ⅶ型胶原抗体似乎是最常见的原因。

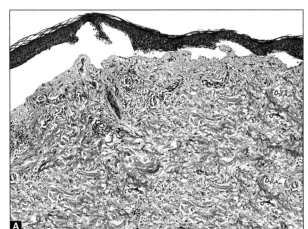
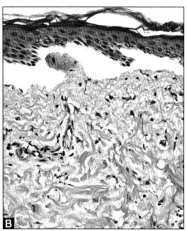
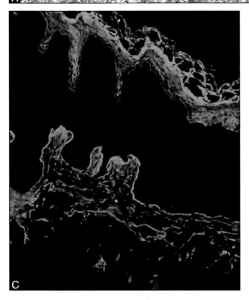

图 4.21　A ~ C:获得性大疱性表皮松解症。
(A)常见的组织病理学特征为表皮下水疱,伴有很少或不伴有炎症;(B)真皮乳头常常保留;(C)盐裂皮肤直接免疫荧光检查,免疫反应物(IgG 和 C3)位于水疱底部

皮肤病理鉴别诊断彩色图谱

卟啉病/假卟啉病 Porphyria/Pseudoporphyria(图4.22A～E)

诊断标准

- 水疱、糜烂、瘢痕和粟丘疹(特别是手背、面部和耳朵)。
- 假卟啉病从临床上无法与迟发性皮肤卟啉病相区分。

鉴别诊断

- 获得性大疱性表皮松解症。

诊断难点

- 卟啉病及其诸多变型与假卟啉病在组织病理学上无法区分。

诊断要点

- 好发于手背、面部和耳朵(曝光部位)。
- 也可发生多毛症和硬皮病样的皮肤增厚。
- 常与肝病(病毒性肝炎、酒精性肝损害等)相关。

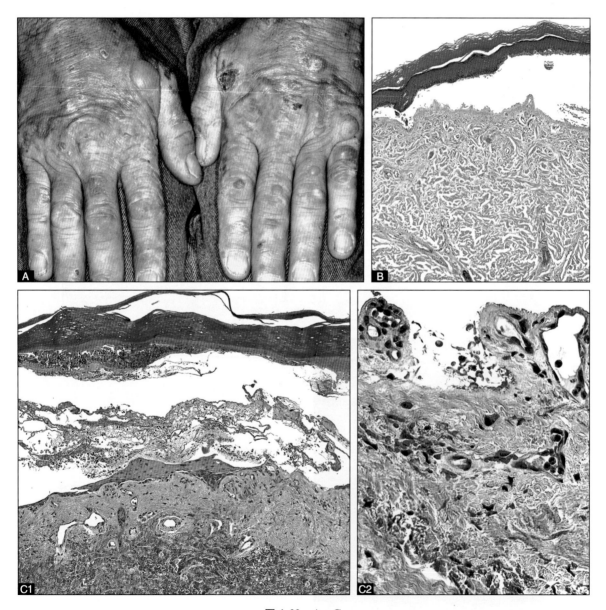

图4.22 A～C

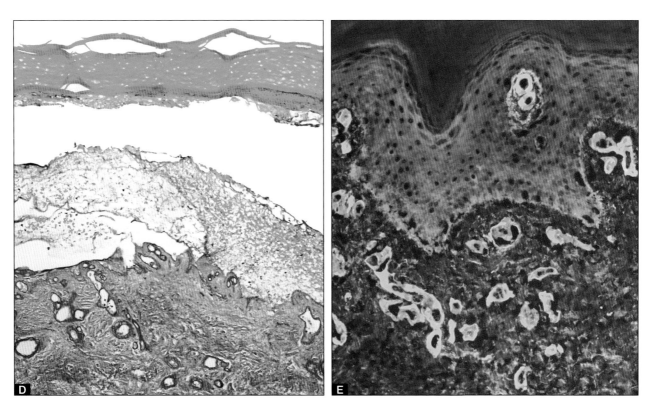

图 4.22　A～E:迟发性皮肤卟啉病。(A)手背出现紧张性水疱、糜烂和瘢痕;(B)典型的组织病理学表现为表皮下乏细胞性水疱,真皮乳头保留;(C)水疱常变为脓疱,并且可以含有红细胞、血清和各种炎症细胞。某些情况下还有表皮细胞再生,正如视野中央所示;(D)卟啉病。PAS 染色突显了血管壁增厚的特点;(E)直接荧光显示血管周围 IgG 大量沉积

大疱性红斑狼疮 Bullous Lupus Erythematosus

■ 诊断标准

- 广泛的水疱,好发于曝光部位。
- 表皮下水疱,大量的中性粒细胞聚集于疱腔内或下面的真皮乳头(图4.23A)。
- 临床及实验室检查提示为红斑狼疮。

■ 鉴别诊断

- 疱疹样皮炎(图4.23B)。
- 线性 IgA 大疱性皮病。
- 瘢痕性类天疱疮。
- 获得性大疱性表皮松解症。
- Sweet 综合征。
- 大疱性白细胞碎裂性血管炎(leukocytoclastic vasculitis,LCV)。

■ 诊断难点

- 临床和组织病理学上,很少或根本没有类似的红斑狼疮的典型病变(即基底空泡改变、表皮萎缩、基底膜带增厚是不常见的)。
- 可能有白细胞破碎性血管炎,易与大疱性 LCV 造成混淆。

■ 诊断要点

- 好发于曝光部位,但皮损也可以发生在任何部位。
- 好发于躯干和屈侧。
- 最常见于年轻的黑人女性。
- 红色斑块常先于水疱出现。
- 偶然情况下会伴有明显的真皮水肿(图4.23C)。
- 若行 DIF 检查,往往显示 IgG(免疫球蛋白 G)、IgA(免疫球蛋白 A)、IgM(免疫球蛋白 M)和 C3 沿着皮损和临床上看起来正常皮肤的真皮表皮交界处呈颗粒状或线状沉积。(若为阳性,可将大疱性红斑狼疮与其他疾病鉴别开来。)

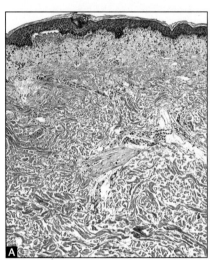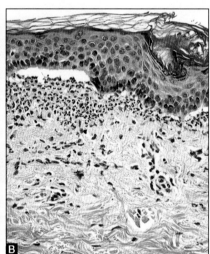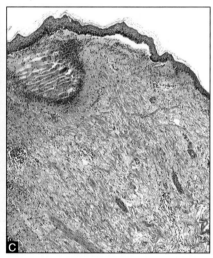

图 4.23　A ~ C:大疱性红斑狼疮性。(A)常见表现是表皮下水疱,内含中性粒细胞;(B)本例中,真皮乳头中的中性粒细胞与疱疹样皮炎表现相似;(C)在某些病例中,可见水肿和细胞碎片

疱疹样皮炎 Dermatitis Herpetiformis

诊断标准

- 极易成批复发的瘙痒性丘疹、糜烂和水疱（图 4.24A）。
- 表皮下水疱，真皮浅层/真皮乳头中性粒细胞浸润（图 4.24B 和 C）。
- 直接免疫荧光 DIF 显示：IgA 沿着皮损周围皮肤的基底膜带呈颗粒状沉积（图 4.24D）。

鉴别诊断

- 临床鉴别诊断包括非特异性皮炎、毛囊炎和其他炎症性皮肤病。
- 组织病理学上疱疹样皮炎可能类似线状 IgA 皮肤病。

诊断难点

- 由于严重的瘙痒导致表皮剥蚀，因而少见完整的水疱。
- 最常见的临床表现是表皮剥脱的丘疹。
- 临床印象常常是非特异性湿疹样皮炎、毛囊炎或昆虫叮咬反应，可能考虑不到疱疹样皮炎。

诊断要点

- 好发于四肢伸侧（尤其是膝和肘）。
- 病变通常为双侧对称分布。
- 大多数患者有谷蛋白敏感性肠病（乳糜泻）。
- 线状 IgA 大疱性皮肤病通过 IgA 线状沉积模式及临床表现来鉴别。

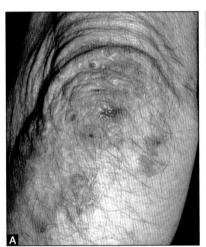
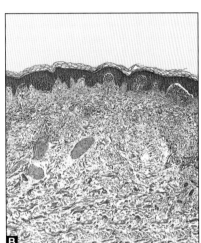
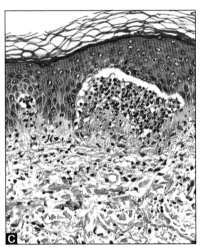
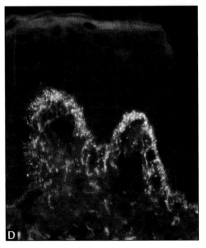

图 4.24　A～D：疱疹样皮炎。（A）由于严重的瘙痒，很少见到完整水疱。本图所示的肘部表皮剥蚀是很常见的表现；（B）低倍镜下，真皮乳头层被微小脓疡所占据；（C）高倍镜显示以中性粒细胞为主，尤其是早期皮损中；（D）直接免疫荧光显示颗粒状 IgA 沉积在基底膜上

皮肤病理鉴别诊断彩色图谱

线状 IgA 大疱性皮肤病 Linear IgA Bullous Dermatosis(图 4.25A ~ C)

诊断标准

- 成批出现的澄清或出血性水疱,散在或成簇状分布。
- 表皮下水疱,真皮内中性粒细胞和嗜酸性粒细胞浸润。
- 直接免疫荧光 DIF 显示:IgA 沿着皮损周围皮肤的基底膜带呈线状沉积。

鉴别诊断

- 组织病理学上,可类似疱疹样皮炎、"儿童慢性大疱性疾病"(见下文)、大疱性类天疱疮、EBA 和大疱性红斑狼疮。

诊断难点

- 除了 IgA 沉积,也可有 C3 和其他免疫反应物的线状沉积。

诊断要点

- 与所谓的"儿童慢性大疱性皮肤病"可能是同一种疾病。
- 线状 IgA 大疱性皮肤病最好通过其线状 IgA 沉积模式(非颗粒状,如疱疹样皮炎中所见)和临床特点来鉴别。
- 可能是特发性的或由药物性引起。
- 万古霉素约占药物诱导病例的一半。
- 口腔皮损常见。

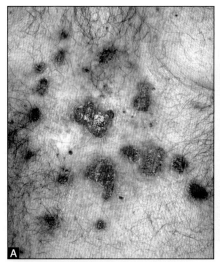
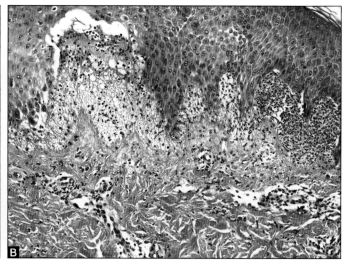
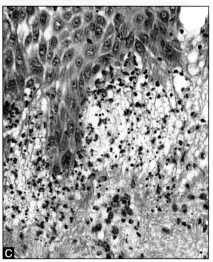

图 4.25 A ~ C:线状 IgA 大疱性皮肤病。(A)由水疱表皮脱落后导致结痂的糜烂性红斑;(B)很多病例极似疱疹样皮炎,真皮乳头层的炎症浸润以中性粒细胞为主;(C)常以中性粒细胞为主,但要记住在某些情况下,嗜酸性粒细胞数量可能相等甚至更多

大疱性节肢动物叮咬反应 Bullous Arthropod Bite Reaction(图4.26A~C)

诊断标准

- 水肿性丘疹、水疱或大疱。
- 单发或多个皮损簇集。
- 表皮内或表皮下有海绵水肿的小水疱,浅部及深部的血管周围有嗜酸性粒细胞炎症浸润。

鉴别诊断

- 自身免疫性疱病。
- 大疱性日光疹。

诊断难点

- 组织病理学特征为非特异性的,因而难以确诊。

诊断要点

- 与自身免疫性疱病相比,多房性水疱,尤其是表皮坏死,更多见于大疱性节肢动物叮咬。
- 中央一个大水疱,邻近水疱逐渐缩小,是虫咬反应的特点。
- 伴有水疱的表皮坏死和/或脓疱形成。
- 常有浅层和深层血管周围致密的嗜酸性粒细胞炎症浸润,这在自身免疫性疱病中少见。
- 真皮胶原局灶性变性或坏死是一条有用的线索。
- 好发于儿童,特别是在下肢。
- 跳蚤、恙螨和臭虫是最常见的原因。

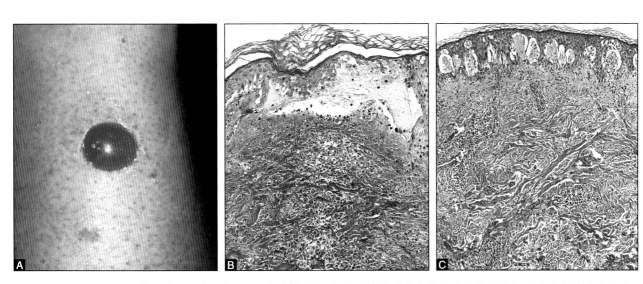

图4.26 A~C:大疱性节肢动物叮咬反应。(A)紧张性水疱,与大疱性类天疱疮中所见的非常类似;(B)本例中存在表皮下水疱和混合性炎症。虫咬反应的线索是水疱下胶原的坏死/变性,这种现象在虫咬反应中比在大多数自身免疫性疱病中更为典型;(C)其他病例中,表皮被多房性水疱或一连串小水疱所占据

大疱性日光疹 Bullous Light Eruption

▌诊断标准

- 斑疹、丘疹、斑块及不常见的小水疱。
- 阳光照射后数小时或数天发病(图4.27)。
- 表皮下水肿、混合性炎症及水疱形成。

▌鉴别诊断

- 大疱性节肢动物叮咬反应。
- 其他大疱性疾病,特别是其中伴有真皮深层炎症(而不是只有浅层炎症)的疾病。

▌诊断难点

- 红斑狼疮的罕见病例可能出现真皮乳头水肿甚至中性粒细胞浸润,极似大疱性日光疹及其他疱病。

▌诊断要点

- 大疱性日光疹是多形性日光疹的严重表现。
- 通常发生在第一次长时间暴露于日光(UVA,有时为UVB)后,之前曾经长时间经历低强度日光照射。
- 通常可见于早春或夏日,但在阳光灿烂的冬假后发作也是比较常见的。
- 皮损的光暴露部位分布有助于诊断。
- 前臂和其他间歇性暴露的皮肤是常见部位,而慢性曝光部位却常不发病,因为这些部位"变得坚强"了。

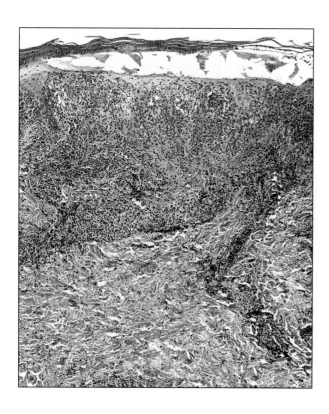

图4.27 偶尔严重的光照反应可以导致水疱。表皮变薄,有明显水肿和炎症浸润,除了浅层区域,也会累及真皮深层

大疱性多形性红斑 Bullous Erythema Multiforme

■ 诊断标准

- 在大疱性 EM 中,有空泡型界面淋巴细胞浸润,伴有角质形成细胞坏死和不同程度的真皮乳头水肿。

■ 鉴别诊断

- 副肿瘤性天疱疮。
- 中毒性表皮坏死松解症。
- 其他发生水疱的空泡型界面皮炎(如大疱性药疹、大疱性扁平苔藓等)。

■ 诊断难点

- 可能有很多嗜酸性粒细胞,尤其在由药物导致的病例中,并可极似大疱性类天疱疮(图4.28)。

■ 诊断要点

- 病因线索可从水疱边缘发现(如大疱性扁平苔藓的颗粒层楔形增厚不会在大疱性 EM 中见到)。
- 广泛的角质形成细胞坏死更倾向于提示大疱性EM,而不是大疱性类天疱疮及许多其他大疱性疾病。

由皮肤松解而产生的水疱

许多其他疾病可能导致水疱。所有引起水疱的原因是基底膜带的破坏,因此水疱位于表皮下(图4.29)。

其他不是真正疱病却引起水疱的例如:

- 瘢痕上的水疱;
- 抽吸性水疱;
- 大疱性硬化性苔藓;
- 大疱性淀粉样变性。

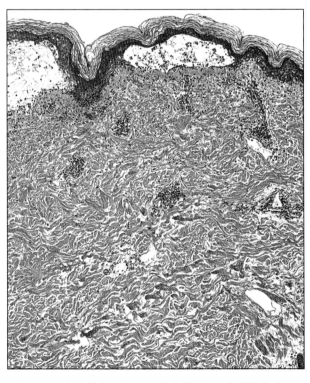

图 4.28 **大疱性多形红斑**。某些情况下,多形性红斑可含有大量的嗜酸性粒细胞并形成水疱,极似大疱性类天疱疮

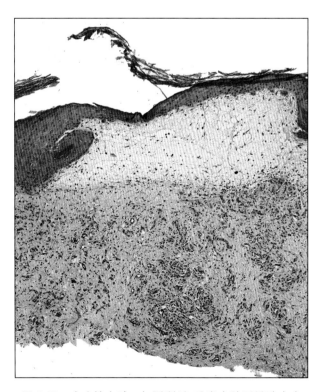

图 4.29 **大疱性水肿**。如图所示,重度水肿可导致表皮下水疱,可被误认为是"真正的"疱病

皮肤病理鉴别诊断彩色图谱

1. Caux F. Diagnosis and clinical features of epidermolysis bullosa acquisita. Dermatol Clin. 2011;29(3):485-91.
2. Frew JW, Murrell DF. Paraneoplastic pemphigus (paraneoplastic autoimmune multiorgan syndrome): clinical presentations and pathogenesis. Dermatol Clin. 2011;29(3):419-25.
3. Intong LR, Murrell DF. Pemphigoid gestationis: pathogenesis and clinical features.Dermatol Clin. 2011;29(3):447-52.
4. James KA, Culton DA, Diaz LA. Diagnosis and clinical features of pemphigus foliaceus.Dermatol Clin. 2011;29(3):405-12.
5. Lara-Corrales I, Pope E. Autoimmune blistering diseases in children. Semin Cutan Med Surg. 2010;29(2):85-91.
6. Schmidt E, della Torre R, Borradori L. Clinical features and practical diagnosis of bullous pemphigoid. Dermatol Clin. 2011;29(3):427-38.
7. Schmidt E, Zillikens D. Modern diagnosis of autoimmune blistering skin diseases.Autoimmun Rev. 2010;10(2):84-9.
8. Venning VA. Linear IgA disease: clinical presentation, diagnosis, and pathogenesis. Dermatol Clin. 2011;29(3):453-8.

（陈虹霞 译，李蕾、邹先彪 校，涂平 审）

第 5 章

毛囊病变

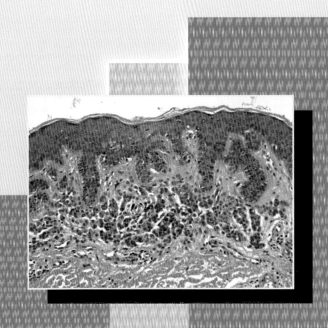

毛囊病变可被细分为累及毛囊 3 个不同部位的多种疾病：

1. 毛囊上皮本身受累——毛囊炎（知识点5.1）；

2. 疾病以毛囊为中心并累及毛囊周围上皮细胞——毛囊周围炎（知识点5.2）；

3. 疾病与毛囊数量下降有关——脱发（知识点5.3、5.4）。

毛囊炎可分为感染性毛囊炎和非感染性毛囊炎。感染性毛囊炎经常由葡萄球菌引起，但也可由假单胞菌、真菌、糠秕孢子菌、单纯疱疹病毒、蠕形螨或其他微生物感染引起。非感染性毛囊炎的病因包括痤疮和其他痤疮样的疾病。

细菌感染性毛囊炎 INFECTIOUS BACTERIAL FOLLICULITIS

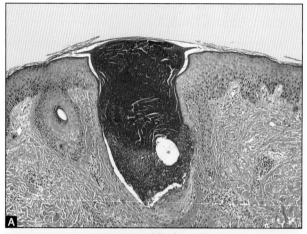

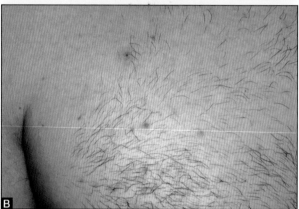

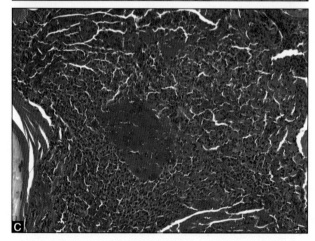

▌诊断标准（图5.1A～C）

出现与中性粒细胞相关的细菌。

- 诊断线索：
  - 中性粒细胞在毛囊漏斗部和峡部之内；
  - 偶尔破坏毛囊上皮细胞；
  - 中性粒细胞在胶原束之间的间质内；
  - 角层下脓疱形成（图5.1A）。

▌鉴别诊断

- 真菌性或病毒性毛囊炎与非感染性毛囊炎鉴别（知识点5.1）。

▌诊断难点

- 痤疮丙酸杆菌与寻常痤疮有关，并可能与葡萄球菌性毛囊炎混淆。
- 早期坏疽性脓皮病的皮损可表现为毛囊炎。

▌诊断要点

- 在细菌性毛囊炎以中性粒细胞为主。
- 在真菌性毛囊炎以组织细胞为主。
- 在疱疹性毛囊炎以淋巴细胞为主。

图5.1　A～C：毛囊炎。（A）以毛囊为基础的脓疱；（B）以毛囊为基础的丘疹和脓疱；（C）脓疱中央的细菌

MAJOCCHI 肉芽肿 MAJOCCHI'S GRANULOMA

诊断标准

毛干之内或周围可见真菌(图5.2A和B)。

- 诊断线索：
  - 肉芽肿性炎症；
  - 偶见嗜酸性粒细胞。

鉴别诊断

- 其他感染性和非感染性毛囊炎(知识点5.1、5.2)。

诊断难点

- 糠秕孢子菌在正常的毛囊漏斗部即可见到,因此除非见到菌丝形成或于真皮中见到菌体,应该谨慎诊断糠秕孢子菌性毛囊炎或真菌性毛囊炎。

诊断要点

- 含有巨细胞的深在性毛囊炎是 Majocchi 肉芽肿的一个线索。

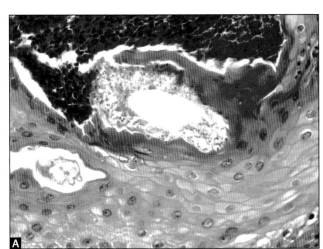 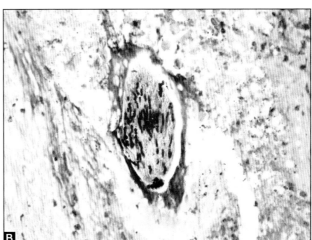

图5.2　A 和 B:Majocchi 肉芽肿。(A)毛囊周围的真菌;(B)PAS染色显示真菌

带状疱疹 HERPES ZOSTER

诊断标准

多个相似的胞核组成的多核角质形成细胞。

- 诊断线索：
  - 毛囊上皮细胞气球样坏死(图5.3A)；
  - 毛囊的角质形成细胞的核呈灰蓝色(图5.3B)；
  - 密集的淋巴细胞在浅层或深层浸润；
  - 偶见嗜酸性粒细胞。

鉴别诊断

单纯疱疹病毒感染。

- 多瘤病毒引起棘状毛发发育不良(trichodysplasia spinulosa)(见知识点5.1和5.2)。

诊断难点

- 在疱疹性毛囊炎的附近可见致密伴不典型性的淋巴细胞浸润。这种不典型的淋巴细胞的浸润可类似皮肤淋巴瘤。一些早期的疱疹性皮损在特征性的毛囊受累变得明显之前,可类似多形红斑。

诊断要点

- 肉芽肿性血管炎可以是带状疱疹感染的后遗症。

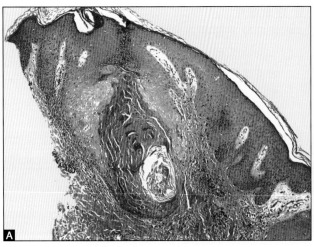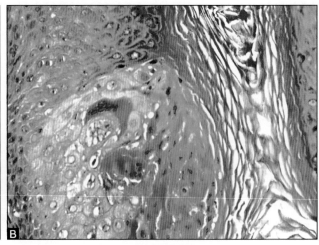

图 5.3　A 和 B:带状疱疹。(A)毛囊上皮细胞的气球样坏死;(B)多核巨细胞和灰蓝色细胞核

非感染性原因的毛囊炎(知识点 5.1)

寻常痤疮及变型 Acne Vulgaris and Variants

由于临床表现很有特征,寻常痤疮及其变型非常容易诊断,通常无需活检(图 5.4A 和 B)。诊断的一条重要线索是粉刺的出现(图 5.4C)。

玫瑰痤疮 Rosacea(图 5.5A ~ C)

玫瑰痤疮是发生于特定遗传易感个体的毛囊皮脂腺单位的炎症性疾病,日光损伤可加重病情。日光损伤消除了真皮血管周围的支撑结构,引起血管扩张,还使毛囊失去了周围的支撑而引起毛囊漏斗部扩张,蠕形螨得以在此处增殖。角质皮脂碎屑堆积、细菌及蠕形螨与毛囊周围炎症有关(图 5.5A 和 B)。

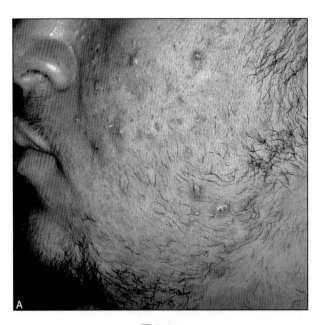

图 5.4A

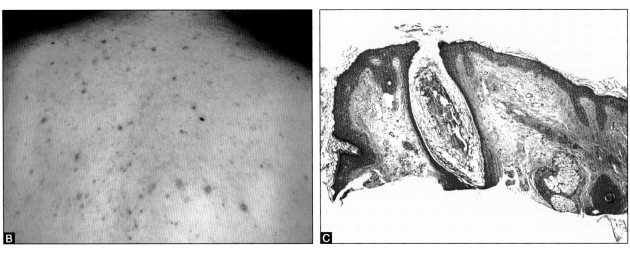

图 5.4   A ~ C:(A)面部伴有瘢痕的痤疮;(B)痤疮也常累及背部和胸部;(C)粉刺——扩张的毛囊口内含有角质碎屑及细菌。注意:与感染性毛囊炎不同,粉刺中炎症细胞浸润通常很少

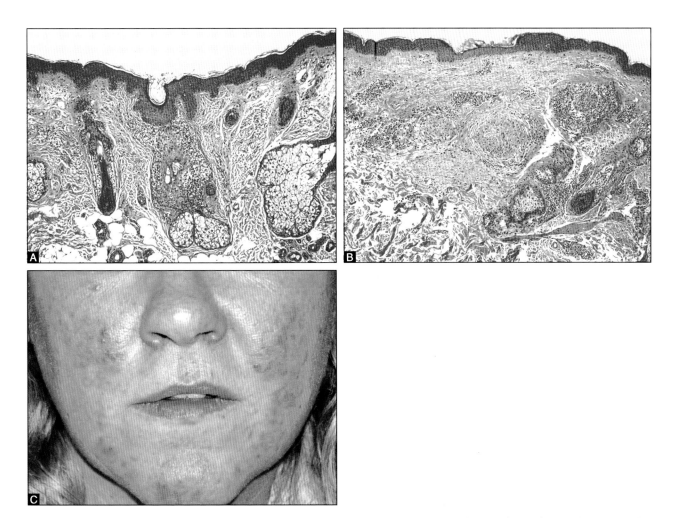

图 5.5   A ~ C:(A)玫瑰痤疮:毛囊周围淋巴细胞和组织细胞浸润;(B)肉芽肿性玫瑰痤疮:毛囊周围淋巴细胞和组织细胞浸润伴结节病样肉芽肿;(C)玫瑰痤疮:面部中央发红伴毛细血管扩张、丘疹和脓疱

■ **鉴别诊断**

> **知识点 5.1 毛囊炎的非感染性病因**
>
> - 寻常痤疮及变型
>   - 聚合性痤疮,结节性痤疮,机械性痤疮,化妆品痤疮,发油剂痤疮,暴发性痤疮
> - 坏死性痤疮
> - 玫瑰痤疮
> - 瘢痕疙瘩性痤疮
> - HIV 感染者的嗜酸性毛囊炎
> - 嗜酸性毛囊炎（Ofuji 病）
> - 新生儿中毒性红斑
> - 妊娠毛囊炎
> - 药物诱发的毛囊炎
>   - 激素
>   - 表皮生长因子抑制剂
>   - 锂剂
>   - 卤素皮疹
> - 假性毛囊炎
> - 坏疽性脓皮病

■ **诊断标准**

- 毛囊漏斗部扩张并含有蠕形螨。
- 毛囊周围淋巴组织细胞浸润。
- 偶见肉芽肿。
- 日光性弹力纤维变性。
- 毛细血管扩张。
- 偶见嗜酸性粒细胞。

■ **诊断难点**

- 肉芽肿性玫瑰痤疮中可见与结节病类似的毛囊周围结节病性肉芽肿（图 5.5B）。
- 玫瑰痤疮的面部播散性粟粒性狼疮变型中可见于与结核类似的伴干酪样坏死的肉芽肿。

■ **诊断要点**

- 玫瑰痤疮常常发生于日光损伤皮肤处（图 5.5C）。

嗜酸性毛囊炎（Ofuji 病）和艾滋病嗜酸性毛囊炎 Eosinophilic Folliculitis (Ofuji's Disease) and Eosinophilic Folliculitis of HIV Disease（图 5.6）

■ **诊断标准**

- 毛囊漏斗部嗜酸性粒细胞构成的脓疱。

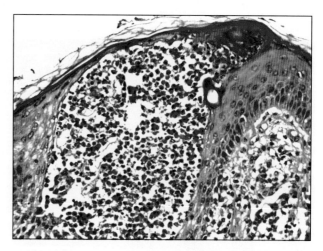

图 5.6　Ofuji 病（嗜酸性粒细胞性毛囊炎）

■ **鉴别诊断**

- 新生儿中毒性红斑。
- 毛囊中心性的昆虫叮咬反应。
- 真菌性嗜酸性毛囊炎。

■ **诊断难点**

- 昆虫叮咬反应经常是毛囊中心性的。

■ **诊断要点**

- 在嗜酸性毛囊炎中,浸润细胞以嗜酸性粒细胞为主。

> **知识点 5.2 毛囊周围炎的病因**
>
> - 淋巴细胞性炎症
>   - 红斑狼疮/皮肌炎
>   - 毛发扁平苔藓
>   - 毛发苔藓及其变型（图 5.7）
>   - 线状苔藓（图 5.8）
>   - 毛囊性蕈样肉芽肿病
>   - 毛囊性黏蛋白沉积症（图 5.9）
>   - 药物反应（表皮生长因子抑制剂）
> - 淋巴细胞和组织细胞性炎症
>   - 玫瑰痤疮（也可见毛囊炎）

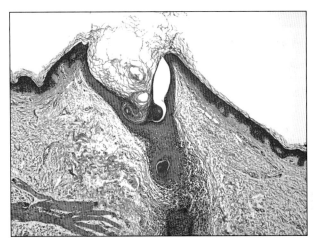

图 5.7 毛发苔藓——扩张的毛囊漏斗部内充满角蛋白,其上角化过度

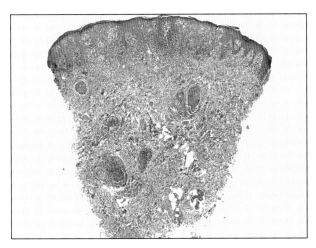

图 5.8 线状苔藓——银屑病样苔藓样模式伴附属器周围炎症

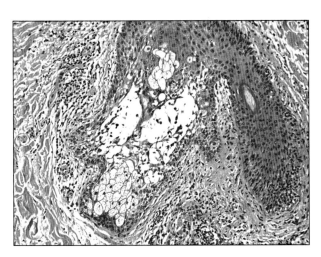

图 5.9 毛囊黏蛋白沉积症——黏蛋白沉积在毛囊上皮内

脱发主要可分为两类:瘢痕性脱发和非瘢痕性脱发(知识点 5.3 和 5.4)。两者可有重叠,因为一些典型的非瘢痕性脱发随着时间的迁移会发生瘢痕。尽管有时必须进行活检,但非瘢痕性脱发常常通过临床检查就可以诊断。

非瘢痕性脱发 Nonscarring Alopecia

▌诊断标准

- 斑秃:生长初期毛囊周围可见淋巴细胞,偶见嗜酸性粒细胞(图 5.10A ~ C)。
- 雄激素性脱发:毛囊小型化(图 5.11A、B)。
- 拔毛癖或牵拉脱发:空毛干,毛发软化(毛干变性)和退行期毛囊数量增加(图 5.12A、B)。
- 休止期脱发:休止期毛囊数量增加且不伴有毛发小型化(图 5.14)。

▌鉴别诊断

- 瘢痕性脱发(知识点 5.4)。
- 梅毒。

▌诊断难点

- 二期梅毒中见到的"虫蚀样"脱发模式在活检时可以很像斑秃,但是其浆细胞浸润通常更明显。

▌诊断要点

- 在水平切片上扩张的毛囊漏斗很像瑞士奶酪是斑秃确诊的线索。

知识点 5.3 非瘢痕性脱发
- 斑秃(图 5.10A ~ C)
- 雄激素性脱发(图 5.11A 和 B)
- 拔毛癖(图 5.12A ~ C)
- 牵拉性脱发(图 5.13)
- 休止期脱发(图 5.14A 和 B)
- 毛干异常

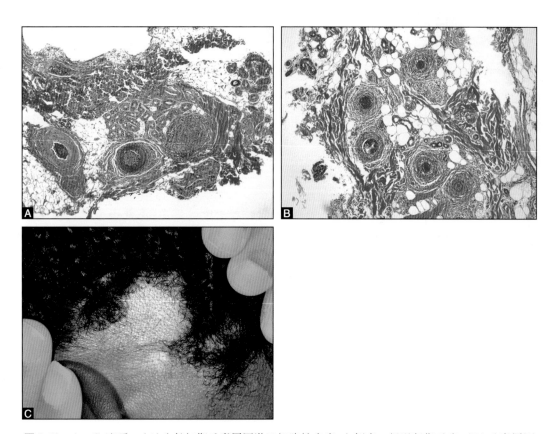

图 5.10 A～C:斑秃。(A)生长初期毛囊周围淋巴细胞性炎症,左侧有一根退行期毛发;(B)毛囊周围淋巴细胞浸润;(C)非瘢痕性脱发的圆环形病灶

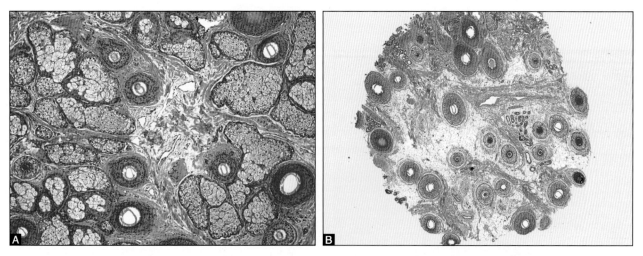

图 5.11 A 和 B:雄激素性脱发。(A)非炎症性脱发伴毛囊小型化;(B)非炎症性脱发伴毛干粗细不一/小型化

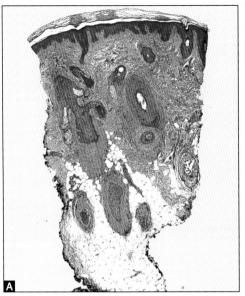

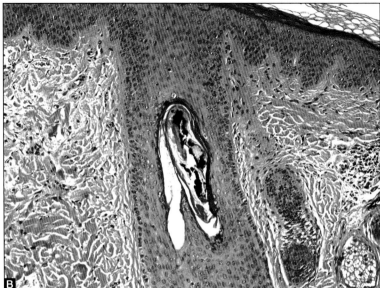

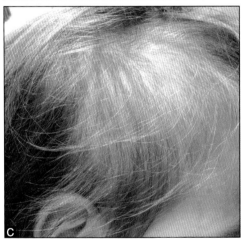

图 5.12 **A ~ C:拔毛癖**。(A)非炎症性脱发伴退行期毛囊;(B)软发症(Trichomalacia);(C)拔毛癖引起的头发稀疏。图片由 Dr. Renee Straub 惠赠

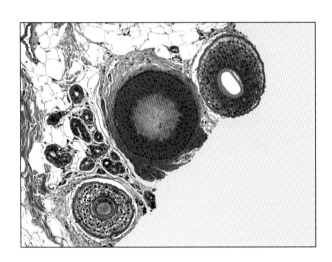

图 5.13 牵拉性脱发——毛囊数量减少,但毳毛仍在

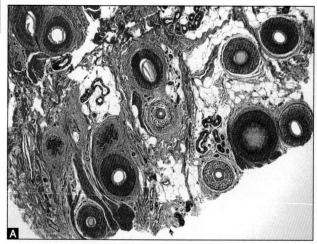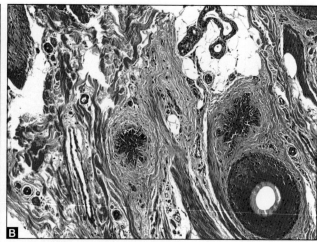

图 5.14　A 和 B：休止期脱发——休止期和退行期毛囊数量增加

瘢痕性脱发 Scarring Alopecia

诊断标准

- 毛囊数量减少。
- 毛囊被纤维条索替代。
- 在红斑狼疮、毛发扁平苔藓和中央离心性瘢痕性脱发中，淋巴细胞占主导地位：
  - 淋巴细胞围绕毛囊漏斗部——毛发扁平苔藓（图 5.16A～C）；
  - 界面皮炎伴黏蛋白——皮肤红斑狼疮（图 5.15）；
  - 中央离心性瘢痕性脱发——表皮变薄伴毛囊周围纤维化（图 5.17A 和 B）。
- 中性粒细胞占主导地位：
  - 脱发性毛囊炎——主要是毛囊中心性炎症（图 5.18）；
  - 夹层蜂窝织炎（Disecting cellulitis）（图 5.19）。

诊断难点

- 慢性的非瘢痕性脱发，例如雄激素性脱发，也可导致持久的瘢痕。

诊断要点

- 复合性毛囊（簇生性毛囊炎），如在 1 个毛囊上皮内毛干超过 1 根，是陈旧性中心粒细胞性瘢痕性脱发的线索。

知识点 5.4　瘢痕性脱发的鉴别

- 红斑狼疮（图 5.15）
- 毛发扁平苔藓（图 5.16A～C）
  - 变型：前额纤维性脱发
- 中央离心性瘢痕性脱发（图 5.17A 和 C）
  - 异名/变型：毛囊退化综合征，Brocq 假性斑秃
- 脱发性毛囊炎（图 5.18）
- 夹层蜂窝织炎（图 5.19A 和 B）
- 瘢痕疙瘩性痤疮（图 5.20A～C）

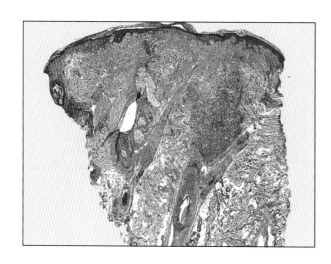

图 5.15　皮肤红斑狼疮——毛囊周围密集的淋巴细胞浸润，伴真表皮交界处的界面改变

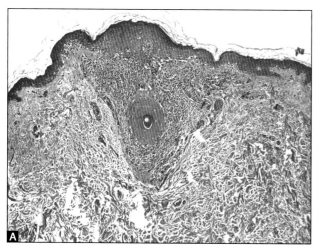

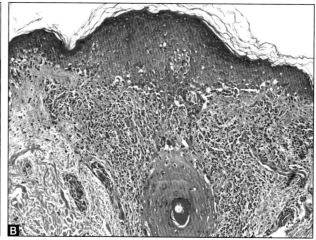

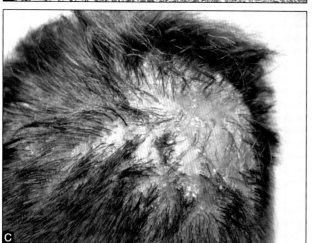

图 5.16　A～C:毛发扁平苔藓。(A)毛囊中心性苔藓样炎症;(B)高倍镜下(注意颗粒层增厚和锯齿形成);(C)瘢痕性脱发伴毛囊周围红斑。图片由 Dr. Renee Straub 惠赠

皮肤病理鉴别诊断彩色图谱

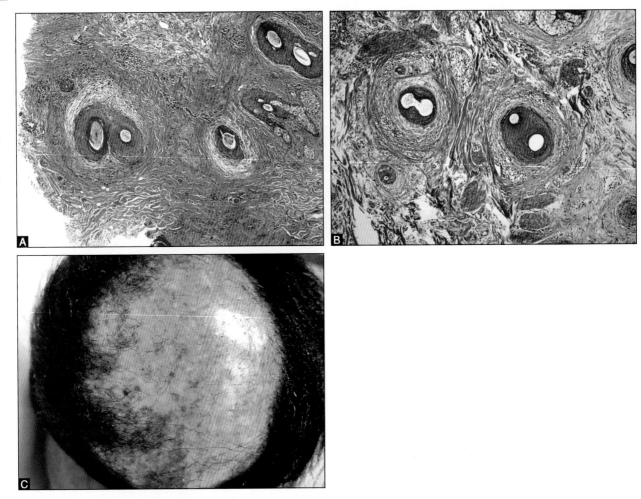

图 5.17　A～C:中央离心性瘢痕性脱发。(A)(B)毛囊周围纤维化伴毛囊上皮变薄;(C)瘢痕性脱发由头顶向外进展

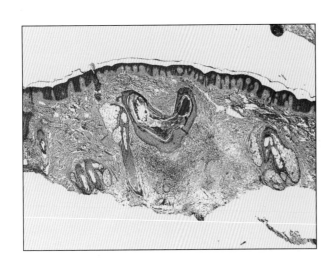

图 5.18　脱发性毛囊炎——伴有纤维化的急性或慢性深在的毛囊炎

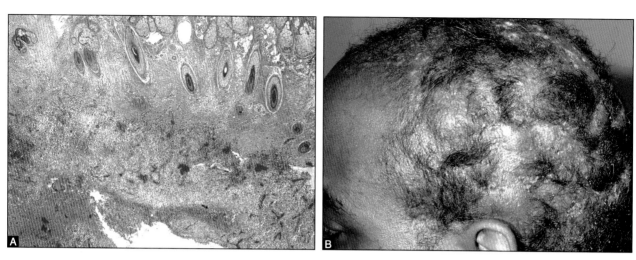

图5.19 A和B:(A)夹层蜂窝织炎——毛干周围肉芽肿性炎和混合性炎细胞浸润及外周纤维化;(B)夹层蜂窝织炎伴瘢痕性脱发斑片

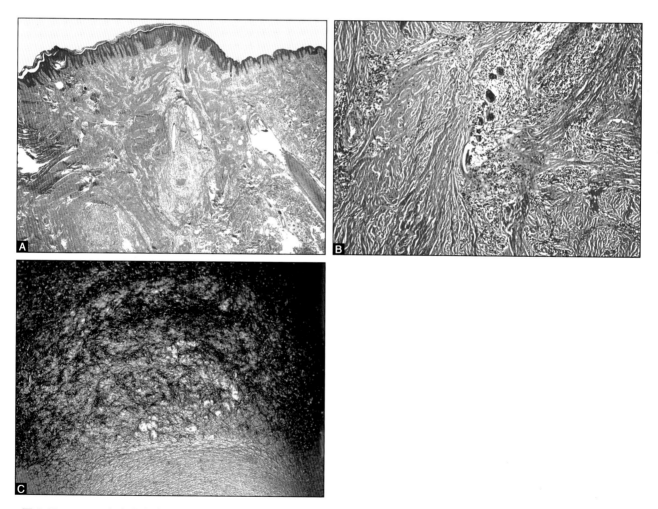

图5.20 A~C:瘢痕疙瘩性痤疮。(A)瘢痕性脱发伴毛囊周围肉芽肿性炎症;(B)在更高的放大倍数下可见硬化的胶原束;(C)项颈部和枕部头皮与脱发相关的丘疹和结节

皮肤病理鉴别诊断彩色图谱

1. Boer A, Herder N, Winter K, et al.. Herpes folliculitis: clinical, histopathological, and molecular pathologic observations. Br J Dermatol. 2006;154(4):743-6.
2. Elston DM. Tufted folliculitis. J Cutan Pathol. 2011.
3. Eudy G, Solomon AR. The histopathology of noncicatricial alopecia. Semin Cutan Med Surg. 2006;25(1):35-40.
4. Helm KF, Menz J, Gibson LE, et al. A clinical and histopathologic study of granulomatous rosacea. J Am Acad Dermatol. 1991;25(6 Pt 1):1038-43.
5. Muller CS, L. El Shabrawi-Caelen L. 'Follicular Swiss cheese' pattern—another histopathologic clue to alopecia areata. J Cutan Pathol. 2011;38(2):185-9.
6. Nervi SJ, Schwartz RA, Dmochowski M. Eosinophilic pustular folliculitis: a 40 year retrospect. J Am Acad Dermatol. 2006;55(2):285-9.
7. Osio A, Mateus C, Soria JC, et al. Cutaneous side-effects in patients on long-term treatment with epidermal growth factor receptor inhibitors. Br J Dermatol. 2009;161(3):515-21.
8. Pincus LB, Price VH, McCalmont TH. The amount counts: distinguishing neutrophil-mediated and lymphocyte-mediated cicatricial alopecia by compound follicles. J Cutan Pathol. 2011;38(1):1-4.
9. Resnik KS, DiLeonardo M. Herpes incognito. Am J Dermatopathol. 2000;22(2):144-50.
10. Somani N, Bergfeld WS. Cicatricial alopecia: classification and histopathology. Dermatol Ther. 2008;21(4):221-37.
11. Sperling LC, Cowper SE. The histopathology of primary cicatricial alopecia. Semin Cutan Med Surg. 2006;25(1):41-50.
12. Sperling LC, Homoky C, Pratt L, et al. Acne keloidalis is a form of primary scarring alopecia. Arch Dermatol. 2000;136(4):479-84.
13. Sperling LC, Solomon AR, Whiting DA. A new look at scarring alopecia. Arch Dermatol. 2000;136(2):235-42.
14. Sperling LC. Scarring alopecia and the dermatopathologist. J Cutan Pathol. 2001;28(7):333-42.
15. Stefanato CM. Histopathology of alopecia: a clinicopathological approach to diagnosis. Histopathology. 2010;56(1):24-38.

（杨宇光 译，李蕾、邹先彪 校，涂平 审）

第 6 章

结节性和弥漫性真皮浸润模式

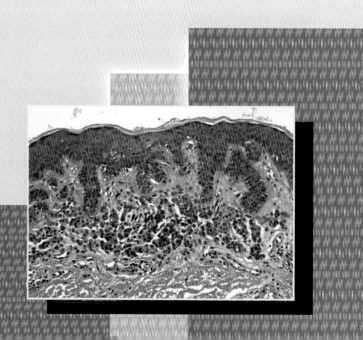

简介

真皮结节性和/或弥漫性炎症浸润可由很多疾病导致。根据肉芽肿是否存在进行分类,按照分类原则,当遇到肉芽肿或化脓性皮炎时,一定要仔细寻找微生物(如通过组织化学染色确认)。许多感染的临床和病原学细节可能使得这一模式超出了本书的讨论范围,但其产生的共有模式和组织化学染色有助于检查,每一位病理医生知晓此点是很重要的(表6.1~表6.9)。

栅栏样肉芽肿的鉴别诊断在病理学上最大的难点是类似栅栏样肉芽肿性疾病的上皮样肉瘤。有充足的资料显示,后者尽管十分少见,但却是能严重影响栅栏样肉芽肿鉴别诊断的瓶颈。故无论从临床上还是病理学上,都应非常谨慎地排除上皮样肉瘤的可能性。

肉芽肿模式(表6.1)

结节病 Sarcoidosis

▌诊断标准

- 光滑的肉褐色丘疹、结节或斑块;脸颊、鼻子及耳垂往往有紫色的结节(冻疮样狼疮)(图6.1A)。
- 真皮和/或皮下组织结节病型肉芽肿(图6.1B和C)。
- 无微生物(通过组织化学染色或培养确认)。
- 结节病的临床证据(如肺、眼、淋巴结受累)。

▌鉴别诊断

- 异物反应(尤其是对硅酸盐、锆、铍和文身颜料)。
- 感染(结核样型麻风病、肺结核、利什曼病等)。
- 肉芽肿性玫瑰痤疮、皮肤克罗恩病、肉芽肿性唇炎[梅-罗综合征(Melkersson-Rosenthal Syndrome)]。
- 与淋巴组织增殖性疾病相关的肉芽肿。

▌诊断难点

- 除了典型的"裸肉芽肿"(没有明显炎症的肉芽肿)之外,结节病还可呈现类似结核样肉芽肿干酪样坏死的中央纤维素样坏死,有时有淋巴细胞出现。
- 结节病型肉芽肿偶尔含有极化的晶体,与异物肉芽肿鉴别较困难。极化物质的存在不能排除结节病。
- 结节病的皮损常于创伤部位(如文身和瘢痕)上发生,因此很难确定肉芽肿是对颜料或异物的反应还是结节病的特征。

▌诊断要点

- 结节病型肉芽肿为非特异性的,确诊必须要有结节病的临床证据(如累及肺、眼、淋巴结等)。
- 血清血管紧张素转换酶(angiotensin converting enzyme,ACE)水平常升高。
- 所谓的"星状体"有时见于结节病,但并不特异,其可见于许多肉芽肿性反应,尤其是异物反应(图6.1D)。

表6.1 结节病型/异物型肉芽肿模式

疾病	组织病理学发现	组织化学染色	临床
结节病	肉芽肿(罕见干酪样变性)	GMS、PAS、AFB、革兰氏染色阴性	皮肤结节、溃疡、克罗恩病患者有瘘管
异物反应	结节病型肉芽肿(罕见干酪样变性)	GMS、PAS、AFB、革兰氏染色阴性	明确的外源性物质暴露史
皮肤克罗恩病	真皮和皮下组织内非干酪样变性型肉芽肿	GMS、PAS、AFB、革兰氏染色阴性	皮肤结节、溃疡、克罗恩病患者有瘘管 通常位于肛周、生殖器或面部
梅-罗综合征	真皮和皮下组织内小的非干酪样肉芽肿,压迫淋巴管	GMS、PAS、AFB、革兰氏染色阴性	唇肿胀 单侧面瘫 沟裂舌

疾病	组织病理学发现	组织化学染色	临床
原发皮肤结核 结核杆菌	肉芽肿(+/-干酪样坏死) 化脓性皮炎 有时有溃疡	Fite 或 Ziehl-Neelsen 型 AFB 染色可显示微生物	外源性接种 硬结性斑块,最终伴有区域性淋巴结肿大
寻常狼疮 结核杆菌	肉芽肿(+/-干酪样坏死) 伴有坏死的化脓性皮炎	Fite 或 Ziehl-Neelsen 型 AFB 染色,很少能辨认出微生物	最常见皮肤形态为覆有痂皮的浸润性斑块 好发于头颈部
瘰疬性皮肤结核 结核杆菌	坏死的窦道(连接下方的淋巴结或关节)	Fite 或 Ziehl-Neelsen 型 AFB 染色,很少能辨认出微生物	罕见 皮下结节,可与覆盖的皮肤形成连接 好发于头颈部
结核疹 结核杆菌 超敏反应	坏死,混合性炎症,有时为血管炎,有时为栅栏样肉芽肿	染色下无微生物存在	硬红斑 丘疹坏死性结核疹 瘰疬性苔藓
结核样型麻风 麻风分支杆菌	细卵圆形肉芽肿,有时沿神经分布	Fite 型染色	躯干、四肢非对性斑块 可有神经粗大但无斑块
念珠菌病 白念珠菌	通常限于角质层,毛囊上皮受累或系统性疾病时可见结节性或弥漫性模式 有酵母及假菌丝	PAS 染色 GMS 染色	水疱、脓疱、覆结痂的糜烂 皮肤皱褶
曲霉菌病 黄曲霉 烟曲霉 黑曲霉	有细的有隔菌丝 45°角分支 无酵母	PAS 染色 GMS 染色	皮肤很少受累 通常是系统性感染的一部分 斑块迅速变成焦痂
接合菌病 根霉 毛霉 犁头霉	厚的无隔菌丝 90°角分支 无酵母	PAS 染色 GMS 染色	见于免疫受损患者,特别是白血病患者 硬的皮损变成有红晕的坏死 无特殊好发部位
皮肤癣菌病	有细的有隔菌丝	PAS 染色 GMS 染色	有水疱 发于手和足
芽生菌病 皮炎芽生菌	有多个细胞核的厚壁圆形细胞 表面有基底较宽的芽	PAS 染色 GMS 染色	很多病例继发于肺部疾病,但原发的皮肤接种也可见到 丘疹、结节、疣状斑块或蕈样肿瘤
隐球菌病	有酵母 常为短链的酵母 筛样外观(胶冻样形状)	PAS 染色 GMS 染色 黏蛋白胭脂红染色——红色荚膜 阿辛蓝染色——蓝色荚膜	免疫受损 多样外观,包括结节、瘀斑和蜂窝织炎 好发于面部、颈部及前臂
瘢痕型芽生菌病 Loboa 结节孢子菌	有酵母 常为短链的酵母 筛样外观	PAS 染色 GMS 染色 黏蛋白胭脂红和阿辛蓝染色为阴性	有不同色素沉着的真皮结节,表皮不受累 外伤性接种 好发于四肢及耳郭

疾病	组织病理学发现	组织化学染色	临床
梅毒（二期和三期） 苍白密螺旋体	二期——真皮浅部及深部淋巴细胞浸润，有数目不定的浆细胞 三期——树胶肿样坏死伴周围炎症	Warthin-Starry 染色 Steiner 染色	二期——点滴状银屑病样外观的斑疹或丘疹，好发于掌跖，虫蚀样脱发 三期——慢性树胶肿溃疡
利什曼病 利什曼原虫	圆形至椭圆形嗜碱性结构，无荚膜，常位于巨噬细胞周围（天幕征）	吉姆萨染色	急性、慢性、屡发的（狼疮样）、播散性、迟发性、利什曼结节的形式
无绿藻病 威氏无绿藻	包含有桑椹胚样孢子囊的多核巨细胞和巨噬细胞	PAS 染色 GMS 染色	免疫功能不全宿主的外伤性接种

GMS 染色：Gomori methenamine silver，吉姆萨染色；PAS：Periodic acid-Schiff，碘酸雪夫氏染色；AFB 染色：acid-fast bacillus，抗酸杆菌染色。

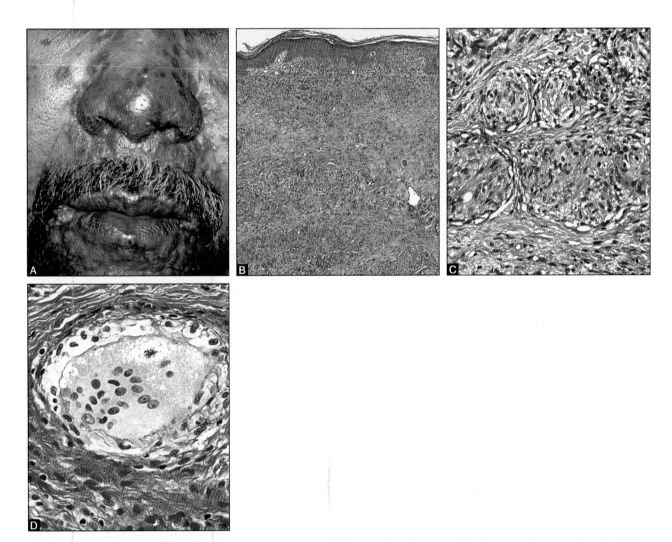

图 6.1 A～D：结节病。面部光滑的紫色—褐色皮肤丘疹及结节，皮肤结节病的冻疮样狼疮亚型的代表。冻疮样狼疮通常与呼吸道结节病相关；（B）散在的肉芽肿遍及整个真皮；（C）肉芽肿是由巨噬细胞组成的紧实、圆形的聚集体；（D）多核巨细胞偶尔含有所谓的"星状体"，后者为小的、明亮的嗜酸性星状结构，但星状体并不是结节病的特异表现

异物肉芽肿反应 Foreign Body Granulomatous Reactions（表6.2）

诊断标准

- 含有异物（或角质化细胞/角蛋白碎片）的肉芽肿（图6.2A）。
- 无结节病的临床证据。
- 没有微生物（组织化学染色确认）。

鉴别诊断

- 结节病及其他原因的结节病型肉芽肿。
- 睑板腺囊肿。

诊断难点

- 仅有折射的和/或极化的结晶不足以确诊,因为结节病中也能见到（图6.2B）。
- 角质化细胞和角蛋白碎片引起"异物反应",可能难以与真正的异物肉芽肿相区别;必须仔细排除破裂的囊肿、腺体及滤泡;在消退期皮损时,角蛋白碎片有时稀少或完全缺如。

诊断要点

- 一定要仔细寻找微生物,以排除感染因素。
- 最常见的极化的异物是缝合线、淀粉、硅石和滑石粉（图6.2C、表6.2）。
- 临床评估异物肉芽肿的可能暴露史有助于确诊。

表 6.2　异物肉芽肿反应

异物	组织病理学特征	常见原因和/或临床情况
角蛋白	角蛋白碎片 罕见完整的毛发干	囊肿或滤泡破裂 见于理发师和狗美容师
缝线	可折射的纤维或碎片 极化的圆形束或碎片	之前接受过活检或手术
胶原	肉芽肿结构 结节病型和/或栅栏样	牛胶原蛋白注射
痛风 （尿酸钠）	淡嗜酸性的无定形聚集物或双染性物质 非双折射性 有角的裂缝 栅栏样肉芽肿性炎症 用酒精固定比福尔马林固定保存的结晶更明显	指（趾）（特别是大脚趾） 或耳上的结节
文身	色素颗粒 炭文身呈黑色 装饰性文身可见任何色泽	炭 石墨 朱砂 钴蓝 铅铬绿
油类	依稀类似于脂肪细胞的圆形和椭圆形的清晰的间隙 冰冻切片中脂滴可用油红染料和苏丹Ⅳ染色	矿物油 石蜡油（尤其在阴茎上） 棉籽油 香油 樟脑
注射类固醇	清晰的卵圆形间隙或裂缝 有时充满了无定形的颗粒状物质	激素注射史
铝	嗜碱性颗粒状物质 非极化	疫苗接种点（铝有时作为疫苗佐剂）
铍	结节病型肉芽肿 有时中央坏死或玻璃样变 非极化	荧光灯灯泡碎片
汞	黑色或深褐色小球 在真皮内游离和/或包含于巨噬细胞	破碎的温度计 含汞外用药
淀粉	异物型肉芽肿 PAS 和 GMS 染色阳性颗粒 极化的白色"马耳他十字架"形颗粒	手术手套粉 静脉药物注射部位

异物	组织病理学特征	常见原因和/或临床情况
硅石 （二氧化硅）	异物型肉芽肿 极化的白色颗粒或晶体	伤口被玻璃碎片或土壤污染
滑石粉 （硅酸镁）	异物型肉芽肿 极化的白色颗粒或晶体	
锆	异物型肉芽肿 非极化	除臭剂

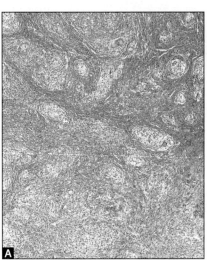 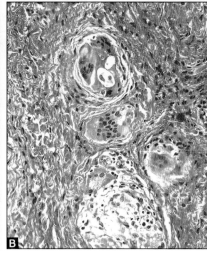 

图 6.2　A～C:异物肉芽肿反应。(A)真皮被类似于结节病的肉芽肿占据;(B)某些情况下,多核巨细胞内可见到比较大的异物。视野上部的肉芽肿内含有可折射的异物;(C)偏振光检查显示"马耳他十字架"外观的可折射的颗粒

肉芽肿性玫瑰痤疮 Granulomatous Rosacea

▍诊断标准

- 有玫瑰痤疮临床特征或病史,特别是晚期呈现黄褐色面部结节（Lewandowsky 型玫瑰痤疮）（图 6.3A）。
- 以毛囊为中心的肉芽肿,中央干酪样坏死,血管周围和/或毛囊周围淋巴浆细胞浸润（图 6.3B 和 C）。
- 无微生物（组织化学染色证实）。

▍鉴别诊断

- 肉芽肿性唇炎。
- 结节病。
- 皮肤克罗恩病。
- 颜面播散性粟粒性狼疮。
- 皮肤结核(特别是寻常狼疮)。
- 慢性肉芽肿性疾病。

▍诊断难点

- 干酪样坏死的情况并不少见,外观非常类似于感染(如,分枝杆菌性肉芽肿)。

▍诊断要点

- 玫瑰痤疮的肉芽肿很可能由显著发炎的毛囊破裂所致。
- 颜面播散性粟粒性狼疮很可能是肉芽肿性玫瑰痤疮的加重形式(见下文)。
- 肉芽肿性唇炎中,肉芽肿特征性地直接毗邻淋巴管(不以毛囊为中心),位于真皮深层和皮下组织。
- 结节病缺乏大量的、类似肉芽肿性玫瑰痤疮那样典型的淋巴浆细胞浸润。
- 皮肤克罗恩病的肉芽肿不以毛囊为中心,往往位于真皮深层和皮下组织。

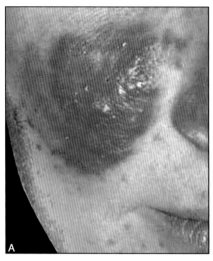
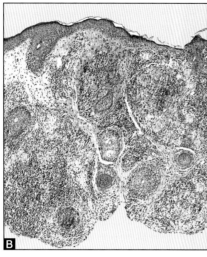
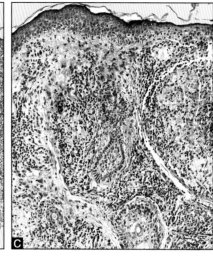

图6.3 A～C:肉芽肿性玫瑰痤疮。(A)脸颊红色硬斑块上镶嵌着脓疱;(B)非干酪性肉芽肿弥漫于真皮层内,并存在淋巴浆细胞的浸润;(C)肉芽肿位于毛囊周围

颜面播散性粟粒性狼疮(聚簇集性痤疮)Lupus Miliaris Disseminatus Faciei(Acne Agminata)

▌诊断标准

- 在面部中央,特别是眶周、前额和两颊有棕黄色丘疹(图6.4A)。
- 巨噬细胞(有时伴有多核巨细胞)环绕着干酪变性区域(图6.4B和C)。
- 无微生物(如果必要,行组织化学染色证实)。

▌鉴别诊断

- 感染性肉芽肿(尤其是分枝杆菌)。
- 肉芽肿性玫瑰痤疮。

▌诊断难点

- 干酪性肉芽肿可能与感染性肉芽肿尤其是分枝杆菌肉芽肿类似。
- 有些肉芽肿可能以毛囊为中心,提示化脓性毛囊炎。

▌诊断要点

- 某种程度上颜面播散性粟粒性狼疮是肉芽肿性玫瑰痤疮的加重形式,但其临床表现独特,许多患者不具备典型的玫瑰痤疮的特征。

睑板腺囊肿 Chalazion

▌诊断标准

- 眼睑上无痛性的结节。
- 肉芽肿围绕着圆形清晰的空腔,毗邻发炎的皮脂(睑板)腺(图6.5A)。
- 无微生物(如果必要,行组织化学染色证实)。

▌鉴别诊断

- 肉芽肿性玫瑰痤疮/颜面播散性粟粒性狼疮。
- 破裂的囊肿或毛囊。
- 感染。

▌诊断难点

- 小标本可能不含中心有透明空泡的特征性的肉芽肿。

▌诊断要点

- 由眼睑周围的皮脂腺(睑板腺)破裂引起(图6.5B)。
- 临床表现常有特征性。
- 肉芽肿炎症性浸润内有空泡及其特征性的临床表现是基本的诊断特征(图6.5C)。

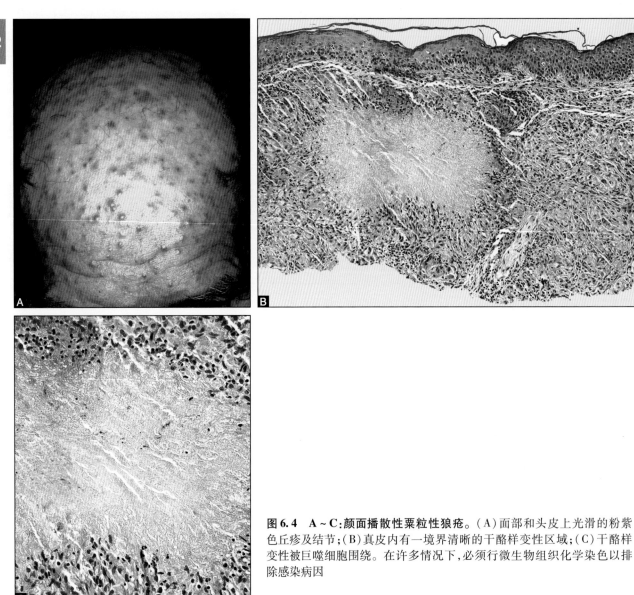

图 6.4　A ~ C:颜面播散性粟粒性狼疮。(A)面部和头皮上光滑的粉紫色丘疹及结节;(B)真皮内有一境界清晰的干酪样变性区域;(C)干酪样变性被巨噬细胞围绕。在许多情况下,必须行微生物组织化学染色以排除感染病因

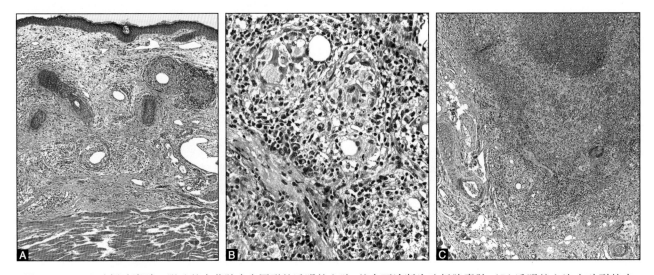

图 6.5　A ~ C 睑板腺囊肿。眼睑的肉芽肿内有圆形的透明的空腔,基本可诊断为睑板腺囊肿;(B)透明的空泡由破裂的皮脂腺(睑板腺)产生的皮脂聚集而成;(C)多数情况下,除肉芽肿外,还有混合的炎症和脓肿

肉芽肿性唇炎（梅-罗综合征）Cheilitis Granulomatosa（Melkersson-Rosenthal Syndrome）

▌诊断标准

- 唇部和面部局限性肿胀。
- 肉芽肿邻近或侵犯淋巴管。

▌鉴别诊断

- 肉芽肿性玫瑰痤疮。

▌诊断难点

- 深部活检是必要的，因为在很多情况下，肉芽肿仅见于皮下组织或真皮深部的淋巴管周围（图6.6A 和 B）。

▌诊断要点

- 肉芽肿性唇炎通常是一种独立的疾病，但它也可见于梅-罗综合征——一种三联征，其包括：
  - 唇肿胀；
  - 单侧面瘫；
  - 沟纹舌。
- 仅在极少数情况下会遇到完整的三联征。
- 某些情况下，肿胀累及面部和眼睑（活检显示与肉芽肿性唇炎相同的特征）。
- 一些人认为肉芽肿性唇炎是肉芽肿性玫瑰痤疮的一个变型；另一些人则认为两者不同，因为前者位置深在，而且不以毛囊为中心。

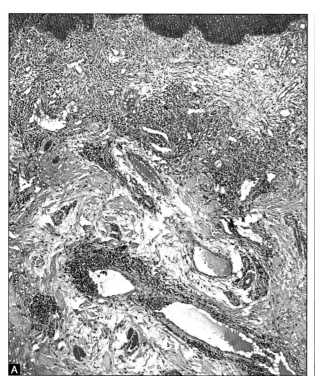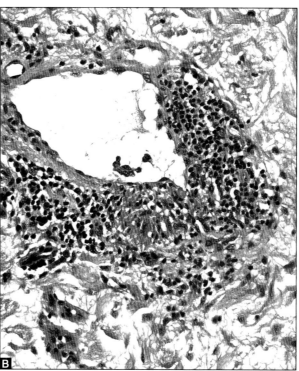

图6.6 A 和 B：肉芽肿性唇炎。（A）真皮内含有明显扩张的淋巴管，并可见淋巴细胞、浆细胞和巨噬细胞浸润；（B）图示炎性浸润，一个小肉芽肿侵犯扩张的淋巴管

皮肤克罗恩病 Cutaneous Crohn's Disease

▌诊断标准

- 克罗恩病的临床病史。
- 下列皮肤表现之一:
  - 生殖器、肛周或皮肤皱褶处结节或斑块(有或无溃疡);
  - 肛周溃疡、瘘管或窦道;
  - 嘴唇或唇周肿胀;
  - 黏膜有小的融合的结节(鹅卵石样)。
- 非干酪性肉芽肿伴有真皮和皮下组织的混合性炎症;有时有血管炎(图 6.7A 和 B)。

▌鉴别诊断

- 化脓性汗腺炎(肛周病变)。
- 肉芽肿性唇炎(口周病变)。
- 间质肉芽肿性皮炎(interstitial granulomatous dermatitis, IGD)。
- 感染性肉芽肿。
- 赫曼斯基-普德拉克病(Hermansky-Pudlak disease)。

▌诊断难点

- 皮肤损害偶尔可能先于胃肠道受累数年,这种情况下很难确诊皮肤克罗恩病。
- 罕见情况下,病变可能于距肛门或口腔较远处的皮肤出现(所谓"转移性克罗恩病")。
- 某些病例可能以血管炎和弥漫性真皮炎症为主,肉芽肿很少或难以辨别。

▌诊断要点

- 结节性红斑和坏疽性脓皮病是克罗恩病最常见的皮肤表现;肉芽肿损害相对罕见。
- 皮肤损害通常(但并不总是)对胃肠道症状的治疗有反应。
- 肉芽肿性脂膜炎在皮肤克罗恩病中尤为常见。

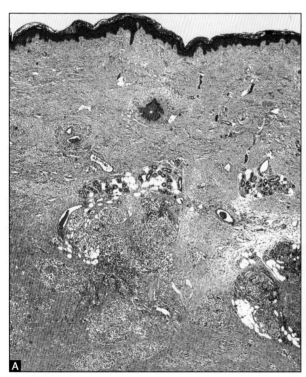
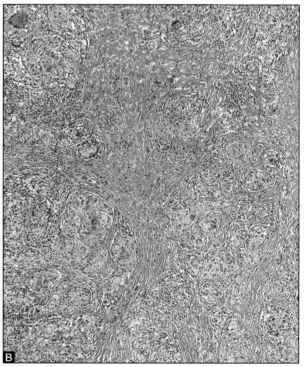

图 6.7 A 和 B:皮肤克罗恩病。(A)非干酪性肉芽肿占据网状真皮层的中部和深部;(B)肉芽肿内含许多多核巨细胞

囊肿和毛囊破裂/痤疮样丘疹 Ruptured Cysts and Hair Follicles/Acneiform Papules

诊断标准

- 有皮肤结节或毛囊炎/痤疮样丘疹的临床病史。
- 由组织细胞和肉芽肿性炎症组成的混合性炎性浸润围绕着角质碎片±陈旧性的上皮成分(图6.8A)。

鉴别诊断

- 肉芽肿性玫瑰痤疮。
- 各种其他原因的肉芽肿性炎症。

诊断难点

- 炎症反应和纤维化或肉芽组织偶尔会完全破坏囊肿或毛囊;可能存在角质碎片,有时缺如(图6.8B)。
- 如果临床病史不清楚,必须行微生物的组织化学染色。

诊断要点

- 某些情况下,仅有炎症和纤维化,而没有被破坏的囊肿或毛囊残余的证据;可作描述性诊断,并补充说明镜下所见与消失的破裂囊肿或毛囊的位置一致。

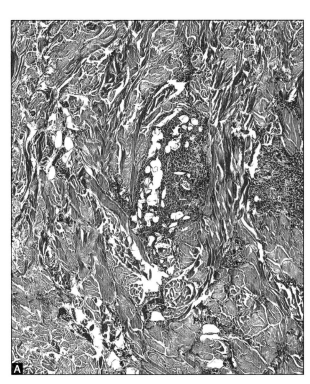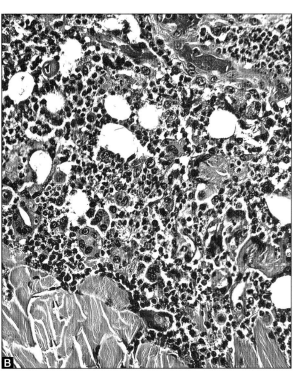

图6.8 A和B:囊肿破裂。(A)在这个病例中,没有囊肿上皮的证据,但部分区域可见有透明空泡的肉芽肿性炎症;(B)近距离观察显示空泡内有角质碎片,表明炎症邻近破裂的囊肿或毛囊,或发生在一个破裂消退的部位

深部真菌感染(和丝状细菌)的肉芽肿反应 Granulomatous Reactions to Deep Fungal Infections (and Filamentous Bacteria) (图6.9A ~ C)

诊断标准

- 肉芽肿及化脓性炎症浸润。
- 培养结果和/或明确的特定真菌感染史来确认真菌。

鉴别诊断

- 几乎所有其他原因导致的肉芽肿性炎症。

诊断难点

- 最近的数据表明,即便在很有经验的病理医生手中,许多感染的确诊仅靠形态学检查也是不可靠的,尤其是真菌感染(Sangoi 等,2009)。
- 既然针对某种微生物的治疗方案的特异性日益增加,那么过度限定的诊断也许导致不当的治疗。
- 有隔菌丝与无隔菌丝的误判尤其容易造成潜在不良后果,如微生物实际上是曲霉,若诊断为接合菌(常错误地认为是毛霉),可能导致不必要地使用两性霉素 B 治疗,两性霉素 B 是一种有

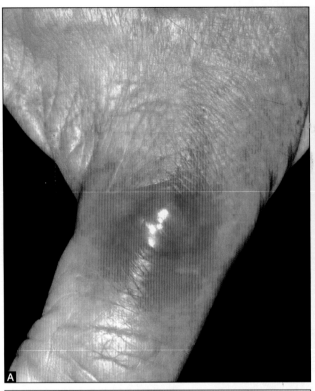

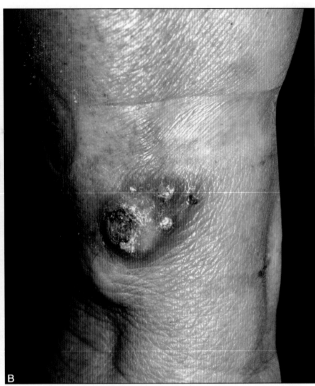

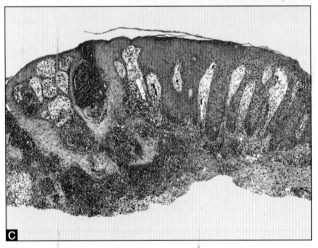

图 6.9 A~C:深部真菌感染。(A)手指上淡红色的结节,推测为细菌感染而口服抗生素治疗后未得到解决。组织培养显示为链格孢属真菌(暗色丝孢霉病);(B)免疫抑制的肾移植受者的前臂上持久性结痂的角化性斑块。临床诊断为鳞状细胞癌或角化棘皮瘤;(C)深部真菌感染。许多深部真菌感染常见为表皮假上皮瘤样增生,上皮内中性粒细胞脓疡。下面的真皮有肉芽肿和混合性炎症

潜在严重副反应的药物。
- 横切面的球状菌丝与空的球孢子菌内孢囊相似。
- 簇集或重叠的球孢子菌内生孢子的空内孢囊可类似芽殖酵母,而被误判为芽生菌、副球孢子菌或隐球菌。
- 罕见情况下,荚膜组织胞浆菌不在细胞内,可类似念珠菌。
- 一些丝状细菌(高等细菌)可类似真菌结构,可通过 PAS 和 GMS 染色确认。

▌诊断要点

- 深部真菌感染的线索有:
  - 假上皮瘤样增生;
  - 表皮内中性粒细胞微脓疡;
  - 脓肿和化脓性肉芽肿;
  - 真皮和皮下组织内多核巨细胞;
  - 真皮多核巨细胞内圆形"空"腔;
  - 坏死;
  - 血管闭塞。
- 对许多感染而言,除非组织病理学特征明确无误(如看到曲霉的子实头(罕见)或明确的完整

的充满内生孢子的球孢子菌内孢囊),否则应结合此前或同时培养的结果来进行诊断。

- 皮肤癣菌、组织胞浆菌及副球孢子菌病的培养需达7~10天。
- 大多数其他真菌(包括丝状真菌)的培养有短至3天或更短的快速培养周期。
- 当鉴定发现皮肤真菌结构时,可尝试按照如下5个基本类型将其归类:①有隔菌丝;②无隔菌丝;③由菌丝或纤维状物质组成的颗粒;④有假菌丝的酵母型;⑤无假菌丝的酵母型。
- 不建议在未做培养的情况下,为了更精确的分类而试图单独行组织活检。

有隔菌丝真菌

结节性肉芽肿性毛囊周围炎(Majocchi 肉芽肿)Nodular Granulomatous Perifolliculitis (Majocchi's Granuloma)

- 毛干皮肤癣菌感染引起(通常为红色毛癣菌),使得毛囊破裂,真菌和角质碎屑导致包括肉芽肿(类似其他深部真菌感染)在内的混合性真皮炎症(图6.10A~C)。
- 通常能看到有隔菌丝和节孢子,偶尔可形成足菌肿。

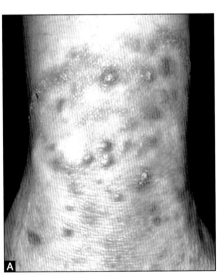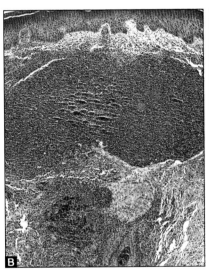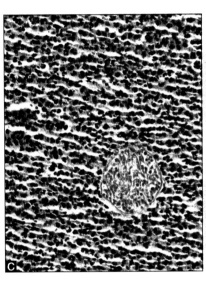

图6.10 A~C: 结节性肉芽肿性毛囊周围炎(Majocchi 肉芽肿)。(A)该患者表现为缓慢扩大的有毛囊性丘疹和脓疱的鳞屑性环形斑块,外用激素无改善;(B)真菌感染的炎症导致毛囊破裂,伴有巨大脓肿和肉芽肿反应;(C)毛干碎片中含有真菌

曲霉病 Aspergillosis

图6.11A~C 示曲霉病。
- 黄曲霉、黑曲霉和烟曲霉为其主要原因。
- 易感因素有中性粒细胞减少、血液系统恶性肿瘤、器官移植后免疫抑制及慢性肉芽肿性疾病。
- 可见比较细的有隔菌丝(相对于接合菌),呈45°角分支。
- 各种混合炎症的肉芽肿性浸润。
- 播散性疾病是一种进展迅速的广泛性感染,除皮肤外还累及多个器官。
- 皮损内常有穿透血管壁的血管内菌丝(图6.11A)。
- 原发性皮损中最常见的是坏死性痤疮样丘疹,通常在烧伤、导管部位及胶带下发生。

透明丝孢霉病 Hyalohyphomycosis

镰刀菌
- 是角膜和指甲感染的常见原因。
- 原发性皮肤感染最常发生于烧伤、手术部位或残留异物的外伤处。
- 播散性疾病通常继发于原发性肺部感染,特别是合并淋巴造血系统的恶性肿瘤、中性粒细胞减少、移植物抗宿主病或长期激素治疗。
- 组织病理学特征与曲霉病相同(图6.12A~C)。

青霉菌
- 最常见于中国南方和泰国。
- 丘疹发展为皮肤溃疡和脓肿,伴全身淋巴结肿大。
- 此菌为小酵母(类似荚膜组织胞浆菌),以二分裂

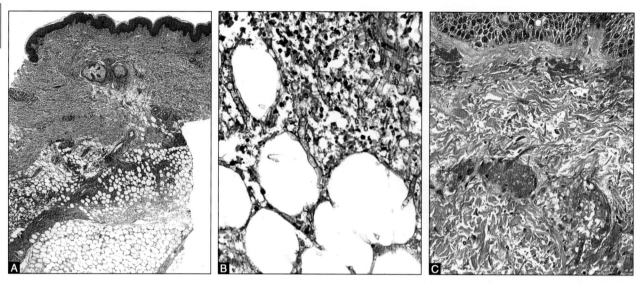

图 6.11 **A~C**:(A)皮下组织被坏死区周围致密的炎症浸润所占据;(B)即使未进行真菌染色,有隔菌丝也很明显;(C)菌丝穿透真皮上部的血管壁

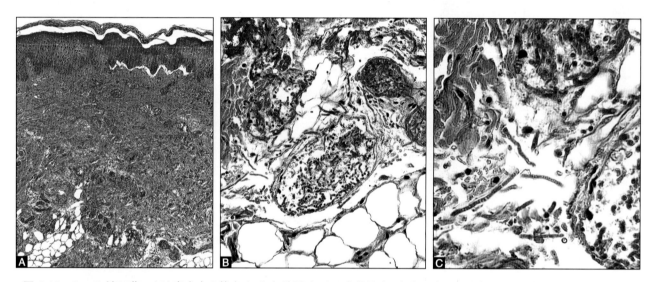

图 6.12 **A~C**:镰刀菌。(A)真皮内血管充血,红细胞溢出;(B)高倍放大,真皮和皮下组织扩张的血管内和周围可见真菌菌丝;(C)光学显微镜下有隔真菌几乎与曲霉完全相同

繁殖(而不是组织胞浆菌的芽殖)。

产色霉菌病(着色真菌病)Chromomycosis (Chromoblastomycosis)

- 由寄居在土壤、植物和木材中的真菌引起(图 6.13A 和 B)。
- 常见于农民和其他户外工作者。
- 外伤接种是其最常见的感染源。

暗色丝孢霉病 Phaeohyphomycosis

图 6.14A~D 示暗色丝孢霉病。

外瓶霉和瓶霉

- 直接接种皮肤,常产生孤立的结节。

- 通常累及四肢,尤其是手指、手、膝和脚踝。
- 局限的囊肿样脓腔,有化脓性肉芽肿性炎症(类似足菌肿)。
- 真菌通常(但并不总是)着色。
- 芽殖酵母、假菌丝(类似念珠菌)或有隔菌丝。

链格孢病 Alternariosis

图 6.15A 和 B 示链格孢病。

- 由链格孢属引起,为暗色丝孢霉类一种着色的真菌。
- 在土壤和植物中广泛存在,多数皮损直接发生。户外工作者易接种(外伤),特别是从事伐木工作或接触碎屑或木粉尘的工人。

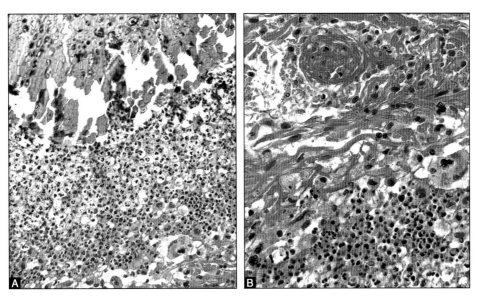

图 6.13　A 和 B:着色真菌病。(A)由寄居在土壤、植物和木材中的真菌导致的感染,可继发于创伤,例如此例由碎屑导致,注意右下方褐色的圆形色素体;(B)真皮内,棕色硬壳小体在巨细胞内显而易见,其周围有炎症浸润

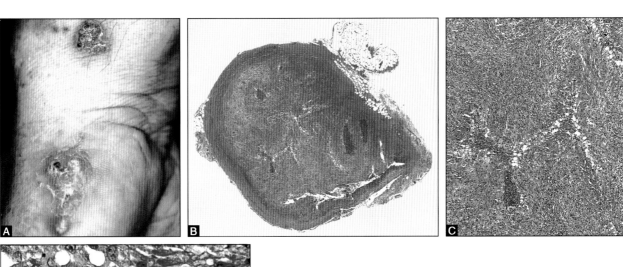

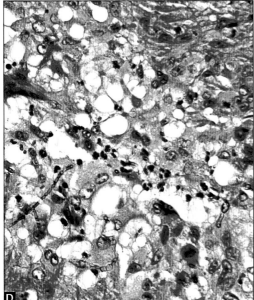

图 6.14　A ~ D:暗色丝孢霉病。(A)免疫抑制患者前臂上结痂的斑块。组织培养显示为威尼克外瓶霉(*Exophiala werneckii*),之后患者前臂出现多发皮损,呈孢子丝菌病样传播。未见皮损出现足菌肿中预期的引流窦道;(B)真皮深层和皮下组织中出现局限性结节;(C)肉芽肿和化脓性浸润混合非常明显;(D)有着色的菌丝和酵母,但未见硬壳小体

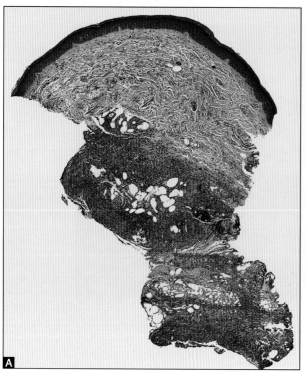
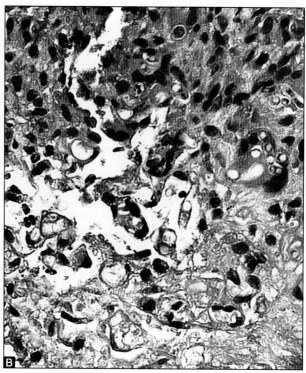

图 6.15 A 和 B：链格孢病。(A)真皮深层和皮下组织内有肉芽肿和化脓性炎症；(B)展开的圆形的酵母型存在于多核巨细胞内及游离于组织中

- 偶尔会导致甲真菌病。
- 原发型(直接接种皮肤)会引起溃烂结节，有时有疣状外观。
- 皮肤继发播散的内生性型可以发生于免疫功能低下的原发性肺部感染患者。
- 典型皮损为化脓性肉芽肿性皮炎和/或脂膜炎。
- 可见褐色、宽的、分枝状有隔菌丝，有圆形或椭圆形孢子，常簇集分布。
- 很难与其他暗色丝孢霉病区分。

无隔真菌

接合菌 Zygomycetes

  图 6.16A 和 B 示接合菌病(毛霉病)。

毛霉目(毛霉、根霉和犁头霉) Mucorales (Mucor，Rhizopus and Absidia)

- 皮肤感染类似蜂窝组织炎，往往有一个臁疮样坏死的痂。
- 糖尿病、白血病和中性粒细胞减少是其易患因素。
- 常见坏死、血栓形成和梗死。
- 可见大的、空心的、宽的无隔菌丝，分支呈 90°角。
- 菌丝可存在于血管壁。

- 快速进展的疾病在免疫功能低下的患者中很常见，鼻窦感染可导致大脑被入侵，患者数日内死亡。
- 主要与曲霉病相鉴别，依据皮肤活检的形态学检查来区别是不可靠的。

虫霉目 Entomophthorales

- 不同于毛霉目，虫霉目可以感染有免疫力的和免疫功能低下的患者。
- 皮下肿胀是最常见的临床表现。
- 耳霉感染主要发生于农场工人中，在播散到头颈部皮肤之前常累及鼻黏膜。
- 蛙粪霉感染(Basdiobolus)主要见于儿童。

颗粒形菌丝(足菌肿) Granule-Forming Filaments (Mycetoma)

- 皮肤或皮下组织的慢性感染。
- 可由丝状细菌(放射菌性足菌肿)或真菌(真菌性足菌肿)引起。
- 两种形式均产生有窦道的结节，窦道可排出含有颗粒的脓性物质；聚集的病原体被以免疫球蛋白为代表的嗜酸性玻璃样物质包绕。
- 最常见于热带和亚热带地区。
- 外伤后接种皮肤发生，最常见于足部。

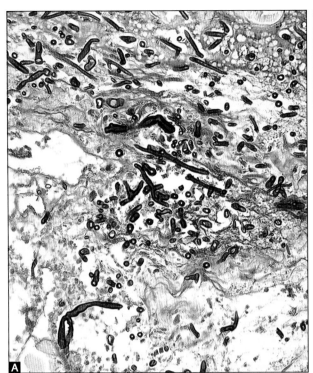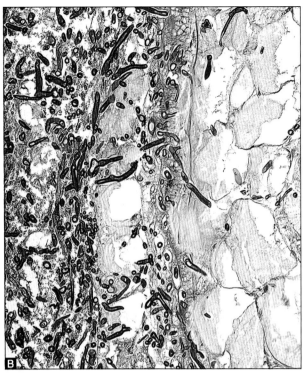

图 6.16　A 和 B:接合菌病(毛霉病)。(A)真菌广泛存在,仅 HE 染色即轻易可见;(B)通常来说,依据直角分支和无隔的特征,可有效区别接合菌与曲霉。本图显示不是所有的分支都呈 90°角,且由于切片上菌的折叠,一些菌丝仿佛有隔。故建议组织培养以明确诊断

- 表现为有窦道的结节。
- 即便在最初的皮损愈合后也可形成新的结节。
- 脓肿里包含着病原体,常由肉芽组织、肉芽肿和/或纤维化包绕。

放线菌性足菌肿(细菌) *Actinomycotic Mycetoma* (*Bacteria*)

图 6.17A 和 B 示放线菌性(细菌)足菌肿。

诺卡菌病 *Nocardiosis*

- 抗酸性丝状细菌。
- 细分支,往往断成类似于杆状菌的小碎片。

放线菌、链霉菌 *Actinomyces, Streptomyces*

- 非抗酸性丝状细菌。

真菌性足菌肿(真菌) *Eumycotic Mycetoma* (*Fungi*)

图 6.17C 和 D 示真菌性足菌肿。

褐色菌丝 *Brown Hyphae*

- 暗色真菌。

透明菌丝 *Clear Hyphae*

- 其他真菌。

有假菌丝的酵母样真菌

播散性念珠菌病 *Disseminated Candidiasis*

图 6.18 示播散性念珠菌病。
- 发生于有中央静脉导管或应用广谱抗生素的免疫力低下的患者。
- 从泌尿道或胃肠道感染进行血源性播散。
- 斑疹、丘疹、瘀斑或坏死性臁疮样皮损。
- 酵母和假菌丝的混合性真皮浸润。
- 常伴有血管炎。
- 预后差。

其他霉菌(有隔菌丝或无隔菌丝) *Other Molds* (*with Septated or Nonseptated Hyphae*)

- 其他霉菌可能难以同念珠菌属相辨别,因为假菌丝并不总能被可靠地辨认出来,甚至有隔菌丝和无隔菌丝也不一定能被区分出来。

皮肤病理鉴别诊断彩色图谱

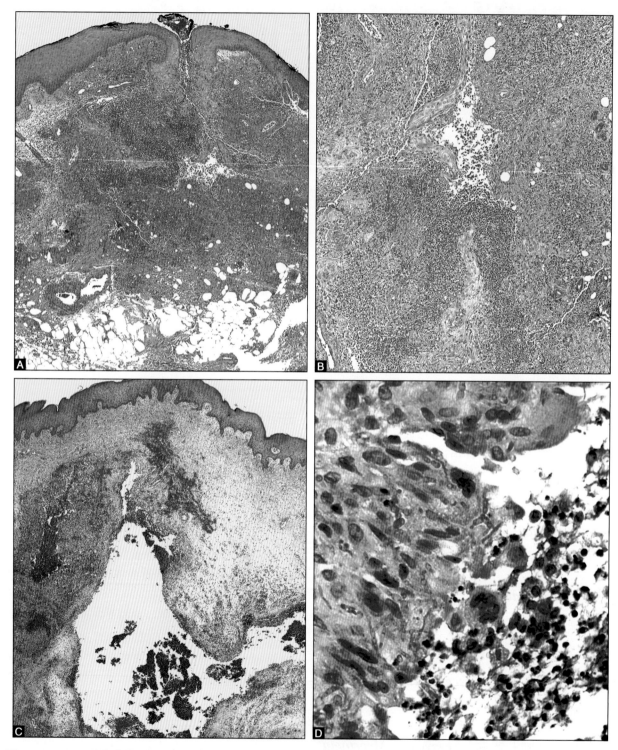

图6.17　A～D:放线菌性(细菌)足菌肿。(A)真皮深层内有混合炎症浸润,通过瘘管连接皮肤表面。足菌肿马杜拉、诺卡氏菌、链霉菌、放线菌都是细菌性足菌肿最常见的原因;(B)瘘管基底有混合性肉芽肿及化脓性炎症;(C)真菌性足菌肿。真皮内有大量由巨噬细胞和中性粒细胞内衬的囊腔;(D)PAS染色法突显了炎症浸润中的真菌

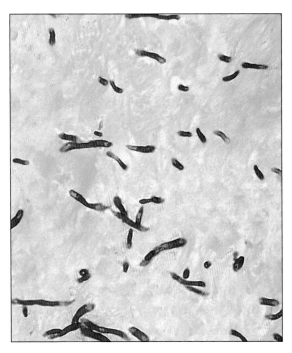

图6.18 播散性念珠菌病。真菌在 PAS 染色下轻易可见,包含芽殖酵母和假菌丝的混合物

无假菌丝的酵母菌(表6.3)

播散性念珠菌病 Disseminated Candidiasis

- 见上文。
- 发生于有中央静脉导管或应用广谱抗生素的免疫功能低下的患者。
- 从泌尿道或胃肠道感染进行血源性播散。
- 斑疹、丘疹、瘀斑或坏死性臁疮样皮损。

球孢子菌病 Coccidiomycosis

- 由粗球孢子菌导致。
- 发现于北美洲西南部及墨西哥、中美洲和南美洲部分地区的沙漠土壤中。
- 通过吸入尘埃中的节孢子感染。
- 可发生于健康人或免疫功能低下的患者。
- 原发性皮损是由外伤接种,最常见于农民或卫生保健行业工作者(护士、殡葬从业者)。

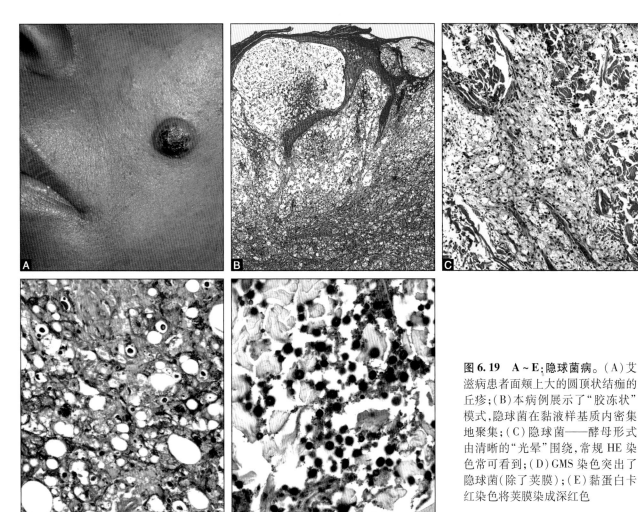

图6.19 A～E:隐球菌病。(A)艾滋病患者面颊上大的圆顶状结痂的丘疹;(B)本病例展示了"胶冻状"模式,隐球菌在黏液样基质内密集地聚集;(C)隐球菌——酵母形式由清晰的"光晕"围绕,常规 HE 染色常可看到;(D)GMS 染色突出了隐球菌(除了荚膜);(E)黏蛋白卡红染色将荚膜染成深红色

- 肺部感染导致的播散罕见,皮损为疣状斑块或结节,有溃疡和结痂。
- 完全发展的皮损有表皮假上皮瘤样增生、内含巨细胞的混合性炎症浸润;真菌(含内生孢子的内孢囊)可存在于巨细胞中或游离于真皮胶原内。
- 最好行 GMS 染色,因为 PAS 染的是内生孢子(endospores),而不是内孢囊(spherules)。
- 肌小球体病——退化的红细胞的聚集物——可能类似该菌,这是一个巨大的诊断难点。

隐球菌病 Cryptococcosis

图 6.19A ~ E 示隐球菌病。

- 由新型隐球菌导致。
- 发现于土壤、鸽粪和水果中。
- 常通过吸入感染,伴肺部原发感染。
- 约 10% 播散性感染的患者会出现皮损,临床表现差异很大。

- 组织病理学特点也各不相同,包括多种器官中的"胶冻模式",发生含有轻微炎症的真皮黏液样浸润(图 6.19B)。
- 其他情况下,有化脓性肉芽肿性炎症。
- 隐球菌常具有多糖(黏液)荚膜,产生小的窄基的芽。
- 黏蛋白卡红染色下荚膜为亮粉色;GMS 和 PAS 染色突出的则是中央的球形酵母(图 6.19D)。

组织胞浆菌病 Histoplasmosis

图 6.20A ~ E 示组织胞浆菌病。

- 由两种相关真菌引起:荚膜组织胞浆菌荚膜变种和荚膜组织胞浆菌杜波氏变种。
- 荚膜组织胞浆菌荚膜变种发现于土壤、蝙蝠粪便和家禽中。

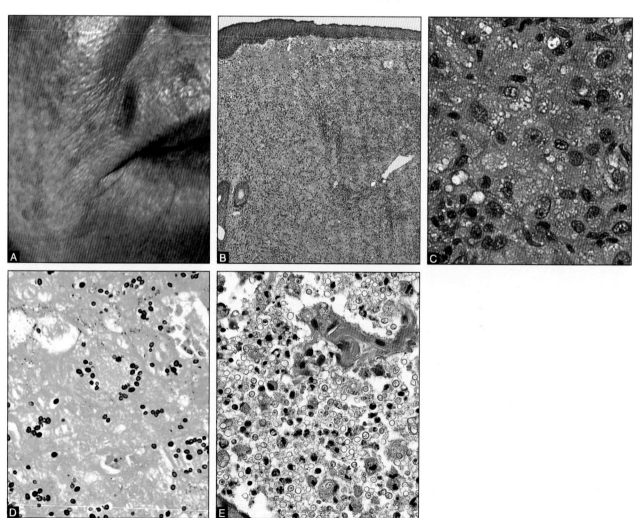

图 6.20 A ~ E:组织胞浆菌病。荚膜组织胞浆菌。(A)面颊上粉红色的斑块;(B)真皮被弥漫成片的巨噬细胞占据;(C)近距离检查示巨噬细胞内含有清晰的间隙,形成空泡外观;(D)GMS 染色菌体强染色;(E)组织胞浆菌病。荚膜组织胞浆菌杜波氏变种。这个变种比荚膜变种大,不借助真菌染色往往也轻易可见

- 最常见于北美俄亥俄州和密西西比州,但在世界各地的河谷中也可遇到。
- 孢子吸入是常见的感染模式。
- 播散性疾病少见,但免疫功能低下者,尤其是HIV 感染者/艾滋病患者易患此病。
- 皮肤损害罕见(小于 10% 的病例),临床表现差异显著。

- 最常见的组织病理学模式是巨噬细胞弥漫性聚集,一些多核巨噬细胞内含有小的嗜碱性的被透明晕环绕的酵母,但肉芽肿也能见到。
- 荚膜组织胞浆菌杜波氏变种在赤道附近的非洲地区最常见。
- 外观类似于荚膜组织胞浆菌,但其酵母大得多,通常主要包含于多核巨细胞内。

表 6.3　化脓性肉芽肿的假上皮瘤样增生

疾病	组织病理线索	组织病理染色	临床
芽生菌病("北美芽生菌病") 皮炎芽生菌	假上皮瘤样增生 表皮内微脓疡	GMS PAS	流行于美国东南和中南部林木地区 最常见于户外工作的成年男性疣状斑块,周围有脓疱;偶有溃疡 一半以上的播散性疾病产生皮损 结节性红斑与肺芽生菌病有关
增生性脓皮病("芽生菌病样脓皮病") 金黄色葡萄球菌 铜绿假单胞菌 β-溶血性链球菌	假上皮瘤样增生 表皮内微脓疡 窦道	革兰氏染色	有脓疱、窦道或溃疡的疣状或增殖性斑块 间擦区、面部、小腿是易患部位 可与坏疽性脓皮病重叠(即一些患者患有炎性肠病及其他与坏疽性脓皮病相关的疾病)
着色真菌病 裴氏着色霉 瓶霉属 枝孢霉属	假上皮瘤样增生 表皮内微脓疡	GMS PAS	鳞屑性丘疹发展成疣状斑块或结节 发生在与植物或土壤接触的小的外伤部位
孢子丝菌病 申克孢子丝菌	孢子丝菌属的"星状体"——酵母样形式被嗜酸性玻璃样突出物包绕 菌很少,但如果多次连续切片检查可在化脓性病灶中发现	GMS PAS	沿着淋巴管分布的多发性结节,通常见于手臂
着色真菌病 裴氏着色霉 瓶霉属 枝孢霉属	褐色的簇集的酵母样小体("枸杞小体","铜钱征") 无菌丝(不同于暗色丝孢霉病)		鳞屑性丘疹发展成疣状斑块或结节 发生在与植物或土壤接触的小的外伤部位
球孢子菌病 粗球孢子菌	假上皮瘤样表皮增生,包含巨细胞的混合性炎症浸润;菌(内孢囊包含内生孢子)可存在于巨细胞内或游离于真皮胶原间 肌小球体病——退化的红细胞的聚集物——可能类似该菌,这是一个巨大的诊断难点	最好行 GMS 染色,因为 PAS 只能染色内生孢子,无法染色内孢囊	有溃疡或结痂的疣状斑块或结节 原发性皮肤损害因外伤后接种发生,最常见于农民和卫生保健行业工作者(护士、殡葬从业者);从肺部感染播散到皮肤罕见 病原体发现于北美洲西南部及墨西哥、中美洲和南美洲部分地区的沙漠土壤中 通过吸入灰尘和土壤中的节孢子感染 可以感染健康人或免疫受损患者

疾病	组织病理线索	组织病理染色	临床
副球孢子菌病("南美芽生菌病") 巴西副球孢子菌	多数病例中有伴有混合性皮肤炎症和肉芽肿的假上皮瘤样增生 肉芽肿多变,可见良好、紧密的结构,也可见疏松聚集的巨噬细胞	GMS	口腔和黏膜损害常见,而皮肤损害罕见;两者常由呼吸道感染引起的播散性系统性感染所导致 流行地区包括巴西、阿根廷、哥伦比亚和委内瑞拉部分地区 多数病例(超过90%)发生于男性
卤代物皮疹 碘疹 溴疹 氟疹	假上皮瘤样增生 毛囊漏斗内及周围有表皮内微脓疡,真皮内有嗜酸性粒细胞和中性粒细胞的混合性脓肿 肉芽肿结构内有散在的多核细胞,但比着色性真菌病、孢子丝菌病和其他深部真菌感染少见	无	痤疮样丘疹(可以发生溃疡)、肉芽肿样皮炎或快速生长的斑块样 碘疹常由祛痰药里的钾盐导致,罕见由放射性造影剂和胺碘酮导致 溴疹和氟疹非常罕见
化脓性汗腺炎	鳞状线性窦道和假上皮瘤样增生 中性粒细胞,常形成脓肿		腋窝、腹股沟及生殖器(含有顶泌腺的区域)慢性复发性化脓性炎症的病史

芽生菌病 Blastomycosis

图 6.21A ~ C 示芽生菌病。

- 由皮炎芽生菌导致。
- 见于木材、土壤和鸟粪中。
- 与其他许多深部真菌感染相反,常发生于健康(无免疫功能低下)的患者。
- 皮损可能原发于皮肤(直接接种)或从肺部感染播散。
- 原发性皮肤感染形式:接种后1周或2周出现溃疡性脓疱;可发生淋巴结肿大和淋巴管播散(类似孢子丝菌病)。
- 播散形式:皮肤损害常见;可单发或多发;开始为丘疹,进展为结痂的疣状结节或有凸起的匐行性边缘的溃疡性斑块。
- 早期损害主要含有中性粒细胞和大量真菌;充分发展皮损有表皮假上皮瘤样增生和肉芽肿结构;真菌可存在于巨细胞内或游离于真皮胶原间(图6.21A 和 B)。

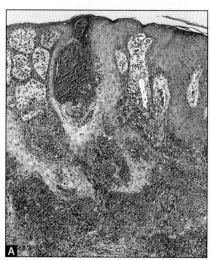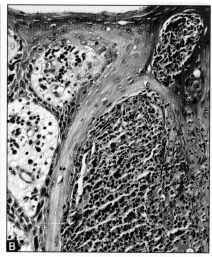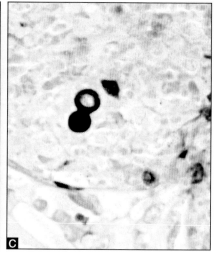

图 6.21 A ~ C:芽生菌病。(A)表皮假上皮瘤样增生是其特征;(B)上皮"舌"往往含有嗜中性脓疡;(C)真菌染色如 GMS 染色可见广基的芽

副球孢子菌 *Paracoccidioides*

- 由巴西副球孢子菌导致。
- 发现于被污染的土壤中。
- 多数情况下,通过吸入土壤中的分生孢子而被感染。
- 原发性皮肤损害(直接接种皮肤)非常罕见。
- 损害常累及鼻子和嘴的黏膜皮肤接合处,少数情况下,还涉及面部其他部位。
- 可见典型有疣状增生的溃疡性结节。
- 嗜酸性粒细胞有时显著。
- 其典型外观是从中央酵母型发出很多狭窄的芽蕾[即所谓的"水手轮舵(mariner's wheel)"型],往往存在于巨细胞内。

孢子丝菌 *Sporothrix*

图 6.22A～C 示孢子丝菌病。

- 由申克孢子丝菌导致。
- 申克孢子丝菌在腐烂的植物和木材中普遍存在。
- 感染由木屑、荆棘或苔藓接种皮肤导致。
- 接种处出现溃疡性结节,随后呈现线状(淋巴皮肤)排列(孢子丝菌样传播)的多发结节的外观。
- 化脓性和肉芽肿性皮肤炎症内罕见真菌,真菌有时可见于多核巨细胞内。
- 偶尔可见 Splendore-Hoeppli 征(译者注:菌体周围环绕放射圈状或袖套状的嗜酸性物质)。
- 多数感染仅局限于皮肤。

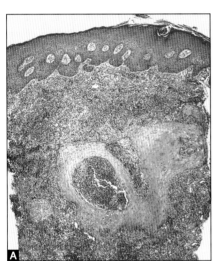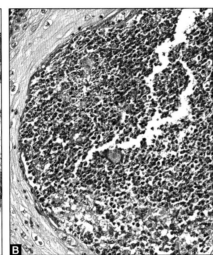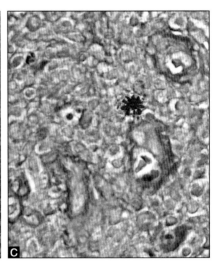

图 6.22　A～C:孢子丝菌病。(A)脓肿周围有显著的表皮增生;(B)HE 染色切片中仔细检视可见真菌模糊的轮廓;(C)PAS染色突显了被放射状"轮辐"环绕的酵母型,此现象常与孢子丝菌病有关(但不特异)

其他霉菌(有隔/无隔菌丝)

虽然曲霉是大多数地区最常见的霉菌,但必须注意,透明丝孢霉病如镰刀菌、丝孢菌和青霉菌的感染,以及其他透明有隔的霉菌(包括皮肤癣菌)感染可能与曲霉病非常类似,并且可能需要不同的治疗方法。此外,不建议单独基于形态学作出过于特异的诊断。

其他感染的肉芽肿反应 Granulomatous Reactions to Other Infections

▍诊断标准

- 肉芽肿和化脓性皮肤和/或皮下炎症。
- 由确定的培养结果和/或确定的特异性感染史鉴定真菌。

▍鉴别诊断

- 其他原因导致的化脓性肉芽肿性炎症。

▍诊断难点

- 即使通过组织化学染色,许多真菌也很难见到。
- 发展成熟的肉芽肿并不总能遇见,更多见的是弥漫的混合性炎症浸润。

▍诊断要点

- 通常可由临床特征及相关的培养来确诊。
- 免疫组化方法可用于某些病原体的检测(梅毒螺旋体)。

结核病 Tuberculosis（表6.4）

图6.23A～C示结核分枝杆菌感染。
- 由结核分枝杆菌导致。

- 肉芽肿(±干酪样变)伴化脓性皮炎,有时有溃疡。
- 当存在结核分枝杆菌时,通常只有抗酸杆菌组化染色才能识别。
- 存在几个皮肤变异型(见表6.1)。

表6.4 皮肤结核类型(结核分枝杆菌感染)

类型	组化发现	结核分枝杆菌	临床特征
原发性皮肤结核	肉芽肿,常干酪样变 化脓性皮炎 有时形成溃疡	常见于干酪样变性区域	外源性接种 硬斑块,最终出现局部淋巴结肿大
寻常狼疮	肉芽肿(+/−干酪样变) 有坏死的化脓性皮炎	偶见于深部化脓性区域	最常见的皮肤感染形式 有结痂的浸润性斑块 好发于头颈部
瘰疬性皮肤结核	坏死性窦道(连接下面感染的淋巴结或关节间隙)	偶见于深部化脓性区域	罕见 下面的感染向上延伸至皮肤 好发于头颈部
腔口结核 粟粒性结核	罕见肉芽肿的混合性炎症 脓肿周围有组织细胞浸润	通常很多 惰性型时缺如;侵袭型时存在	口、鼻、肛门、生殖器周围溃疡性损害 播散性损害罕见

非结核分枝杆菌感染("非典型"分枝杆菌)Non-tuberculous Mycobacterial Infections ("Atypical" Mycobacteria)（表6.5）

图6.23D～G示非结核分枝杆菌感染。
- 原因:
  - 海分枝杆菌;
  - 堪萨斯分枝杆菌;
  - 偶发分枝杆菌;
  - 龟分枝杆菌;
  - 鸟分枝杆菌;
  - 溃疡分枝杆菌。
- 早期皮损中形成坏死和脓肿,逐渐进展为肉芽肿性炎症。
- 分枝杆菌往往在早期阶段容易见到,但某些情况下可能罕见(见表6.1)。

表6.5 非结核分枝杆菌感染

病原体	组化特点	菌密度	临床特征
海分枝杆菌	脓肿之后形成肉芽肿;表皮增生常见;为长而宽的杆菌	通常很少(免疫功能低下者除外)	80%的患者在与鱼塘或捕鱼设备的接触中受伤后被感染;最常见的部位是手臂,常有"孢子丝菌病样"淋巴管播散
堪萨斯分枝杆菌	脓肿之后形成肉芽肿;外观"粗糙",外观的大而宽的杆菌	大量	除了免疫功能低下者的播散性感染以外,皮肤损害罕见 结节、溃疡、或蜂窝织炎
偶发分枝杆菌 龟分枝杆菌	脓肿之后形成肉芽肿	大量,常群集	伤口或外科切口的污染;免疫功能低下者有播散性皮损
鸟分枝杆菌	脓肿或弥漫性淋巴组织细胞浸润,可能类似瘤型麻风	大量,常存在于细胞内(假高雪细胞 pseudo-gaucher cells)	皮下结节,最终形成溃疡
溃疡分枝杆菌	凝固性坏死和溃疡,但炎症很轻(无反应性)	大量,常在胶原束间或脂肪细胞内群集	缓慢生长的红斑结节,演变成有潜行性边缘的溃疡(Buruli 溃疡)

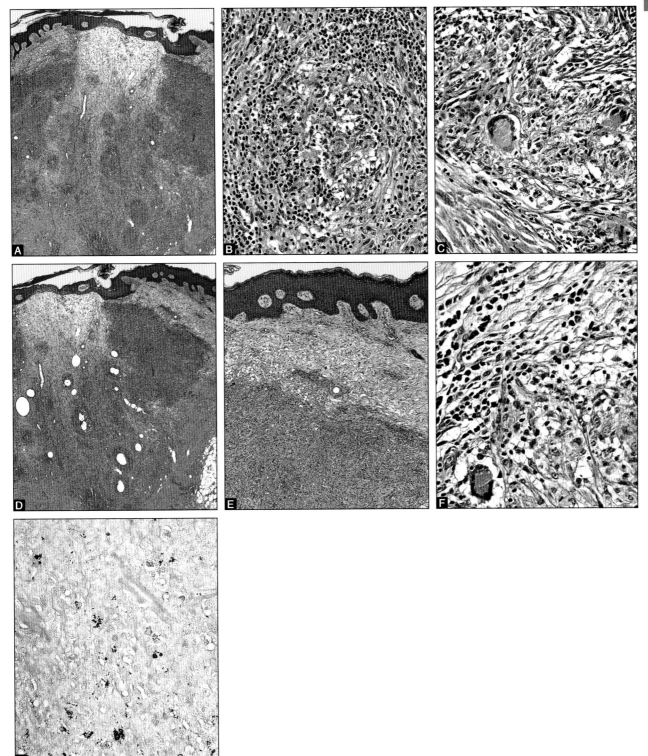

图 6.23　A ~ G:结核分枝杆菌感染。(A)真皮内被结节性和弥漫性浸润占据;(B)结节性成分由被淋巴细胞包绕的肉芽肿组成(结核样肉芽肿);(C)肉芽肿通常含有"朗格罕"型多核细胞——细胞核分布在细胞周边,呈马蹄形图案;(D)非结核分枝杆菌感染。本病例由龟分枝杆菌感染导致;(E)巨噬细胞和其他炎症细胞的大结节性聚集占据真皮;(F)常存在两侧为淋巴细胞,内为多核巨细胞的肉芽肿;(G)本病例中,抗酸菌染色突显了大量的菌,多数簇状分布

麻风病,结核样型 Leprosy, Tuberculoid Type

图 6.24A ~ C 示结核样型麻风。

- 由麻风分枝杆菌导致。
- 肉芽肿内有大量多核巨细胞(尤其是朗格罕型)和淋巴细胞。
- 沿神经分布,但也延伸到相邻的真皮。
- 本型麻风病中很少见到病原杆菌;Fite 染色(或 Wade-Fite 染色,改良的 Ziehl-Neelsen 染色)有时可以突显出一两个菌。

二期或三期梅毒 Secondary or Tertiary Syphilis

- 由苍白密螺旋体导致。
- 肉芽肿性炎症通常仅见于结节性损害。
- 肉芽肿可以是结节病样型、结核样型或(很少)栅栏样型。
- 混合性炎症常见,浆细胞可以很多。
- 螺旋体数目不同,可以很多也可以很少;Warthin-Starry 染色或免疫组化染色是鉴别苍白密螺旋体最可靠的特异性的方法。

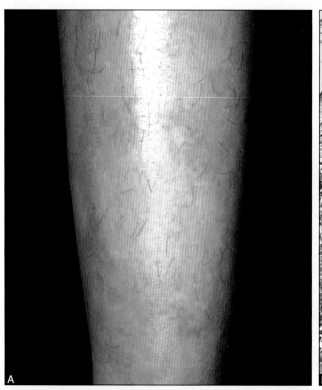

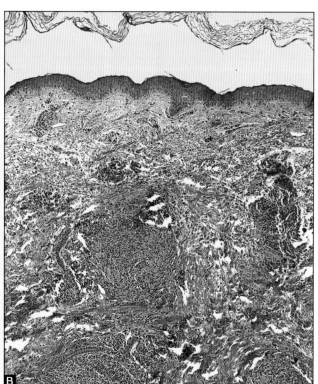

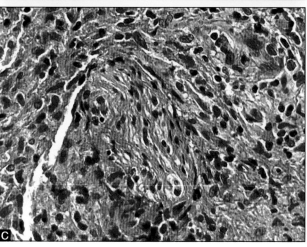

图 6.24 A ~ C:结核样型麻风。(A)该患者出现色素减退伴麻木的硬斑块,周围有红斑;(B)真皮内存在非干酪样肉芽肿;(C)肉芽肿包围真皮内神经支

利什曼病（慢性型）Leishmaniasis（Chronic form）

图 6.25A ~ C 示利什曼病。

- 由不同种类的利什曼原虫引起（单细胞寄生虫）。
- 有时可见到由上皮样组织细胞组成的肉芽肿，但真皮内组织细胞浸润更常见于各型。
- 原虫（无鞭毛体指的是杜体）在组织细胞内，有圆形的嗜碱性的核及小的嗜碱性棒状体。
- 更详细的信息，请参阅"弥漫性组织细胞浸润的感染原因"。

无绿藻病 Protothecosis

- 由无叶绿素藻类（*Achlorophyllic algae*），小型无绿藻（*Prototheca widerhamii*）或中型无绿藻（*Prototheca zopfii*）导致，普遍存在于水，土壤和植被中。
- 发生于热带和温带。
- 三种形式：（1）免疫功能正常者的鹰嘴滑囊的局部感染；（2）皮肤损害；（3）免疫功能低下患者的播散性疾病。
- 肘部受伤数周后发展为鹰嘴滑囊无绿藻病，表现为肿胀的囊，有被增生的上皮细胞包绕的引流窦道；伴干酪样坏死的化脓性肉芽肿感染，内含无绿藻，其组织病理学特征很明显（图 6.26）。

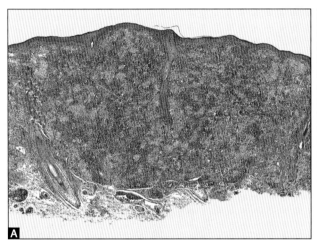

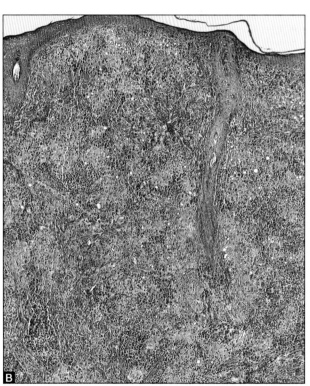

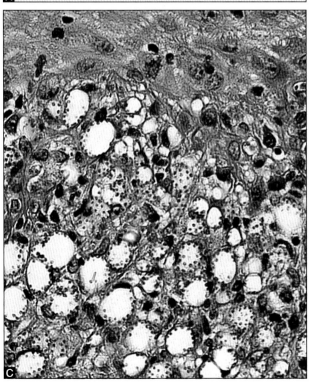

图 6.25　A ~ C：利什曼病。（A）结节性浸润占据大部分真皮；（B）即使中倍放大，也可以看到含有透明胞浆空泡的细胞；（C）高倍镜下，由无鞭毛体占据的巨噬细胞轻易可见。原虫常围绕在中央空隙的周围，呈"环"状分布

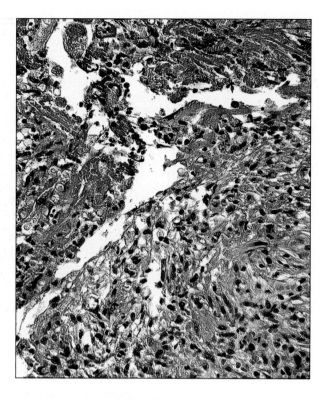

图 6.26　原藻病。肉芽肿性炎症,近距离检视可以显示微生物的轮廓。其中一些具有明显的分隔

- 皮肤形式是发生多个不清晰的硬斑,有时有溃疡;组织病理学特点是更多变,但通常至少能看到局灶的肉芽肿。
- 微生物常为多形性,但经典的大桑椹胚形非常明显;呈有内胆的球形(参照"足球"外观)。
- 主要的鉴别诊断应考虑着色真菌病。

猫抓病 Cat-Scratch Disease

- 由汉赛巴尔通体(Bartonella henselae)引起。
- 最常见的表现是栅栏状肉芽肿(见栅栏状肉芽肿)(图 6.27A)。
- Warthin-Starry 银染色法或其他银染色在某些但并非所有情况下,能突显汉赛巴尔通体(Bartonella henselae)(图 6.27B)。

增生性脓皮病(芽生菌病样脓皮病)Pyoderma Vegetans(Blastomycosis-like Pyoderma)

- 最常见的致病菌是金黄色葡萄球菌、铜绿假单胞菌和乙型溶血性链球菌。
- 最常见的病理表现为伴有表皮内微脓肿的假上

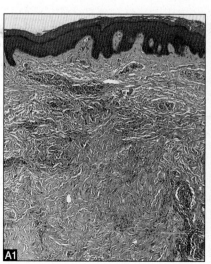
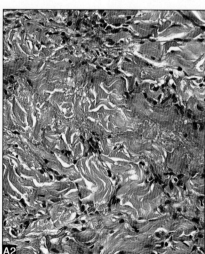
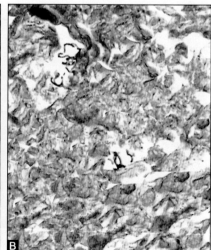

图 6.27　A 和 B:猫抓病。(A)皮肤最常见的表现是形成不完全的栅栏状肉芽肿,类似早期的环状肉芽肿;(B)银染色(如此处 Warthin-Starry 图像)偶尔会突显汉赛巴尔通体

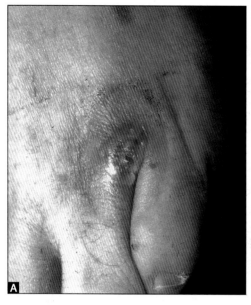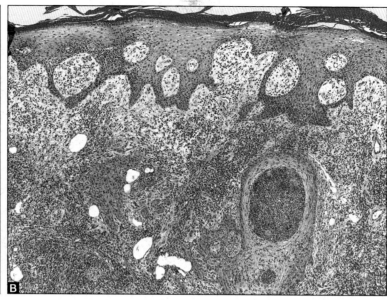

图 6.28　A 和 B：芽生菌病样脓皮病。（A）足背粉红色侵蚀性斑块排出脓性物质；组织培养发现金黄色葡萄球菌；（B）其组织病理学特征非常类似深部真菌感染，如芽生菌病，包括假上皮瘤样增生、表皮内和真皮内脓肿形成

皮瘤样增生。

图 6.28A 和 B 示芽生菌病样脓皮病。

栅栏状型肉芽肿模式（表 6.6）

环状肉芽肿 Granuloma Annulare（图 6.29A～F）

▌诊断标准

- 肉色红斑或紫色丘疹，往往融合成环形、弧形或多环结构。
- 栅栏状肉芽肿由巨噬细胞包绕变性的胶原形成（图 6.29C）。
- 肉芽肿相对分散，由正常的真皮分隔。

▌鉴别诊断

- 其他栅栏状肉芽肿，特别是类脂质渐进性坏死。
- 上皮样肉瘤。

▌诊断难点

- 众所周知，上皮样肉瘤类似环状肉芽肿，其中栅栏状肿瘤细胞可以围绕中央的肿瘤坏死区排列。
- 早期病变（"间质性"或"不完全性"环状肉芽肿）没有完全形成栅栏状肉芽肿，可能类似其他的组织细胞浸润性疾病（见下文）（图 6.29E）。

▌诊断要点

- 肉芽肿之间存在正常的真皮（"岛"）是类脂质渐进性坏死与环状肉芽肿相鉴别的最可靠的特征。

表 6.6　栅栏状肉芽肿的原因

疾病	组织病理学线索	临床
环状肉芽肿	巨噬细胞环绕着变性的胶原形成栅栏状 圆形或椭圆形 局灶性；肉芽肿之间插入正常的真皮	丘疹融合成环状斑块
类脂质渐进性坏死	巨噬细胞混合浆细胞形成水平的栅栏 弥漫的；累及整个真皮层和皮下组织浅层	胫前斑块 最常见于糖尿病
类风湿结节	通常在皮下 巨噬细胞围绕嗜酸性"纤维蛋白样"坏死形成栅栏	成人类风湿性关节炎 肘部、指关节和跟腱位置的皮下结节
风湿热结节	与类风湿结节类似	最常见于急性风湿热的儿童 最常见的部位是覆盖于骨突和枕部的皮肤

皮肤病理鉴别诊断彩色图谱

疾病	组织病理学线索	临床
渐进性坏死性黄色肉芽肿	通常形成不完全的胆固醇裂隙 有泡沫状巨噬细胞的栅栏 巨大异物型和 Touton 巨细胞	硬丘疹和斑块好发于眶周区域(其他部位罕见) 80% 为 IgG 副蛋白血症
上皮样肉瘤	肿瘤细胞栅栏(非巨噬细胞)围绕着中央坏死区;IHC可用于确定细胞为肿瘤细胞(即 CD34+,细胞角蛋白+等),而不是巨噬细胞(后者会表达 CD68) 浅层区域细胞的异型性可以很轻微	斑块或结节,有时为溃疡 年轻人的四肢远端为特征性的发病部位
猫抓病 汉赛巴尔通体	巨噬细胞和淋巴细胞围绕中央脓肿和坏死碎屑形成栅栏状 棒状细菌可以用 Warthin-Starry 银染法来鉴定 可存在于巨噬细胞内,或游离于脓腔内	猫抓伤的部位出现结痂性丘疹或结节 约两周后发生淋巴结肿大/淋巴腺炎 只有约 1% 的病例发生全身症状
性病淋巴肉芽肿 沙眼衣原体	表皮正常或溃疡 弥漫的化脓性混合性肉芽肿浸润 细胞内微生物为吉姆萨染色阳性的球形小体	多发的疱疹样生殖器溃疡 明显的近卫淋巴结肿大
深部真菌感染	见表 6.3	见表 6.3

IHC:immunohistochemistry,免疫组化。

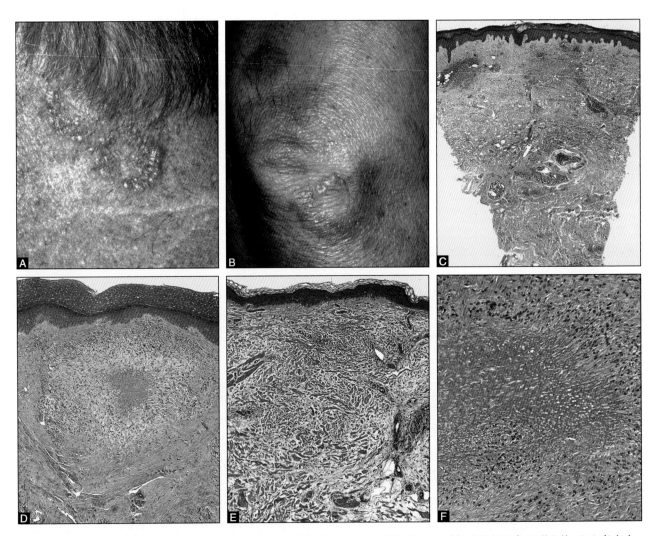

图 6.29　A ~ F:环状肉芽肿。(A)颈部光滑的粉红色皮肤丘疹融合成环形斑块;(B)肘部光滑的红色环形斑块;(C)真皮内有散在的栅栏样肉芽肿,由巨噬细胞围绕中央变性的胶原区构成。注意,肉芽肿之间的真皮是正常的(与类脂质渐进性坏死对比);(D)成熟的皮损,栅栏状结构具有特征性;(E)早期病变,皮损小而不连续,主要表现为真皮内巨噬细胞的浸润,常伴有一些黏蛋白。一些学者将此称为环状肉芽肿的"不完全性"或"间质性"的形式;(F)深在型环状肉芽肿往往在真皮深层和皮下组织内有较大的栅栏状肉芽肿。鉴别诊断常包括类风湿结节、深部感染,某些情况下还有上皮样肉瘤

间质性/不完全性环状肉芽肿

- 早期病变(常被称为环状肉芽肿的"间质性"或"不完全性"的形式)没有形成完整的栅栏状肉芽肿,而是表现为巨噬细胞更随意的分布,伴有细胞外黏液物质的少量聚集。
- 此型的鉴别诊断可包括 IGD(见下文)。

深在型环状肉芽肿 Deep Granuloma Annulare

- "深在型"环状肉芽肿发生于皮下组织,好发于儿童,发病部位往往位于四肢、臀部和头皮;肉芽肿通常形状完整,可以非常类似类风湿结节。

类脂质渐进性坏死 Necrobiosis Lipoidica

▌诊断标准

- 黄色斑块,常位于小腿(图6.30A)。
- 遍及整个真皮的肉芽肿性炎症(常延伸到皮下组织)(图6.30B)。
- 栅栏状的巨噬细胞、淋巴细胞和浆细胞与变性的胶原区平行于表皮而定向分布(图6.30C)。

▌鉴别诊断

- 环状肉芽肿。
- 其他栅栏状肉芽肿。

▌诊断难点

- 某些皮损有血管炎,可被误诊为各种类型的血管炎。

▌诊断要点

- 至少三分之二的类脂质渐进性坏死的患者患有糖尿病。
- 整个真皮层弥漫性受累(正常的真皮内无"岛"),许多情况下这可以帮助排除环状肉芽肿。

渐进性坏死性黄色肉芽肿 Necrobiotic Xanthogranuloma(图6.31A~C)

▌诊断标准

- 坚硬的丘疹、结节或斑块,发生于 IgG 副蛋白血症患者。
- 宽的肉芽肿性炎症区,有充满脂质的"泡沫细胞"、多核巨细胞和胆固醇裂隙。

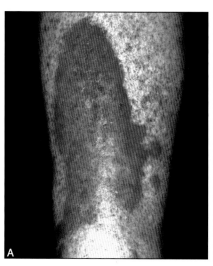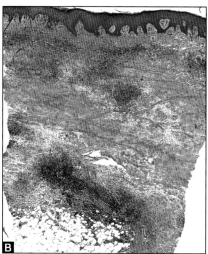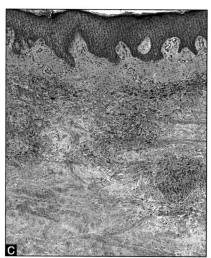

图6.30 A~C:类脂质渐进性坏死。(A)胫部巨大的橙黄色、略萎缩的斑块;(B)已形成的皮损,其整个真皮层发生改变(硬化、炎症或两者兼具),改变延伸到皮下组织。与环状肉芽肿不同,类脂质渐进性坏死没有一处真皮是正常的;(C)类脂质渐进性坏死的栅栏状结构与环状肉芽肿相比通常不太明显。其真皮由混合性肉芽肿性炎症及变性或硬化的胶原水平分层占据,呈现"分层蛋糕"的外观

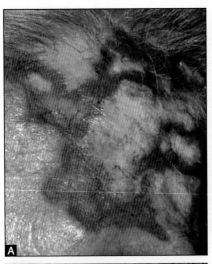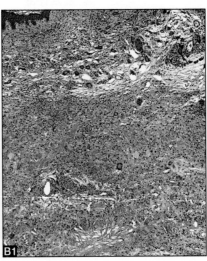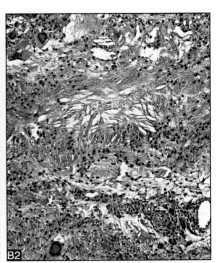

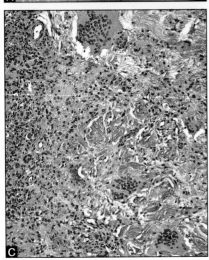

图 6.31　A ~ C:渐进性坏死性黄色肉芽肿。(A)前额上可见有橙红色边缘的扩张性斑块,中央萎缩褪色;(B)真皮内存在混合性肉芽肿浸润。细胞外脂质形成的裂隙为特征性的表现(脂质本身在组织处理过程中溶解,只留下裂缝样的间隙);(C)巨细胞往往比其他肉芽肿性浸润中的巨细胞大很多;它们的核通常为数众多,细胞质可有不规则的狭长或有角的轮廓

鉴别诊断
- 类脂质渐进性坏死。
- 感染原因导致的化脓性肉芽肿性炎症。

诊断难点
- 某些情况下,特征性的泡沫样细胞和胆固醇裂隙很少。

诊断要点
- 眶周是最常见的病损部位;但躯干和四肢也可以出现损害。
- 充满脂质的泡沫细胞、有泡沫状胞质的多核巨细胞(Touton 巨细胞)及与胆固醇裂隙相关的异物型巨细胞对渐进性坏死黄色肉芽肿来说相当特异,几乎不需要考虑其他的鉴别诊断。

- 几乎所有的患者都有 IgG 副蛋白血症,其中一些人骨髓中可能含有浆细胞团块,但实际上很少有人患有浆细胞恶性肿瘤(骨髓瘤)。
- 扁平黄瘤可能会有一些重叠的特征,也可能是一种与本病密切相关的疾病。

类风湿结节 Rheumatoid Nodule(图 6.32A ~ D)

诊断标准
- 关节周围或足部的结节。
- 真皮深层或皮下的栅栏状肉芽肿,中央区域有嗜酸性纤维素样物质。

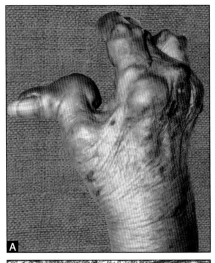 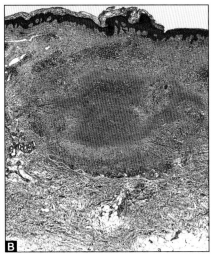 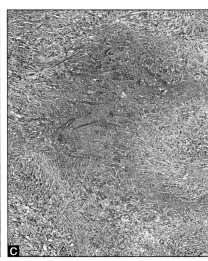

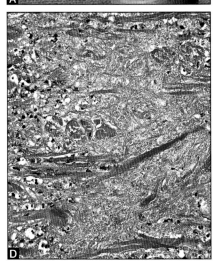

图6.32 A～D:类风湿结节。（A）大的无触痛的皮下结节,位于残毁性的类风湿性关节炎患者的手上;（B）类风湿结节的肉芽肿往往形成良好,有明显的栅栏样结构和中央宽的变性胶原区;（C）肉芽肿的中心往往由鲜红的嗜酸性变性胶原所占据;（D）一些肉芽肿中常常可以发现部分完整的胶原束

■ 鉴别诊断
- 深在型环状肉芽肿。
- 风湿热结节。
- 感染原因导致的化脓性肉芽肿性炎症。
- 上皮样肉瘤。

■ 诊断难点
- 无论解剖位置还是组织病理学表现,上皮样肉瘤均类似类风湿结节。
- 深在型环状肉芽肿含有的嗜酸性物质较嗜碱性物质更多,因此与类风湿结节表现相似或相同。

■ 诊断要点
- 临床表现常常有助于区别类风湿结节和深在型环状肉芽肿。

嗜中性/化脓性皮炎模式(表6.7)

节肢动物和蜘蛛叮咬反应 Arthropod and Arachnid Bite Reactions

■ 诊断标准
- 红色丘疹或结节,常有表皮脱落(节肢动物叮咬)或溃疡(蜘蛛叮咬)。
- 含有嗜酸性粒细胞的混合性皮肤炎症,通常在浅层和深层都存在,常楔形分布(图6.33A和B)。
- 表皮往往海绵水肿,有时有溃疡(在叮咬部位)。
- 变性的胶原。
- 显著的真皮水肿,继发性血管炎,蜘蛛叮咬可发生坏死。

■ 鉴别诊断

节肢动物叮咬

- 其他原因导致的过敏反应(药物反应、病毒疹等)。
- 淋巴瘤样丘疹病。

蜘蛛咬伤

- 坏疽性脓皮病。
- 蜂窝织炎。
- 原发性血管炎。

■ 诊断难点

- 除非昆虫部分残留在活检皮肤里,否则无法确诊。
- 叮咬反应可能含有数量众多的 CD30+ 大细胞——这不应被过度解读为淋巴瘤样丘疹病的证据。

■ 诊断要点

- CD30+ 大淋巴细胞在叮咬反应中很常见,甚至呈簇状或群集。
- 变性的胶原(胶原束有"绒毛状"模糊的边缘,由无定型纤维素样物质或嗜碱性物质包围)对叮咬反应是一条有用的线索(图 6.33B)。
- 其他线索包括真皮内楔形炎症浸润和表皮内海绵水肿形成水疱。

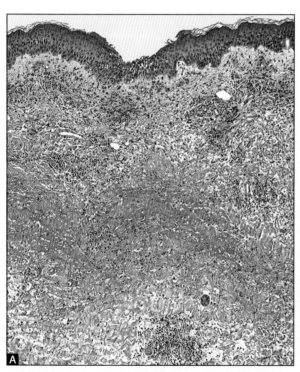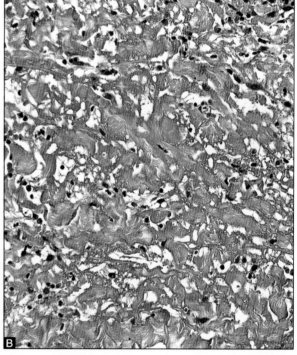

图 6.33　A 和 B:节肢动物叮咬反应。(A)除了混合性炎症外,常见于许多节肢动物/蜘蛛叮咬反应的一个特征是嗜碱性变性物质的条带;(B)大量嗜酸性粒细胞是节肢动物叮咬的一条线索

表 6.7　嗜中性/化脓性皮炎模式

疾病	组织病理学线索	临床
Sweet 综合征	真皮内弥漫性中性粒细胞浸润,有白细胞破碎和程度不等的表皮下水肿 微生物缺乏 Sweet 综合征中嗜中性浸润的密度比蜂窝织炎更大 溃疡在坏疽性脓皮病中很典型,但罕见于 Sweet 综合征	有感染、恶性肿瘤(通常为白血病或淋巴瘤)、慢性疾病(如炎性肠病)的临床病史,或者使用某些药物[如米诺环素、磺胺、G-CSF(非格司亭)] 与坏疽性脓皮病相比,全身症状——发热、关节痛、肌痛、头痛、全身乏力很常见 淡红斑至紫色斑块、结节或大疱 外周血中性粒细胞计数升高、血沉升高支持诊断

疾病	组织病理学线索	临床
皮肤白血病	真皮内不典型细胞弥漫性浸润,特征性地包绕单个胶原束,胶原变性很少 不典型或不成熟外观的髓系细胞或母细胞性淋巴细胞	许多患者有白血病病史 某些药物(尤其是免疫调节药物)能产生几乎相同的反应
坏疽性脓皮病	表皮溃疡覆盖于真皮之上,真皮内被弥漫的嗜中性浸润所占据,浸润可延伸至邻近完整的表皮("穿凿性"炎症) 可类似于其他嗜中性皮肤病,如白细胞碎裂性血管炎、发生特征性溃疡之前的化脓性毛囊炎	溃疡性疼痛性红色丘疹或结节,发展出紫色隆起的边缘 针刺反应具有特征性(但不特异) 与 Sweet 综合征相比,不太可能有全身症状
白塞氏病	化脓性毛囊炎、血管炎、角质层下脓疱、溃疡、真皮弥漫性嗜中性浸润	复发性口腔溃疡 复发性生殖器溃疡 葡萄膜炎 结节性红斑,丘疹脓疱性皮损或痤疮样(化脓性毛囊炎)损害 针刺试验阳性
类风湿性嗜中性皮炎	真皮弥漫性嗜中性浸润	有类风湿性关节炎的临床病史 丘疹、结节、斑块,好发于伸侧和颈部 必须仔细排除感染,因为许多患者都使用过糖皮质激素;分枝杆菌感染尤其常见 类风湿性关节炎患者也常发生坏疽性脓皮病
与肠道相关的嗜中性皮炎	浸润(中性粒细胞)主要为浅层真皮局灶性浸润 在 Sweet 综合征中,有真皮乳头水肿 通常并不像坏疽性脓皮病那样形成溃疡,但两者有许多其他共同特点	有胃肠疾病(如溃疡性结肠炎)、肝脏疾病、空肠回肠旁路术或比尔罗特Ⅱ式手术的临床病史 多达20%的患者有空肠回肠旁路
蜂窝组织炎/丹毒 A 组链球菌 化脓性链球菌 金黄色葡萄球菌 流感嗜血杆菌	蜂窝织炎:真皮水肿和脓肿形成 丹毒:明显的真皮水肿,淋巴管扩张,有时表皮下形成水疱	蜂窝织炎: 触痛的水肿性红斑 丹毒: 成人常由化脓性链球菌(乙型溶血性链球菌)所致 儿童中:A 组链球菌、金黄色葡萄球菌、流感嗜血杆菌 红斑变成水肿性,常有扇形边界 可能发生水疱,有的变成血疱
臁疮 金黄色葡萄球菌 化脓性链球菌 坏疽性臁疮 假单胞菌(败血症)	溃疡,有时有可辨认的微生物,覆盖在真皮弥漫性嗜中性浸润之上 广泛的表皮坏死和真皮梗死;炎症浸润稀疏,由淋巴细胞和中性粒细胞围绕血管组成 真皮内可见革兰氏阴性杆菌(HE 染色下呈淡蓝色,棒状;革兰氏染色下呈鲜红色)	孤立或单个的结痂性溃疡,常位于四肢 常有播散性大疱和坏死性溃疡 患者危重常由假单胞菌败血症所致;往往致命

疾病	组织病理学线索	临床
化脓性毛囊炎 金黄色葡萄球菌	中性粒细胞和坏死性炎症碎片围绕着毛囊 毛囊内革兰氏阳性球菌 毛囊由细菌和坏死性炎症碎片填充,最终导致破裂和弥漫的真皮炎症,常有角蛋白碎片	以毛囊为中心的脓疱和结节
非典型分枝杆菌感染	见表6.5	
暗色丝孢霉病 甄氏外瓶霉 皮炎外瓶霉 瓶霉属	真皮深层或皮下组织内囊肿样腔或脓肿 某些情况下为混合性肉芽肿和化脓性浸润 碎片或异物常很明显 棕褐色的有隔菌丝和酵母(但不是着色真菌病的硬化的"枸杞小体")	结痂性斑块和结节,有时呈孢子丝菌病样播散 缺少引流的窦道,这种窦道可在足菌肿病出现
杆菌性血管瘤病 汉赛巴尔通体(Bartonella henselae) 五日热巴尔通体(Bartonella quintana)	类似化脓性肉芽肿或水肿的肉芽组织 假上皮瘤样增生 无定型的嗜碱性或双染物质(含有微生物,为革兰氏阴性杆菌) 微生物往往数量众多,HE染色下即可见到	类似化脓性肉芽肿的丘疹和结节,常呈群分布 可出现蒂 大部分病例发生于免疫功能低下者 HIV患者是最常见的发病人群 偶发于白血病或与器官移植相关的免疫低下的患者

Sweet 综合征(急性发热性嗜中性皮肤病) Sweet's Syndrome (Acute Febrile Neutrophilic Dermatosis)(图 6.34A~D)

▌诊断标准

- 感染、恶性肿瘤(通常为白血病或淋巴瘤)、慢性疾病(如炎性肠病)或使用某些药物的临床病史(见下文)。
- 触痛性红斑到紫色斑块、结节或大疱。
- 外周血中性粒细胞计数升高,血沉升高。
- 真皮内弥漫性中性粒细胞浸润,有白细胞破碎和程度不等的表皮下水肿。
- 无微生物。

▌鉴别诊断

- 白细胞碎裂性血管炎。
- 细菌性蜂窝织炎。
- 皮肤白血病。
- 间质肉芽肿性皮炎。
- 疱病(存在大疱时)。
- 蜂窝织炎及其他感染。
- 坏疽性脓皮病、短肠综合征和类风湿性嗜中性皮炎。

▌诊断难点

- 某些情况下,血管周围中性粒细胞数量最多,可类似白细胞碎裂性血管炎。
- 皮肤白血病可能难以排除,尤其是当白血病患者发生 Sweet 综合征时。
- 中性粒细胞浸润偶尔延伸至表皮,可形成溃疡或水疱(大疱性 Sweet 综合征),类似疱病或坏疽性脓皮病。

▌诊断要点

- Sweet 综合征中中性粒细胞浸润密度常比蜂窝织炎大。
- 全身症状,如发热、关节痛、肌痛、头痛和全身乏力,比坏疽性脓皮病常见。
- 溃疡在坏疽性脓皮病中很典型,但罕见于 Sweet 综合征。
- 高达40%的病例可能与淋巴造血系统恶性肿瘤相关。
- 常存在外周血中性粒细胞计数升高和血沉增快,这一点强烈支持诊断。
- 与 Sweet 综合征相关的药物包括米诺环素、甲氧苄啶磺胺甲噁唑、全反式维 A 酸和粒细胞集落刺激因子。

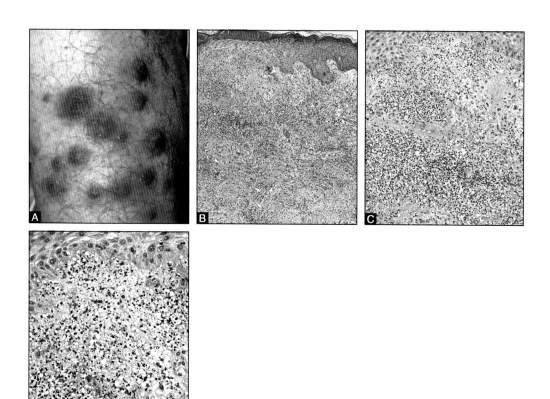

图 6.34　A～D:Sweet 综合征。(A)急性髓性白血病患者的上臂潮红结痂的斑块;(B)有轻度的真皮乳头水肿和真皮内中性粒细胞弥漫性浸润;(C)部分区域表现类似于白细胞碎裂性血管炎,但在 Sweet 综合征中,中性粒细胞不局限于血管周围区域;(D)很多区域有显著的白细胞破碎的碎片

坏疽性脓皮病 Pyoderma Gangrenosum(图 6.35A～C)

▌诊断标准

- 溃疡性疼痛性红色丘疹或结节,可发展出紫色隆起的边缘。
- 表皮溃疡覆盖在中性粒细胞弥漫性浸润的真皮之上,浸润延伸至相邻完好的表皮(穿凿性炎症)。

▌鉴别诊断

- Sweet 综合征。
- 化脓性毛囊炎及蜂窝织炎。
- 白塞氏病。
- 白细胞碎裂性血管炎。

▌诊断难点

- 许多情况下,坏疽性脓皮病无法通过病理特征与其他嗜中性皮病相鉴别。
- 早期皮损中,炎症可集中于毛囊,类似脓疱或化脓性毛囊炎。
- 在溃疡发生之前,其特征可能很难与 Sweet 综合征或白细胞碎裂性血管炎相鉴别。

▌诊断要点

- 最好通过临床来诊断,但组织病理可有助于排除其他原因,如感染导致的嗜中性浸润。
- 针刺反应——对外伤的反应(如活检),皮损出现或扩大是坏疽性脓皮病的特性(但并不特异)。
- 虽然同 Sweet 综合征一样,坏疽性脓皮病往往与基础疾病,如白血病/淋巴瘤、炎性肠病或类风湿性关节炎相关,但通常缺乏全身症状(关节痛、全身乏力等)。

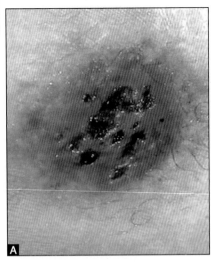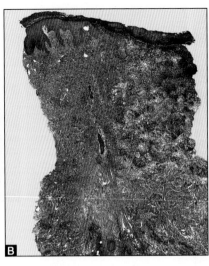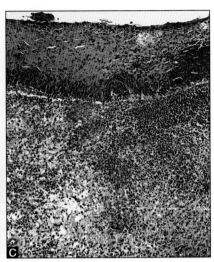

图 6.35　A～C:坏疽性脓皮病。(A)炎性肠病患者的腿部有潜行性紫色边缘的筛状溃疡;(B)从溃疡边缘活检证明了真皮内弥漫性炎症;(C)同 Sweet 综合征一样,中性粒细胞常占主导地位

白塞氏病 Behcet's Disease

▍诊断标准

- 为达到临床诊断,要求:
  - 复发性口腔溃疡。
  - 下述条件满足两个或两个以上:
    - 复发性生殖器溃疡;
    - 葡萄膜炎;
    - 结节性红斑、丘疹脓疱性皮损或痤疮样(化脓性毛囊炎)皮损;
    - 针刺试验阳性。
- 病理结果是非特异性的,包括化脓性毛囊炎、血管炎、角质层下脓疱、溃疡和真皮弥漫性嗜中性浸润。

▍鉴别诊断

- 毛囊炎。
- 多种类型的感染。
- 其他原因引起的白细胞碎裂性血管炎。
- 其他嗜中性/化脓性皮肤病(如 Sweet 综合征、坏疽性脓皮病)。

▍诊断难点

- 组织病理学特征不特异。
- 白塞氏病的溃疡或其他皮损继发感染可被误诊为感染性疾病。

▍诊断要点

- 明确诊断的唯一方法是通过临床特点判断。
- 除了口腔和生殖器溃疡,丘疹脓疱性损害是其最常见的皮肤表现。
- 针刺反应——在轻微的外伤(如注射)部位发生无菌性脓疱是一条重要的、但非特异性的诊断线索。

类风湿性嗜中性皮病 Rheumatoid Neutrophilic Dermatosis

▍诊断标准

- 类风湿性关节炎的临床病史。
- 丘疹、结节和斑块,好发于伸侧和颈部。
- 真皮内嗜中性浸润。
- 无微生物(可能需要组织培养)。

▍鉴别诊断

- 毛囊炎。
- 感染(尤其是分枝杆菌)。
- 其他嗜中性/化脓性皮肤病(如 Sweet 综合征、坏疽性脓皮病)。

▍诊断难点

- 组织病理学特点是非特异的。
- 必须仔细排除感染,因为许多患者应用了糖皮质激素;分枝杆菌感染可能特别常见。
- 类风湿性关节炎患者可发展为坏疽性脓皮病。

诊断要点

- 临床特点对明确诊断是必需的。
- 既有坏疽性脓皮病又有类风湿性嗜中性皮病的患者已有报道,提示这些嗜中性皮病可以形成一个病谱。

间质性肉芽肿性皮炎和栅栏状中性粒细胞肉芽肿性皮炎 Interstitial Granulomatous Dermatitis (IGD) and Palisaded Neutrophilic Granulomatous Dermatitis (PNGD)

诊断标准

- 间质性肉芽肿性皮炎(IGD)和栅栏状中性粒细胞肉芽肿性皮炎(PNGD)可能是与免疫复合物沉积反应相关的一个病谱。
- 两者均与许多疾病有关,包括很多自身免疫性疾病(特别是类风湿性关节炎,但事实上还包括其他疾病)、恶性肿瘤和感染。
- 两者有不同的临床表现,间质肉芽肿性皮炎有条索状皮损[即所谓的"绳索征(the rope sign)"]、斑块或丘疹。
- 组织学特征因临床表现不同而各异,IGD和/或PNGD足以描述绝大部分组织病理学特征。

- 间质肉芽肿性皮炎:胶原束间被巨噬细胞的浸润所包围,有时混有其他类型的炎症细胞,如嗜酸性粒细胞和中性粒细胞;胶原变性相对不明显(图6.36A和B)。
- 栅栏状中性粒细胞肉芽肿性皮炎:巨噬细胞和其他炎性细胞可形成"栅栏",包围嗜碱性变性的胶原区(图6.37A)。
- 某些情况下,两者均可能含有白细胞碎裂性血管炎(图6.37B)。

鉴别诊断

- 间质性环状肉芽肿。
- 间质肉芽肿性药疹。
- 坏疽性脓皮病。
- Sweet综合征。
- 类风湿性嗜中性皮病。

诊断难点

- 某些情况下,血管炎在病理图像中非常明显。
- 某些IGD病例几乎与间质性/不完全的环状肉芽肿完全相同。
- 间质肉芽肿性皮炎可能难以或无法与间质性肉芽肿性药疹相鉴别,特别是当后者发生于应用药物治疗IGD相关性疾病之后。

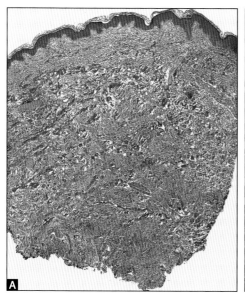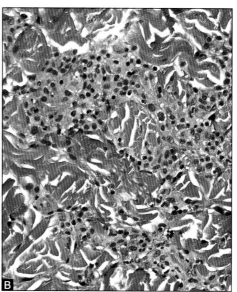

图6.36 A和B:间质肉芽肿性皮炎。(A)巨噬细胞浸润占据真皮;(B)巨噬细胞围绕相对完整的胶原束。某些情况下,伴有中性粒细胞或本例中伴有嗜酸性粒细胞

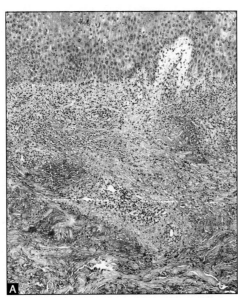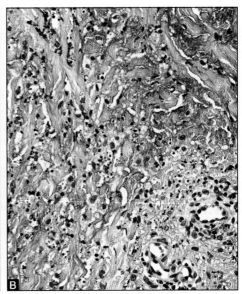

图 6.37　A 和 B:栅栏状中性粒细胞肉芽肿性皮炎。(A)真皮胶原有嗜碱性变性,伴有白细胞破碎的碎片;(B)某些区域类似白细胞碎裂性血管炎,但细胞碎片和嗜碱性变性的胶原分布于整个真皮。不同的是:间质肉芽肿性皮炎通常不累及真皮乳头,而栅栏状中性粒细胞肉芽肿性皮炎常累及真皮全层,并且可以延伸到皮下组织

诊断要点
- 由于组织病理学范围太宽,多数情况下临床病史是必不可少的。
- 由于 IGD 和 PNGD 与相同的基础疾病相关,它们之间的鉴别通常没有重要的临床意义。

胃肠相关性嗜中性皮病(短肠综合征)Gastro-intestinal Associated Neutrophilic Dermatosis (Bowel-Bypass Syndrome)(图 6.38A ~ C)

诊断标准
- 胃肠疾病(如溃疡性结肠炎)、肝脏疾病、空肠回肠旁路术、或比尔罗特Ⅱ手术的临床病史。
- 嗜中性皮肤病。

鉴别诊断
- 坏疽性脓皮病。
- Sweet 综合征。
- 类风湿性嗜中性皮病。

诊断难点
- 某些情况下,血管炎很显著。
- 当溃疡形成时,与坏疽性脓皮病相鉴别是不可能的。

诊断要点
- 大多数皮损不出现坏疽性脓皮病那样进展的溃疡。
- 坏疽性脓皮病和胃肠相关性嗜中性皮病可能代表同一个病谱中的一部分,在有广泛重叠的情况下鉴别两者是武断的。
- 多达20%的空肠回肠旁路术患者发生该病。

化脓性汗腺炎 Hidradenitis Suppurativa(表 6.3)

诊断标准
- 腋窝、腹股沟和生殖器(含有顶泌腺的区域)慢性复发性化脓性炎症的临床病史。
- 被覆鳞状上皮的线性窦道从滤泡上皮延伸出来(图 6.39A 和 B)。
- 化脓性炎症/脓肿形成及纤维化。

鉴别诊断
- 毛囊炎。
- 深部真菌感染或细菌感染。

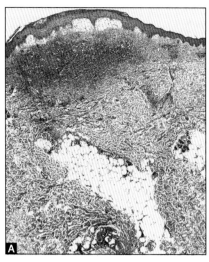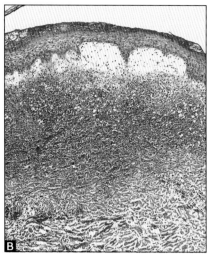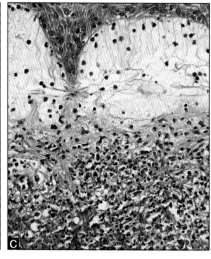

图6.38　A～C:胃肠相关性嗜中性皮病。(A)此活检从胃肠旁路术后患者发生的皮损处取材;(B)主要为真皮浅层局灶性浸润;(C)同 Sweet 综合征一样,有真皮乳头水肿和中性粒细胞为主的浸润

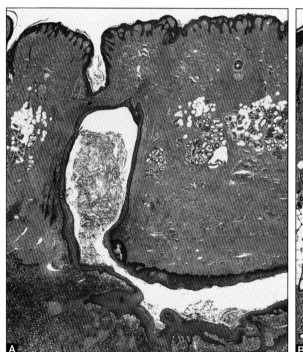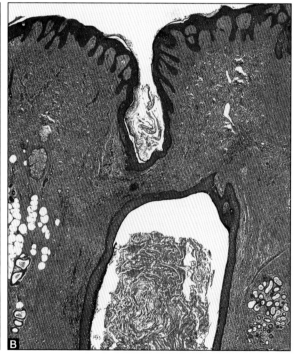

图6.39　A 和 B:化脓性汗腺炎。(A)大量窦道的产生是特征性的;(B)窦道被覆鳞状上皮呈线状分布,还经常被肉芽组织包绕

■ 诊断难点

- 几乎所有皮损都继发感染,通常由多种类型的微生物所致,在没有典型的慢性复发性病史时,很难与原发的感染性疾病相鉴别。

■ 诊断要点

- 发病机制仍不明确;有人认为是顶泌腺原发的炎症,但也有人认为疾病起源于毛囊闭锁。

- 临床表现通常本身即有诊断价值;活检很少进行,但手术切除受累皮肤依然是一个常见的治疗方法。

感染导致的弥漫性化脓性/嗜中性皮炎

杆菌性血管瘤病 Bacillary Angiomatosis

- 汉赛巴尔通体（Bartonella henselae）或五日热巴尔通体（Bartonella quintana）。
- 血管瘤样丘疹。
- 病理类似分叶状毛细管血管瘤（化脓性肉芽肿），有时在 HE 染色下可见紫色的细菌团块。
- Warthin-Starry 染色法可以突显杆菌。

巴尔通体病（秘鲁疣）Bartonellosis（Verruga Peruana）

- 杆菌状巴尔通体。
- 血管瘤样丘疹。
- Warthin-Starry 染色和/或吉姆萨染色阳性杆菌。
- 内皮细胞中 Rocha-Lima 小体。
- 类似分叶状毛细管血管瘤（化脓性肉芽肿）。

葡萄状菌病（细菌性假真菌病）Botryomycosis（Bacterial Pseudomycosis）

- 深部细菌感染可能由多种细菌导致，最常见的是金黄色葡萄球菌，也有假单胞菌、大肠杆菌、变形杆菌和链球菌（图 6.40A）。
- 如足菌肿一样，其表现为含有颗粒的有引流窦道的结节，颗粒常出现 Splendore-Hoeppli 现象；嗜碱性细菌被含有 IgG 和 C3 的嗜酸性玻璃样基质包围（图 6.40B）。

中毒性休克综合征 Toxic Shock Syndrome

- 金黄色葡萄球菌。
- 发热的败血病患者出现红皮病、褶皱部位重，有脱屑。
- 簇状坏死的角质形成细胞及其下真皮嗜中性浸润。
- 无微生物。

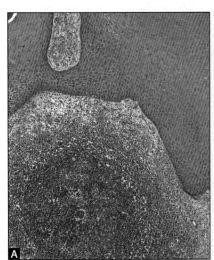
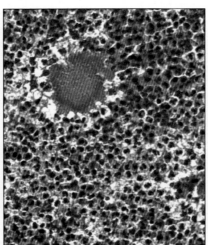
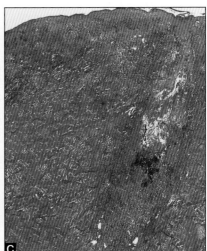
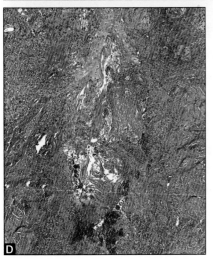

图 6.40　A～D：葡萄状菌病。（A）低倍镜下外观类似于深部真菌感染，有假上皮瘤样增生和真皮脓肿；（B）颗粒显示 Splendore-Hoeppli 现象，嗜碱性细菌被含有免疫球蛋白的嗜酸性玻璃样基质包围，是一个共同的特点（与足菌肿类似）；（C）化脓性毛囊炎。真皮内有以毛囊为中心的混合性炎症浸润；（D）无定形的嗜碱性物质由细菌和炎细胞碎片组成

- 与葡萄球菌性烫伤样皮肤综合征不同,中毒性休克可累及成人和儿童,亦可发生于有免疫力的成年人。

化脓性毛囊炎/疖 Suppurative Folliculitis/Furunculosis

- 金黄色葡萄球菌。
- 以毛囊为中心的脓疱和结节。
- 毛囊内革兰氏阳性球菌。
- 毛囊被细菌和坏死性炎症碎片撑大,最终导致破裂和真皮内弥漫性炎症(图6.40C和D)。

臁疮 Ecthyma

- 金黄色葡萄球菌和化脓性链球菌是最常见的致病菌。
- 孤立的或单个的结痂性溃疡,常位于四肢。
- 溃疡覆盖于真皮弥漫性嗜中性浸润之上,有时有可识别的微生物。

坏疽性臁疮 Ecthyma Gangrenosum

- 常表现为播散性大疱和坏死性溃疡,出现于绿脓杆菌败血症的危重患者中(通常是致命的)。
- 伴真皮梗死形成的广泛的表皮坏死;血管周围淋巴细胞和中性粒细胞的炎症浸润是稀疏的。
- 真皮内可见革兰氏阴性杆菌(HE染色下为淡蓝色棒状,革兰氏染色下为鲜红色)。

丹毒/蜂窝织炎 Erysipelas/Cellulitis

- 金黄色葡萄球菌和化脓性链球菌最常见。

- 与蜂窝织炎不同,"丹毒"这一术语用于有更多的真皮水肿和淋巴管扩张,有时形成表皮下水疱的病例。

非典型分枝杆菌感染 Atypical Mycobacterial Infections

- 由海分枝杆菌、堪萨斯分枝杆菌、偶发分枝杆菌、龟分枝杆菌、鸟胞内分枝杆菌和溃疡分枝杆菌引起。
- 早期病变主要为坏死及脓肿形成,在已形成的感染上可进展为肉芽肿性炎症(表6.7)。

弥漫性组织细胞皮炎模式(表6.8)

幼年黄色肉芽肿及成人黄色肉芽肿 Juvenile Xanthogranuloma (JXG) and Adult Xanthogranuloma

- 黄棕色或肉色丘疹或结节(有时模仿斯皮茨痣或肥大细胞增多症)(图6.41A)。
- 泡沫状、嗜酸性或胞浆有空泡的三种不同形态的组织细胞聚集,混杂着梭形细胞和Touton巨细胞或异物巨细胞、淋巴细胞、中性粒细胞及嗜酸性粒细胞(图6.41B和C)。
- 当嗜酸性粒细胞数量多时,应排除朗格汉斯细胞组织细胞增生症(如有必要使用CD1a检测)。
- 黄色肉芽肿发生于儿童及婴幼儿的常被称为"幼年"黄色肉芽肿(JXG)。

表6.8 弥漫性组织细胞浸润

疾病	组织病理学线索	组织化学染色	临床
组织胞浆菌病 组织胞浆菌 荚膜变种	巨噬细胞弥散成片,泡沫状胞质中含有小的圆形或卵圆形酵母,常被清晰的晕包围(假包膜)	GMS (PAS往往为阴性)	黏膜溃疡、皮肤结节、斑块 常通过吸入鸟粪污染的尘土染病;开始通常无症状 播散性疾病有肝脾肿大、贫血、脑膜炎 美国东南部和中西部地方流行
青霉病 马尔尼菲青霉	巨噬细胞混合淋巴细胞,呈弥散性浸润 类似组织胞浆菌病,但微生物表面有芽和隔膜形成	GSM PAS	脐凹形丘疹(类似传染性软疣)和/或硬斑块 发热、消瘦、淋巴结肿大常见
瘤型麻风 麻风杆菌	含有微生物聚集物的泡沫状巨噬细胞("麻风球")	AFB/Fite染色	光滑的斑片、斑块或结节 某些病例中,患者有狮面外观

皮肤病理鉴别诊断彩色图谱

疾病	组织病理学线索	组织化学染色	临床
利什曼病 利什曼原虫属	某些情况下可存在真皮弥漫的组织细胞浸润(而不是散在的肉芽肿) 泡沫状巨噬细胞内含有微生物(无鞭毛体),后者往往聚集在细胞质的外围["天幕征"(marquee sign)]	吉姆萨染色细胞核为紫色,动基体为红色至紫色	由不同种类的利什曼原虫引起(单细胞寄生虫) 旧世界皮肤类型:由热带利什曼原虫、硕大利什曼原虫和埃塞俄比亚利什曼原虫引起,在中东、非洲、亚洲和地中海地区流行 乡村(潮湿)型:6个月内自愈的溃疡性丘疹 城市(干燥)型:面部孤立性结节;持续数年 新世界皮肤和黏膜型:巴西利什曼原虫和热带利什曼原虫 黑热病是内脏利什曼病;皮肤表现非常罕见,但在感染部位偶尔发生丘疹或结节 黑热病后皮肤利什曼病发生斑疹、疣状丘疹或结节,通常出现于面部,黑热病治疗后发生,病程可长达10年之久
软化斑	含有大量颗粒状嗜酸性胞质的组织细胞弥漫成片(von Hansemann细胞) 胞质内有软斑小体M-G小体(片层状钙化嗜碱性小体)	M-G小体 von Kossa 钙染色、PAS染色、有时Perl铁染色为强染色。	软斑块、结节、窦道或息肉样损害 皮损常发生于生殖器周围或神经束膜周围 可由多种细菌引起,但大肠杆菌是最常见的致病菌
鼻硬结病 鼻硬结克雷白氏杆菌	巨噬细胞胞质清或有空泡,内含微生物("Mickulicz细胞") 浆细胞显著	Warthin-Starry 染色突显了细胞内杆菌	最常累及鼻及口腔黏膜 非洲、亚洲和拉丁美洲部分地区流行 肿胀的黏膜层有脓性分泌物
黄瘤和黄色肉芽肿	有泡沫状胞浆的组织细胞弥漫成片 黄色肉芽肿内含有Touton结构的多核细胞	CD68+ S100-	黄色或褐色丘疹
Rosai-Dorfman病	泡沫状胞浆的巨噬细胞混合有浆细胞和淋巴细胞 组织细胞、淋巴细胞、浆细胞和中性粒细胞密集的弥漫性或结节性浸润 嗜酸性粒细胞罕见或完全缺乏(有助于排除朗格汉斯细胞组织细胞增生症)	S100- CD1a- 电镜下无伯贝克颗粒	红至黄红色斑片或斑块;可以多发或孤立,系统性或局限于皮肤 系统性疾病有巨大淋巴结肿大

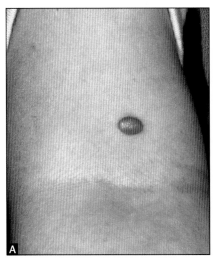
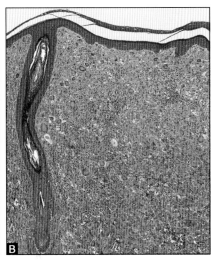
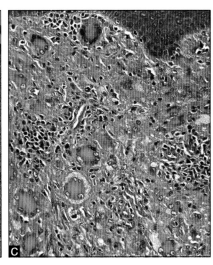

图6.41 A~C:幼年黄色肉芽肿。(A)10个月的男孩前臂上光滑的圆顶状黄粉色无痛性结节;(B)真皮由紧密堆积的巨噬细胞和大量的多核巨细胞填充;(C)有环状胞核及细胞质外侧边缘形成空泡的细胞(Touton巨细胞)为其特性

- 病理特征通常与其他黄色肉芽肿相同。
- 良性头部组织细胞增生症可能是JXG的一种形式,为出现于婴儿或幼儿额部和脸颊(可能累及其他部位)的红斑性丘疹,由有嗜酸性胞浆的组织细胞、泡沫细胞及多核巨细胞组成,后者见于长期持续性皮损中(图6.41A~C)。

网状组织细胞瘤和多中心网状组织细胞瘤 Reticulohistiocytoma and Multicentric Reticu-lohistiocytosis

图6.42A和B示网状组织细胞瘤。
- 网状组织细胞瘤。
- 一个或数个丘疹(网状组织细胞瘤),最常发生于面部、耳和手。
- 多中心网状组织细胞增多症。
- 与破坏性关节炎(残毁性关节炎)和间歇热相关的播散性损害。
- 两种类型均多见于女性。
- 两种损害均由含有细小的嗜酸性颗粒状细胞质的组织细胞("毛玻璃样细胞质")组成,其中一些是多核的,且PAS染色阳性(图6.42B)。

播散性黄瘤病 Xanthoma Disseminatum

- 青中年人发生的一种罕见疾病,有红色或黄色的丘疹结节和斑块(图6.43A)。
- 组织病理学表现类似于黄色肉芽肿,真皮内有淡粉色胞质的组织细胞的聚集,偶有泡沫细胞、多核细胞、浆细胞及其他炎症细胞(图6.43B)。

泛发性发疹性组织细胞增生病 Generalized Eruptive Histiocytosis

图6.44A和B示发疹性黄瘤。
- 非常罕见的疾病,对称性成批出现黄褐色至红色小斑丘疹,发疹呈泛发性(图6.44A)。
- 组织细胞有嗜酸性胞浆,无其他组织细胞增生病的泡沫状胞浆。

进行性结节性组织细胞增生病 Progressive Nodular Histiocytosis

- 非常罕见的疾病,表现为大量丘疹,由含有嗜酸性胞浆的略呈梭形的组织细胞构成边界清晰的团块,并偶见泡沫状黄瘤细胞及Touton巨细胞。

黄瘤 Xanthomas

- 临床和组织病理学特征有重叠的谱系性疾病,主要区别在于发病的解剖部位和是否存在高脂血症(见表6.8)。
- 某些类型具有独特的临床特征(如睑黄瘤眼睑上的斑块),某些具有独特的组织病理学表现(如发疹性黄瘤的细胞外脂质,以及疣状黄瘤的疣状结构)(图6.45A~C)。

皮肤病理鉴别诊断彩色图谱

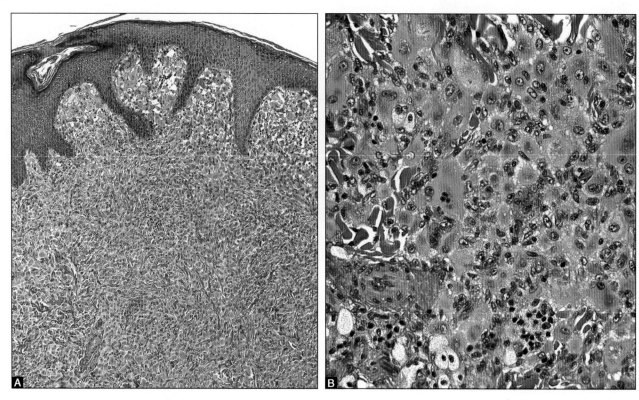

图 6.42　A 和 B：网状组织细胞瘤。(A)真皮内存在巨噬细胞的聚集；(B)高倍镜下，组成网状组织细胞瘤的细胞通常含有细颗粒状的嗜酸性胞浆(毛玻璃样胞浆)

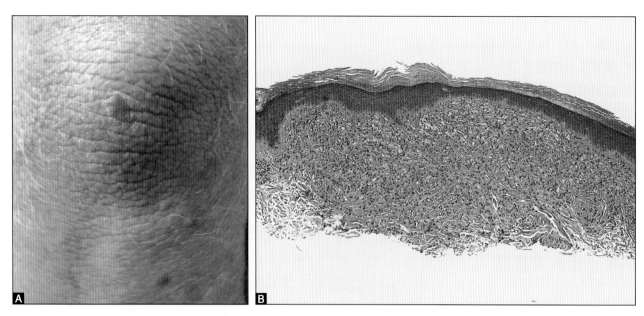

图 6.43　A 和 B：结节性黄瘤。(A)关节上光滑的丘疹；(B)真皮内含有充满泡沫状胞浆的巨噬细胞

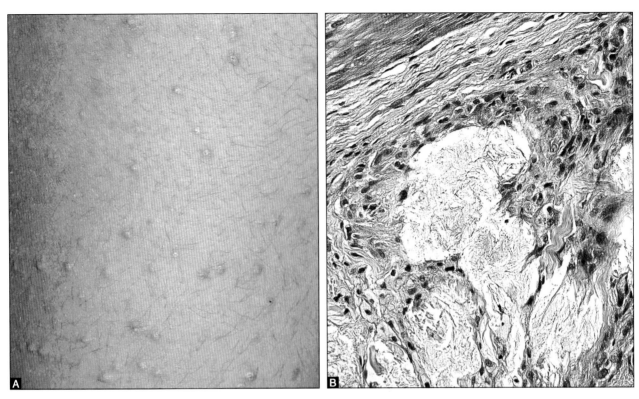

图6.44　A和B:发疹性黄瘤。(A)甘油三酯显著升高的患者上臂上多发的橙褐色小丘疹;(B)发疹性黄瘤的特征是存在胞外脂类(或脂质处有角状裂隙)及混合性炎症浸润(其他黄瘤通常无此特征)

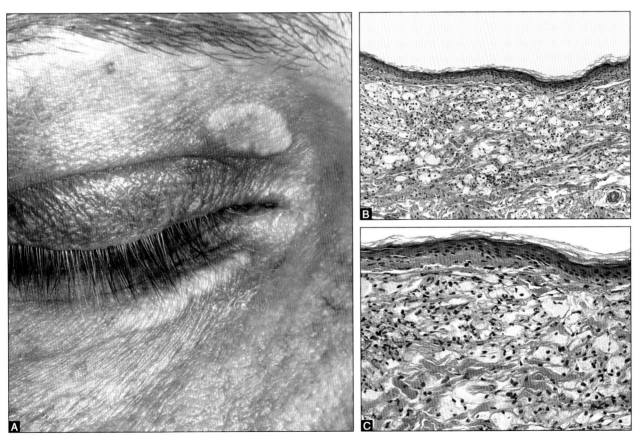

图6.45　A和C:睑黄瘤。(A)典型表现为眼睑上光滑的橙黄色斑块;(B)充满脂质的巨噬细胞聚集占据真皮;(C)注意缺乏炎症细胞和细胞外脂质

Rosai-Dorfman 病 Rosai-Dorfman Disease

诊断标准

- 系统性或局限于皮肤的疾病(两者皮损是相同的)。
- 红色至黄红色斑片或斑块;可以多发或孤立。
- 系统性疾病患者有巨大的淋巴结肿大。
- 组织细胞、淋巴细胞、浆细胞和中性粒细胞密集的弥漫性或结节性浸润;嗜酸性粒细胞罕见或完全缺如(图6.46A和B)。
- S100+,CD1a-,电镜下无伯贝克颗粒(Birbeck granules)。

鉴别诊断

- 黄色肉芽肿和黄瘤。
- 嗜血细胞综合征。
- 富组织细胞的感染。
- 多发性骨髓瘤。
- 朗格汉斯细胞组织细胞增生症。

诊断难点

- 常认为炎症细胞伸入运动(Emperipolesis)是Rosai-Dorfman病的特点,但其并不特异,在黄瘤和黄色肉芽肿中也可看到(图6.46C)。
- 当伴随的炎症浸润非常致密时,可能会掩盖组织细胞的特征。

诊断要点

- 系统性病例可有发热、白细胞增多、高球蛋白血症和血沉升高。
- 皮肤是最常见的结节外受累部位;也可累及眼睛、软组织、泌尿生殖道、呼吸道和神经系统。
- 组织细胞、淋巴细胞、浆细胞和中性粒细胞密集的弥漫性或结节性浸润;嗜酸性粒细胞罕见或完全缺如。
- 与其他组织细胞增多症相比,Rosai-Dorfman病的组织细胞具有更大的细胞核和更加显著的核仁。
- 在组织细胞结节的周围经常可以看到有生发中心的集合淋巴结和由浆细胞包绕的厚壁血管。
- 扩张的淋巴管内可能含有组织细胞。

感染原因导致的弥漫性组织细胞浸润

组织胞浆菌病 Histoplasmosis

图6.20A~E示组织胞浆菌病。

- 由两种相关真菌导致:荚膜组织胞浆菌荚膜变种和荚膜组织胞浆菌杜波变种。
- 最常见的组织病理学模式是巨噬细胞弥漫性的聚集,其中一些为多核的,内含被透明晕所包绕的嗜碱性圆形或卵圆形小酵母。
- 偶尔可见完整的肉芽肿。
- 播散性疾病罕见,但仍可见于免疫功能低下者,尤其是HIV感染者/艾滋病患者。
- 皮肤损害罕见(少于10%的病例),临床表现变

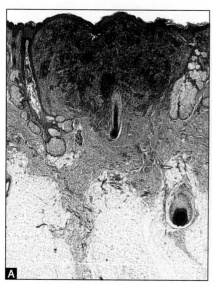
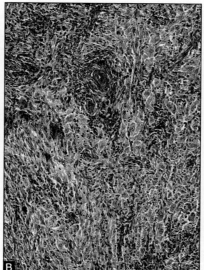
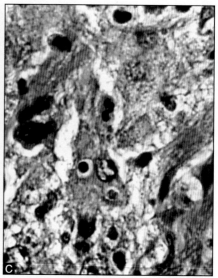

图6.46 A~C:Rosai-Dorfman 病。(A)真皮上部有明显的淋巴样细胞呈结节状和弥漫性浸润;(B)浸润包含大量的组织细胞,胞浆丰富、淡染。淋巴细胞和浆细胞也很丰富;(C)所谓伸入运动,是指组织细胞胞浆中含有完整的淋巴细胞,常见于Rosai-Dorfman病中,但也可以见于许多其他组织细胞浸润中

化很大。

青霉病 Penicilliosis

- 由真菌马尔尼菲青霉引起。
- 在东南亚、中国南方和印度东北部地方性流行。
- 大多数患者为 HIV 感染者。
- 皮损为丘疹和结节,可以形成溃疡或脐凹。
- 组织细胞胞浆中通常充满很多菌。

瘤型麻风 Lepromatous Leprosy

图 6.47A ~ C 示瘤型麻风。

- 由麻风分枝杆菌导致。
- 系统性感染有多发的对称性皮损,可累及大部分皮肤。
- 坚硬的结节状损害好发于面部和手背。
- 面部损害常导致眉毛缺失。
- 真皮内巨噬细胞呈弥漫性浸润,胞浆为泡沫状外观(图 6.47A)。
- 组织细胞胞浆内杆菌可以大量聚集(麻风球)。
- Fite 染色(或 Wade-Fite 染色,一种改良的 Ziehl-Neelsen 染色法)突显麻风分枝杆菌最佳(6.47C)。

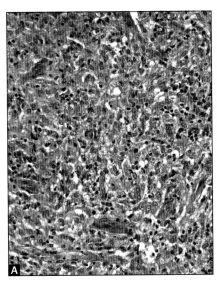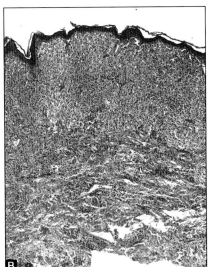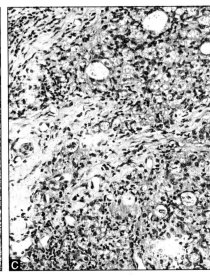

图 6.47 A ~ C:瘤型麻风。(A)真皮层充满密集成片的巨噬细胞;(B)与结核样型麻风不同,散在的肉芽肿并不明显;(C)Wade-Fite 染色可用以突显麻风分枝杆菌

利什曼病 Leishmaniasis

图 6.48A 和 B 示有弥漫性组织细胞浸润的利什曼病。

- 由各种利什曼原虫引起(单细胞寄生虫)。
- 旧世界皮肤类型:
  - 由热带利什曼原虫、硕大利什曼原虫和埃塞俄比亚利什曼原虫引起,在中东、非洲、亚洲和地中海地区流行。
  - 乡村(潮湿)型表现为 6 个月内自愈的溃疡性丘疹。
  - 城市(干燥)型为发生于面部的孤立性结节,病程迁延数年。
- 新世界皮肤和黏膜类型:
  - 由巴西利什曼原虫和热带利什曼原虫导致。
- 黑热病为内脏利什曼病;皮损罕见,但偶尔在感染性叮咬的部位可发生丘疹或结节。
  - 黑热病后皮肤利什曼病,斑疹、疣状丘疹或结节通常发生于面部,在黑热病治疗后发生,病程可长达 10 年之久。
- 真皮内组织细胞浸润,有时形成由上皮样组织细胞构成的肉芽肿,这是所有类型的共同点。
- 组织细胞内发现微生物[无鞭毛体指的是杜(诺凡)氏体]。
- 无鞭毛体有圆形嗜碱性的核和小的嗜碱性的棒状动基体。
- 吉姆萨染色下细胞核为紫色,动基体为红色至紫色。
- 鉴别诊断包括美洲锥虫病(单靠显微镜检查很难鉴别)、组织胞浆菌病、鼻硬结病、腹股沟肉芽肿、麻风病和非典型分枝杆菌。

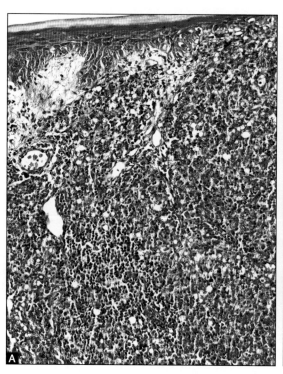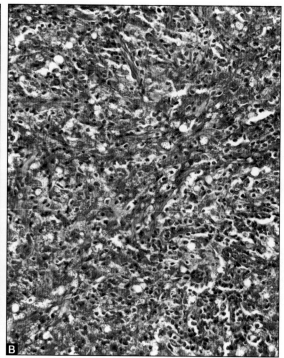

图 6.48　A 和 B：有弥漫的组织细胞浸润的利什曼病。某些情况下，该病可以表现为真皮内弥漫的组织细胞浸润，而不是散在的肉芽肿（比较图 6.25）

锥虫病 Trypanosomiasis

- 原虫寄生感染。
- 非洲类型：
  - 东非、西非和中非；
  - 由采工蝇叮咬方式传播冈比亚锥虫（冈比亚类型）和罗得西亚锥虫（罗得西亚类型）引起；
  - 锥虫性下疳，发生在叮咬部位的疼痛性紫红色结节；
  - 罗德西亚类型更常发生皮损，通常是环形疹，类似多形性红斑，但仅在叮咬后持续数小时；
  - 淋巴结肿大常见于罗得西亚类型；可能发生荨麻疹、结节性红斑和疼痛性水肿。
- 美洲类型（美洲锥虫病）：
  - 美国南部、墨西哥、中美洲；巴西最流行；
  - 由猎蝽虫叮咬方式传播克氏锥虫引起；
  - 下疳（美洲锥虫肿）是一种非常疼痛的红斑硬化性结节，发生于叮咬后 5～17 天；
  - 感染可以蔓延至结膜；
  - 有发热、全身乏力、面部及四肢水肿等不同表现。
- 组织病理学特征（两种类型）：
  - 溃疡两侧表皮增生；

- 其下真皮由组织细胞、浆细胞、淋巴细胞占据，有明显的水肿和坏死；
  - 血管炎常见；
  - 最好用吉姆萨染色切片，观察微生物。

软化斑 Malakoplakia

- 软斑块、结节、窦道或息肉样损害。
- 皮损常发生于生殖器或神经束膜周围。
- 可由多种细菌导致，大肠杆菌是最常见的致病菌。
- 含有大量颗粒状嗜酸性胞浆的组织细胞（von Hansemann 细胞）弥漫成片。
- 软斑小体；胞浆内含片层状钙化的嗜碱性小体，von Kossa 钙染色、PAS 染色、有时 Perl 铁染色为强染色。

鼻硬结病 Rhinoscleroma

- 由鼻硬结克雷白氏杆菌引起，革兰氏阴性双杆菌。
- 是一种严重的慢性上呼吸道感染，常发生于鼻内。
- 组织细胞内充满菌，使胞浆呈现泡沫状外观，细胞核常偏向一侧（Mickulicz 细胞）。
- 也存在淋巴细胞和大量浆细胞。

鼻孢子菌病 Rhinosporidiosis

- 由铜绿微囊藻（原西伯鼻孢子菌）导致。
- 在印度和斯里兰卡，常由鼻咽部的水源性感染导致。
- 在美国西南部，常由尘埃传播，感染结膜和/或鼻咽部。
- 损害通常为黏膜层的息肉样结节（图 6.49A）。
- 微生物为充满内生孢子的厚壁孢子囊，通常局限于息肉样损害的上皮细胞内或黏膜下层（图 6.49B）。

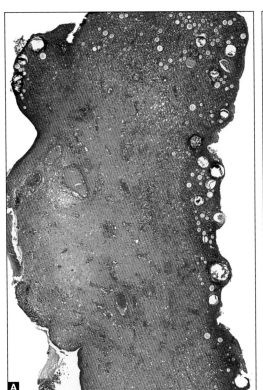
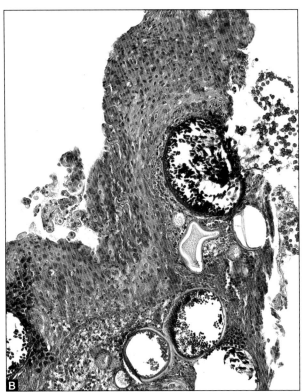

图 6.49　A 和 B:鼻孢子菌病。（A）发生于鼻黏膜上大的息肉样结节；（B）结节内含有大量的充满内生孢子的厚壁孢子囊

淋巴浆细胞皮炎模式（表 6.9）

血液淋巴系统肿瘤 Hematolymphoid Neoplasms

- 只要遇到真皮内大量的淋巴细胞和/或浆细胞致密浸润时，必须排除血液淋巴系统肿瘤。
- 值得注意的是，血液淋巴系统肿瘤内常含有混合性炎症细胞和瘤细胞，使其难以与反应性或感染性疾病相鉴别；众所周知，淋巴瘤样肉芽肿、淋巴瘤样丘疹病、皮肤边缘区淋巴瘤、皮肤白血病和皮肤骨髓瘤均可类似炎症性和感染性疾病。
- 关于鉴别良性和肿瘤性皮肤浸润，请参见第 15 章。

感染原因导致的淋巴浆细胞性浸润

二期和三期梅毒 Secondary and Tertiary Syphilis

- 由苍白螺旋体导致。
- 早期病变可能只出现浅层血管周围的浸润，完全发展的皮损（临床上通常为丘疹或结节），其真皮内存在致密的炎症浸润，几乎总包含大量的浆细胞。
- 有细长皮突的表皮增生很常见。
- 可存在肉芽肿，尤其是在三期梅毒树胶肿内。
- Warthin-Starry 银染色或免疫组化染色苍白螺旋体有利于识别微生物。

表 6.9　淋巴浆细胞性(±肉芽肿)模式

疾病	组织病理学发现	组织化学染色/免疫组化	临床
梅毒 苍白螺旋体	银屑病样表皮增生 淋巴浆细胞苔藓样浸润 可能有巨噬细胞和肉芽肿 有时有闭塞性的血管病变 原发皮损的中央常发生溃疡	可用苍白螺旋体特异性的免疫组化染色 Warthin-Starry 或 Steiner 染色可突显螺旋体	一期 无痛的丘疹结节样损害,发生于接触后 3 周 ±淋巴结肿大 二期 播散性斑疹或丘疹鳞屑性皮疹 掌跖角化过度的损害 发热和全身淋巴结肿大 三期 结节、溃疡、树胶肿样皮肤和黏膜病变 心血管疾病、微动脉瘤、神经系统疾病、脑膜脑炎
淋巴瘤样肉芽肿 (lymphomatoid granulomatosis, Lyg)	肉芽肿内淋巴浆细胞浸润,常以血管为中心(参见第 15 章)	免疫组化:CD20+大 B 细胞 EBER 原位杂交:EBV+大 B 细胞	皮肤斑块、结节 皮肤是第二个最常见的部位(排在肺部之后)
腹股沟肉芽肿 肉芽肿荚膜杆菌	溃疡±边缘上皮细胞增生 巨噬细胞、淋巴细胞和浆细胞 1～2μm 的革兰氏阴性微生物,常在巨噬细胞内簇集 将活检组织粉碎做涂片比切片更易见到微生物 Warthin-Starry 染色或吉姆萨染色下,病原体可似"安全别针(safety-pins)"	Warthin-Starry、Steiner,或吉姆萨染色	生殖器溃疡,常有厚的易碎的肉芽组织,呈匐行性 淋巴结肿大往往很少(与性病淋巴肉芽肿相比,见下文)
性病淋巴肉芽肿 沙眼衣原体	表皮正常或溃疡 弥漫的混合性化脓性肉芽肿性浸润		多发的疱疹样生殖器溃疡 明显的近卫淋巴结肿大
软下疳 杜克雷嗜血杆菌	溃疡有 3 个区域: 1. 浅部:中性粒细胞、红细胞和纤维蛋白聚集物 2. 中部:肉芽组织 3. 深部:浆细胞、淋巴细胞和微生物 微生物为革兰氏阴性杆菌 有时可似"鱼群"	吉姆萨染色(通常在吉姆萨染色的涂片上观察最佳) 革兰氏染色(革兰氏阴性杆菌)	孤立的、非硬结的、疼痛性的生殖器溃疡
鼻硬结病 鼻硬克雷伯菌	微生物为革兰氏阴性球杆菌 巨噬细胞和浆细胞密集的浸润 常存在一些内含大量微生物的大的巨噬细胞(Mikulicz 细胞) 浆细胞内可含 Russel 小体,但不特异	最佳染色: Warthin-Starry 染色 革兰氏染色 吉姆萨染色 PAS 染色	常发生于鼻部,但也可累及呼吸道其他部分 早期阶段鼻塞、结痂、流涕 之后有变形的肉芽组织、增生、形成瘢痕 最常见于中美洲和南美洲、印度、印度尼西亚、前苏联的部分地区、中国、非洲

EBER:Epstein-Barr virus-encoded small RNA,EB 病毒编码的小 RNA;EBV:Epstein-Barrvirus,Epstein-Barr 病毒。

性病性淋巴肉芽肿 Lymphogranuloma Venereum

- 由沙眼衣原体导致。
- 多发性生殖器溃疡与近卫淋巴结肿大(腹股沟韧带两侧有增大的结节,产生独特的"沟槽征")。
- 可发生淋巴管阻塞,产生生殖器象皮肿、直肠狭窄或肥厚斑块。
- 偶尔在吉姆萨染色下可见到细胞内的微生物(球形小体)。
- 鉴别诊断常包括软下疳(也产生淋巴结肿大)。

软下疳 Chancroid

- 由杜克雷嗜血杆菌导致。
- 性接触后数天出现生殖器溃疡。
- 溃疡棘层肥厚。
- 有3个相对独立的炎症"区域"(但表现既不特异也不敏感):
    1. 表皮:溃疡内含纤维蛋白、中性粒细胞和红细胞;
    2. 真皮中层:肉芽组织;
    3. 真皮深层:浆细胞、淋巴细胞密集浸润。

腹股沟肉芽肿 Granuloma Inguinale

- 由肉芽肿荚膜杆菌引起。
- 无症状的生殖器或肛周溃疡,伴有大量脆弱的肉芽组织;有时有淋巴结肿大。
- 溃疡,有时两侧有显著的表皮假上皮瘤样增生,上覆肉芽组织,并有组织细胞、浆细胞及常见的嗜中性微脓疡的混合性炎症。
- "杜(诺凡)氏体":吉姆萨染色或 Warthin-Starry 染色可以看到革兰氏阴性微生物。
- 标本涂片(碾碎组织涂在玻片上)比组织切片能更有效地识别病原体。

弓形体病 Toxoplasmosis

- 专性细胞内寄生虫(原虫)。
- 由接触猫的粪便或食用感染动物未煮熟的肉后天感染。
- 美国高达50%的人口可能已无症状感染,但在有免疫力的宿主中,感染停止在早期;活动性的进展可发生于免疫功能低下者,并成为疾病的主要来源。
- 可产生单核细胞增多症样综合征。

- 躯干和四肢上常出现 Macuolpapular 红疹(掌跖部位少见)。
- 多数病例有血管周围非特异性的淋巴浆细胞浸润。
- 病原体作为细胞外速殖子(tachyzoites,圆形或新月形细胞内或细胞外病原体)、细胞内假胞囊或充满 PAS+裂殖子的球形细胞外假胞囊偶尔可以被看到。

鼻硬结病 Rhinoscleroma

- 在鼻硬结病中,偶可以淋巴细胞和浆细胞为主(先前已讨论),充满微生物的特征性的组织细胞则不太显著。

皮肤感染和节肢动物叮咬反应

盘尾丝虫病 Onchocerciasis

- 由线虫类的盘尾丝虫导致。
- 流行于热带非洲和中美洲、南美洲。
- 通过黑蝇叮咬(蚋)以幼虫的形式传播给人类。
- 幼虫在真皮内发育成成虫,然后产生微丝蚴移行至整个躯体(图6.50A 和 B)。
- 盘尾丝虫病被称为"河盲症"时,即微丝蚴侵入眼睛造成伤害,可能发展为失明。
- 大多数流行地区位于湍急河流的沿岸。
- 成虫可致触痛的、活动的皮肤结节,有广泛的纤维化,通常位于骨突处。
- 成群的成虫见于棘层肥厚的表皮下方、纤维化的浅部真皮内;微丝蚴也常见于妊娠女性。
- 微丝蚴侵入真皮的胶原束间。
- 炎症(常为淋巴细胞及嗜酸性粒细胞)通常轻微,但退化的病原体可引发致密的嗜酸性粒细胞浸润。

潜蚤病 Tungiasis

- 由穿皮潜蚤、沙蚤或恙螨导致。
- 流行区域为中美洲和南美洲、加勒比海地区、非洲和巴基斯坦。
- 贫困地区患病率最高。
- 好发于足部。
- 发生瘙痒、疼痛的白色或红斑性结节,中央往往为暗色斑点。
- 跳蚤的躯干常位于表皮内;吻突伸至真皮内,引起富含淋巴细胞、浆细胞和嗜酸性粒细胞的混合性炎症浸润。

- 外骨骼、皮下层和产生的卵是最容易辨别的结构（图 6.51）。

- 在部分活检中,病原体的碎片可被误认为是疥螨或其他节肢动物。

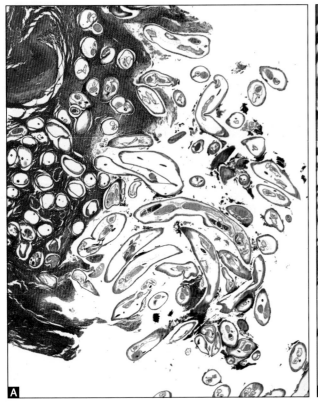
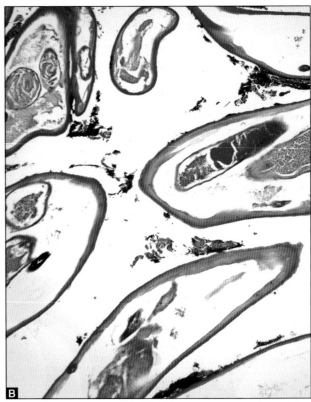

图 6.50 　A 和 B:盘尾丝虫病。(A)(B)可见成虫的断面

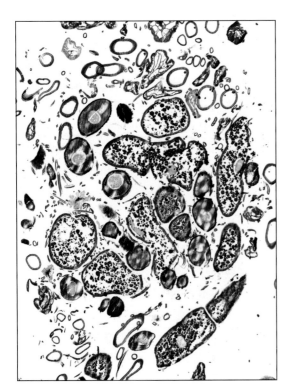

图 6.51 　潜蚤病。常可辨认出外骨骼、下皮层和卵

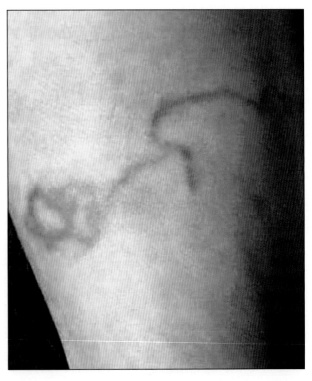

图 6.52 　幼虫移行症。临床表现为足部匐行性迁移的淡红色的线

幼虫移行症 Larva Migrans

- 多数病例由线虫类的巴西钩口线虫（猫犬钩虫）的幼虫导致。
- 最常见于热带地区，尤其是沿海地区。
- 幼虫进入毛囊口或末端汗管，最常见于足部。
- 在侵入部位出现瘙痒性的红色丘疹或丘疱疹。
- 数天后幼虫开始通过真皮，以每天 2 ~ 5cm 的速度移行，产生独特的匐行性线状红斑（图 6.52）。
- 由于虫体前行先于临床可见的穿行隧道，因此活检很难获取。
- 检查所见通常为一条真皮浅层的"隧道"，有表皮海绵水肿和不同的混合性炎症，常伴有嗜酸性粒细胞。

血吸虫病 Schistosomiasis

图 6.53A 和 B 示血吸虫病。

- 由吸虫类动物埃及血吸虫、曼氏血吸虫和日本血吸虫导致。
- 皮肤损害不常见，通常是疾病的次要特征。
- 以水生尾蚴的形式侵袭，引起被称为"游泳者瘙痒"的瘙痒性红斑性荨麻疹样皮疹，常可自行消退。
- 黄河热（Katayama disease，片山病）由日本血吸虫引起，产生红斑、斑疹、结节，常伴有全身症状（发热、寒战、关节痛等）和外周血嗜酸性粒细胞增多。
- 损害常集中在生殖器周围，特别对女性而言。
- 播散性损害可致会阴瘘（喷壶状会阴）。
- 病原体通过血管传播，造成血栓、坏死和炎症。
- 受累皮肤活检可发现真皮深部静脉和淋巴管内的成虫。
- 活卵可见于含有中性粒细胞和嗜酸性粒细胞的脓肿内，肉芽肿有时也会存在。
- 死卵常钙化并引起肉芽肿性浸润。

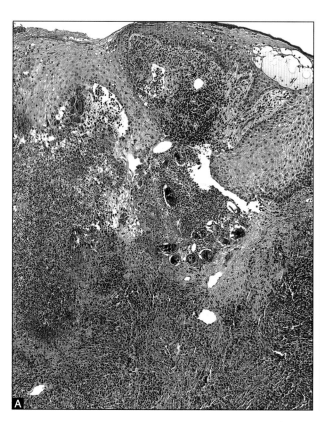
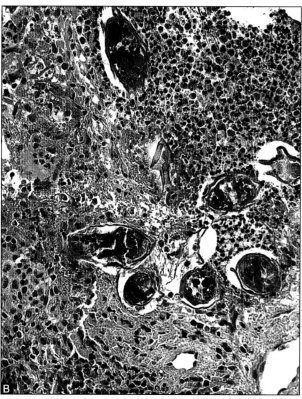

图 6.53　A 和 B：血吸虫病。皮肤受累罕见，但当发生时，其特点通常是弥漫性混合性炎症及脓肿形成；(B)皮肤脓肿内的微生物明显可见。

囊虫病 Cysticercosis

- 皮肤损害由猪肉绦虫成虫的囊尾蚴导致。
- 摄入虫卵导致囊虫病，累及皮肤、脑和眼睛。
- 皮损为孤立的 1 ~ 2cm 的无痛性结节。
- 活的微生物寄居于真皮内，无炎症。
- 退化的病原体引起混合性炎症浸润，并可发展为伴有纤维化和钙化碎片的肉芽肿。

疥疮 Scabies

- 由人疥螨引起。
- 在皮肤活检中很少能检查到一个完整的疥螨,但在某些情况下连续切片可以发现疥螨及其排泄物或其洞穴(图6.54A)。
- 含有许多嗜酸性粒细胞的致密的真皮内炎症浸润是疥疮的一条线索,特别是当发现抓痕和/或有剧烈瘙痒的病史时(图6.54B)。

蜱叮咬 Tick Bite

- 蜱叮咬往往产生致密的混合性真皮内炎症浸润。
- 可见口器,偶见整个蜱(图6.55A和B)。

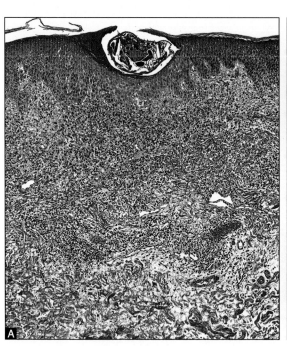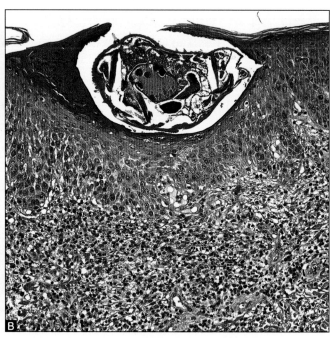

图6.54 A和B:疥疮。(A)疥螨仅在角质层下形成一个洞穴;(B)如果怀疑疥疮,连续切片可能会发现疥螨;即使没有找到疥螨,真皮内非常密集的嗜酸性粒细胞浸润也提示了疥疮的可能

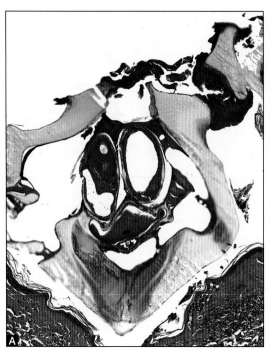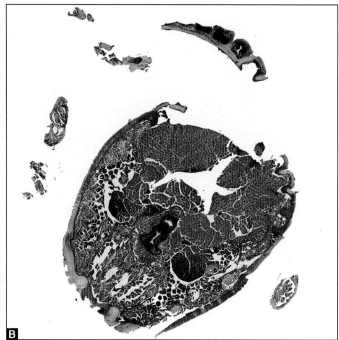

图6.55 A和B:蜱叮咬。(A)偶尔在叮咬部位的活检中看到残留的蜱的口器;(B)完整的蜱

参考书目

1. Bonifaz A, Vázquez-González D, Tirado-Sánchez A, Ponce-Olivera RM. Cutaneous zygomycosis. Clin Dermatol. 2012;30(4):413-9.

2. Motswaledi HM, Monyemangene FM, Maloba BR, Nemutavhanani DL. Blastomycosis: a case report and review of the literature. Int J Dermatol. 2012;51(9):1090-3.

3. Talhari S, Talhari C. Lobomycosis. Clin Dermatol. 2012;30(4):420-4.

（李蕾 译，邹先彪 校，涂平 审）

第 7 章

血管病变模式

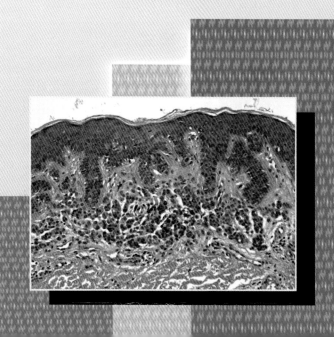

简介

皮肤病理鉴别诊断彩色图谱

皮肤血管疾病是由皮肤血管阻塞(闭塞性血管病变)或炎症(血管炎)导致的。"血管病变(vasculopathy)"这一概念包括以上两类疾病,而"血管炎"是两种主要血管反应模式中的一种,只提示炎症,不能与"血管病变"这一概念混淆。

诊断血管病首先要分清是闭塞性血管病变还是血管炎。血管阻塞导致的皮肤病变中可见血管淤血(血管扩张并充斥红细胞)、血管腔内血栓,但常常缺乏炎症反应。即使伴有炎症细胞,其数量亦不多见,而淋巴细胞和组织细胞多见,中性粒细胞几乎不可见。阻塞性血管病还可以进一步分类。

如果见到中性粒细胞或其残体(白细胞分解性碎片),即可诊断为血管炎。活检皮肤通常仅含有皮肤小血管(或偶尔可见皮下组织中一两个中等管径的血管),绝大多数情况下,活检的主要发现是真皮毛细血管后微静脉及其周围的中性粒细胞浸润,即白细胞碎裂性血管炎(leukocytoclastic vasculitis,LCV),后文将会讨论。白细胞碎裂性血管炎并非一种独立疾病,而是一种可由多种病因导致的血管反应模式,但其潜在疾病常常难以判断。因此诊断描述除了表明"白细胞碎裂性血管炎"之外,还应根据已知的临床资料给出一个最有可能的病因诊断。此外,当结合临床信息和病理检查可以确定血管炎的具体亚型时,应该给出明确的诊断。

最后,血管炎可能同时伴有弥漫性真皮纤维化(纤维化血管炎),或者可见巨噬细胞和肉芽肿。上述情况将在后面的章节中分别论述。

闭塞性血管病变模式

闭塞性血管病变的共同组织病理学特征是血管淤血、管腔内血栓和红细胞外渗,较之血管炎,其炎症反应非常轻微。

可导致闭塞性血管病变的病因很多,但常常不具备特异的组织病理学表现,因此仅靠病理学检查很难确诊。不过,这些病因大体上可以分为以下三类:

1. 引起瘀点或可触及性紫癜的疾病,常常表现为血管淤血,有时可见管腔内血栓及轻度的红细胞外渗。

2. 引起瘀斑、弥漫性出血和/或坏死的疾病,常有更加明显的血管阻塞和破坏,伴有广泛出血和弥漫性坏死。

3. 具有更加特异性的临床和/或病理特征的疾病,可根据这些特征明确诊断或缩小鉴别诊断的范围。

上述前两种类型的疾病在组织病理学和临床表现上常有重叠;第三种类型的疾病,其各自特征具有明确的诊断价值,本书将逐个予以讨论。

伴有轻微血管损伤的闭塞性血管病变

这种类型的血管病变常常提示潜在的系统性凝血障碍。常见病因有第 V 因子 Leiden 突变、C 蛋白缺乏症、抗心脂抗体或抗磷脂抗体综合征等(图 7.1A 和 B)。感染性血栓(细菌性或真菌性)也可导致血管栓塞,但没有或仅有轻微的炎症反应(图 7.1C 和 D)。

▌诊断标准
- 临床可见的瘀点或色素性紫癜。
- 淤血和/或含有管腔内纤维素血栓的皮肤血管。
- 血管周围偶见少量淋巴组织细胞浸润,但没有中性粒细胞或白细胞破碎。

▌鉴别诊断
- 其他闭塞性血管病变。

▌诊断难点
- 血管腔内纤维素血栓数量常常极少,有时会局限在真皮深层或皮下层中,浅表取材不易取到。
- 大多数纤维素血栓都发生在淤血的血管中,聚集并压缩的红细胞团块常常会影响对纤维素血栓的观察。

▌诊断要点
- 仔细寻找具有诊断意义的特征(如胆固醇结晶、微生物、钙化灶等,见上述分类 3、闭塞性血管病变);如果没有上述特征性病变,则可确诊为"闭塞性血管病变",但要同时给出几种可能的鉴别诊断,包括上文提到的凝血障碍。

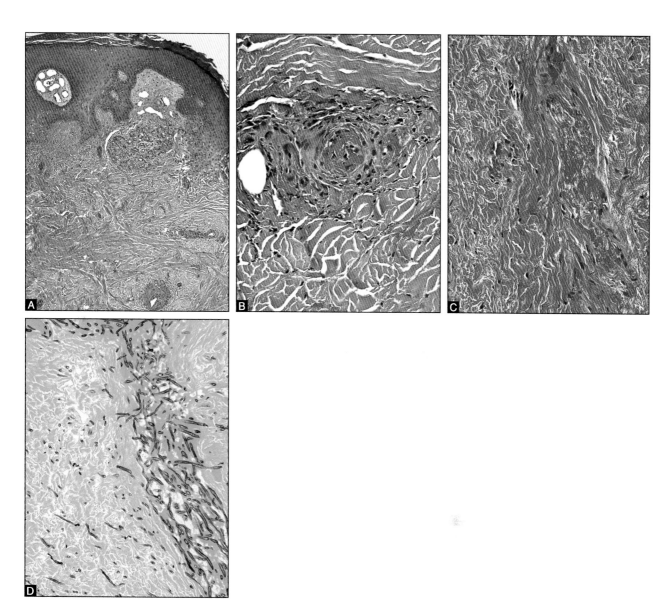

图 7.1 A ~ D:抗磷脂抗体综合征。(A)低倍镜下,其典型特征是血管扩张和淤血;(B)高倍镜下,可见少量血管内纤维素血栓和真菌栓塞;(C)本例患者免疫力低下,血管内暗斑迅速出现,初看血管管腔有纤维素栓塞;(D)格-高二氏乌洛托品硝酸银染色染色显示大量血管侵袭性真菌,它们同时也出现在真皮中;注意炎症反应的缺失,这一特征在免疫力低下的患者中很常见

重度闭塞性血管病变(伴有广泛性血管损伤、出血和/或坏死的血管病变)

上述第一类型的大多数疾病都可以导致更进一步的血管损害,但重度闭塞性血管病变却更多继发于香豆素/华法林坏死、血栓性血小板减少性紫癜和弥漫性血管内凝血(disseminated intravascular coagulation,DIC)等疾病,尤其是当上述疾病以"暴发型紫癜"的形式发生时(图7.2A~C)。暴发型紫癜表现为进展迅速的弥漫性出血性皮肤坏死,多见于小儿且常常并发感染(如脑膜炎球菌血症、猩红热或某些病毒感染等)。

诊断标准

- 瘀点或色素性紫癜演变为暗淡的瘀斑或坏死性病变,有时伴有水疱。
- 血管淤血,管腔内含有纤维素血栓。
- 广泛出血。
- 坏死出现在充分进展的病变中,特别是在暴发型紫癜中。

鉴别诊断

- 其他闭塞性血管病变。
- 白细胞碎裂性血管炎(在上述充分进展的病变中可以见到中性粒细胞)。

诊断难点

- 即使在进展后病损中,管腔内纤维素血栓也可能分散或局限于真皮深层或皮下组织(浅表活检可能遗漏)。
- DIC(尤其是以暴发型紫癜的形式发生时)可以有类似于LCV的中性粒细胞浸润。

诊断要点

- 一定要结合临床来明确诊断,如怀疑为暴发型紫癜,或者为接受香豆素治疗后才发生的病损等。

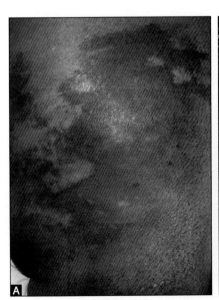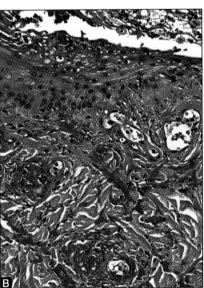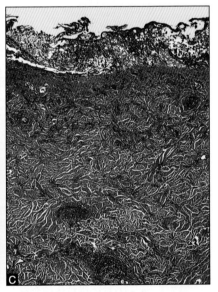

图7.2 A~C:重度闭塞性血管病变。(A)弥漫性血管内凝血(DIC)表现为暗淡瘀斑;(B)本例DIC患者因组织缺血出现表皮坏死;(C)血管淤血,且多条血管内可见纤维素血栓栓塞

具有特征性临床或组织病理表现的闭塞性血管病变

某些闭塞性血管病变具有特异性的组织病理学表现,结合临床表现即可作出明确诊断。

青斑样血管病/白色萎缩 Livedoid Vasculopathy/Atrophie Blanche(图7.3A)

▌诊断标准

- 网状青斑,一种持续存在的红—蓝色皮肤青斑,常呈网状排列(图7.3B)。
- 血管壁增厚、玻璃样外观(纤维素样改变),常常伴有血栓或血管阻塞。
- 血管周围或可见少量淋巴细胞和巨噬细胞,但无中性粒细胞或白细胞分解产物。
- 血管管腔完全闭塞、表皮萎缩和真皮硬化可见于晚期病损中(临床表现为白色萎缩中的萎缩性瘢痕)。

▌鉴别诊断

- 大理石样皮肤。
- 其他闭塞性血管病变。
- 淤滞性皮炎。
- 消退期LCV。
- 淀粉样变。

▌诊断难点

- 从红斑区取材送检常常没有异常发现。
- 如果忽略血管壁纤维素样增厚这一特征,则易误诊为淤滞性皮炎。

▌诊断要点

- 青斑样血管病有时被称作"青斑样血管炎",这是一个命名上的错误,因为该病属于闭塞性血管病变,不是血管炎。
- 血管壁纤维素样增厚是其特征性的表现,一般不会出现在淤滞性皮炎和其他大多数血管病变当中。
- 常见于自身免疫/结缔组织病(如红斑狼疮)和多种凝血障碍性疾病(第V因子 Leiden 突变、C蛋白缺乏症等)。
- 不同于大理石样皮肤,青斑样血管病斑驳的外观在皮肤升温后并不能得到改善。
- 可能形成溃疡,病变愈合后或可瘢痕化并且进展为白色萎缩(见下文)。

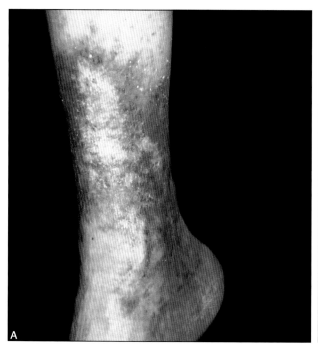

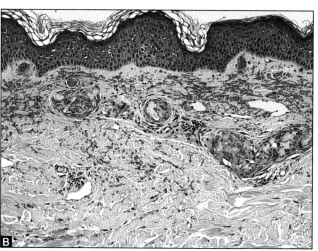

图7.3 A和B:青斑样血管病变。(A)足跟部紫癜、萎缩性白斑;(B)本病例具有网状青斑特征性的红—蓝斑点,病理检查发现血管淤血、散在的血栓和血管壁增厚,几乎没有炎症反应

皮肤病理鉴别诊断彩色图谱

Ⅰ型冷球蛋白血症 Cryoglobulinemia Type 1 (图7.4A~C)

诊断标准

- 紫癜、坏死性丘疹、网状青斑、手足发绀、指端坏死、溃疡或雷诺现象。
- 无定形血栓,PAS染色呈亮红色。
- IgG、IgM单克隆抗体阳性。

鉴别诊断

- 其他闭塞性血管病变。

诊断难点

- 病变周围真皮组织中常见扩张淤血的血管,其中没有明显的冷球蛋白血栓。
- 有时在Ⅱ、Ⅲ型病变中也可见PAS染色阳性。

诊断要点

- 血栓在HE染色中呈淡粉红色,在PAS染色中呈亮红色,常有"破碎样"或"裂隙样"外观。
- Ⅰ型冷球蛋白血症缺乏Ⅱ、Ⅲ型中可见的炎症反应。
- 关节痛、肝脾肿大、淋巴结肿大和肾小球肾炎是常见的相关性系统性疾病。

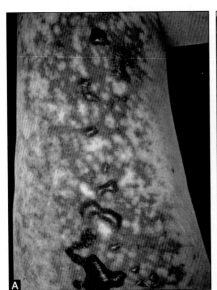
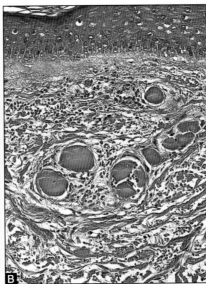
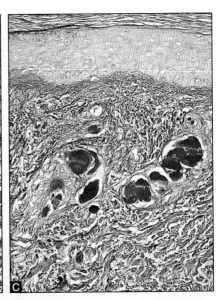

图7.4 A~C:Ⅰ型冷球蛋白血症。(A)系统性淋巴瘤患者的暗紫红色网状斑片,伴有大疱;(B)血管被均质的嗜酸性物质闭塞——Ⅰ型冷球蛋白血症中无炎症(与Ⅱ型和Ⅲ型不同);(C)组织经PAS染色后,管腔内球状物呈亮粉色

胆固醇栓子 Cholesterol Emboli

如图7.5所示,成型的纤维素血栓中可见具有锥形末端的裂隙,这是胆固醇栓子的典型特征。

▊ 诊断标准

- 血管内栓子中含有成角的裂隙,周围被纤维素包裹。
- 暗淡、紫癜样或坏死性斑点或斑块。
- 多发生于足趾,早期可见发绀(蓝趾),进展期或重症病变可见坏疽。

▊ 鉴别诊断

- 其他闭塞性血管病变。

▊ 诊断难点

- 上述血栓中特征性裂隙并不多见,有时仅局限于深层血管中,因此在活检,尤其是浅表活检时容易遗漏。

▊ 诊断要点

- 成角状裂隙是在标本处理过程中胆固醇结晶溶解后形成的。
- 血栓可伴发巨噬细胞和/或异物巨细胞反应。
- 最常见于患有动脉粥样硬化的老年患者。
- 患者常有近期动脉置管史,这是一条具有诊断价值的临床线索。
- 晚期的病损可能会因纤维化而闭塞。
- 动脉搏动仍可触及,提示有小血管闭塞引起的局部缺血,而非大动脉血栓形成。

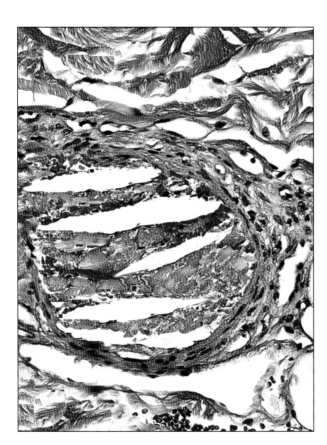

图7.5 纤维蛋白血栓中末端为锥形的裂隙是其特征性表现

血管钙化 Calciphylaxis（图7.6A 和 B）

诊断标准

- 痛性紫罗兰色硬化斑块,常常形成大疱、溃疡或瘢痕。
- 血管管腔或血管壁内可见深紫色反光钙化点,常于切片过程中断裂。
- 充分发展的病损中可见梗死和出血,有时可见混合性炎症细胞浸润。

鉴别诊断

- 其他闭塞性血管病变。
- 皮肤钙质沉着。
- 动脉中层钙化性狭窄。
- 胰腺性脂膜炎。

诊断难点

- 动脉中层钙化性硬化,即小动脉硬化(Monckeberg 动脉中层硬化),亦常有血管壁内钙沉积。
- 受累血管可能数量极少,常位于真皮深层或皮下组织中。
- 切片过程可能破坏钙化灶,仅遗留撕裂的组织而影响观察。

诊断要点

- 常发生于肾病或合并继发或三发性甲状旁腺功能亢进症的患者。
- 切取的活检如果包含大量的皮下组织,则最有利于发现钙化血栓。
- 在动脉中层钙化性硬化的病变中,钙质仅仅沉积在血管壁内而不侵占管腔,这是其与本病的鉴别点。
- 皮肤钙质沉着不会导致血管闭塞或组织梗死,这是其与本病的鉴别点。
- 在胰腺性脂膜炎的病损中可见的"鬼影细胞(goast cell)"和广泛炎症表现不会出现在本病中(两者的临床表现也大不相同)。
- 暴发型败血症和高凝血状态常常与本病相关,但其具体的发病机制尚未明确。
- 即使患者接受甲状旁腺切除术,本病的预后仍然很差;但相对温和的"慢性型"病例也曾有报道。
- 肥胖人群和女性似乎更易罹患本病。

[译者注:Calciphylaxis 也译成"钙化防御"、"钙超敏反应"等]

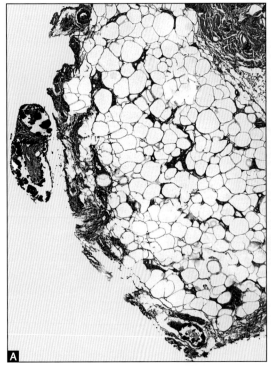
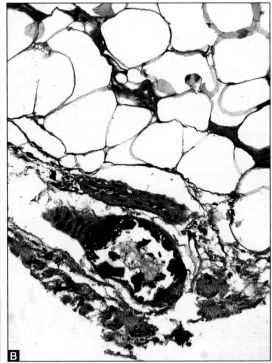

图7.6 A 和 B:血管钙化。(A)两条皮下血管被暗紫色折断的钙化点阻塞。注意,如果活检取材再浅一点,这一具有诊断价值的特征就会被遗漏;(B)血管钙化的钙化点充斥血管腔,而动脉中层钙化性狭窄的钙化点仅限于动脉中膜,不会侵入管腔

急性血管炎模式

白细胞碎裂性血管炎（过敏性血管炎、中性粒细胞性小血管炎）Leukocytoclastic Vasculitis（Hypersensitivity Vasculitis, Small Vessel Neutrophilic Vasculitis）

白细胞碎裂性血管炎（leukocytoclastic vasculitis, LCV）是皮肤血管炎中最常见的类型，可见于多种疾病；其组织病理学特点常常不足以明确病因。不同的病理学家对 LCV 诊断的标准持有争议，有人认为只要满足下列其中一条即可确诊，也有人认为必须满足所有条件方可作出诊断（图 7.7A～E）。

▋诊断标准

- 临床上，病损常位于双侧，主要累及小腿下三分之一，亦可见于臀部和上臂。
- 病变具有下述三种普遍特征中的一种：
  - 小的紫癜样斑块（可触及性紫癜），这是最常见的表现；
  - 水肿性丘疹、荨麻疹、红斑疹或脓疱；
  - 出血性水疱、网状青斑、红斑结节或溃疡（见于深部血管受累时）。
- 中性粒细胞性小血管炎病理特征包括：
  - 血管壁内纤维素沉着；
  - 小血管内或小血管周围中性粒细胞浸润；
  - 白细胞分解产物（细胞核碎片）。

▋鉴别诊断

LCV 是非特异性的血管炎症反应，可见于：
- 感染：
  - 细菌感染（包括分枝杆菌和螺旋体感染）；
  - 立克次体感染（包括落基山斑疹热和恙虫病）；
  - 真菌感染；
  - 病毒感染。
- 免疫复合体介导的疾病：
  - 过敏性紫癜；
  - 荨麻疹性血管炎；
  - 冷球蛋白血症（Ⅱ、Ⅲ型）；
  - 血清病；
  - 结缔组织和自身免疫疾病；
  - 药物反应；

- 副肿瘤反应；
- 白塞氏病；
- 持久性隆起性红斑（病损早期）；
- 感染诱导的免疫损伤（最常见于、乙型肝炎、丙型肝炎和链球菌感染）。
- 抗中性粒细胞胞浆抗体相关性疾病（ANCA 相关性血管炎）：
  - 韦氏肉芽肿病；
  - 显微镜下多血管炎；
  - 变应性肉芽肿性血管炎。
- 结节性多动脉炎。

▋诊断难点

- 组织病理学特征随着病损的不同阶段而变化。
- 不可过分拘泥于诊断标准，否则可能会忽略早期病损。
- 晚期病损中淋巴细胞的数量可能会远超中性粒细胞。
- 本病的变异型——脓疱性血管炎或大疱性血管炎，可与脓疱或水疱疾病混淆。
- 某些病例中，中性粒细胞可能浸润整个真皮层而非局限于血管周围，这种表现类似于中性粒细胞性皮肤病，如 Sweet 病、坏疽性脓皮病等。
- 易混淆的疾病还有进行性色素性皮肤病（Schamberg 病）和其他"紫癜性皮肤病"。
- "可触及性紫癜"并非专指血管炎，其亦可见于金黄色苔藓样变、苔藓样糠疹和其他疾病。

▋诊断要点

- 大多数情况下，"白细胞碎裂性血管炎"作为"基线诊断"出现在病理报告中，是可以接受的；但应同时提示医师结合临床进行诊断，且最好能列举一些可能的病因，特别当取材的医师不是皮肤科医生时，上述提示都是非常有用的。
- 有时候，根据特异性的组织病理学表现和/或特征性的临床表现都可以作出更加准确的诊断，但必须在下诊断前审慎寻找并解读这些特征及表现（如荨麻疹性血管炎、过敏性紫癜、败血症性血管炎和冷球蛋白血症等）。

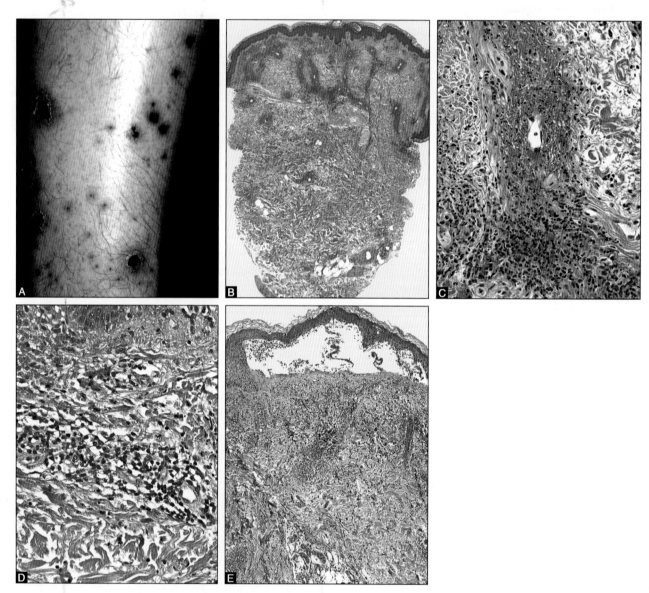

图7.7 A~E:白细胞破碎性血管炎。(A)位于小腿的紫癜性丘疹和结节,部分病损形成溃疡;(B)炎症及纤维素沉积物包绕血管,遍布真皮全层;(C)血管壁显著增厚,其内部及周围形成多个炎症反应中心;(D)在更晚期的病变中,淋巴细胞可与中性粒细胞数量相当;(E)大疱型病变,当血管严重损伤并发生坏死时,可形成水疱

荨麻疹性血管炎 Urticarial Vasculitis

严格地说,荨麻疹性血管炎是一种特定的病理类型,但和其他类型的血管炎一样,其可见于多种疾病,也可以是特发性的;也有人认为它是 LCV 的早期表现。虽然荨麻疹性血管炎有一系列的诊断标准,但实际上,这些病理表现常常是不明显的,有时候仅可见到血管周围少量的白细胞分解产物和外渗的红细胞(图 7.8A ~ C)。

诊断标准

- 持续存在超过 24 小时的风团(消退过程中形成模糊的紫癜或色素沉着)。
- 内皮细胞肿胀、小血管扩张以及不同程度的炎症反应,中性粒细胞、嗜酸性粒细胞、肥大细胞和淋巴细胞可见(图 7.8B)。
- 血管炎表现包括血管周围坏死物、红细胞外渗等,以及完全进展的 LCV。

鉴别诊断

- LCV。
- 荨麻疹。
- 肥大细胞增多症,特别是持久斑疹性毛细血管扩张型。
- 昆虫/节肢动物咬伤。

诊断难点

- LCV 中,有时荨麻疹样丘疹为首发表现。
- 血管损伤常不明显,但在某些病例中亦可类似 LCV。

诊断要点

- 如果仅能见到少量的中性粒细胞碎片(核尘)或外渗红细胞,则诊断应更加倾向于荨麻疹性血管炎而非荨麻疹。
- 约三分之一的荨麻疹性血管炎患者会合并补体水平下降,根据这一特点可行辅助检查。
- 荨麻疹性血管炎常见于红斑狼疮,或为该病的首发表现。
- 可见于干燥综合征及其他自身免疫病。
- 部分病例具有特发性。
- 常有发热、关节痛、腹痛和淋巴结肿大等全身症状,特别见于低补体血症的患者,上述症状高度提示自身免疫病的可能性。

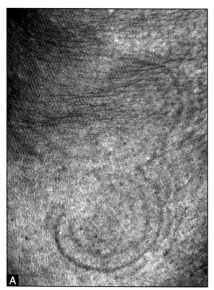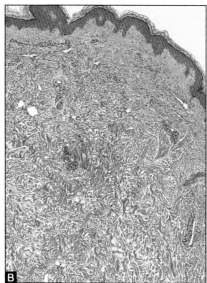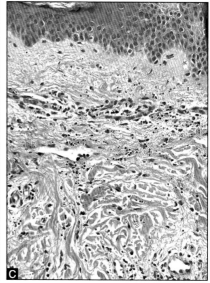

图 7.8 A ~ C:荨麻疹性血管炎。(A)系统性红斑狼疮患者出现环状荨麻疹样淤斑;(B)虽然不易与白细胞碎裂性血管炎鉴别,但其病理中常显示多种炎症细胞浸润,如嗜酸性粒细胞、中性粒细胞以及肥大细胞;(C)虽然炎症轻微,但病理中已有血管周围中性粒细胞浸润、核尘的出现及红细胞外渗

过敏性紫癜（Henoch-Schonlein Purpura，HSP）（图7.9）

诊断标准

- 具有下列一项或多项疾病史：
  - 腹部症状（如腹部绞痛或便血）；
  - 血尿或其他提示肾小球肾炎的表现；
  - 关节炎；
  - 近期有上呼吸道感染史；
  - LCV（临床上常以可触及性紫癜起病）；
  - 血管周围IgA沉积。

鉴别诊断

- 尽管IgA沉积有时可见于没有HSP临床表现的LCV患者，但LCV伴IgA沉积基本上是HSP特异性的诊断标准。

诊断难点

- 对持续超过48小时的病损提取活检常常见不到典型的IgA沉积。

诊断要点

- HSP是目前儿童和成人血管炎最常见的原因。
- 大约10%的LCV由HSP引起。

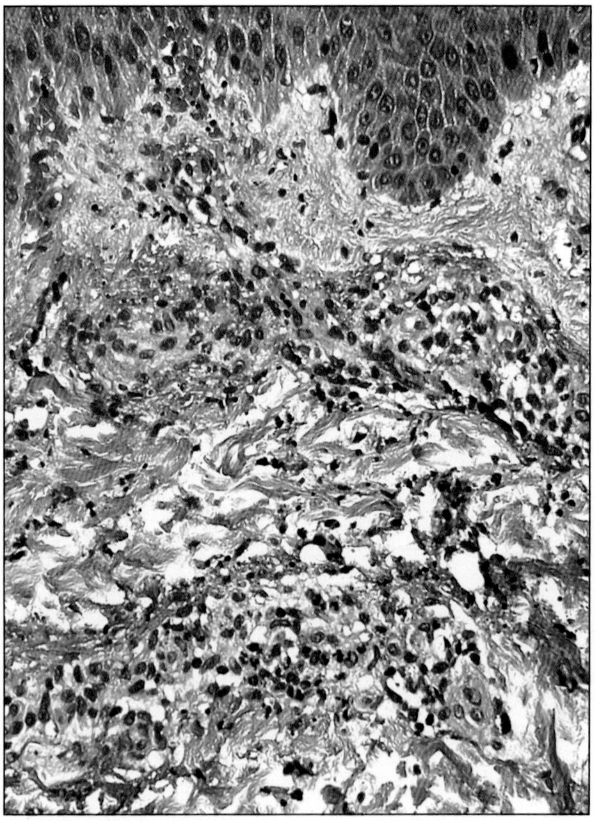

图7.9 过敏性紫癜。紫癜的病理表现与其他白细胞碎裂性血管炎类似

混合性冷球蛋白血症（Ⅱ、Ⅲ型）Mixed Cryoglobulinemia（Types Ⅱ and Ⅲ）

诊断标准

- 常见临床症状包括紫癜（由冷空气暴露诱发）、关节痛和虚弱，或者由实验室检查发现冷球蛋白。
- LCV，有时可合并血管内玻璃样血栓。

鉴别诊断

- 其他类型的 LCV。

诊断难点

- 病理表现必须要结合临床或实验室检查方可作出明确的诊断。

诊断要点

- 常与丙型肝炎病毒感染相关。
- 直接免疫荧光染色可能发现血管周围 IgM 和/或补体沉积。
- 可能合并全身疾病，如肾小球肾炎、肾病或肺部症状，如咯血和呼吸困难等。
- 可能出现类风湿因子升高和补体 C4 下降。
- 中等大小的肌肉血管可能受累，外观类似结节性多动脉炎。

脓毒性血管炎 Septic Vasculitis（图 7.10A 和 B）

诊断标准

- 败血症或其他感染的临床证据。
- 有时红细胞溢出更多，但在某些情况下又较其他病因更少的 LCV，只有少量的纤维蛋白沉积和少量炎症浸润。

鉴别诊断

- 其他病因所致的 LCV。

诊断难点

- 即使通过组织化学染色（除急性脑膜炎外），也很少能检出微生物。
- 已知感染的患者常会接受各种药物治疗，这也可能与 LCV 相关（例如使用磺胺和青霉素）。

诊断要点

- 大约 20% 的 LCV 患者有潜在的感染（包括病毒感染）。
- 当脓疱出现时，可能会有一个微小的灰色"屋顶"样结构提示坏死。

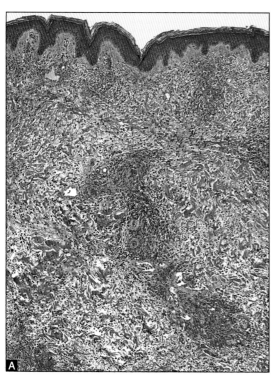
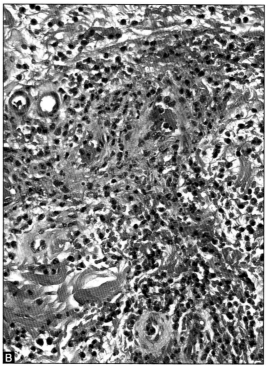

图 7.10　A 和 B：脓毒性血管炎。（A）血管周围有明显的炎症，与其他原因所致的血管炎基本上相同；（B）管腔内存在血栓，即使借助革兰氏染色也无法检测到微生物，在细菌性脓毒症中很少能发现细菌（脑膜炎球菌菌血症除外）

显微镜下多血管炎 Microscopic Polyangiitis

▌ 诊断标准

- 系统性血管炎累及肾脏(伴新月体形成的坏死性肾小球肾炎),亦常累及肺部和皮肤。
- 核周抗中性粒细胞胞浆抗体(p-ANCA)或胞浆内抗中性粒细胞胞浆抗体(c-ANCA)(图7.11)。
- LCV。

▌ 鉴别诊断

- 其他导致 LCV 的疾病。
- 结节性多动脉炎。
- 韦氏肉芽肿病。
- 变应性肉芽肿性血管炎(Churg-Strauss 综合征)。

▌ 诊断难点

- 显微镜下多血管炎的病理特征有时可与结节性多动脉炎混淆。

▌ 诊断要点

- 大多数显微镜下多血管炎与 ANCA 相关,而结节性多动脉炎则无 ANCA。

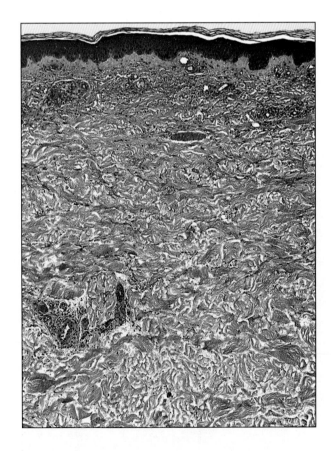

图 7.11　显微镜下多血管炎。 与其他类型的白细胞碎裂性血管炎类似,但在伴有肺血管炎、肾血管炎的患者的皮肤组织病理中,显示核周抗核抗体阳性

结节性多动脉炎 Polyarteritis Nodosa

经典型结节性多动脉炎有诸多全身症状;"皮肤型"这一概念系针对主要局限于皮肤的病损而提出,但目前仍有争议。上述两型的病理表现完全一致。诊断上主要与导致血管炎的其他疾病鉴别。本病患者小腿下三分之一的皮下静脉常有增厚的肌层,伴有内膜弹力纤维增生,外观类似于动脉的内弹力层。因此,一些病例的组织病理学表现类似于血栓性静脉炎,特别是当合并广泛的血管破坏时(图7.12A～D)。

▌诊断标准

● 病损早期:中小血管的LCV。
● 病损晚期:血管纤维内膜层增生、血栓形成、淋巴组织细胞性炎症及纤维化。
● 经典型:
  ■ 主要症状(发热、乏力、体重下降、肌肉疼痛和关节痛);
  ■ 血尿、蛋白尿、高血压和氮质血症;
  ■ 心肌梗死和中风;
  ■ 皮下结节,可伴溃疡形成;
  ■ 瘀斑和指端坏疽;
  ■ 网状青斑、荨麻疹。
● 皮肤型:
  ■ 皮损特点类似经典型;
  ■ 偶尔累及肌肉、周围神经和关节,但无全身受累;
  ■ 病损进展缓慢,病程漫长。

▌鉴别诊断

● 韦氏肉芽肿病。
● 变应性肉芽肿性血管炎(Churg-Strauss 综合征)。
● 显微镜下多血管炎。
● 血栓性静脉炎。

▌诊断难点

● 典型的中等管径血管的血管炎常呈局灶性或位于皮下,取材过小或过浅会导致遗漏。
● 在某些病例中,血管几乎被完全破坏且受炎症影响而模糊不清,因而无法分辨受累血管是动脉还是静脉(皮下静脉也有肌层),难以与血栓性静脉炎鉴别(图7.12C和D)。

▌诊断要点

● 小血管LCV可发生在真皮浅层,而坏死性血管炎则可发生于深层血管。
● 临床上,血栓性静脉炎通常表现为单个结节,而结节性多动脉炎则表现为多发结节。

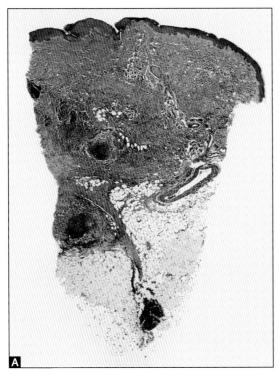
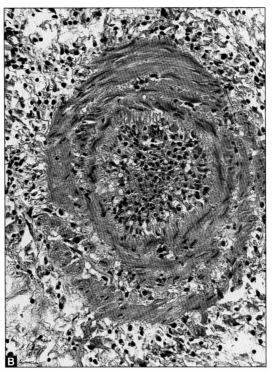

图7.12　A、B

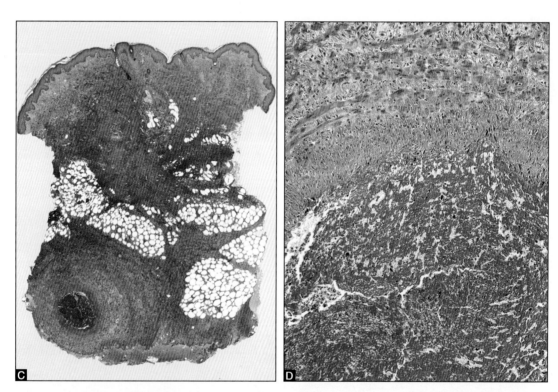

图 7.12　A ~ D:结节性多动脉炎。(A)皮下中等管径血管的炎症细胞浸润,以中性粒细胞为主;且血管部分或完全破坏;(B)肌层血管壁内及管周中性粒细胞浸润;(C)血栓性静脉炎,低倍镜下表现与结节性多动脉炎类似;(D)带有肌层的静脉与中等管径的动脉类似

纤维性血管炎模式

持久性隆起性红斑 Erythema Elevatum Diutinum（图7.13A～C）

诊断标准

- 圆形或椭圆形丘疹、结节或斑块,呈双侧对称性分布于关节部位,尤其在手背、膝部和肘部。
- 早期皮损:红色或紫罗兰色丘疹及结节,伴有LCV病理表现。
- 完全发展的皮损:棕色结节或丘疹,在"金属丝"样胶原纤维背景下呈现结节性或弥漫性的炎性细胞浸润,一般数量不多,包括中性粒细胞、淋巴细胞、浆细胞和巨噬细胞等。
- 不累及真皮乳头层（"境界带 Grenz zone"）和附属器周围的真皮。

鉴别诊断

- 早期皮损:LCV。
- 晚期皮损:间质肉芽肿性皮炎、局限性慢性纤维化血管炎。

诊断难点

- 不同阶段或时长的病损,其临床和病理表现可有很大的差别。
- 临床上易与 Sweet 综合征、环状肉芽肿和黄色瘤等疾病混淆。

诊断要点

- 虽然早期病损与 LCV 很难鉴别,但其他原因导致的 LCV 并不会进展为弥漫性纤维化皮炎。
- 即使病变进入进展期或晚期也不会累及真皮乳头层（境界带）,是本病的一个重要特点。
- 本病与面部肉芽肿的组织病理学表现一致,但两者的发病部位和分布状况均不相同。
- 相当一部分患者合并有全身性疾病,如感染、自身免疫病和血液系统疾病等。
- 患者常罹患单克隆性或多克隆性 IgA 免疫球蛋白病。

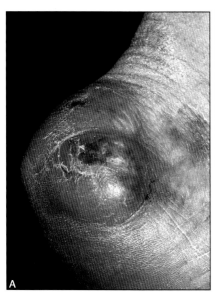
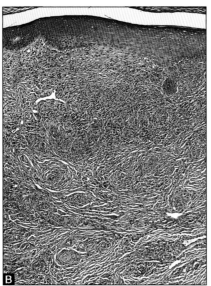
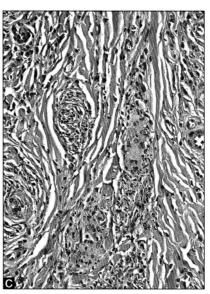

图 7.13 A～C:持久隆起性红斑。（A）足跟部对称出现黄红色结节;（B）真皮全层血管纤维素样变性;（C）中性粒细胞浸润,亦可见嗜酸性粒细胞

面部肉芽肿 Granuloma Faciale(图7.14A 和 B)

▌诊断标准

- 局限于面部,可表现为丘疹、斑块或结节,镜下多见毛囊口扩张。
- 组织病理学特点(如进程、炎症反应、纤维化和真皮乳头层不受累)几乎与持久性隆起性红斑相同,但本病可见毛囊口扩张和更多的嗜酸性粒细胞。

▌鉴别诊断

- 病损早期应与 LCV 鉴别。
- 根据解剖部位可与持久性隆起性红斑鉴别。

▌诊断难点

- 早期病变与 LCV 无法鉴别,但后者极少累及面部。

▌诊断要点

- 面部肉芽肿在病理上唯一区别于持久性隆起性红斑的特点是毛囊口的扩张(可能由于面部含有大量的毛囊)。
- 嗜酸性粒细胞浸润在本病中更为突出。

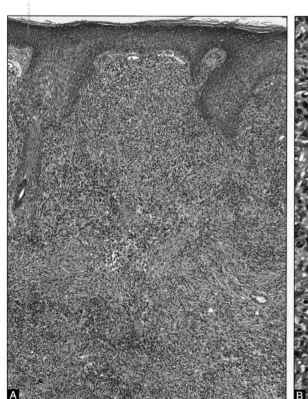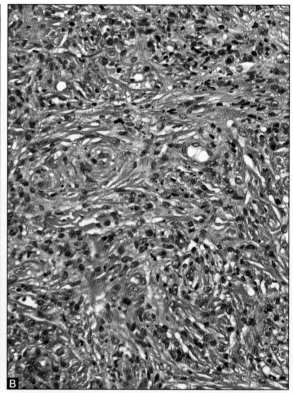

图 7.14　A 和 B:面部肉芽肿

局限性慢性纤维化血管炎 Localized Chronic Fibrosing Vasculitis（图 7.15A 和 B）

诊断标准

- 红—棕色结节,类似于持久性隆起性红斑,但一般为孤立结节。
- 病理学特征与持久性隆起性红斑几乎完全一致。

鉴别诊断

- 持久性隆起性红斑。
- 慢性局限性感染。
- 炎性假瘤。

诊断难点

- 病损部位、数量和分布是鉴别于持久性隆起性红斑的唯一方法。

诊断要点

- 与持久性隆起性红斑类似,本病患者亦常有潜在的系统性疾病或者合并 IgA 免疫球蛋白病。

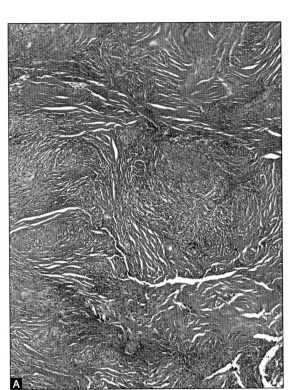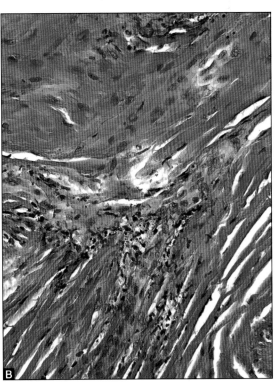

图 7.15　A 和 B:局限性慢性纤维素样血管炎。(A)与持久隆起性红斑的纤维素样变性类似;(B)纤维素间来自小血管的白细胞簇集性浸润。结合典型的临床特征,诊断明确

伴有巨噬细胞╱肉芽肿的血管炎

韦氏肉芽肿病 Wegener's Granulomatosis

▍诊断标准

- 常有坏死性肉芽肿性血管炎表现,如呼吸系统浸润性或空洞性病损、肾小球肾炎等(图7.16)。
- c-ANCA 阳性率约为 80%。
- 估计 5%～50% 的病例出现皮损,可表现为:
  - 紫癜合并 LCV(小血管);
  - 皮下结节、溃疡或梗死灶合并中等管径血管的血管炎;
  - 关节伸面坏死性斑块或溃疡(有时类似坏疽性脓皮病)。

▍鉴别诊断

- 导致 LCV 或中等管径血管的血管炎的其他疾病。
- 持久性隆起性红斑。
- 变应性肉芽肿性血管炎(Churg-Strauss 综合征)。

▍诊断难点

- 除 LCV 外,本病的皮损表现还包括毛囊周围和真皮楔形肉芽肿,以及栅栏样中性粒细胞和肉芽肿炎症。
- 作为韦氏肉芽肿病特征性的表现,坏死性肉芽肿性炎症一般并不累及皮肤,而仅见于中等血管。
- 有时皮损可为首发症状。
- c-ANCA 在起病后数周甚至数月方可检出。

▍诊断要点

- 最常见于中年高加索血统男子。
- 最常见的皮损为 LCV,且无法与其他疾病导致的 LCV 鉴别;偶见肉芽肿炎症。
- 有人认为,既然肉芽肿并不常见,就不应该以肉芽肿炎症作为诊断依据,且应将本病更名为"韦氏综合征(Wegener's syndrome)"。
- 本病的肉芽肿以血管为中心,而 Churg-Strauss 综合征的肉芽肿常常呈栅栏状,中央区为肉芽碎片而非血管。

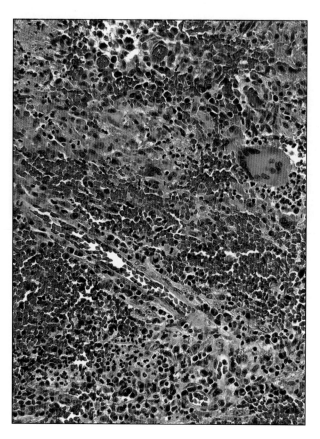

图 7.16　韦氏肉芽肿病。 病理中常见的是白细胞碎裂性血管炎,但坏死性肉芽肿改变只是偶然可见

变应性肉芽肿性血管炎（Churg-Strauss 综合征）Churg-Strauss Syndrome（图 7.17A 和 B）

诊断标准

- 全身疾病：
  - 哮喘；
  - 变应性鼻炎；
  - 外周血高嗜酸性粒细胞血症；
  - 内脏嗜酸性粒细胞性炎症（如嗜酸性粒细胞性肺炎）；
  - 系统性血管炎。
- 皮损（下列一项或多项）：
  - 可触及性紫癜；
  - 网状青斑；
  - 荨麻疹样丘疹；
  - 点状出血、瘀斑和出血性水疱；
  - 皮下结节。
- 组织病理学：
  - 类似 LCV，但含有大量嗜酸性粒细胞的血管炎；
  - 弥漫性真皮嗜酸性粒细胞增多症；
  - 中等血管血管炎，伴嗜酸性粒细胞增多；
  - 栅栏状肉芽肿包绕变性的嗜酸性胶原束和脱颗粒的嗜酸性粒细胞。

鉴别诊断

- 其他病因（特别是药物）导致的 LCV 或中等血管血管炎。
- 其他原因导致的真皮嗜酸性粒细胞浸润（如节肢动物咬伤、药物反应等）。
- 其他原因（特别是类风湿结节）导致的栅栏状肉芽肿性皮炎。

诊断难点

- 皮损不具备特异性，一般需要结合临床表现方能作出诊断。
- 以前曾认为栅栏状嗜酸性肉芽肿是变应性肉芽肿性血管炎的特异性表现，但后来这种表现陆续在其他疾病中被发现。
- 淋巴瘤，特别是淋巴瘤样肉芽肿病和自然杀伤细胞/T 细胞淋巴瘤也可以产生具有中央血管的肉芽肿或坏死灶（见第 15 章）。

诊断要点

- p-ANCA 阳性率约为 70%，c-ANCA 阳性率约 7%。
- 不同患者在不同的疾病阶段可以具有不同的临床、病理表现，必须进行全面分析。

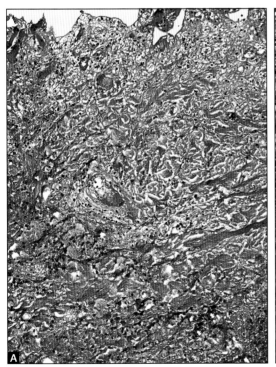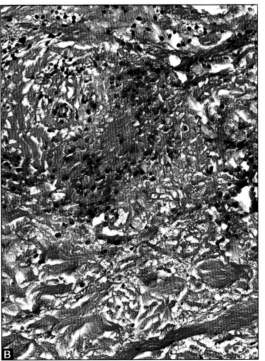

图 7.17 A 和 B：Churg-Strauss 综合征。（A）皮损与白细胞碎裂性血管炎极为类似，但其病理特点是大量嗜酸性粒细胞浸润；（B）有时，嗜酸性粒细胞与组织细胞聚集在颗粒状碎片周围呈模糊的栅状排列

参考书目

皮肤病理鉴别诊断彩色图谱

1. Carlson JA. The histological assessment of cutaneous vasculitis. Histopathology. 2010;56(1):3-23.
2. Chen KR, Carlson JA. Clinical approach to cutaneous vasculitis. Am J Clin Dermatol. 2008;9(2):71-92.
3. Chen KR. The misdiagnosis of superficial thrombophlebitis as cutaneous polyarteritis nodosa: features of the internal elastic lamina and the compact concentric muscular layer as diagnostic pitfalls. Am J Dermatopathol. 2010;32(7):688-93.
4. Comfere NI, Macaron NC, Gibson LE. Cutaneous manifestations of Wegener's granulomatosis: a clinicopathologic study of 17 patients and correlation to antineutrophil cytoplasmic antibody status. J Cutan Pathol. 2007;34(10): 739-47.
5. Crowson AN, Mihm MC, Magro CM. Cutaneous vasculitis: A Review. J Cutan Pathol. 2003;30(3):161-73.
6. Russell JP, Gibson LE. Primary cutaneous small vessel vasculitis: approach to diagnosis and treatment. Int J Dermatol. 2006;45(1):3-13.
7. Smith JG Jr. Vasculitis. J Dermatol. 1995;22(11):812-22.
8. Wahl CE, Bouldin MB, Gibson LE. Erythema elevatum diutinum: clinical, histopathologic, and immunohistochemical characteristics of six patients. Am J Dermatopathol. 2005;27 (5):397-400.
9. Ziemer M, Koehler MJ, Weyers W. Erythema elevatum diutinum-a chronic leukocytoclastic vasculitis microscopically indistinguishable from granuloma faciale? J Cutan Pathol. 2011;38(11):876-83.

（张凡、仇萌 译，李蕾、邹先彪 校，涂平 审）

第 8 章

脂膜炎

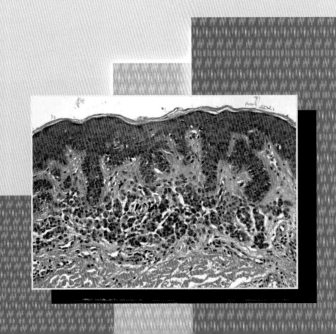

简介

　　脂膜炎可以分为小叶性脂膜炎和间隔性脂膜炎。间隔性脂膜炎通常的表现为结节性红斑。血管炎有时可累及脂肪间隔,而其他的真皮炎症,例如硬斑病/硬皮病和类脂质渐进性坏死,也可扩展至脂肪间隔。但主要的间隔性脂膜炎还是结节性红斑。小叶性脂膜炎的鉴别诊断更广泛,可通过主要的浸润细胞类型来区别。

间隔性脂膜炎

结节性红斑 Erythema Nodosum(图 8.1A ~ E)

▌临床诊断
- 胫部皮下红色到紫色的结节。

▌诊断标准
- 早期皮损(图 8.1A):
  - 出血;
  - 间隔水肿;
  - 间隔内中性粒细胞浸润。
- 充分发展的皮损(图 8.1B 和 C):
  - 间隔纤维化;
  - 肉芽肿性炎症;
  - Miescher 放射肉芽肿(裂隙周围的组织细胞和巨细胞)(图 8.1D)。

▌鉴别诊断
- 脂质硬皮症。
- 血管炎。
- 人工性脂膜炎。
- 硬红斑。
- 硬皮病。

▌诊断难点
- 类脂质渐进性坏死的肉芽肿性炎症可以波及脂肪间隔。

▌诊断要点
- 结节性红斑从不出现溃疡。
- 膝盖以下的脂膜炎一般都是结节性红斑,除非有证据证实是其他疾病。
- 结节性红斑可以是慢性的(游走性结节性红斑,亚急性迁移性脂膜炎——Vilanoma 病)。

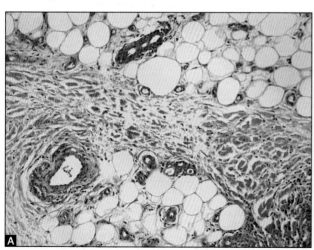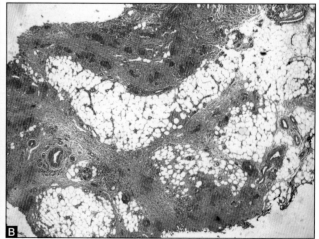

图 8.1　A、B

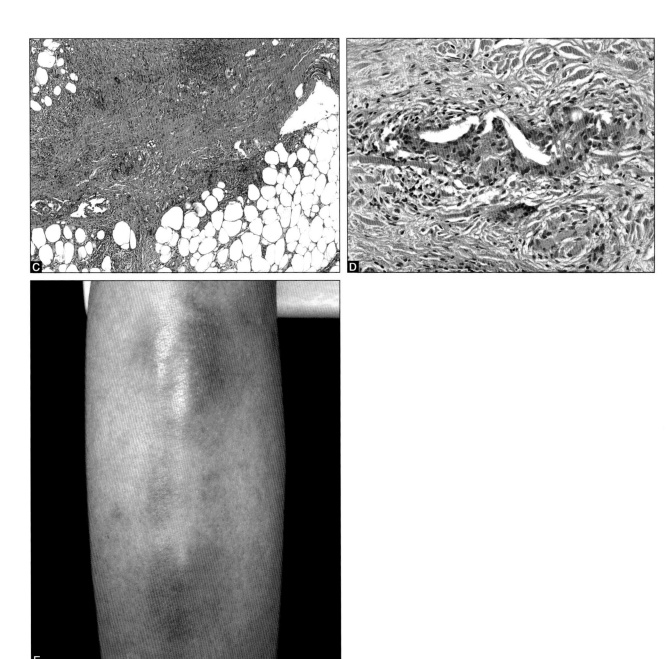

图 8.1　A ~ E:结节性红斑。(A)早期皮损:间隔和周围的脂肪小叶水肿并有混合性炎症浸润;(B)陈旧皮损:间隔纤
维化,伴巨细胞;(C)间隔纤维化和巨细胞;(D)Miescher 肉芽肿:裂隙周围的组织细胞;(E)临床图片。图片由 Christie
Regula 博士惠赠

小叶性脂膜炎——淋巴细胞为主

小叶性淋巴细胞性脂膜炎的鉴别诊断

- 皮下 T 细胞淋巴瘤。
- 狼疮性/结缔组织脂膜炎。
- 寒冷性脂膜炎。

皮下 T 细胞淋巴瘤 Subcutaneous T-Cell Lymphoma（图 8.2A ~ C）

▌诊断标准

- 不典型淋巴细胞。

▌诊断要点

- 皮下 T 细胞淋巴瘤的两个类型：
  - αβ 型：病程迁延。
  - γ/δT 细胞型：快速致命。

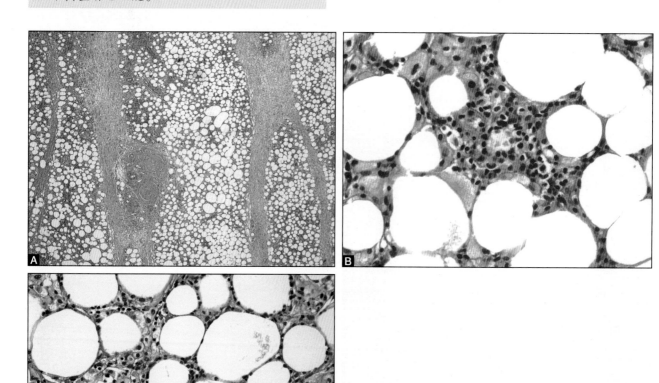

图 8.2　A ~ C:皮下 T 细胞淋巴瘤。（A）小叶性淋巴细胞性脂膜炎；（B）不典型淋巴细胞；（C）不典型的淋巴细胞在脂肪细胞周围形成圆环

狼疮性脂膜炎 Lupus Panniculitis(图8.3A~D)

诊断标准

- 小叶性淋巴细胞性脂膜炎,不伴有非典型淋巴
  细胞(图8.3A)。
- 还应寻找:
  - 玻璃样脂肪坏死(图8.3B、C);
  - 偶有钙化;
  - 淋巴细胞核尘。

诊断难点

- 漏诊皮下T细胞淋巴瘤(见上文)。

诊断要点

- 只有近一半的病例会出现红斑狼疮的表皮和真
  皮改变。

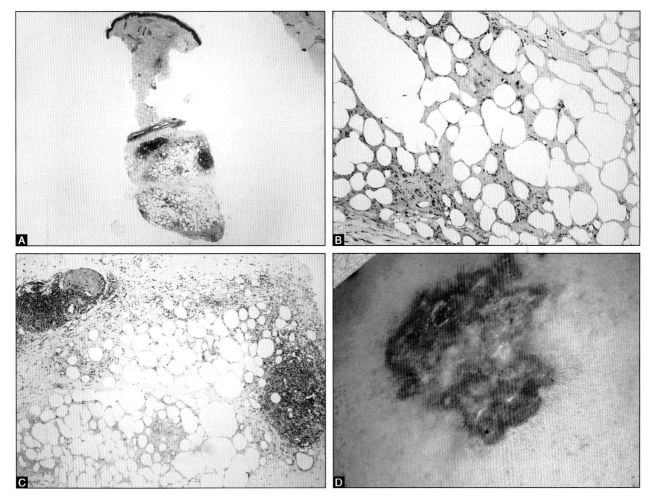

图8.3 A~D:狼疮性脂膜炎。(A)小叶性淋巴细胞性脂膜炎,伴淋巴细胞聚集;(B)玻璃样脂肪坏死;(C)玻璃样脂肪坏死,伴淋巴细胞聚集;(D)临床图片

小叶性脂膜炎——中性粒细胞为主

中性粒细胞性脂膜炎的鉴别诊断

- 胰腺脂肪坏死。
- 感染性脂膜炎。
- α_1-抗胰蛋白酶缺乏。
- 皮下 Sweet 综合征。
- 坏疽性脓皮病。

胰腺性脂膜炎 Pancreatic Panniculitis

▌ 诊断标准

- 中性粒细胞性脂膜炎(图 8.4A)。
- 脂肪坏死。
- 鬼影细胞(Ghost cells)(图 8.4B)。
- 钙化。
- 伴血清淀粉酶升高的胰腺炎。

感染性脂膜炎 Infectious Panniculitis

▌ 诊断标准

- 引起感染的病原微生物特殊染色阳性。

α_1-抗胰蛋白酶缺乏 Alpha One Antitrypsin Deficiency

▌ 诊断标准

- 中性粒细胞性小叶性脂膜炎,伴局部区域脂肪受累。
- 检测血液 α_1-抗胰蛋白酶水平确认。

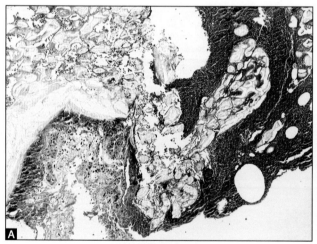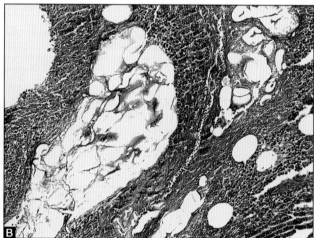

图 8.4　A 和 B:胰腺性脂膜炎。(A)坏死伴中性粒细胞浸润;(B)鬼影细胞、中性粒细胞浸润及坏死

小叶性脂膜炎——组织细胞为主

小叶性组织细胞性脂膜炎的鉴别诊断

- 硬红斑。
- 结节性红斑(从间隔累及至小叶)。
- 人工性脂膜炎:
  - 多形态的炎症浸润且不符合任何已知的疾病;
  - 通常不对称,且累及患者优势手的对侧肢端。
- 感染。
- 结节病或异物。

感染性脂膜炎 Infectious Panniculitis

▌诊断标准

- 特殊染色阳性或培养阳性。

硬红斑/结节性血管炎 Erythema Induratum/ Nodular Vasculitis(图8.5A 和 B)

▌临床诊断标准

- 常累及小腿屈侧并伴有溃疡的脂膜炎。

▌组织学诊断标准

- 小叶性脂膜炎伴混合性炎症细胞浸润——常以组织细胞为主(图8.5B)。
- 与结核有关:
  - 常为中小血管的血管炎;
  - 常有坏死;
  - 好发于小腿屈侧;
  - 皮损有溃疡。

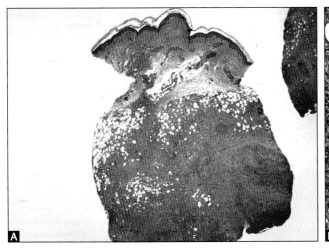 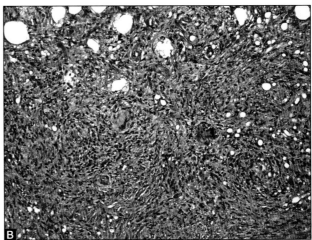

图 8.5　A 和 B:硬红斑。(A)小叶性淋巴组织细胞性脂膜炎;(B)小叶性脂膜炎伴组织细胞和巨细胞

新生儿皮下脂肪坏死 Subcutaneous Fat Necrosis of Newborn（图 8.6A ~ D）

临床诊断标准

- 新生儿的单个或多个硬斑块。
- 经常位于面颊、躯干、臀部或大腿。
- 出生时有寒冷暴露史。

组织学诊断标准

- 以组织细胞为主的小叶性脂膜炎。
- 脂肪细胞内有裂隙样空腔（图 8.6C）。
- 发生于新生儿。

鉴别诊断

- 新生儿硬化症：没有炎症。
- 类固醇后脂膜炎：见于较大儿童。

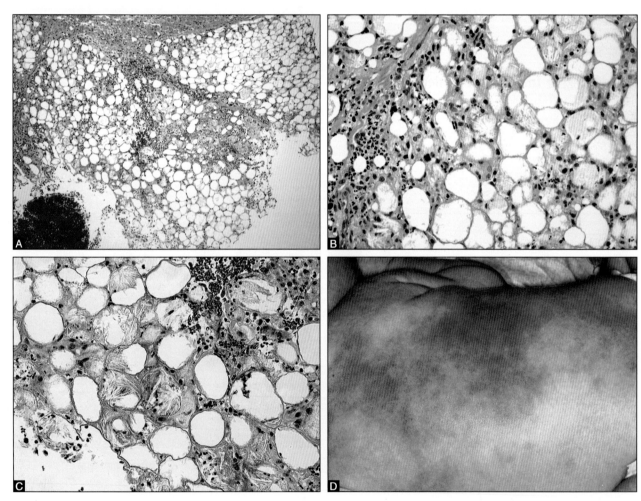

图 8.6 A ~ D：新生儿皮下脂肪坏死。（A）小叶性脂膜炎；（B）很少的淋巴组织细胞浸润；（C）脂肪细胞中有针样裂隙；（D）新生儿广泛的皮下脂肪坏死

非炎症性脂膜炎

鉴别诊断

- 动脉硬化[血栓闭塞性脉管炎(Buerger病)]。

血管钙化 Calciphylaxis(图8.7A ~ C)

诊断标准

- 皮下脂肪间隔内钙化的血管(图8.7B)。
- 血管外钙化。
- 大多数患者有肾脏疾病。
- 甲状旁腺激素水平升高。
- 可以有溃疡。

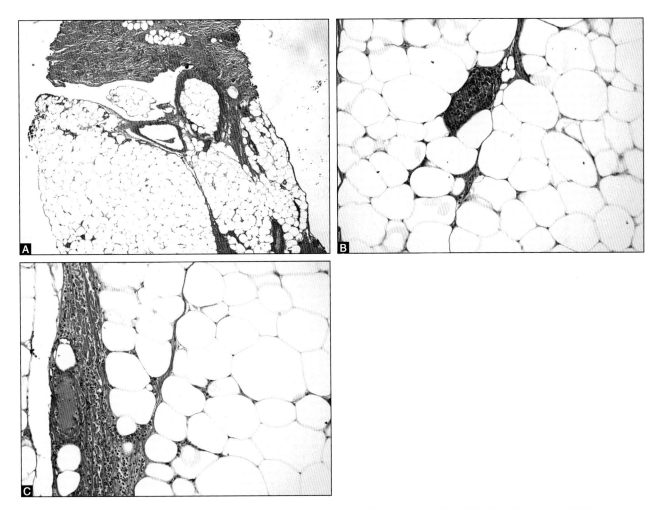

图8.7　A ~ C:血管钙化。(A)极轻微的炎症浸润;(B)血管钙化;(C)脂肪间隔钙化和稀疏的炎症浸润

脂肪皮肤硬化症 Lipodermatosclerosis（图8.8A ~ C）

▍诊断标准

- 脂肪细胞的大小和形状各异。
- 很少有泡沫细胞。
- 极轻微的炎症。
- 有时可见囊性区域（内衬有坏死的脂肪形成的玻璃样物质，显示出膜样外观）。

▍鉴别诊断

- 外伤性脂肪坏死。

▍诊断难点

- 在脂肪皮肤硬化症中所见的脂膜改变亦可见于其他脂膜炎。

▍诊断要点

- 脂肪皮肤硬化症广泛累及小腿，常有脂肪间隔纤维增厚。
- 外伤性脂肪坏死通常是局限性的，偶为囊状。

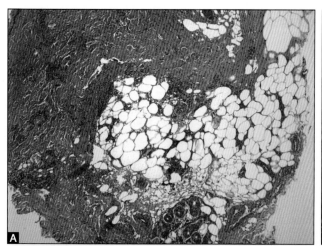
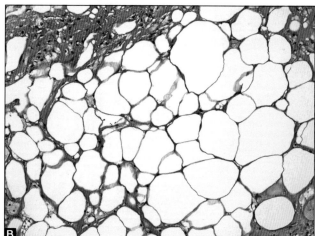
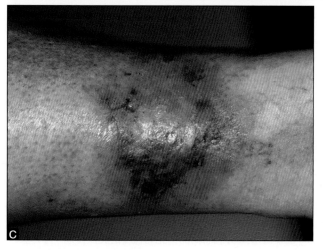

图8.8　A ~ C:脂肪皮肤硬化症。（A）纤维化及极轻微的炎症,脂肪细胞大小各异;（B）脂肪小叶囊区内的脂肪细胞大小不等;（C）临床图片

参考书目

1. Delgado-Jimenez Y, Fraga J, Garcia-Diez A. Infective panniculitis. Dermatol Clin. 2008;26(4):471-80.
2. Fraga J, Garcia-Diez A. Lupus erythematosus panniculitis. Dermatol Clin. 2008; 26(4):453-63.
3. Garcia-Romero D, Vanaclocha F. Pancreatic panniculitis. Dermatol Clin. 2008; 26(4):465-70.
4. Guhl G, Garcia-Diez A. Subcutaneous sweet syndrome. Dermatol Clin. 2008;26(4):541-51.
5. Kao GF, Resh B, McMahon C, et al. Fatal subcutaneous panniculitis-like T-cell lymphoma gamma/delta subtype (cutaneous gamma/delta T-cell lymphoma): report of a case and review of the literature. Am J Dermatopathol. 2008;30(6): 593-9.
6. Mascaro JM. Jr, Baselga E. Erythema induratum of bazin. Dermatol Clin. 2008;26(4):439-45.
7. Mitra S, Dove J, Somisetty SK. Subcutaneous fat necrosis in newborn-an unusual case and review of literature. Eur J Pediatr. 2011;170(9):1107-10.
8. Morrison LK, Rapini R, Willison CB, et al. Infection and panniculitis. Dermatol Ther. 2010;23(4):328-40.
9. Parveen Z, Thompson K. Subcutaneous panniculitis-like T-cell lymphoma: redefinition of diagnostic criteria in the recent World Health Organization-European Organization for Research and Treatment of Cancer classification for cutaneous lymphomas. Arch Pathol Lab Med. 2009;133(2):303-8.
10. Polcari IC, Stein SL. Panniculitis in childhood. Dermatol Ther. 2010;23(4):356-67.
11. Requena L, Yus ES. Erythema nodosum. Dermatol Clin. 2008;26(4):425-38.
12. Requena L, Yus ES. Panniculitis. Part I. Mostly septal panniculitis. J Am Acad Dermatol. 2001;45(2):163-83.
13. Requena L, Yus ES. Panniculitis. Part II. Mostly lobular panniculitis. J Am Acad Dermatol. 2001;45(3):325-61.
14. Sanmartin O, Requena C, Requena L. Factitial panniculitis. Dermatol Clin. 2008;26(4):519-27.
15. Valverde R, Rosales B, Ortiz-de Frutos FJ, et al. Alpha-1-antitrypsin deficiency panniculitis. Dermatol Clin. 2008;26(4): 447-51.

（杨宇光 译,李蕾 邹先彪 校,涂平 审）

第 9 章

纤维化皮炎

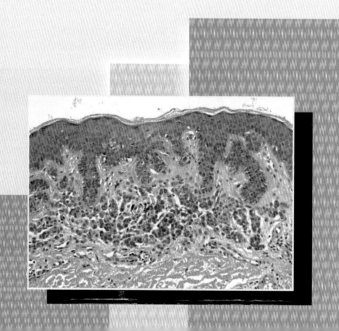

纤维化皮炎常与其他组织学反应模式相关。例如,硬斑病和硬皮病与表浅和深在的淋巴浆细胞性浸润有关。硬化性苔藓早期的皮损显示苔藓样组织反应。发现胶原改变有助于缩小鉴别诊断的范围。了解成纤维细胞数量的增减有助于确诊。

成纤维细胞数量减少的疾病

表 9.1 鉴别诊断

成纤维细胞数量减少的疾病——硬化:
- 硬斑病/硬皮病/皮肤萎缩(硬斑病终末期)
- 硬化性苔藓
- 嗜酸性筋膜炎
- 放射性皮炎
- 硬皮病
- Borrelia 纤维瘤
- 萎缩性肢端皮炎

成纤维细胞数量增加的疾病——纤维化:
- 硬化性黏液水肿/黏液水肿性苔藓
- 肾源性系统性纤维化
- 持久性隆起性红斑/局限性纤维性血管炎
- 瘢痕
- 瘢痕疙瘩
- 瘢痕疙瘩性痤疮(见第 5 章中的毛囊炎)
- 淤积性皮炎
- 淋巴水肿
- 肿瘤偶可模仿炎症性纤维化
  - 皮肤纤维瘤、结缔组织增生性黑素瘤等

硬斑病/硬皮病 Morphea/Scleroderma

▌诊断标准

临床标准

- 硬化的皮肤(图 9.1A 和 B):
  - 硬斑病与系统性硬皮病的区别在于临床而非病理。
  - 硬皮病累及手指,而硬斑病通常不累及手指。
  - 硬皮病有雷诺现象。
  - 硬斑病没有肾脏或系统性疾病。

▌组织病理学标准

- 早期皮损(图 9.1C 和 D):
  - 血管周围和间质淋巴细胞、浆细胞及嗜酸性粒细胞浸润。
- 充分发展的皮损(图 9.1E 和 F):
  - 硬化的胶原束。
  - 淋巴浆细胞性浸润——常以真皮和皮下组织交界处为中心。
  - 小汗腺周围脂肪细胞消失。
- 陈旧性皮损(图 9.1G):
  - 炎症轻或无。
  - 外观正常的皮肤需要临床同病理联系。

▌鉴别诊断

见表 9.1。

▌诊断难点

- 游走性红斑可以有浅表或深在的淋巴浆细胞性浸润,但是没有胶原的改变。

▌诊断要点

- CD34 表达降低有助于诊断。
- 硬斑病的晚期皮损也称为皮肤萎缩。

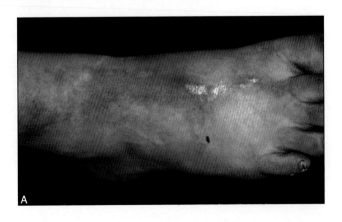

图 9.1 A

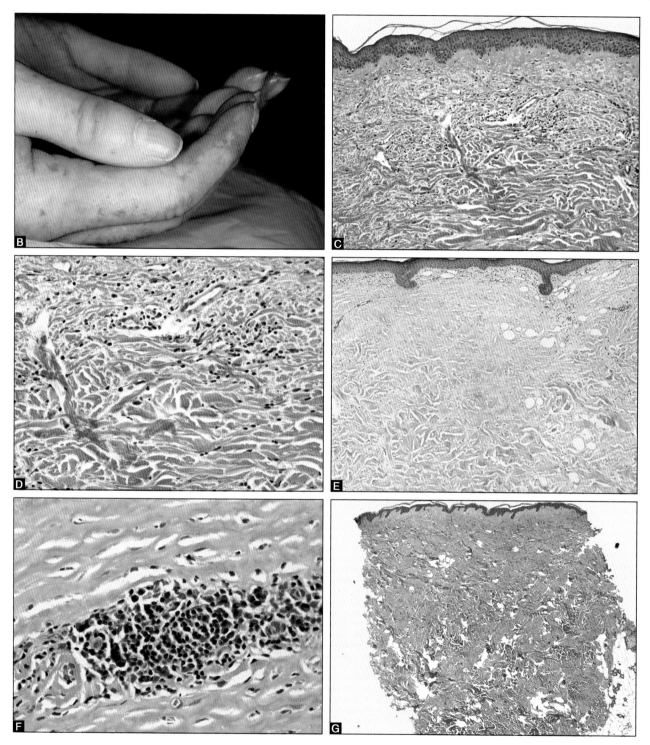

图9.1　**A～G:硬斑病/硬皮病。**(A)硬斑病——伴有色素沉着的硬化性斑块;(B)硬皮病——手部受累出现腊肠样手指和远端梗死;(C)表皮变化不明显:真皮血管周围和间质炎性浸润;(D)近观血管周围和间质的炎性浸润(注意胶原血管病中出现的黏蛋白);(E)充分发展的皮损有硬化性胶原束;(F)充分发展的皮损在真皮皮下交界处有淋巴浆细胞浸润;(G)陈旧性皮损——注意活检组织因胶原增加而呈矩形/方形形状,否则看起来似正常皮肤

硬化性苔藓 Lichen Sclerosus

▌诊断标准

临床标准

- 色素减退的白色斑片（图9.2A、B）。

组织学标准

- 条带状的淋巴细胞浸润（图9.2C）。
- 均质化的胶原束（图9.2D）。

▌鉴别诊断

见表9.1。

▌诊断难点

- 早期的硬化性苔藓皮损中，炎性浸润可类似扁平苔藓的苔藓样浸润。
- 硬化性苔藓的表皮可棘层肥厚，亦可棘层萎缩。
- 放射性皮炎的胶原改变可类似硬化性苔藓。

▌诊断要点

- 不累及生殖器的硬化性苔藓可能是硬斑病的早期水肿表现。
- 基底膜带增厚是硬化性苔藓的线索。

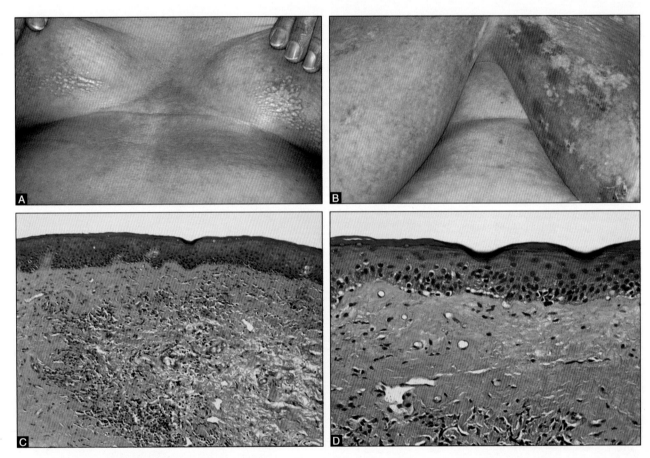

图9.2 A～D:硬化性苔藓。（A）瓷白色斑块；（B）伴少许糜烂的白色斑块；（C）早期皮损显示淋巴细胞带状浸润；（D）陈旧性皮损均质化胶原束将带状淋巴细胞浸润向下推移

慢性放射性皮炎 Chronic Radiation Dermatitis

■ 诊断标准

临床标准（图9.3A）

- 放射线暴露史。

组织学标准（图9.3B、C）

- 表皮萎缩。
- 毛细血管扩张。
- 放射状成纤维细胞。
- 均质化胶原束和弹力组织。

■ 鉴别诊断

火激红斑，并见表9.1。

■ 诊断难点

- 硬化性苔藓（见上文）。

■ 诊断要点

- 真皮深部弹性纤维的改变是放射性皮炎的线索（日光不会穿透很深）（图9.3D）。
- 缺乏炎症（急性放射性皮炎除外）。

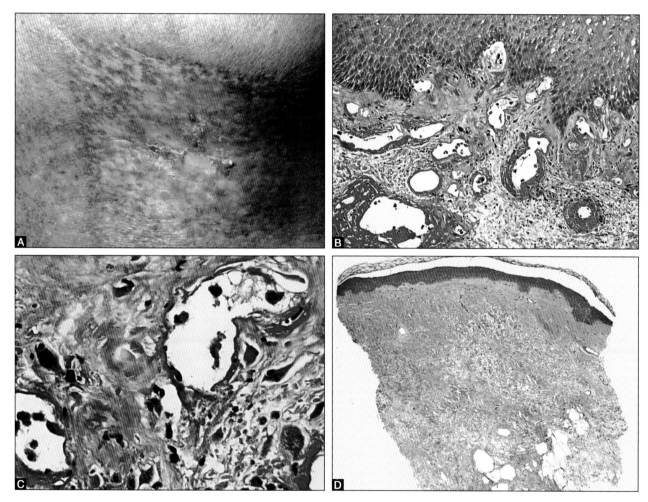

图9.3 A～D:慢性放射性皮炎。（A）网状的萎缩性斑片；（B）扩张的血管和硬化的胶原束；（C）高倍镜显示奇形怪状的"放射状"成纤维细胞；（D）注意真皮深层缺乏皮肤附属器结构和弹性纤维，而这些结构在日光损伤中会见到

成纤维细胞数量增多的疾病

硬化性黏液水肿/黏液水肿性苔藓/丘疹性黏蛋白病 Scleromyxedema/Lichen Myxedematosus/Papular Mucinosis

■ 诊断标准

临床标准（图9.4A和B）

- 主要为发生在上肢和日光暴露部位的对称性丘疹。
- 硬化性黏液水肿还伴有皮肤硬化。

组织学标准（图9.4C和D）

- 成纤维细胞增多。
- 胶原增多。
- 黏蛋白沉积。
- 淋巴浆细胞带状浸润。

实验室检查

- 副蛋白血症（最常见的是IgGλ型）。

■ 鉴别诊断和可能的诊断难点

- 可与肾源性系统性纤维化的组织学相似。

■ 诊断要点

- 肾源性系统性纤维化通常不累及面部。

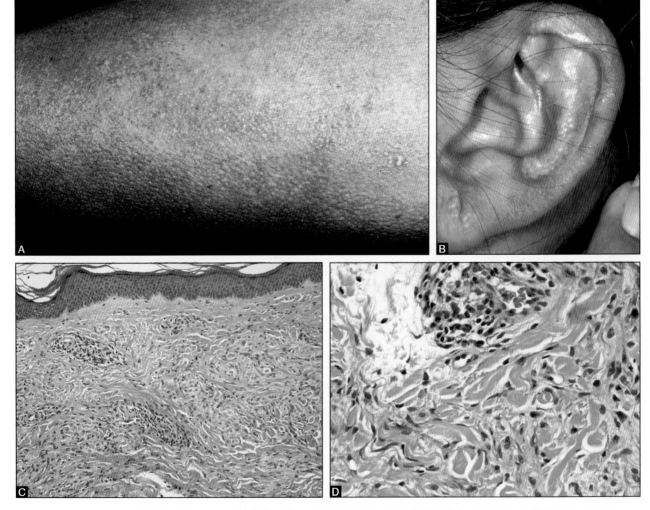

图9.4　A～D：硬化性黏液水肿。（A）肢端的小丘疹；（B）耳朵的丘疹；（C）苔藓样炎症，成纤维细胞数量增加，黏蛋白沉积；（D）成纤维细胞数量和黏蛋白增加

肾源性系统性纤维化 Nephrogenic Systemic Fibrosis

诊断标准

临床标准(图9.5A)

- 肾功能不全或衰竭。
- 有钆扫描史。

组织学标准(图9.5B~D)

- CD34阳性的成纤维细胞数量增加。
- 黏蛋白沉积。
- 炎症极轻微。

鉴别诊断和诊断难点

- 硬化性黏液水肿(见上文)。
- 硬皮病——成纤维细胞数量减少。

诊断要点

- 出现明显的炎症则诊断不成立。

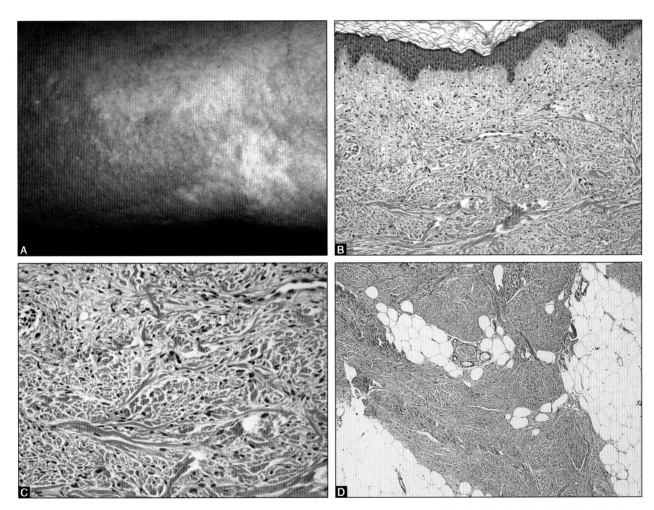

图9.5　A~D:肾源性系统性纤维化。(A)临床照片:硬化性斑块;(B)(C)与硬化性黏液水肿一样,成纤维细胞和黏蛋白增加;不同在于该病没有炎症细胞;(D)纤维性条索延伸至皮下组织

持久性隆起性红斑 Erythema Elevatum Diutinum

■ 诊断标准

临床标准

- 对称性的红色到棕色的斑块和结节。
- 伸侧皮表(图9.6A)。

组织学标准(图9.6B、C)

- 早期的皮损与白细胞碎裂性血管炎相同。
- 发展充分的皮损:
  - 不再有血管炎;
  - 成纤维细胞和胶原的数量增加;
  - 少量的中性粒细胞与核尘。
- 陈旧性皮损:
  - 与发展充分的皮损相似,还伴有泡沫细胞。

■ 鉴别诊断

- 白细胞碎裂性血管炎。
- 局限性纤维性血管炎。
- 面部肉芽肿。

■ 诊断难点

- 陈旧性皮损可类似皮肤纤维瘤(纤维性组织细胞瘤)。

■ 诊断要点

- 局限性纤维性血管炎和面部肉芽肿的组织学特征可完全相同。

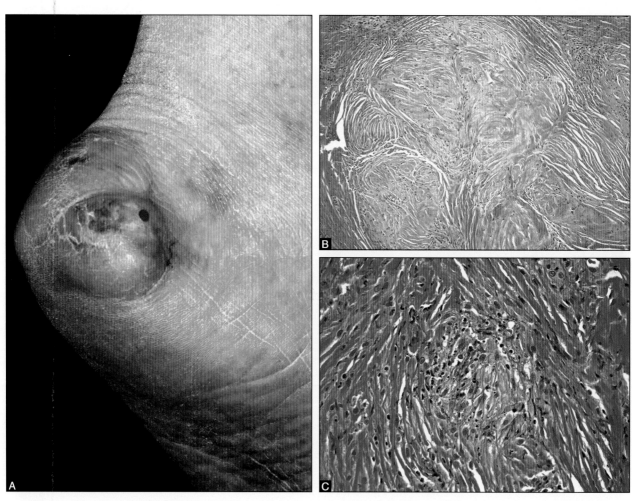

图9.6　A~C:持久性隆起性红斑。(A)足跟结痂的结节;(B)真皮纤维化伴胶原束间特征性的裂隙;(C)胶原束之间的中性粒细胞和核尘是诊断的线索

淤积性皮炎 Stasis Dermatitis

诊断标准

临床标准（图9.7A）

- 下肢皮炎。
- 常与水肿和静脉曲张有关。
- 可出现瘀点和紫癜。
- 可有溃疡。

组织学标准（图9.7B、C）

- 海绵样水肿形成和角化不全。
- 真皮内血管小叶状增生。
- 成纤维细胞数量增加。
- 红细胞外渗。
- 含铁血黄素沉积。

鉴别诊断和诊断难点

淤积性皮炎中也可见到黏蛋白（图9.7D），类似胫前黏液性水肿。但是后者的黏蛋白不会延伸至真皮乳头。

诊断要点

淤积性皮炎在临床上经常被误诊为蜂窝织炎。

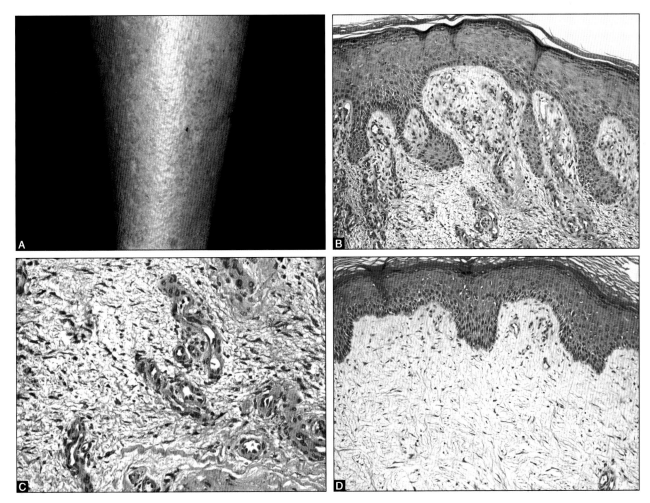

图9.7 A～D:淤积性皮炎。（A）下肢远端湿疹性斑块,伴含铁血黄素沉积;（B）血管的叶状增生与成纤维细胞数量的增加及表皮棘层肥厚有关;（C）高倍镜显示血管内皮细胞突出的血管,数量增加的成纤维细胞,以及含铁血黄素;（D）出现真皮水肿和黏蛋白,类似胫前黏液性水肿

参考书目

皮肤病理鉴别诊断彩色图谱

1. Aberer E, Klade H, Hobisch G. A clinical, histological, and immunohistochemical comparison of acrodermatitis chronica atrophicans and morphea. Am J Dermatopathol. 1990;13(4):334-41.

2. Helm KF, Gibson LE, Muller SA. Lichen sclerosus et atrophicus in children and young adults. Pediatr Dermatol. 1991;8(2): 97-101.

3. Marshall K, Klepeiss SA, Ioffreda MD, et al. Scleromyxedema presenting with neurologic symptoms: a case report and review of the literature. Cutis. 2010;85(3):137-40.

4. Miteva M, Romanelli P, Kirsner RS. Lipodermatosclerosis. Dermatol Ther. 2010;23(4):375-88.

5. Skobieranda K, Helm KF. Decreased expression of the human progenitor cell antigen (CD34) in morphea. Am J Dermatopathol. 1995;17(5):471-5.

6. Somach SC, Helm TN, Lawlor KB, et al. Pretibial mucin. Histologic patterns and clinical correlation. Arch Dermatol. 1993;129(9):1152-6.

7. Wahl CE, Bouldin MB, Gibson LE. Erythema elevatum diutinum: clinical, histopathologic, and immunohistochemical characteristics of six patients. Am J Dermatopathol. 2005;27(5):397-400.

8. Wilford C, Fine JD, Boyd AS, et al. Nephrogenic systemic fibrosis: report of an additional case with granulomatous inflammation. Am J Dermatopathol. 2010;32(1):71-5.

9. Young EM, Barr RJ. Sclerosing dermatoses. J Cutan Pathol. 1985;12(5):426-41.

（杨宇光 译，李蕾、邹先彪 校，涂平 审）

第 10 章

沉积模式

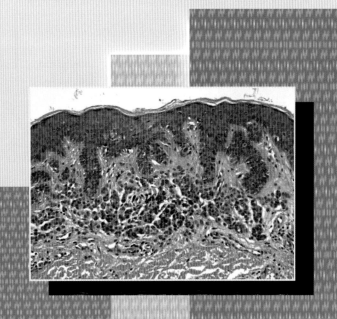

异常的生物材料、代谢产物或皮肤物质的聚集,是不同种类的疾病产生沉积模式的共同特点。这些物质自身成分正常,但分布或数量异常。某些疾病,如痛风和钙质沉着症,很容易被辨认,鉴别诊断不难。比较困难的是无定形的嗜酸性物质(玻璃样沉积物)和酸性多糖(黏蛋白)的沉积。鉴定皮肤沉积物,首先应按照下文所述对其进行分类,而后根据临床特点缩小鉴别诊断范围,再通过组织化学技术(如刚果红染色鉴定淀粉样蛋白,或者阿辛蓝染色检测糖胺聚糖微弱的蓄积)进一步确诊。

无定形嗜酸性物质的沉积("玻璃样"沉积)

淀粉样变性

系统性淀粉样变性 Systemic Amyloidoses

系统性轻链淀粉样变性(原发性系统性淀粉样变性,骨髓瘤相关的系统性淀粉样变性) Systemic Light Chain Amyloidosis (Primary Systemic Amyloidosis, Myeloma-Associated Systemic Amyloidosis)

▎诊断标准

- 临床表现为"蜡样"丘疹和斑块,常有瘀点、紫癜或瘀斑。
- 巨舌和口腔黏膜硬化。
- 骨髓瘤或浆细胞病的临床病史(或排除其他淀粉样变性可能的原因)(图 10.1A)。
- 无定形、均质、淡染的嗜酸性物质的沉积。
- 早期病变位于血管、附属器和脂肪细胞周围。
- 陈旧性皮损内弥漫性、破碎或裂隙样沉积物累及真皮全层。
- 刚果红染色切片在偏振光下观察时可见明亮的浅绿色双折射。

▎鉴别诊断

- 其他淀粉样变性(系统性或局限于皮肤)。
- 胶样粟丘疹。
- 类脂蛋白沉积症。

▎诊断难点

- 眶周是最易沉积的部位。
- 浆细胞病或其他骨髓瘤可能存在,或者处于亚临床状态。
- 显微镜下的特征为非特异性的。

▎诊断要点

- 沉积物为单克隆免疫球蛋白轻链的异常聚集(通常 λ 型比 κ 型更常见)。
- 常累及肾脏、肝脏和心脏。
- 多达30%~40%的病例发生皮肤损害。
- 可发生于已知的骨髓瘤患者,亦可为潜在的浆细胞病的表现。

系统性淀粉样 A 淀粉样变性(继发性系统性淀粉样变性) Systemic Amyloid A Amyloidosis (Secondary Systemic Amyloidosis)

▎诊断标准

- 明显的皮损罕见,如有则需脂肪活检,以证实是否有系统性淀粉样变性。
- 腹部脂肪深部活检可见皮下脂肪细胞周围(淀粉样蛋白环)和/或小汗腺螺旋周围的淀粉样沉积。
- 刚果红染色阳性。
- 高锰酸钾处理过的组织刚果红反应消失[不同于淀粉样蛋白 L(amyloid L, AL), AL 不受高锰酸钾的影响]。

▎鉴别诊断

- 系统性轻链淀粉样变性。

▎诊断难点

- 淀粉样蛋白的鉴定高度依赖于采样,常需针刺活检。
- 不到70%的样本有诊断特征。

▌诊断要点

- 患者几乎总存在潜在的慢性疾病。
- 常伴有慢性炎症性疾病,如类风湿性关节炎、银屑病等自身免疫性疾病。
- 慢性感染性疾病包括麻风、细菌性心内膜炎等。
- 肾、肝、脾的受累远比皮肤严重,但不易活检(故采用腹部脂肪活检)。
- 可以尝试直肠活检——显示黏膜下血管周围淀粉样蛋白。

血液透析相关性淀粉样变性(系统性 β2-微球蛋白淀粉样变性) Hemodialysis-Associated Amyloidosis (Systemic Beta-2 Microglobulin Amyloidosis)

▌诊断标准

- 长期血液透析患者的躯干和手臂上的小的光泽性苔藓样丘疹。
- 无定形的嗜酸性淀粉样蛋白沉积,这类似于 AL 链淀粉样蛋白的分布和病程。

▌鉴别诊断

- 其他类型的系统性和皮肤淀粉样变性。
- 注射部位相关性淀粉样变性。

▌诊断难点

- 若无透析的临床病史,则很难与其他类型的淀粉样蛋白区分。

▌诊断要点

- 皮损罕见,曾有报道的皮损包括臀部的皮下肿块、手和手指的多发性苔藓样丘疹和"皱纹样"皮肤。
- 临床病史非常重要。

皮肤淀粉样变性 Cutaneous Amyloidoses

斑状淀粉样变性 Macular Amyloidosis

▌诊断标准

- 不规则的色素沉着性斑疹(有时呈"波纹"状外观)。
- 增宽的真皮乳头中有淡粉色或暗粉色无定形的小球状物质。
- 真皮乳头内的噬黑素细胞。

▌鉴别诊断

- 其他类型的系统性和皮肤淀粉样变。
- 炎症后色素沉着。
- 青少年和成人型胶样粟丘疹。
- 与"正常皮肤"的鉴别。

▌诊断难点

- 淀粉样沉积可能很轻微,尤其是斑状淀粉样变的早期皮损(图 10.1B)。
- 若淀粉样球不明显,则临床及组织病理学印象常为炎症后色素沉着。
- 慢性单纯性苔藓的特征与某些皮损有重叠。

▌诊断要点

- 好发于上背部和肩胛区,胸部和臀部偶见。
- 好发于中老年妇女。
- 好发于深色皮肤的人群,尤其是中东、亚洲、中美洲和南美洲人群。
- 好发部位和临床表现是一条线索,应仔细检查细微的淀粉样沉积。
- 某些病例有反复摩擦/刺激史(图 10.1B)。
- 与淀粉样苔藓密切相关或相同[两者都是由 K 型淀粉样蛋白形成的(见淀粉样苔藓)]。

淀粉样苔藓 Lichen Amyloidosis

▌诊断标准

- 胫前瘙痒性、角化过度的丘疹和斑块,罕见于手臂伸侧。
- 增宽的真皮乳头中有淡粉色或暗粉色无定形的小球状物质。
- 噬黑素细胞。
- 表皮增生和致密的正角化过度(与慢性单纯性苔藓有重叠)。

▌鉴别诊断

- 其他类型的系统性和皮肤淀粉样变性。
- 炎症后色素沉着。
- 淤积性皮炎。

▌诊断难点

- 斑状淀粉样变性初期表现可能很轻微(图 10.1B)。
- 噬黑素细胞的出现可被解释为炎症后色素沉着。
- 胫前(最常见的部位)皮损不明显的临床特征可

因淤滞改变而变得模糊不清。

● 与慢性单纯性苔藓重叠发病时,组织病理学表现可以后者为主。

■ 诊断要点

● 淀粉样苔藓与斑状淀粉样变性的差别仅在于好发部位不同,且前者有更显著的慢性单纯性苔藓的特征。

● 这两种类型的淀粉样蛋白常被称为 K 型淀粉样蛋白,可能是由个别坏死的表皮角质形成细胞的角蛋白发生改变所致(估计是反复刺激/创伤引起的)(图 10.1B)。

结节性淀粉样变性 Nodular Amyloidosis

图 10.1C ~ F 示结节性淀粉样变性。

■ 诊断标准

● 腊样外观的粉色至褐色的丘疹和结节。

● 好发于躯干、四肢和生殖器部位,亦可累及包括眶周在内的面部皮肤(系统性轻链淀粉样变性的好发部位)。

● 组织病理学特征与系统性轻链/骨髓瘤相关性淀粉样变性相似或相同。

● 浆细胞常在淀粉样结节的周围(图 10.1E)。

■ 鉴别诊断

● 皮肤受累的系统性轻链/骨髓瘤相关性淀粉样变。

● 其他系统性淀粉样变的皮肤沉积。

■ 诊断难点

● 组织病理学特征与累及皮肤的系统性轻链/骨髓瘤相关性淀粉样变相同,包括 λ 轻链成分的淀粉样物质。

■ 诊断要点

● 应及时对潜在的系统性淀粉样变性、多发性骨髓瘤、浆细胞病进行评估。

● 仅有7%的患者发展成系统性淀粉样变性。

● 淀粉样物质可能系局部浆细胞聚集产生。

● 浆细胞在某些情况下可为单克隆的,反之,亦可为多克隆的。

● 有时有单克隆副蛋白血症,但其意义目前不清楚。

● 某些病例与淋巴瘤、自身免疫性疾病及其他系统性疾病相关。

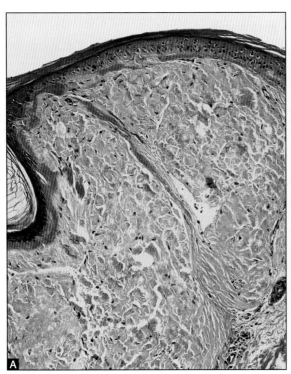
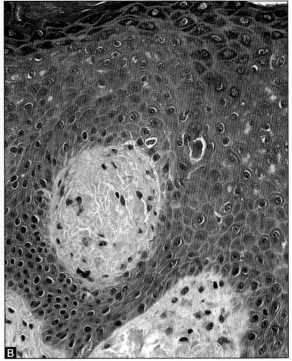

图 10.1　A、B

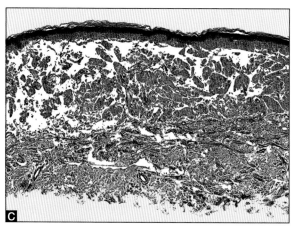
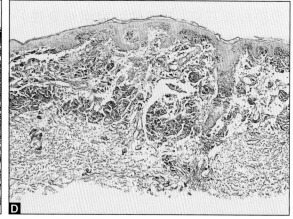
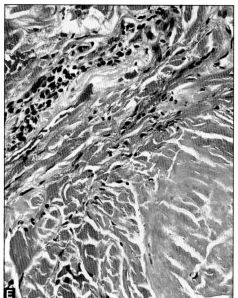
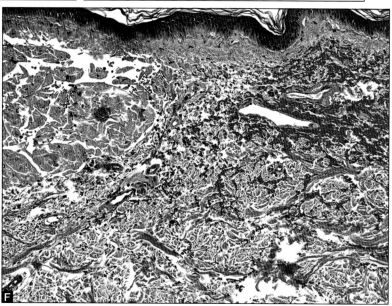

图10.1　A～F:(A)系统性淀粉样变性,在该骨髓瘤患者的活检组织中,真皮胶原几乎完全被淀粉样物质所取代;
(B)淀粉样苔藓,淀粉样苔藓(和斑状淀粉样变性)的淀粉样沉积物浅表而轻微。注意颗粒层增厚,提示存在慢性摩
擦;(C)结节性淀粉样变性,本例显示真皮乳头层淀粉样沉积物,特征性似人为制造的"裂隙",非常显著;(D)结节性淀
粉样变性,刚果红染色,淀粉样蛋白常为暗红色,偏振光下显示淡绿色双折射;(E)浆细胞通常在淀粉样沉积物的周围
或内部;(F)血管壁淀粉样沉积,易致血管脆弱、出血

儿童型胶样粟丘疹 Juvenile Colloid Milium

▌诊断标准

- 肉色、黄色或淡褐色丘疹,在儿童期有时逐渐融
  合(青春期前)。
- 真皮乳头层有破碎或裂隙状外观的暗粉色无定
  形物质的结节,可顶起或侵犯覆盖其上的表皮。
- 刚果红染色为阳性,偏振光镜下显示亮绿色双
  折射。

▌鉴别诊断

- 结节性淀粉样变性。
- 系统性淀粉样变性。

▌诊断难点

- 组织病理学表现可能非常类似结节性淀粉样变
  性。

▌诊断要点

- 非常罕见。
- 所谓的"胶样"物质在病理学及化学上与淀
  粉样沉积物相同,可能为 K 型淀粉样蛋白
  (在斑状淀粉样变性和淀粉样苔藓中沉积的
  类型)。
- 病因不清,推测为有遗传倾向性的个体对日光
  损害后的异常反应。

成人型胶样粟丘疹（丘疹性弹力组织变性）
Adult Colloid Milium（Papular Elastosis）

诊断标准

- 暴光部位皮肤上肉色、淡黄色、半透明的圆顶形丘疹、结节或斑块，内含凝胶状物质。
- 无定形的嗜酸性物质结节样沉积，伴有破碎或裂隙（常与淀粉样蛋白相同），发病部位在日光损害处皮肤，伴有广泛的日光弹力组织变性（图10.2A 和 B）。
- 沉积物 PAS 染色阳性，刚果红染色阳性，但不能被抗角蛋白抗体标记，也没有免疫球蛋白和补体沉积（图 10.2B）。

鉴别诊断

- 不同类型的淀粉样变性。

诊断难点

- 组织病理学实际上可能与结节性淀粉样变相同。
- 刚果红染色显示与淀粉样变相同的亮绿色双折射。

诊断要点

- 发生于暴光部位皮肤，尤其是面部、颈部、耳部和手背。
- 好发于中年男性。
- 几乎总有日光弹力组织变性，常明显。
- 尽管类似于儿童型胶样粟丘疹和淀粉样变，但是成年型胶样粟丘疹的无定形物质是由光化性损害的弹力蛋白纤维聚集而成［因此建议更名为"丘疹性弹力组织变性（papular elastosis）"］。

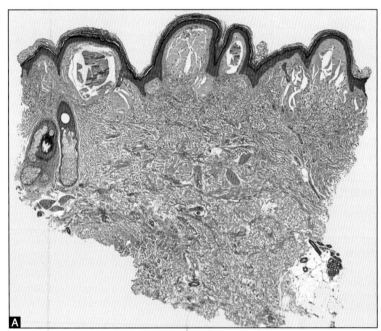 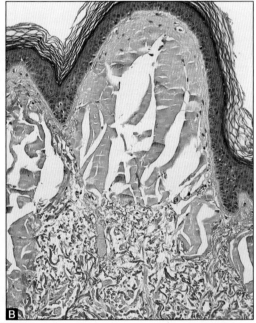

图 10.2　A 和 B：成人型胶样粟丘疹。（A）真皮上层含有破碎的玻璃样沉积物，无法与淀粉样物质区别；（B）在胶状沉积物周围或之下有日光弹力组织变性。后者在 HE 染色下不能与淀粉样物质相鉴别，不能被抗角蛋白抗体所标记，也不含可辨认的免疫球蛋白及补体沉积

黏蛋白/黏液样沉积

酸性糖胺聚糖(皮肤黏蛋白)是由成纤维细胞产生的正常真皮成分。透明质酸是其主要组成,硫酸软骨素和肝素是其他组成成分。皮肤黏蛋白病是真皮成纤维细胞过量产生这些物质的疾病,可能源于对细胞因子或免疫球蛋白的反应。这些活化的成纤维细胞通常呈三角形和星状。由于透明质酸能吸收水分,增加的透明质酸可伴发水肿,引起该病皮肤增厚的特征。

这里讨论的黏蛋白和黏液样沉积,往往是泛发性而不是局限性的。局限性疾病,如手指的黏液样假性囊肿和局限性黏蛋白病,将在第14章中讨论。本章介绍硬化性黏液水肿的一些发病因素及相关疾病。硬肿症已在第1章讨论,因为其检查所见通常很轻微,类似于与"正常皮肤"鉴别诊断的其他疾病。

黏液水肿性苔藓 LICHEN MYX-EDEMATOSUS

图 10.3A 和 B 显示黏液水肿性苔藓和硬化性黏液水肿。

黏液水肿性苔藓是包含相关疾病的一个谱系,大致可细分为两大类:

1. 硬化性黏液水肿(泛发性黏液水肿性苔藓);
2. 局限性黏液水肿性苔藓。

虽然临床类型不同,但所有类型的组织学均具有共同的特征,基本上均由少量增加的真皮纤维细胞/成纤维细胞和糖胺聚糖(黏蛋白)组成。

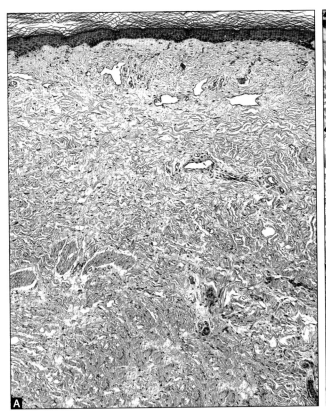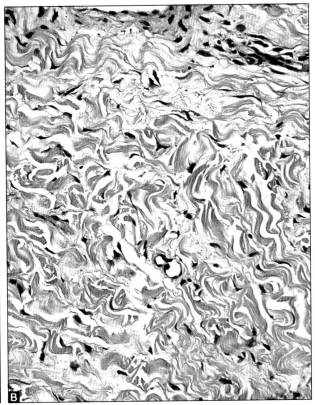

图 10.3　A 和 B:黏液水肿性苔藓/硬化性黏液水肿。(A)真皮纤维化,部分区域的胶原束被轻度分隔;(B)真皮成纤维细胞增加,其中一部分为星状。胶原束分隔也有所增加

硬化性黏液水肿（泛发性黏液水肿性苔藓）Scleromyxedema（Generalized Lichen Myxedematosus）

▌诊断标准

- 硬化的皮肤和小的苔藓样丘疹（常有"蜡样"质地），往往融合成浸润性斑块。
- 单克隆丙种球蛋白病（通常为 IgGλ 型）。
- 甲状腺功能正常。

▌鉴别诊断

- 肾源性系统性纤维化。
- 硬肿症。

▌诊断难点

- 肾源性系统性纤维化可能与硬化性黏液水肿有相同的病理改变。
- 活检深度过浅时常无诊断性的特征。

▌诊断要点

- 阿辛蓝染色或胶体铁染色有助于检测真皮糖胺聚糖（真皮"黏蛋白"）的细微沉积。
- 病变往往对称分布于四肢远端，并可逐渐累及躯干和面部。
- 疾病特点是硬化、指端硬化和挛缩。
- 可能出现系统受累。
- 临床病史如钆暴露史有助于区分硬化性黏液水肿和肾源性系统性纤维化。

局限性黏液水肿性苔藓 Localized Lichen Myxedematosus

▌诊断标准

- 有多种临床表现及亚型，但散在的肉色至淡红色丘疹几乎是所有类型的常见特征。
- 组织病理学特征与硬化性黏液水肿相同。

▌鉴别诊断

- 硬化性黏液水肿（泛发性）。
- 结缔组织病。
- 其他黏蛋白沉积症。

▌诊断难点

- 局限性黏液水肿性苔藓与泛发性一样，可能很轻微，活检深度过浅时常无诊断性的特征，且在显微镜下与肾源性系统性纤维化无法鉴别。

▌诊断要点

- 单用组织病理学检查无法与泛发性黏液水肿性苔藓/硬化性黏液水肿鉴别，或者区别不同的临床亚型。

胫前黏液水肿（局限性黏液水肿）PRETIBIAL MYXEDEMA（LOCALIZED MYXEDEMA）

局限性黏液水肿最常见于小腿前方，因此俗称"胫前黏液水肿"，但也可发生在大腿、上肢及面部。

▌诊断标准

- 胫前外侧黄色或红色硬化性斑块及弥漫性皮肤增厚。
- 黏蛋白沉积在真皮网状层，而不累及真皮乳头（图 10.4）。
- 胶原束较细且间隙较宽。
- 成纤维细胞无明显增加（图 10.4）。

▌鉴别诊断

- 硬化性黏液水肿。
- 硬肿症。

▌诊断难点

- 虽然与自身免疫性甲状腺功能亢进（Graves 病）相关，但黏液性水肿往往发生在诊断格雷夫斯病之前。

▌诊断要点

- pH 2.5 的阿辛蓝染色可突显黏蛋白沉积。
- 可存在表皮增生及角化过度。
- 诊断时应及时评估 Graves 病。

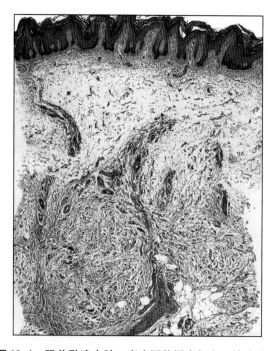

图 10.4 胫前黏液水肿。真皮网状层中部由于糖胺聚糖沉积而明显扩大。注意，真皮乳头未受累，成纤维细胞无明显增加。此处所见的表皮增生和角化过度在某些病例出现，但其他病例也可能表皮正常，甚至变薄

其 他 沉 积

痛风（和假性痛风）GOUT（AND PSEUDOGOUT）（图 10.5A ~ E）

诊断标准

- 急性：手足的小关节单关节炎（通常发生于大踇趾），伴软组织肿胀、皮肤红斑，有时发热。
- 慢性：关节上坚硬的结节，常为淡黄色、白色或肉色，可能产生类似于潮湿的白垩样物质（图 10.5A）。
- 真皮和皮下有无定形或结晶状物质的沉积，用甲醛固定常为双染或轻度嗜碱性，用酒精固定则为棕绿色至浅灰色结晶（图 10.5B）。
- 尿酸水平升高。

鉴别诊断

- 假性痛风为焦磷酸钙而非尿酸盐的沉积。
- 如果晶体或裂隙不明显或有栅栏状炎症，则需鉴别其他沉积物肉芽肿反应或感染性肉芽肿反应。

诊断难点

- 早期皮损的活检若只含小的尿酸盐沉积，可能被误认为其他沉积或不同原因所致的肉芽肿性炎症。
- 炎症细胞在沉积物周围呈栅栏状排列并不少见，初看类似栅栏状肉芽肿（图 10.5C）。
- 若用酒精固定标本，尿酸盐结晶通常很明显；用稀释的甲醛常规处理会使其溶解。

诊断要点

- 最常见于中老年男性。
- 摄入过多酒精、富含嘌呤的食物、药物（特别是利尿药和环孢素），患有肾脏疾病、淋巴组织增生性疾病，以及化疗可使结晶析出。
- 虽然酒精固定会保留一些尿酸盐结晶，但对于临床上或查体疑似该病的病例均应考虑痛风诊断，因为即使是短暂暴露于稀释的甲醛，许多晶体也会被溶解（图 10.5D）。
- 常在未用酒精固定的情况下即能作出诊断，因为结晶留下了特征性的裂隙，临床表现也很典型。

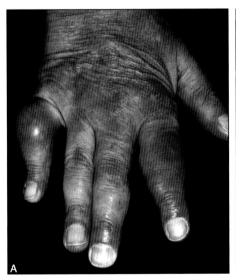
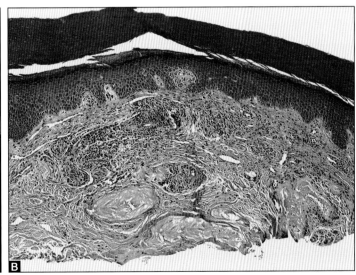

图 10.5 A、B

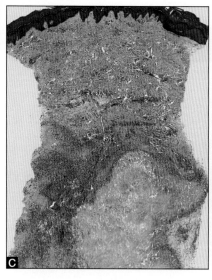 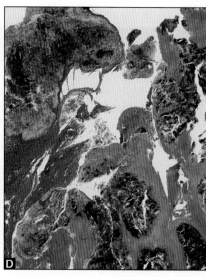 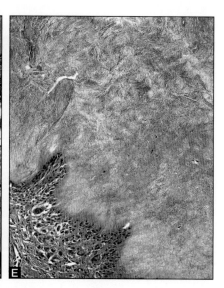

图 10.5 **A ~ E:痛风**。(A)本例中,长期痛风石性痛风的患者的手指关节上有坚硬的结节。注意这与类风湿性关节炎相似(图 6.32A);(B)早期病变真皮内含有相对较小的无定形嗜碱性物质的聚集体;(C)大的尿酸盐沉积物被肉芽肿性炎症包绕,类似于其他以栅栏状肉芽肿性炎症为特征的病变;(D)用酒精作为固定剂时,可见暗褐色的尿酸盐结晶存留;(E)晶体较薄,呈羽毛状模式分布

皮肤钙质沉着症(和皮下骨瘤)
CALCINOSIS CUTIS (AND OSTEOMA CUTIS)

皮肤钙质沉着症即皮肤内有结节性钙沉积。多种疾病可导致皮肤钙质沉着,导致设想的"变异型"增多,但鲜有命名。仅用显微镜检查偶可确定病因;多数情况下,"皮肤钙质沉着症"是病理医生可以提供的最准确的诊断。皮下骨瘤是一种骨生成,许多相同情况下常与钙沉积伴发(图 10.6A)。

基本上分两类,其临床特征具鉴别性,包括:

1. "营养不良性钙化",可能发生于自身免疫性结缔组织病,如硬皮病,皮肌炎或 CREST 综合征(钙质沉着症、雷诺现象、食管功能障碍、指端硬化和毛细血管扩张);先天性疾病,如埃勒斯-当洛斯病(Ehles-Danlos disease);以及弹力纤维性假黄瘤(图 10.6B)。

2. 所谓"转移性钙化"(实为误导性术语),用来描述因血清钙水平升高所致的钙沉积,常发生于肾脏疾病、甲状腺功能亢进、蛋白质 C 缺乏症,以及维生素 A 或维生素 D 增多症。

此外,许多术语用于描述这些本质相同的常见疾病——钙化是对近期或远期(患者记得或不记得)的创伤或炎症的反应——(图 10.6C)。滑稽的是,"营养不良"成了对这些疾病的更"准确"的描述。例如,在"特发性钙质沉着症"的各亚型中,

发生于儿童和青年人阴囊皮肤的病症被命名为"特发性阴囊钙质沉着"。当病症发生于其他部位时,便有不同的名称。例如,当结节较大且发生于骨突时,会被称为"表皮下钙化性结节"或"肿瘤样钙质沉着"。因此,最好的方法是采用一个统一的名称,"局限性钙质沉着症"可以涵盖上述所有疾病(图 10.6D)。

钙化防御虽由钙沉积所致,但其主要特点是由于血管闭塞而致的组织坏死。这是第 7 章其他血管病变中讨论的内容(图 7.6A 和 B)。

■ 诊断标准

- 散在、大小不同、由钙组成的坚硬的结节,可发生于任何部位,有时与肉芽肿性炎症相关(图 10.6E)。
- 没有证据表明钙沉积会导致肿瘤(如毛母质瘤)。

■ 鉴别诊断

- 其他沉积性疾病,罕见。
- 毛母质瘤或广泛钙化的毛根鞘囊肿。

■ 诊断难点

- 某些情况下,取材局限的毛母质瘤只有少许上皮成分或因炎症而发生破裂,可能类似皮肤钙质沉着症,此时需仔细寻找上皮成分和毛发角蛋白。

■ 诊断要点

● 可采用 von Kossa 钙染色鉴别沉积物质是否为钙质。

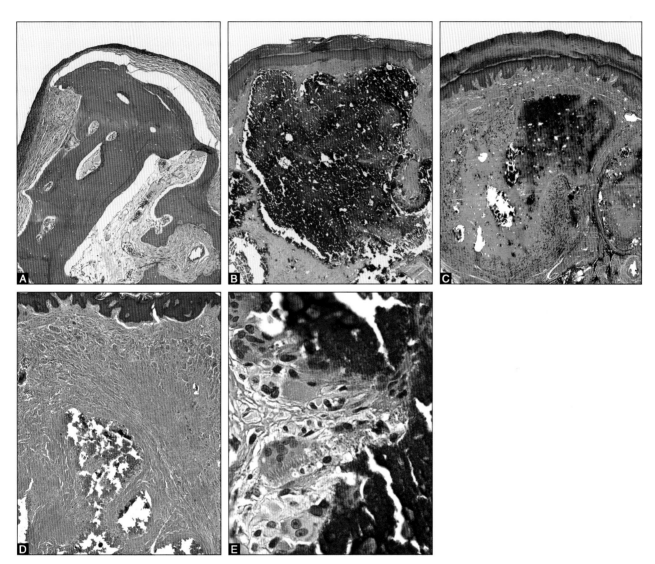

图 10.6　A ~ E:(A)皮下骨瘤。真皮内含有骨组织,形成皮肤结节;(B)皮肤钙沉着症(营养不良型)。该皮损为发生于皮肌炎患者的几个结节之一;(C)局限性钙沉着症。钙沉积伴随于创伤之后,即黑色的碳碎片和纤维化;(D)局限性钙沉着症(特发性阴囊钙质沉着)。该结节见于 10 岁患儿的阴囊皮肤。周围真皮内有许多小的平滑肌束是判断解剖部位的线索;(E)皮肤钙沉着症(营养不良型)。有折射能力的紫色钙沉积可能被肉芽肿性炎症包绕

（陈虹霞　译,李蕾、邹先彪　校,涂平　审）

第 11 章

黑素细胞肿瘤

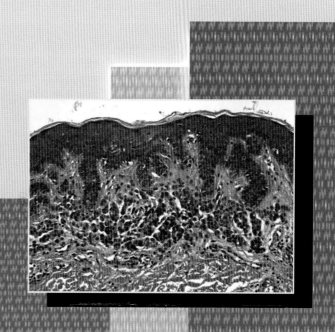

皮肤病理鉴别诊断彩色图谱

肿瘤性黑素细胞形态千变万化,诊断黑素细胞肿瘤首先应明确皮损的细胞是否来源于黑素细胞。因其细胞学多变,即使经验丰富的皮肤病理学家也会将少数病例中的黑素细胞混淆为组织细胞、上皮细胞、神经膜细胞并命名。不过,大多数痣和黑素瘤的黑素细胞很容易辨认,但错认、误诊黑素肿瘤依然存在,后果可能是灾难性的。

其次要明确黑素细胞的分布部位。明确这些细胞是位于表皮(交界性的),还是真皮和表皮(混合的),抑或是主要局限在真皮以内(皮内的)?准确定位可以有效缩小鉴别诊断的范围。

判断新生物的良恶性是诊断的最后一步,在某些病例中,这也是非常困难的一步。如上所述,黑素细胞的细胞学特征显著多样化,一些恶性黑色素瘤的组成细胞与周围良性组织细胞仅有细微差别。相反,一些良性痣的部分甚至全部的组成细胞可能比一些黑素瘤的组成细胞体积更大、更具有多形性。结构学也有明显的重叠。因此,需考虑所有的结构和细胞学特征,并结合详尽的临床表现再进行诊断。

一部分肿瘤相对较小、对称、界限分明,其组成细胞主要是体积小的黑素细胞;当其在真皮中展现"成熟现象"时(真皮内的细胞大小和密度逐渐缩小、降低),多半是良性痣,例外情况少有出现。但可怕的是,痣样黑素瘤也具有几乎同样的特征(常可通过其有较多的有丝分裂象加以区别)。

相反,如果肿瘤较大、非对称界不清,由细胞学异形显著和核分裂象的细胞组成,其通常为恶性黑色素瘤。

由纺锤状、梭形或上皮样黑素细胞组成的肿瘤,既可能是痣也可能是黑素瘤,从实用方面考虑,应将其归为一个独立类型。此类应包括良性肿瘤:Spitz痣(斯皮茨痣)、Reed痣、Seab痣(也叫深在性穿通痣),一些变异蓝痣和Mihm痣(也叫色素性上皮样黑素细胞瘤)。尽管如此,一些黑素瘤的结构学和细胞学特征与该类有所重叠,如Spitz样黑素瘤。不过,有些肿瘤的组织病理学特征有时并不能可靠地预测生物学良恶性,一些肿瘤被证明为"低级别"或惰性黑素瘤,这类肿瘤可累及局部淋巴结,但不具有侵袭性。

很多教科书推崇黑素细胞肿瘤不管良性(痣)或恶性(恶性黑素瘤),应直接一锤定音。但诊断并不总是一目了然的,尤其对初学者而言。故我们强烈建议使用模式诊断方法:首先对结构和细胞学特征进行评估,再结合临床考虑,以决定皮损是良性、恶性或不确定的。

当综合结构和细胞学特征一起考虑时,呈现出六种基本的模式:

1. 由正常黑素细胞组成的交界肿瘤;
2. 由非典型黑素细胞组成的交界肿瘤;
3. 由正常黑素细胞组成的混合或真皮内肿瘤;
4. 由梭形或上皮样的普通黑素细胞组成的混合或真皮内肿瘤:Spitz痣和Reed痣;
5. 真皮内色素合成的黑素细胞肿瘤:"蓝痣"变型;
6. 非典型黑素细胞组成的混合或真皮内肿瘤。

虽然,将黑素细胞定义为"正常"具有一定主观性,但这恰恰表明,细胞学特点必须结合整个结构模式来进行判读。经验告诉我们,认识这些模式将有助我们在作出最终诊断前进行鉴别诊断,减少黑素肿瘤的误诊率。

局限于表皮的细胞学正常的黑素细胞

单纯性黑子 Simple Lentigo

▌诊断标准

- 界限清楚、对称性色斑(最大直径小于5mm,常位于非曝光部位)。
- 黑素细胞数目轻微增加,局限于轻度延长呈球状的表皮突,色素均匀(图11.1A)。
- 无黑素细胞巢。

▌鉴别诊断

- 日光性黑子。
- 雀斑。
- 早期交界痣。

▌诊断难点

- 交界痣与单纯性黑子的区别在于黑素细胞巢,但有些痣中的细胞巢很小且稀疏,且非每张组织切片可见(图11.1B)。

▌诊断要点

- 单纯性黑子可能是雀斑样黑素细胞痣的早期形式。
- 如无持续性光暴露,雀斑将淡化或消失。
- 日光性黑子(恶性雀斑样痣)通常比单纯性黑子更大、界限不清,且日光性弹性组织变性更明显。
- 多发或分布广泛的雀斑是 Laugier-Hunziker 综合征、Peutz-Jeghers 综合征(波伊茨-耶格综合征)、Carney 综合征、LEOPARD 综合征(雀斑、心电异常、宽眼距、肺动脉瓣狭窄、不规则生殖器、生长迟缓、耳聋)和 LAMB 综合征的特征。

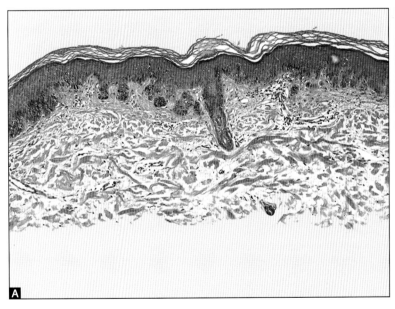
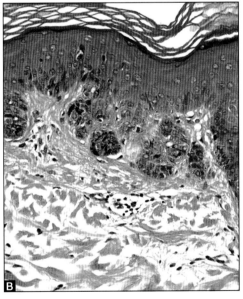

图11.1　A 和 B:单纯性黑子。 (A)表皮突呈球茎状增生,色素均匀,注意真皮中无日光性弹力组织变性。病理活检取自5岁儿童;(B)尽管用免疫组化方法可检测到黑素细胞的增加,但其仍相对不明显,且分布均匀,增生的皮突主要由色素增加的角质形成细胞构成

黏膜黑子（黑斑）Mucocutaneous Lentigo（Melanotic Macules）

诊断标准

- 位于口腔黏膜、唇红、生殖器和结膜的色素性斑疹（图 11.2A）。
- 边界清楚。
- 色素增加，但分布均匀（图 11.2B）。

鉴别诊断

- 黏膜痣（包括蓝痣）。
- 炎症后色素沉着。
- 黏膜黑素瘤。
- 非黑素的色素沉积（比如口腔黏膜的"汞合金文身"）。

诊断难点

- 在某些切片中黑素细胞密度增加轻微或很不明显（图 11.2C）。
- 组织学检查鉴别色素沉着很困难。

诊断要点

- 球状皮突很少，棘层肥厚常见。
- 皮损的本质是黏膜部位的单纯性黑子。
- 口腔黏膜或唇红多发性黑子多见于 Peutz-Jeghers 综合征。
- 所谓的墨滴状雀斑（网状雀斑）是一种变异型，其色素特别深，临床上呈深棕色或黑色；组织病理学基底层色素明显，真皮中可见色素及噬黑素细胞。

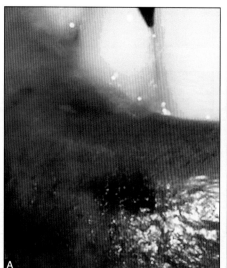
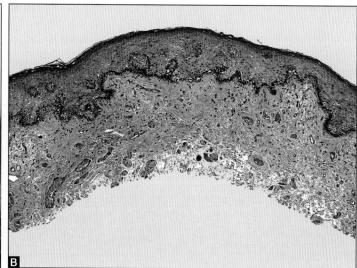
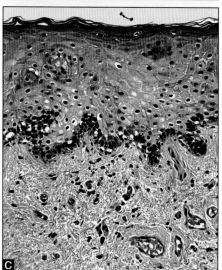

图 11.2 A～C:黏膜黑子(唇部黑斑)。（A）大部分为色素均匀的棕色斑点；（B）皮突延长呈球茎状，色素均匀增加，注意无日光弹力纤维变性,病理活检取自 5 岁儿童;（C）尽管黑素增加明显，但黑素细胞数量正常或仅轻微增加

日光性黑子 Solar Lentigo(图 11.3A ~ D)

▍诊断标准

- 曝光部位的黄褐色或深棕色斑(图 11.3A)。
- 边界和大小变化大(部分大小超过 5mm,甚至可达数厘米,并非所有的皮疹界限都清楚)(图 11.3A)。
- 皮突增生延长,部分呈球状或顶端融合,基底层色素增加(图 11.3B)。

▍鉴别诊断

- 早期的脂溢性角化病(可以从日光性黑子演变而来)。
- 色素性日光性角化。
- 恶性雀斑早期或组织学原位阶段。

▍诊断难点

- 原位恶性雀斑样痣黑素瘤可发生在日光性黑子处或其周围,若在较大的色素性皮损中取材太小,不一定能取到黑素瘤成分。

▍诊断要点

- 伴有异型角质形成细胞的日光性黑子并不少见,这在某些情况下是日光性黑子和色素性日光性角化诊断的依据之一。
- 日光性黑子通常需要活检检查来排除恶性雀斑样痣/原位黑素瘤的可能,但在某些情况下,如在较大的皮损中活检取样很小,或者缺乏病变大小及外观等临床信息,明确排除原位黑素瘤几乎是不可能的。

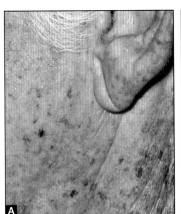
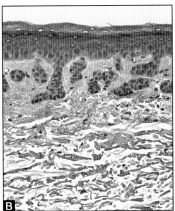
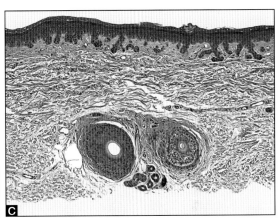

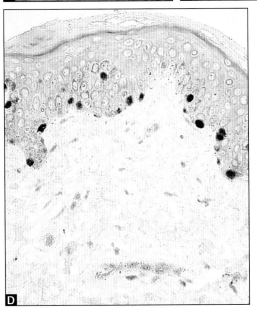

图 11.3　A ~ D:日光性黑子。(A)多发性皮损。如本例患者,光损伤的皮肤上出现大小不一和色泽不等的斑疹;(B)同单纯性黑子一样,表皮突延长或成球茎状,黑素均匀增加,光损伤表现(日光性弹力组织变性)明显;(C)在某些特定的切面,延长的皮突的球茎状结构形成多个看似不连续的球状体有时会与黑素细胞巢混淆;(D)MITF 免疫组化标记显示,相对于正常皮肤黑素细胞数量增加,但黑素细胞呈单个细胞分布而非巢状分布,大多数黑素细胞间隔均匀,在严重光损伤皮肤中偶有间隔不齐

皮肤病理鉴别诊断彩色图谱

交界痣 Junctional Melanocytic Nevus

■ 诊断标准

- 对称、色素均匀的斑疹。
- 局限于表皮基底层的单一和成巢排列的黑素细胞均增加（图 11.4）。
- 有些病例中，黑素细胞大小和形状变化大，但无细胞异型性，而原位黑素瘤中常见（图 11.4）。

■ 鉴别诊断

- 日光性黑子和单纯性黑子。
- 恶性雀斑样痣。
- 交界性非典型性黑素细胞增多症。

■ 诊断难点

- 处于发育期的或小的交界痣中的痣细胞巢可能不明显，易与雀斑混淆。
- 大于 6mm 的交界痣如有细胞异型性或出现在光损伤处，应该仔细检查以排除原位黑素瘤。

■ 诊断要点

- 日光性黑子和单纯性黑子可能是交界痣的前体。
- 交界痣可向真皮发展。
- 如果在病变早期活检，雀斑样生长比巢状生长更明显，且皮损边界模糊。
- "普通"交界痣较常见，但很多活检的交界痣为 Clark 模式，表现真皮纤维增生，细胞多形和真皮乳头淋巴组织细胞浸润。

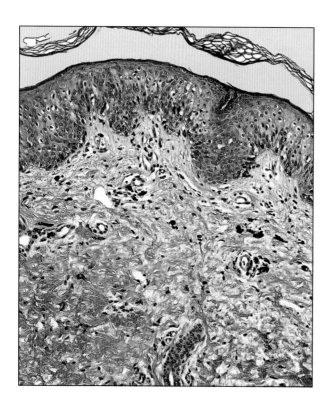

图 11.4　交界痣。尽管有些作者认为所有交界痣都是 Clark 痣或发育不良痣，但确实有一小部分痣并没有这两种痣的特征。如图所示，交界痣黑素细胞增加并呈单个细胞分布，但没有发育不良痣的细胞异型、交界细胞巢及其他特征

交界性非典型性黑素细胞增多症（非典型交界性黑素细胞增生、非典型性日光性黑子）Junctional Atypical Melanocytosis ("Atypical Junctional MelanocyticProliferation", "Atypical Solar Lentigo")

▌诊断标准

- 界限不清的斑疹，临床上像雀斑或恶性雀斑。
- 黑素细胞数量增加并局限在基底层，常以单个细胞的形式存在，分布不均匀，在某些局部彼此相连，但不成巢（图 11.5A）。
- 黑素细胞缺乏原位黑素瘤常有的细胞异型性。

▌鉴别诊断

- 交界痣。
- 日光性表皮内黑素细胞增多症（solar intraepidermal melanocytosis, SIM）。
- 原位黑素瘤。
- 色素性日光角化病。
- 日光性黑子。

▌诊断难点

- 因黑素细胞小且呈单个分布，若无免疫组化染色其很难被发现（图 11.5B）。

▌诊断要点

- 此病名提示早期原位黑素瘤可能，尤其应为下述情况保留该病名：黑素细胞的雀斑样生长超过了日光性黑子或 Clark 痣的程度，但多次切片和/或免疫组化检查仍诊断不了恶性雀斑样痣和雀斑样黑素瘤。

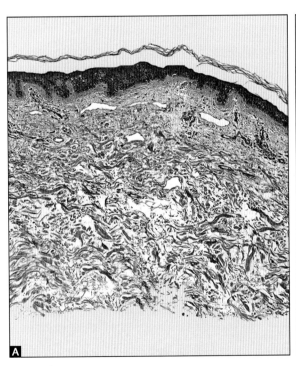
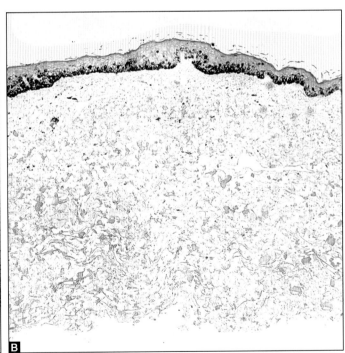

图 11.5　A 和 B：交界性非典型黑素细胞增多症。（A）表皮内的黑素细胞数量增加，局限于基底层，并以单个细胞的形式存在，分布不均匀。尽管这些细胞可在某些局部相互靠近，但通常范围很小且细胞不成巢；（B）黑素细胞免疫组化标记（比如 MITF 或 Melan-A/Mart-1）有助于判定黑素细胞增多症的发展程度

持久性痣(复发痣) Persistent Nevus（Recurrent Nevus）

▮ 诊断标准

- 黑素细胞呈单细胞分布和/或排列成不规则形状,沿着真表皮交界处参差不齐地呈巢状分布(如果之前的痣是复合痣,复发痣多半在真皮里)(图11.6A)。
- 真皮中有瘢痕组织。
- 不规则的结构局限于瘢痕区域。

▮ 鉴别诊断

- 复发性黑素瘤。
- 部分消退的恶性黑素瘤。
- 部分消退的痣。

▮ 诊断难点

- 当疤痕不明显或无法与退行性黑素瘤中的真皮纤维化区别时,则可能误诊为被黑素瘤(图11.6B)。
- 其与退行性黑素瘤类似,如果缺乏皮损部位的外伤或活检史,两者有时无法区别。

- 局部取材可能不含非瘢痕部位的黑色皮损,若欲明确排除复发或持续黑素瘤,取材需包括非瘢痕部位的黑色皮损。

▮ 诊断要点

- 复发痣常类似黑素瘤。
- 活检有助于诊断,但不实用(因为医生不清楚何处被活检过,或者患者自己不记得了)。
- 类似黑素瘤的持续性黑素细胞增生一定局限在瘢痕区域,如果超出瘢痕范围,必须仔细排除黑素瘤的可能或者需再次完整切除皮损。
- 如果瘢痕附近的受累皮肤有相同的细胞异型性,则复发性黑素瘤的可能更大。
- 如果可能,可将复发病灶和原发病灶一起评估。
- Clark痣是最常见的持续性/复发痣,其他痣也可能是持续性/复发痣,仅检查复发皮损通常无法判断原发痣的类型。
- 当看似被完整切除的肿瘤复发时,位于切除范围外附属器结构中的黑素细胞完成皮肤再生是这一现象最合理的解释。

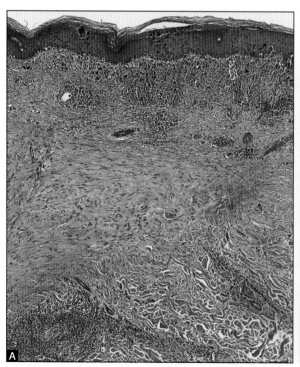 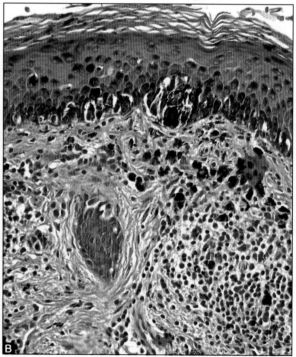

图11.6　A和B:持久性痣/复发痣。(A)瘢痕上方真表皮交界处黑素细胞不规则分布。在靠近图片的底部,小的、残存的痣细胞呈先天性痣的模式,沿着真皮网状层内的小汗腺导管分布。(B)交界性的持久性痣/复发痣与黑素瘤的混乱结构十分类似,识别其下方的瘢痕组织至关重要

局限于表皮的细胞学上非典型的黑素细胞

非典型表皮内黑素细胞增多症 Atypical Intraepidermal Melanocytosis

▌诊断标准

- 局限于表皮基底层的单个黑素细胞数目增加,分布不规则,不连续、不成巢或位于真皮中(图11.7A)。
- 无论通过临床还是组织病理学都很难明确其边界。
- 日光弹力纤维变性。
- 真皮中很少有噬黑素细胞。

▌鉴别诊断

- 恶性雀斑样痣。
- 交界性非典型性黑素细胞增多症。
- 日光性黑子。
- 色素性日光性角化症。

▌诊断难点

- 非典型表皮内黑素细胞增多症(atypical intraepidermal melanocytosis,AIM)与恶性雀斑样痣一样,黑素细胞具有非典型性,仅能通过结构学(恶性雀斑样痣中细胞聚集和巢状分布)的差异鉴别。
- 非典型性表皮内黑素细胞增多症的诊断复杂,并可能被诊断为恶性雀斑样痣,因为其可能发生在恶性雀斑样痣的周围,甚至与之"融合"。

▌诊断要点

- 非典型性表皮内黑素细胞增多症是慢性光暴露和光损伤的后果的描述性术语;其本身并不是诊断用语,诊断报告中应包含其含义的解释。
- 非典型性表皮内黑素细胞增多症是一个组织病理学的发现,临床上没有具体皮损,通常在光损害的其他皮损周围被偶然发现(图11.7A)。
- 在某些病例中,很难明确恶性雀斑样痣和AIM的界限。
- 与恶性雀斑样痣不同,AIM的噬黑素细胞罕见或缺如。
- 根据定义,AIM包含非典型性黑素细胞,发生于光损伤皮肤,至少提示有黑素瘤增加的风险。
- AIM无需重新切除,因为AIM缺乏临床可辨认的边界,并可能非常广泛,累及大部分的光损伤皮肤。

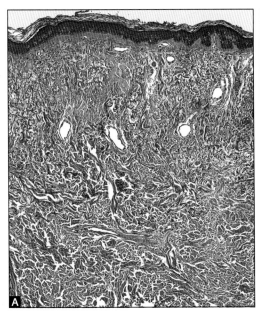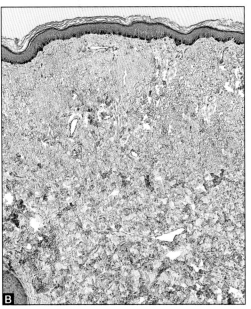

图11.7　A和B:非典型表皮内黑素细胞增多症。(A)单一黑素细胞增多,局限在表皮基底层,散在不均匀,不融合,不成巢,不侵犯真皮,常有日光弹力组织变性。(B)黑素细胞增多症,Melan-A/Mart-1标记也无法将其与AIM区分开来。黑素细胞增多症基本上易发生于严重光损伤皮肤上。

(马玲 译,陈柳青、邹先彪 校,涂平 审)

原位恶性黑素瘤,恶性雀斑样痣型 Melanoma In Situ, Lentigo Maligna Type

■ 诊断标准

- 位于成年人光损伤部位,大的色素不均的斑片,边界不规则(图11.8A)。
- 非典型黑素细胞(常呈多角形或梭形,也有圆形)沿表皮基底层相邻排列,有的呈小的不规则、不均匀的巢状分布(图11.8B)。
- 真皮中无恶性黑素细胞。
- 其下方皮肤日光性弹力纤维变性。

■ 鉴别诊断

- 雀斑样黑素瘤。
- 交界型 Clark 发育不良痣。
- 日光性黑子。
- 日光性表皮内黑素细胞增多症(SIM)。
- 色素型日光性角化病/原位鳞状细胞癌。

■ 诊断难点

- 可能与日光性黑子相伴发生,若部分活检,可能只有日光性黑子而"错过"相邻的恶性雀斑。
- 可能有"跳跃"区——黑素瘤部分或全部消退,部分取材的皮损诊断很困难。
- 跳跃区使评估切缘变得很困难。
- 恶性雀斑中非典型黑素细胞沿皮突和附属器上皮扩展的现象很常见,如横切到皮突和附属器

上皮会造成真皮受累的错误印象(见恶性雀斑样黑素瘤),因其下方的炎症反应(常见)使排除真皮内黑素细胞变难。
- 扩展至真皮(恶性雀斑样黑素瘤)常表现为"结缔组织增生"样外观——黑素细胞呈梭形,周围真皮硬化,可被误认为瘢痕组织(见结缔组织增生性黑素瘤)。

■ 诊断要点

- 表皮萎缩常见,伴有日光弹力纤维变性。
- 恶性雀斑中非典型细胞沿附属器上皮扩展常见。
- 细胞异型程度不等,可轻度或明显,如多核巨细胞。
- 如出现交界性细胞巢,细胞巢大小和形状差异大,分布不均(图11.8C)。
- 真皮淋巴组织细胞浸润伴噬色素细胞。
- 可出现佩吉特样分布,但没有浅表播散型黑素瘤广泛。
- 在长期的皮损中常出现真皮浸润——恶性雀斑样黑素瘤。
- 消退很常见,出现在切除的边缘是再次切除的指征。
- 通过横切缘检查大的切除标本;但由于恶性雀斑常边界不清,如果可能,应同时检查垂直边缘,来比较边缘和肿瘤明显的中央部位的黑素细胞密度。

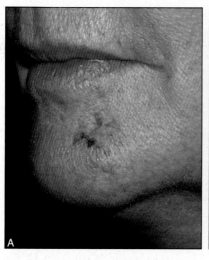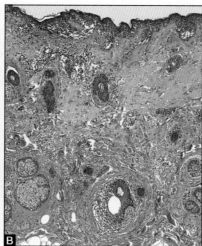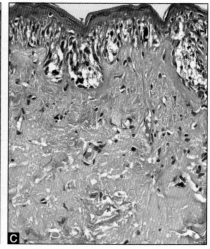

图11.8 A~C:原位黑素瘤,恶性雀斑型。(A)皮损常位于面部或其他慢性光损伤皮肤,常色素不均;(B)黑素细胞明显沿表皮基底层分布,常有明显的细胞和结构的异型及日光弹力纤维变性,真皮不受累,如果真皮受累则诊断恶性雀斑样黑素瘤;(C)偶有形态相对规则的细胞巢,但结合分布不均和恶性雀斑样痣的其他特征有助于识别黑素瘤

黑素瘤(除恶性雀斑样痣外的其他原位黑素瘤) Melanoma（In Situ Other than Lentigo-Maligna）Type(图 11.9A ~ E)

诊断标准

- 表皮内黑素细胞增生伴细胞学异型（图 11.9A）。
- 单个黑素细胞雀斑样增生的范围明显宽过黑素细胞巢（图 11.9B）。
- 黑素细胞分布在棘细胞层和颗粒细胞层（佩吉特样分布）（图 11.9A）。
- 无光老化、表皮萎缩和其他支持恶性雀斑样痣黑素瘤的诊断。

鉴别诊断

- 复发性持久性痣。
- 原位鳞状细胞癌。
- 乳房外佩吉特病。
- 交界型 Clark 痣和 Spitz 痣。

诊断难点

- 鳞状细胞癌和乳房外佩吉特病类似原位恶性黑素瘤，需要进行角蛋白和黑素细胞的免疫组化标记与原位恶性黑素瘤鉴别（图 11.9C 和 E）。
- 大的皮损如仅取部分活检，无法充分评价其真皮成分。

诊断要点

- 联合使用 Ber-Ep4（乳房外佩吉特病阳性），Pan-CK（鳞状细胞阳性）与黑素细胞标记，有助于鉴别佩吉特样模式的皮损（图 11.9C 和 E）。
- 真皮中瘢痕改变可能支持复发性持久性痣的诊断，而非原位黑素瘤（见持久性痣/复发痣章节）。

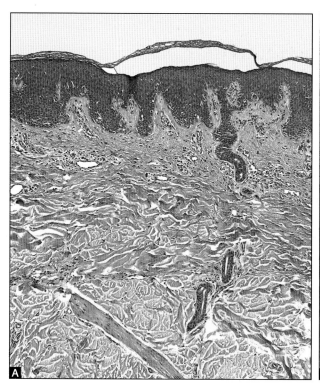
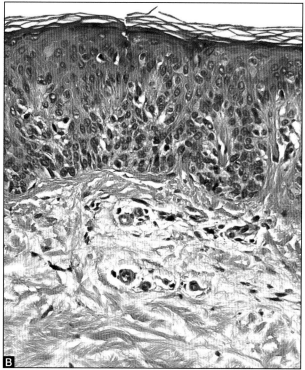

图 11.9　A、B

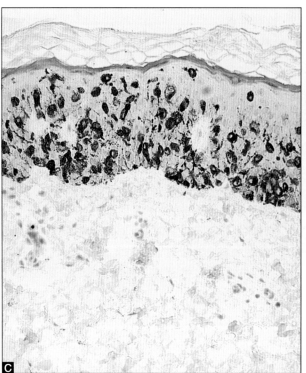

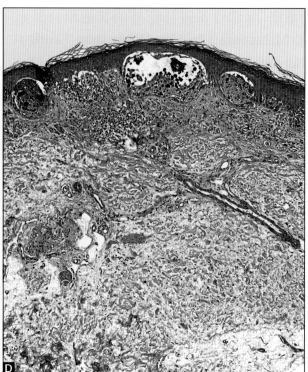

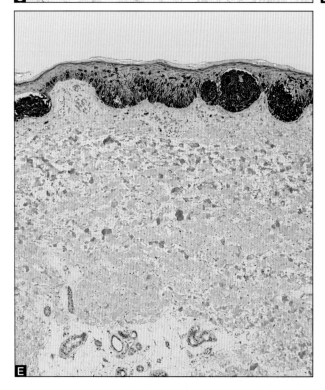

图 11.9　A～E:原位黑素瘤(恶性雀斑样痣除外)。(A)表皮中不典型的黑素细胞,分布在基底层上方,无真皮弹力纤维变性,该特征有助于其与恶性雀斑样痣的区别;(B)典型的增宽的边界,黑素细胞单个排列,无明显细胞巢;(C)有时很难明确黑素细胞生长的程度和分布范围,黑素细胞标记(图中 Melan-A/Mart-1)有助于明确;(D)某些病例中有明显的细胞巢,但细胞形态不规则,常有明显异型;(E)如仍不能确定,黑素细胞的免疫组化标记(Melan-A/Mart-1)有助于明确细胞巢周围的单个黑素细胞和表皮上部隐匿的黑素细胞

细胞学正常的复合或真皮内肿瘤

良性痣(Benign Nevus)的标准

标准如下：

- 临床表现：小、对称、色素均匀、边缘光滑的丘疹和结节(图 11.10A)。
- 显微镜下：轮廓平衡(或对称)，如有炎性浸润，亦对称(图 11.10B 和 C)。(既往曾用"对称"描述黑素细胞痣，但"平衡"一词更为准确，因为几乎全部的成熟痣都不是真正完全对称的，即使是完全正常的个体，其生物学过程也很少是绝对对称的。)
- 边界清晰，尤其当两侧由细胞巢分界时(图 11.10D)。
- 黑素细胞明显成巢分布，而不是单个细胞分布

(图 11.10E)。
- 真皮里黑素细胞呈小巢状、条索和单个分布。
- 同一水平的黑素细胞形态、密度和结构相对一致，即皮损从一侧到另一侧看起来一样(图 11.10C)。
- "成熟性"——垂直方向细胞巢和细胞体积逐渐变小(从真表皮交界至网状真皮或从浅至深)(图 11.10F 和 G)。
- "散在性"——垂直方向，痣细胞间距离逐渐增大(图 11.10F 和 G)。
- 黑素细胞(与黑素瘤比较)小、形态单一，核圆、规则，染色质均匀，核仁不明显。
- 有丝分裂很少。

注意：以上十条标准中有八条标准主要是关于结构特征，正如上所述，黑素细胞的细胞学差异性较大，结构特征最为可信。

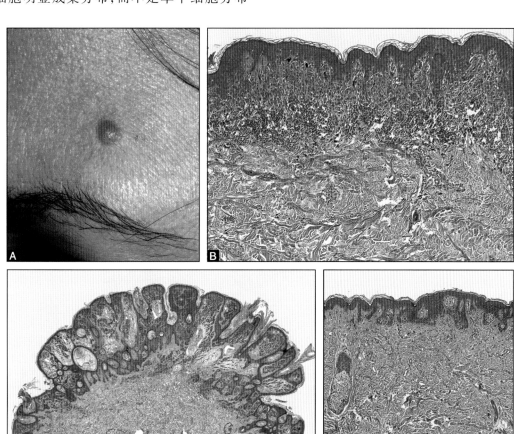

图 11.10　A ~ D

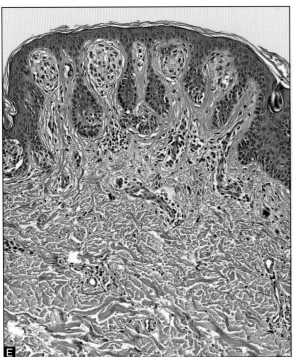

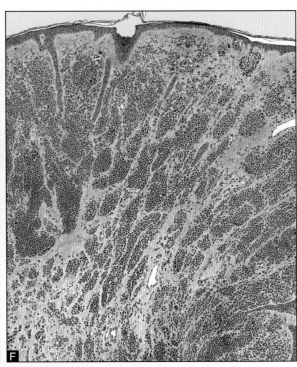

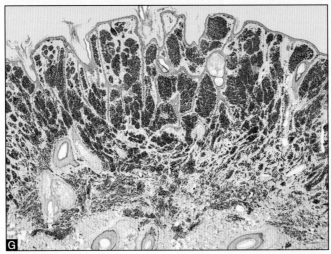

图 11.10　A～G：良性痣的特征。（A）临床表现有助于确诊黑素细胞皮损是良性的，该典型痣（Miescher 模式）相对较小，圆形，色素均匀。（B）如伴有炎症浸润，也应具有平衡性，说明整个皮损的分布是一致的。（C）镜下扫视轮廓是平衡或相对对称的，说明黑素细胞在水平方向密度相等，细胞巢分布均匀。（D）良性皮损周围界限清晰；两侧边缘有细胞巢，而不是雀斑样表现（一边大于另一边），这是一条特别有用的线索。（E）黑素细胞总体成巢分布，在散在单个细胞上方；注意细胞巢的大小和空间相对一致。（F）成熟痣，其垂直方向的细胞巢和单个细胞的体积逐渐变小；注意皮损基底部细胞间距离增加，即，基底部黑素细胞很少，这种特征称为"消散性（dispersion）"。（G）本图的 MITF 免疫组化突显了其"成熟性"和"消散性（dispersion）"

■ 诊断标准之例外

- 痣样黑素瘤是一种形态学模式很少见的黑素瘤，与复合痣很相似；有时，发现有丝分裂增加需要进一步检查并明确诊断（比较图 11.10C 中的良性痣和图 11.42C 中的痣样恶性黑素瘤）（图 11.11A）。

- 成熟痣的交界处细胞巢的形态和间隔不同，或者包含有大量孤立散在的细胞（雀斑样生长），这不能被过度解读为出现黑素瘤或发生于痣的黑素瘤（图 11.11B）。

- 在成熟复合痣的上半部分可能出现 1 ~ 2 个有丝分裂，无临床意义。

- 肢端痣可能呈广泛的雀斑样生长，棘细胞层有黑素细胞，但不能被解读为黑素瘤的证据（图 11.11C）。

- 发生在生殖器部位、乳房和耳朵上的痣可能有"不

典型"特征，如交界处不规则外观（见下文）。

- 婴儿期的痣，其黑素细胞呈明显的佩吉特样分布，如果其他特征支持痣的诊断，则可忽略之（图 11.11D）。

- 一些普通复合痣具有扩大的管腔、间质水肿、大量成熟的脂肪细胞，或真皮内均匀致密的胶原（结缔组织增生性痣），这些特征没有意义。

- 神经分化或"神经样"——真皮深部痣细胞小而呈梭形，在 Miescher 型和 Unna 型复合痣中常见。

- 痣细胞有时呈气球状变——细胞胞浆丰富、淡染，细胞界限清晰（图 11.11E）。

- "老化"——痣细胞更大，细胞核多形；痣中若出现这种表现而缺少其他典型形态学特征则无足轻重，无有丝分裂象有助于排除黑素瘤的可能（图 11.11F）。

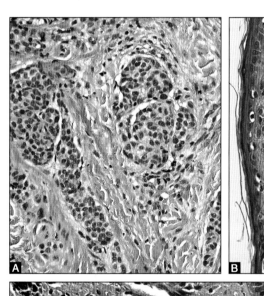 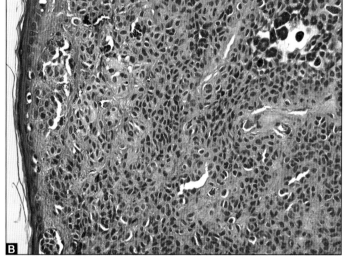

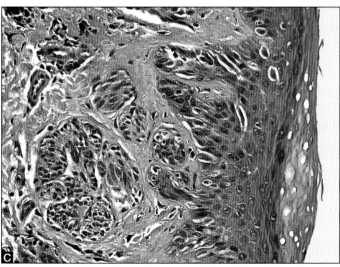 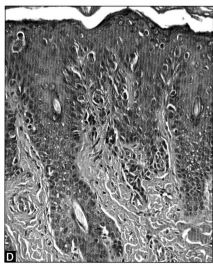

图 11.11　A ~ D

皮肤病理鉴别诊断彩色图谱

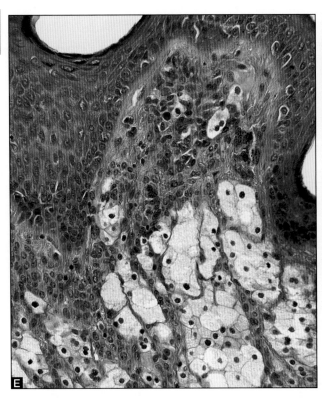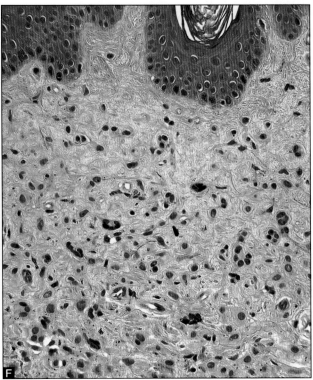

图11.11　A～F:(A)痣样黑素瘤,很少,与痣非常相似,甚至在一定程度上有成熟现象和消散性,见图11.42;(B)含有非典型性交界处细胞的痣。在典型的 Miescher 痣中,真表皮交界处有不规则间隙的单个和成巢的黑素细胞。此外,右侧底部可见多核巨细胞;在典型的痣中不需要特别关注;(C)肢端痣。痣发生于肢端皮肤,特别是手足部位,表皮中可出现不规则的外观,如雀斑样增生和分布在表皮上部分的黑素细胞;(D)婴儿先天性痣,黑素细胞在表皮的颗粒层中很明显,但是结合先天性痣的模式(常为 Mark 痣或 Zitelli 痣)考虑,这些表现没有意义;(E)气球样痣,在良恶性黑素细胞中均可出现丰富的、苍白或透明的胞浆,如果核成熟,结构和其他特征都与痣符合,无需特别关注;(F)痣退行变(老化)。有时表现为细胞多形,核大小不一,形状怪异,这不代表恶性。有丝分裂象的缺乏有助于进一步明确诊断

黑素细胞痣的分类

目前,暂无统一的针对各型、各亚型和已报道的变异型的分类系统。很多分类已不使用最初由 Ackerman 提出的以人名进行的命名,但基于三个主要原因我们沿用这种分类:①"描述"性术语命名,几乎没有实用价值,如"梭形和/或上皮样痣"已经被作为 Spitz 痣的代用名。梭形和/或上皮样型细胞可形成多种不同类型的痣,且后者又过于简单化了诊断 Spitz 痣的主要特征。②与简单的一两个字的命名相比,描述性术语太冗长;以我们的经验看,这些术语增加了诊断的用词量,易使临床医生(和病理医生)混淆。③某些痣仍保留人名的命名(Spitz 痣就是最初的例子),如放弃而改用其他命名,将使分类更复杂。我们建议尽量做到分类前后连贯一致,若一些痣使用人名分类而另一些痣又以临床和组织学特征分类,则缺乏一致性。

有些类型的痣更倾向与黑素瘤相关,目前许多临床医生认为只有一种特指的发育不良痣易于发展成黑素瘤。事实上,以许多皮肤病理医生的经验,许多黑素瘤中所见的痣是具有发育不良痣(Clark 痣)特征的先天性痣(Zitelli 痣和 Mark 痣)。因此,我们强调 Ackerman 提出的以人名的命名,更为简明和统一,且将常用术语放在括号中。

常见复合痣和皮内痣亚型

Miescher 痣(常见的斑块样痣) Miescher's Nevus (Common Plaque-like Nevus) (图 11. 12A ~ D)

▌诊断标准

- 对称性丘疹或圆顶型结节,常为肉色或只有较淡的色素(图 11. 12A)。
- 真表皮交界处痣细胞明显呈巢排列,在真皮网状层呈巢样、多核体、条索状和单个细胞排列,基底部的细胞常常伴有神经化。

▌鉴别诊断

- 其他类型痣。
- 痣样黑素瘤。
- 痣基础上发生的黑素瘤。

▌诊断难点

- 真表皮交界处可能有结构异常。
- 交界处细胞大,有时见多核细胞(图 11. 12C)。
- 外伤或慢性"刺激"可能加剧细胞学形态和结构异常,或者产生类似退行性改变的纤维化。

▌诊断要点

- 最常见于面部,好发于女性(图 11. 12D)。
- 可能是复合痣或皮内痣。

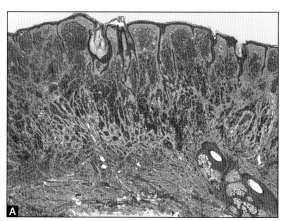 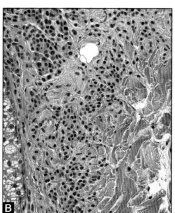 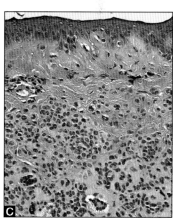

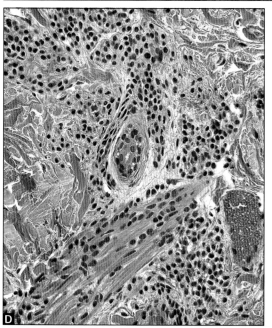

图 11. 12　A ~ D:Miescher 痣。(A)痣表面光滑,呈圆顶形,这是由真皮中黑素细胞延展所致。临床与组织学表现一致。如图 11. 10A;(B)黑素细胞越来越小,从表皮开始细胞间间距逐渐增大,为成熟现象。注意本视野上部的细胞核和相邻的皮脂腺细胞大小接近,而在近基底部细胞核变小约一半以上,最深处痣细胞被胶原束分割,单个散在分布,而不成巢(消散性);(C)沿交界处的黑素细胞或真皮浅层的黑素细胞常可见大的、上皮样、甚至多核的细胞,这对良性痣而言无临床意义;(D)这些痣,特别是发生在面部的痣,常有"先天性"特征,痣细胞围绕附属器分布,甚至如该视野中所见,在立毛肌的平滑肌中出现

Unna 痣（普通的息肉样痣）Unna's Nevus (Common Polypoid Nevus)（图 11.13A ~ D）

诊断标准

- 临床上：对称性疣状、乳头瘤状、有时呈息肉状丘疹，色素深浅不等，好发于背部和间擦部位（图 11.13A）。
- 外生性，息肉状突起，真皮乳头主要是黑素细胞巢，呈多核体状、条索状和单个细胞，有时伴神经分化（图 11.13C）。
- 表皮中黑素细胞在皮突的基底层呈巢状排列，但也可见雀斑样生长。

鉴别诊断

- 其他类型痣。
- 痣样黑素瘤。
- 痣基础上发生的黑素瘤。

诊断难点

- 真表皮交界处可见结构和细胞学异常，尤其是间擦部位。

诊断要点

- 好发于背部和间擦部位。
- 可能是混合痣或皮内痣。

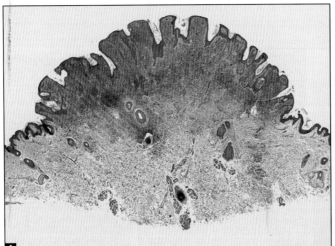
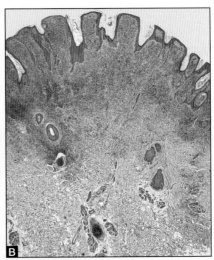
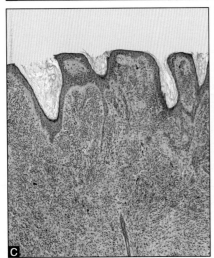
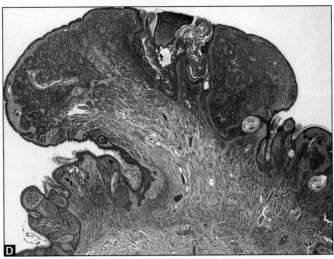

图 11.13　A ~ D：Unna 痣。（A）除了疣状、乳头瘤样或息肉状结构外，Unna 痣在许多方面与 Miescher 痣相似；（B）有进行性的成熟现象和基底部的痣细胞散在分布；（C）外生性乳头瘤样突起被巢状、小的多核体聚集体、条索状和单个细胞的黑素细胞占据；（D）Unna 痣呈息肉状或蒂状生长

Zitelli 痣（普通的先天性痣模式，浅表型）Zitelli's Nevus（Common Congenital Pattern-Nevus, Superficial Type）

诊断标准
- 临床上：对称、轻度隆起的斑块。
- 附属器中及周围有痣细胞（图 11.14A）。
- 真皮网状层胶原束间有黑素细胞（图 11.14B）。
- 黑素细胞首先沿真表皮交界处成巢状，在真皮中以附属器为中心呈巢状、多核体状、条索状和单个细胞分布（图 11.14A 和 C）。

鉴别诊断
- Clark 痣。
- 痣上发生的恶性黑素瘤。

诊断难点
- 在婴儿中，黑素细胞常在棘细胞层和颗粒细胞呈单个细胞和巢状分布。

诊断要点
- 尽管该痣具有先天性痣的特点，但患者很少在出生时即有，大部分病例发生在 20 岁之前。
- 有些具有 Clark 痣的特征——"肩托征"。
- "已存在的痣""的组织学特征与恶性黑素瘤相关，他们的临床表现也常模仿这种类型的痣。
- 在 Zitelli 痣基础上发生黑素瘤的概率不清（因为具有 Clark 痣的特点，在黑素瘤的"背景"下可见少量残存的痣）。

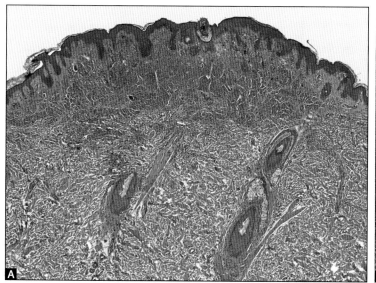
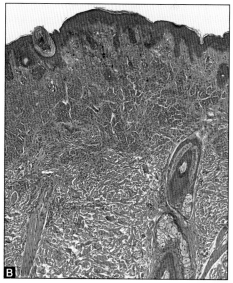
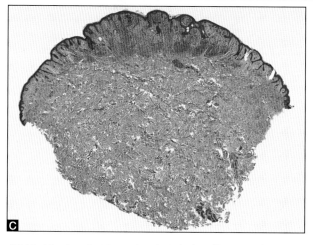

图 11.14 A~C：Zitelli 痣。（A）真皮网状层的黑素细胞常与附属器（特别是毛皮脂腺单位）相邻；（B）真皮网状层可见黑素细胞的成熟现象，以及消散性；（C）Zitelli 痣是浅表型的先天性痣，除了沿真表皮交界处生长外，在真皮网状层也可见黑素细胞

Mark 痣(先天性痣,深在型) Mark's Nevus (Congenital PatternNevus, Deep Type)（图 11.15A ~ E）

诊断标准

- 大的(常数厘米)色素不均的光滑、乳头瘤样或表面不平的斑块,可呈波状。
- 黑素细胞巢和单个细胞沿真表皮交界处和整个真皮分布(不限于附属器周围区域),有时延伸至皮下脂肪的纤维间隔(图 11.15B 和 C)。

鉴别诊断

- 弥漫性神经纤维瘤(当交界成分缺乏时)。
- 痣上发生的黑素瘤。

诊断难点

- 缺乏交界处成分时,与弥漫性神经纤维瘤相似。
- 细胞学变化大,交界处结构杂乱,1 ~ 2 个分裂象或大的真皮内结节与痣基础上发生的黑素瘤相似。
- 婴儿期病例中,黑素细胞在棘细胞和颗粒细胞层单个或呈巢状分布,类似黑素瘤。

诊断要点

- 痣的大小增加,黑素瘤发生的风险也增加。
- 超过 20cm 或以上者时发生黑素瘤的风险明显增加。
- 年轻患者,尤其是婴儿,表皮内黑素细胞常散在分布(图 11.15D)。
- 一些 Mark 痣可分次切除而祛除,在既往已切除的瘢痕上再发的痣可能与黑素瘤很类似(见"持久性痣")。

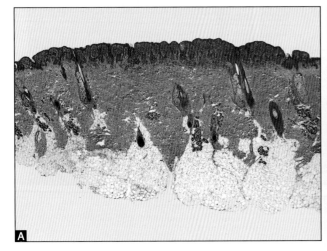 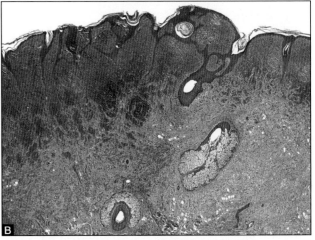

图 11.15 A、B

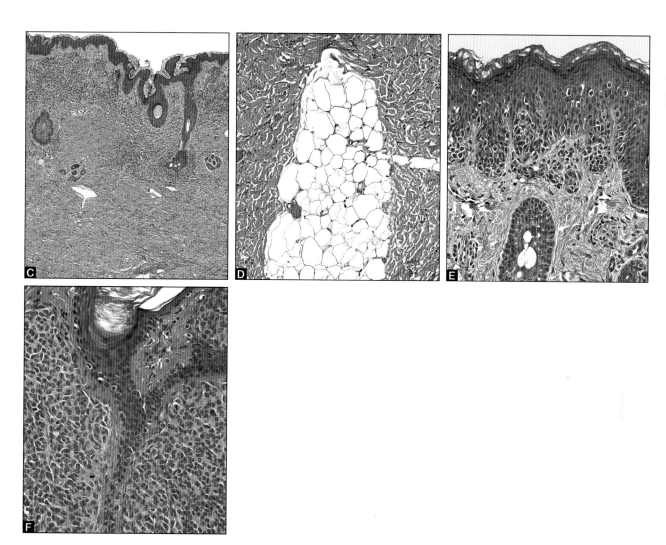

图 11.15   A ~ F:Mark 痣。(A)与 Zitelli 痣一样,先天性模式,但通常更大些;(B)痣细胞在真皮层可向更深延伸,常在真皮网状层的胶原束间呈弥漫性分布;(C)该视野中,黑素细胞大部分围绕附属器,但在真皮网状层的胶原束间呈弥漫性分布的体积小的细胞也是痣细胞;(D)在真皮网状层深层甚至到达皮下脂肪层可见黑素细胞;本视野中延伸到皮下组织纤维间隔的小细胞也是痣细胞;(E)婴儿期,黑素细胞常分布在表皮浅层;(F)本例中年轻女性头皮上的先天性痣的浅层细胞巢中可见两个有丝分裂象,余下的痣具有 Mark 痣的特点,本例中偶见的有丝分裂象没有意义

Clark 痣(发育不良痣) Clark's Nevus(Dysplastic Nevus)(图 11.16A~H)

诊断标准

- 扁平的斑块或轻度隆起的乳头状斑块,比最常见的"普通"痣稍大(至少 5mm),色素不规则,边界"模糊"。
- 表皮中的黑素细胞在大小和形态上存在一定差异,呈雀斑样模式分布(单个细胞沿表皮突和相邻的表皮突间分布),并有不规则的"桥接"巢(图 11.16A~C)。
- 黑素细胞局限在真表皮交界处(交界型),或者延伸进入真皮乳头,呈巢样、条索状或单个细胞(复合型)分布(图 11.16D)。
- 如果是复合型痣,表皮中痣细胞成分的延伸会超过真皮痣细胞的侧缘("肩托征")(图 11.16E)。
- 真皮乳头围绕表皮突纤维化或硬化(中心纤维化),或者在基底层纤维化(层状纤维化)(图 11.16F)。
- 真皮乳头淋巴组织细胞性炎症。

鉴别诊断

- Zitelli 痣。
- 恶性黑素瘤(浅表播散型或雀斑样痣型)。
- 痣基础上发生的黑素瘤。

诊断难点

- 当细胞学或结构明显异常(发育不良)时,与痣基础上发生的黑素瘤或雀斑样痣黑素瘤的鉴别非常困难。

诊断要点

- 恶性黑素瘤中常见的"已存在的痣(pre-existing nevus)"与这种痣相似,提示 Zitelli 痣、Clark 痣更易发生恶性黑素瘤。
- 创伤性(或"刺激性")的痣在基底层上有少量黑素细胞,但不应被误诊为黑素瘤。
- 已证实一些黑素瘤可发生在已存在的 Clark 痣的基础上。
- 除了沿发际线分布外,面部 Clark 痣很少见,必须仔细排除黑素瘤(尤其是恶性雀斑样痣黑素瘤)。
- 在严重光损伤的皮肤上,Clark 痣与恶性雀斑样痣黑素瘤很难鉴别。
- 有时,发生于老年患者,看似 Clark 痣的痣,实质上可能是雀斑样痣黑素瘤。

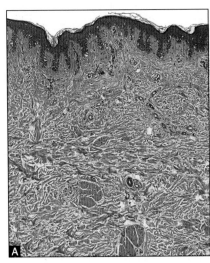 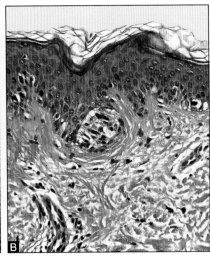 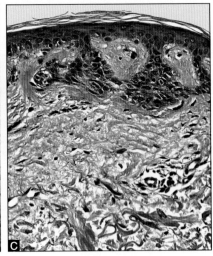

图 11.16　A~C

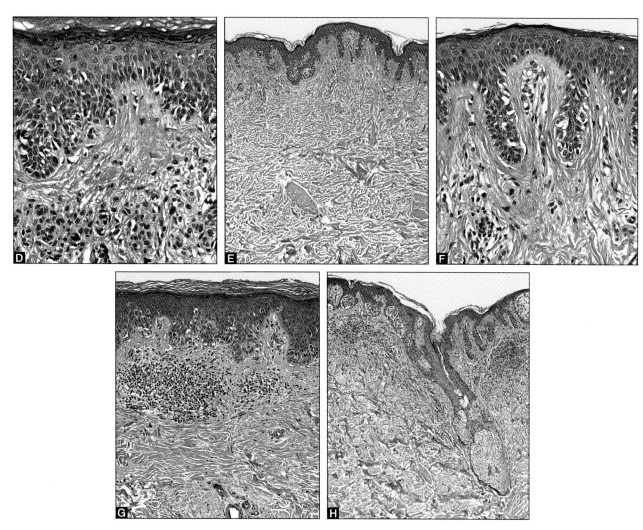

图 11. 16　A ~ H:Clark 痣(发育不良痣),交界模式。(A)沿真表皮交界处黑素细胞增加,大部分局限于表皮基底部,一些细胞呈巢状,一些细胞散在分布,当大部分痣由单个散在的黑素细胞组成时,为"雀斑样模式";(B)痣细胞的大小、形态和核染色质的密度不同,但是细胞学非典型性比黑素瘤轻;(C)Clark 痣(发育不良痣),黑素细胞巢在表皮交界处的桥接现象是一特征性表现;(D)Clark 痣(发育不良痣)复合型,复合型 Clark 痣的真皮内痣细胞多数与表皮中的相似,在复合型中,真皮浅层的痣细胞与表皮中的大小、形态相对相似。在某些病例中,痣细胞的成熟性或消散性不如 Zitelli 型或 Unna 痣明显;(E)Clark 痣(发育不良痣),"肩托征"是 Clark 痣的特点,表皮内痣细胞的范围超过真皮内痣细胞的范围,本图中,真皮成分只占左侧三分之一的视野,而表皮成分远超其至右侧;(F)Clark 痣(发育不良痣)交界型,真皮乳头的板层样纤维化是诊断 Clark 痣的有用的线索;(G)炎症细胞沿交界处分布是其常见的特点;(H)Clark 痣和 Zitelli 痣的复合模式,该损害既有 Clark 痣的细胞和结构的特征,如痣细胞巢的桥接和细胞非典型性,但是真皮组成有 Zitelli 痣(浅表先天性痣模式)的特征,痣细胞扩展至真皮网状层并与附属器结构相邻

斑痣 Nevus Spilus(图 11.17A ~ C)

诊断要点

- 大的、色素不均的斑片,临床上呈斑点状外观。
- 组织学上,痣具有雀斑样模式,因为有"跳跃区" (该区域痣细胞不明显或缺乏)而表现为不连续 (图 11.17A)。

鉴别诊断

- 部分退行性的恶性黑素瘤或退行性的痣。
- 两个或更多相邻分布的痣。

诊断难点

- 一些病例中,通过组织学特征不好明确区分是 消退的痣,还是多个界限清楚且相邻分布的痣。
- 因为皮损通常比较大,故部分取材在斑痣病例 中很常见,很难排除部分退行性的黑素瘤或痣 上发生的黑素瘤。

诊断要点

- 有经验的皮肤科医生要结合典型的组织学和临 床特征才有可能作出正确诊断。
- 与部分退行性的黑素瘤不同,"跳跃区"无真皮 乳头纤维化改变,缺乏正常表皮突结构或交界 处完全没有黑素细胞。

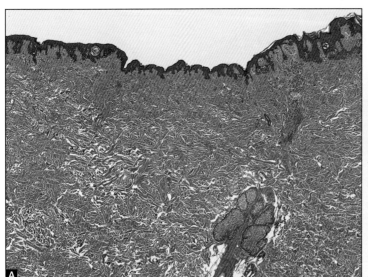
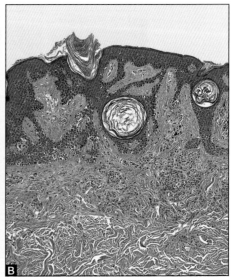
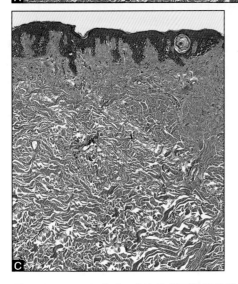

图 11.17　A ~ C:斑痣。(A)这些不常见的痣具有雀斑样模式,因有"跳跃区"而看起来不连续,痣细胞少或缺如,该图 中,右侧有雀斑样交界痣,左侧复合痣,中央无痣细胞,须与黑素瘤中常见的消退现象区分;(B)在图 A 的右侧用高倍镜 看这个斑痣可能是复合型的;(C)该图为图 A 的左侧,显示痣的交界组分

联合痣(有表型异质性的痣) Combined Nevus (Nevus with Phenotypic Heterogeneity)

诊断要点
- 色素性皮损,临床表现对称且界限清晰,但是色素分布不均、色泽不匀。
- 典型的联合痣在真皮中包含有一种或多种不同的细胞类型或组织学结构。

鉴别诊断
- 痣基础上的黑素瘤,尤其是 Zitelli 痣或 Mark 痣(先天性模式)。
- Zitelli 痣或 Mark 痣真皮结节("增生性"结节)。
- 结节性黑素瘤。
- Spitz 痣、深在性穿通痣或蓝痣。

诊断难点
- 因其异质性可能被误诊为痣基础上发生的黑素瘤。

诊断要点
- 大部分联合痣只有2种类型细胞。
- 最常见的表现是典型的 Unna 痣、Miescher 痣或 Zitelli 痣,这些痣的真皮中含有互不关联的细胞亚型,色素更深,体积更大,更上皮化(色素性上皮组成)或呈梭形(蓝痣样组成),常伴有噬黑素细胞。
- 类似 Spitz 痣或深在性穿通痣的细胞不常见。
- 不同的细胞亚群局限于真皮中,有助于除外黑素瘤,因为发生于真皮痣的黑素瘤很少见。
- 总的来说,其仍保留对称、界限清晰并有成熟现象,细胞异型不严重,核分裂象缺如或很少(每个高倍镜视野少于1个)。

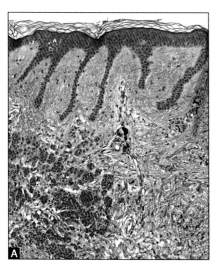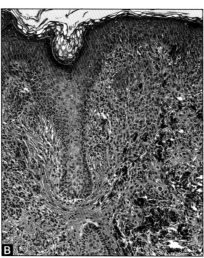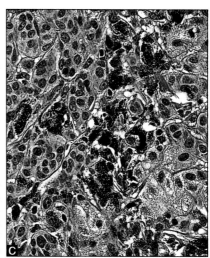

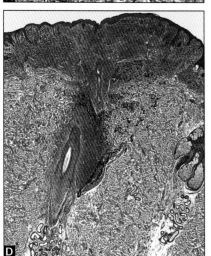

图 11.18 A~D:(A)具有 Zitelli 痣(左侧)和 Tieche 痣(普通蓝痣)(右侧)特点的联合痣是最常见的类型;(B)有 Zitelli 模式和真皮内色素性上皮样细胞的联合痣,这种类型的联合痣值得关注,因为一些良性痣的特点(如成熟性和散在性)可能会被成簇的大细胞干扰;(C)此图为上皮样细胞的高倍镜下表现,某些情况下,需要仔细检查核分裂象或类似黑素瘤的交界成分,但如果有痣的其他良性特征存在,则此项意义不大;(D)有 Zitelli 痣和 Seab 痣(深在性穿通痣)的联合痣,痣的上半部疑似典型的 Zitelli 痣;但是在基底部,有痣细胞融合和色素增加,这是 Seab 痣(见下文"Seab 痣")的特点

伴炎症反应的痣，部位特异性的特征及其他偶然发现

下述部分不是某种特殊亚型的痣，但可能是发生在以上大多数亚型的痣中的一种反应模式或其变型。

有 Sutton 反应的痣（晕痣）Nevus with Sutton's Reaction（Halo Nevus）

- 对称、界限清晰的色素性斑或丘疹，周围有对称的脱色素区或"晕"。
- 任何亚型的痣的组织学特征伴密度不等的淋巴组织细胞浸润，且在整个痣中均匀分布（图 11.19A）。
- 青少年和年轻人好发，亦可发生于其他人群。

- 痣细胞可能明显或可能因为广泛的淋巴细胞浸润而变得模糊（图 11.19A 和 B）。
- 在发展充分的皮损中，痣可能几乎完全消失，只有极少数的残存黑素细胞，可能导致很难与苔藓样角化病鉴别。
- 这种痣的辨认可能很容易，也可能很难。
- "晕"是一种临床表现，不是所有伴 Sutton 反应的痣在临床上都表现出明显的晕。
- 与消退期恶性黑素瘤的鉴别很重要，如果在垂直方向和水平方向的炎症浸润都分布均匀，两侧和基底界限清晰更可能是痣而非黑素瘤，这是一条鉴别的重要线索。
- 炎症分布差别很大，首先应该仔细排除黑素瘤。

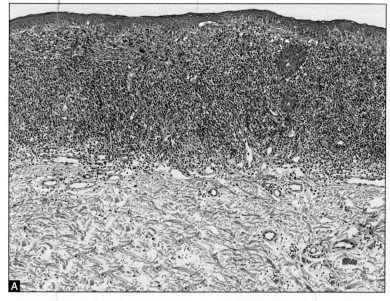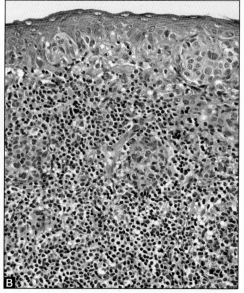

图 11.19 A 和 B：（A）伴 Sutton 反应的痣（晕痣），浸润几乎均为淋巴细胞，这些细胞可能使痣细胞变得模糊。注意浸润细胞单一，穿过痣的基底，其下方的真皮界限相对清晰，甚至呈波浪形界面；（B）浸润的淋巴细胞常围绕痣细胞或在痣细胞之间，痣细胞有时可能看起来轻度增大，但在炎症反应中无明显的细胞学改变

伴 Meyerson 反应的痣（湿疹样痣）Nevus with Meyerson's Reaction（Eczematous Nevus）

- 痣伴有表皮海绵水肿和不同程度的炎症浸润（图 11.20）。
- 炎症反应可能使痣的成分变模糊，或伴有痣的结构和细胞学特征的反应性改变，而使普通痣看似有非典型改变。

位于乳房、外生殖器和腋下的痣

- 间擦部位和乳房、生殖器部位的痣常表现出其他部位的痣所没有的特征（特殊部位痣或具有部位特征的痣）（图 11.21A）。
- 大部分是 Unna 痣、Zitelli 痣或 Clark 痣，伴有交界处结构和细胞的异质性增加，这种情况下需关注黑素瘤或在原来的痣上发生黑素瘤的可能性。
- 最常见的非典型特征包括：①交界处细胞巢桥接增加；②细胞黏合障碍性的细胞巢；③雀斑样生长增加；④"跳跃区"痣细胞很少或缺乏，呈现一种不连贯的模式（图 11.21B 和 C）。
- 大体对称、局限和成熟性是确诊痣而非黑素瘤的最好依据。

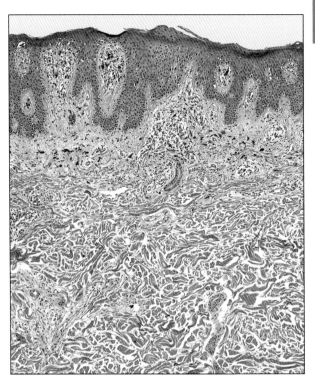

图 11.20　伴 Meyerson 反应的痣/湿疹样痣。扫视镜下，相对于伴随的海绵水肿性皮炎而言，痣可能难以被察觉

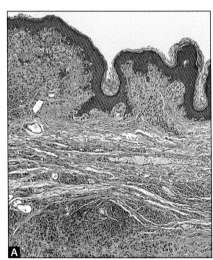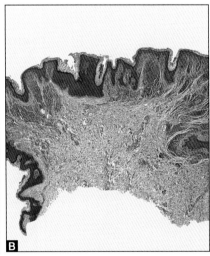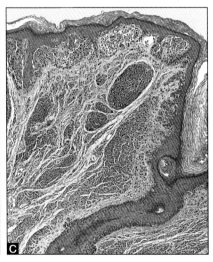

图 11.21　A～C:外生殖器痣。（A）在外生殖器、乳房和腋窝区的痣中常见 Clark/发育不良痣的雀斑样生长的特点；（B）这种结构使人联想到 Unna 痣，但其平衡性和对称性因细胞巢在分布上的变化而改变。细胞巢明显，但在中心的左边区域，黑素细胞不明显或缺如（"跳跃区"）；（C）生殖器部位和间擦部位的痣中常见图示的两个"非典型"特征：①真表皮交界处细胞巢的桥接；②细胞巢的细胞黏合障碍

皮肤病理鉴别诊断彩色图谱

肢端痣(掌跖,偶见于肘膝)(图11.22A~D)

- 临床上,肢端痣边界可能更不规则,一部分伴有非典型的组织学特征(图11.22A),包括:①外周边界不清(图11.22C);②基底层上单一黑素细胞分布增加(佩吉特样生长模式)(图11.23D);③不对称;④黑素细胞呈垂直延长的梭形细胞或树突状细胞。

- 病理切面的方向影响肢端痣的组织病理学特征;

与皮纹(指纹线)平行的切面下,边界不清和非对称性更明显。

- 黑素细胞形态均匀一致、缺乏炎症反应支持良性肢端痣的诊断,明显的细胞异型性和密集的炎症支持肢端黑素瘤的诊断。

- 最大的难点是这些恶性的特征被过度诠释,偶有一些病例有明显非典型性,但若要明确排除恶性黑素瘤仍很困难或几乎不可能。

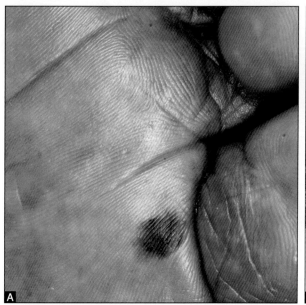
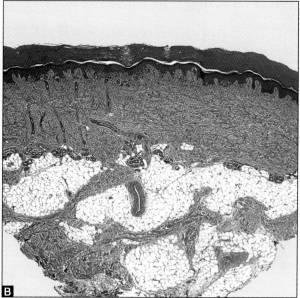
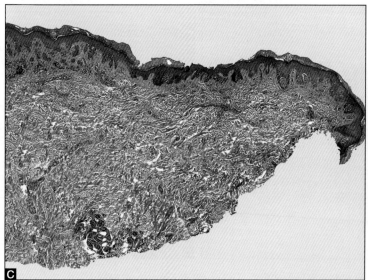
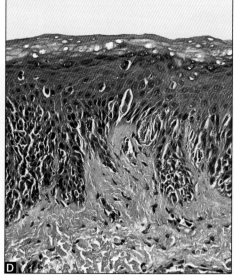

图11.22 A~D:肢端痣。(A)临床表现是 Clark/发育不良痣,有轻度的不规则轮廓和色素不均;(B)扫视镜下 Clark 痣的外观;(C)肢端痣的"肩"可能特别宽,外周边界模糊,这与其他部位的痣不同。注意本图中小的细胞巢和单个痣细胞延伸至标本的边缘;(D)一些肢端痣在表皮浅层有黑素细胞,有时与黑素瘤的佩吉特样播散相似

耳廓痣(图11.23A~D)

- 发生和围绕在外耳上的痣表现"非典型"特征,可能类似某些黑素瘤(图11.23A)。

- 最常见的特征有:①边界不清(图11.23B);②交界处细胞侧面延伸超过了真皮内成分("肩托征");③延长的皮突,水平方向的细胞巢桥接(图11.23D);④细胞异型性增加。

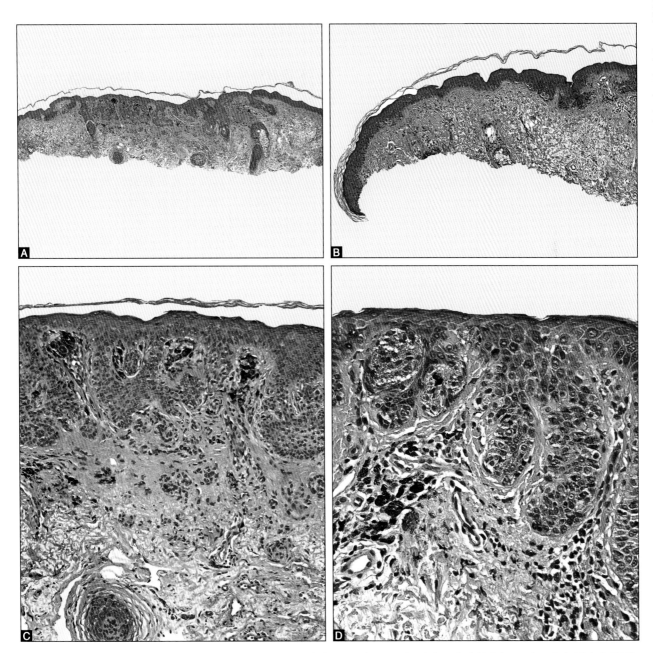

图11.23　A~D:耳廓痣。(A)图示一个见于老人外耳的复合痣,具有 Clark 痣/发育不良痣的特征,也有一些与黑素瘤鉴别很困难的表现,特别是在严重的光老化处,这种皮损需要更仔细的评估;(B)像其他的"特殊部位"一样,耳廓上的痣缺乏清晰的边界,注意皮损中黑素细胞小巢状排列或单个细胞排列至活检皮损的边缘;(C)大部分黑素细胞分布在皮损的中央,但是痣细胞巢倾向于分布在两个皮突之间,而非皮突顶端;(D)表皮突延长和真皮层状纤维化是常见特征

发生在复合痣上的恶性黑素瘤 Malignant Melanoma Arising within a Compound Nevus(图 11. 24A ~ D)

■ 诊断标准

- 色素性皮损,具有良性痣的特征,但是某些区域符合黑素瘤的诊断标准。

■ 鉴别诊断

- 复合痣。
- 伴有严重结构和细胞学异型的 Clark 痣。
- Zitelli 或 Mark 先天性痣的真皮结节("增生性"结节)。
- 痣样黑素瘤。

■ 诊断难点

- 仔细检查整个真皮成分明确:①黑素瘤是否局限于表皮或累及真皮(或整个皮损是黑素瘤而非发生在痣基础上的黑素瘤);②真皮黑素瘤的深度。

■ 诊断要点

- 最有鉴别意义的特征是交界处的细胞群(其下方的真皮有或无相似的细胞),与周围痣细胞相比,其细胞和结构的异型性更大。
- 临床病史有痣且其早已存在,若其突然改变或增大,应立即仔细检测是否在痣基础上发生了黑素瘤。
- 应该仔细寻找组织学特征(如炎症或外伤出血),可能有助于解释临床改变以排除黑素瘤。
- 与复合痣不同,非典型的细胞和结构差异只在交界处明显,总体的对称性被打破。
- 交界处呈明显的雀斑样模式而非巢状模式,棘细胞层和颗粒层含有不典型的黑素细胞(佩吉特样播散)、细胞异型明显增加,是痣上发生黑素瘤的最重要特征。
- 最早的表现是痣的一侧的外边雀斑样生长模式(如一侧延长的"肩托征")。

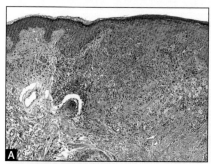
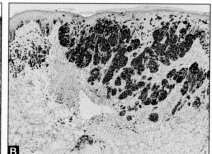
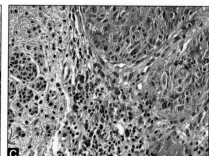
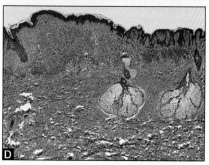

图 11. 24 A ~ D:痣上发生的黑素瘤。(A)比较左右两侧,左侧视野小的痣细胞在真皮中呈巢状分布,与残余的 Zitelli 痣类似;在右侧有明显增大和异型性的黑素细胞,是黑素瘤的特征;(B)Melan-a/Mart-1 免疫组化标记更突出细胞大小和结构的区别;(C)高倍镜更突显了痣细胞和黑素瘤细胞的区别;(D)本例图示黑素瘤(视野左侧)发生于 Clark 痣的基础上(右)

梭形和/或上皮样黑素细胞组成的复合或真皮内肿瘤:Spitz 痣和 Reed 痣

Spitz 痣(梭形和/或上皮样细胞痣) Spitz's Nevus (Nevus with Spindled and/or Epithelioid Cells) (图 11. 25A ~ D)

■ 诊断标准

- 临床表现为对称性丘疹或圆顶状结节 (图 11. 25A)。
- 大的梭形、圆形或卵圆形细胞,胞浆丰富,有"上皮样"外观(图 11. 25B)。
- 细胞呈不连续的巢状和单一细胞分布,细胞巢与周围的表皮间常有裂隙(图 11. 25C)。
- 棘层增生肥厚,表皮增生,基底层细胞鳞状化,皮突延长并有角。

■ 鉴别诊断

- Spitz 痣样黑素瘤。
- 浅表播散性黑素瘤。
- 伴 Spitz 痣样改变的联合痣。
- Reed 痣。
- 深在性穿通痣。

■ 诊断难点

- 部分初发时生长快速,临床可能被疑诊为黑素瘤。
- 偶尔在临床上(但很少在组织学上)被误诊为化脓性肉芽肿或其他肿瘤,因为在高加索人的皮肤上常为红色或粉红色,缺乏其他类型痣的色素。

- 在婴幼儿和儿童中,可因为表皮剥脱出现溃疡,与黑素瘤溃疡相似。
- 细胞学和结构的可变性、真皮中有上皮样细胞、核分裂象都是常见的,不必过度解读。

■ 诊断要点

- 任何种族都可发生,但主要见于高加索人种。
- 直径大(>1cm)常见。
- 浅粉色球状体(Kamino 小体)是常见的特征,特别是在大的皮损中;而黑素瘤中没有。这是有用的诊断线索。
- Kamino 小体是基底膜带形成的球状物,淀粉酶消化的 PAS 染色、层黏蛋白和Ⅳ型胶原染色阳性。
- 早期皮损可能只在真表皮交界处有少量上皮样细胞,有时有多核巨细胞。
- 大部分边界清晰,在真皮中呈"楔形",具有成熟现象和细胞在真皮中的消散性(细胞巢和细胞进行性变小,细胞间隔增大,缺乏色素)(图 11. 25D)。
- 已有一些变异型的报道,如结缔组织增生(硬化或真皮胶原透明化)、血管瘤样(周围真皮中毛细血管大小的管腔明显)。
- 早期可有致密的淋巴组织细胞浸润,充分发展期常不明显。
- 一些与 Reed 痣特征重叠,至少部分与 Reed 痣具有体细胞遗传的相似性,表明两种皮损密切相关。

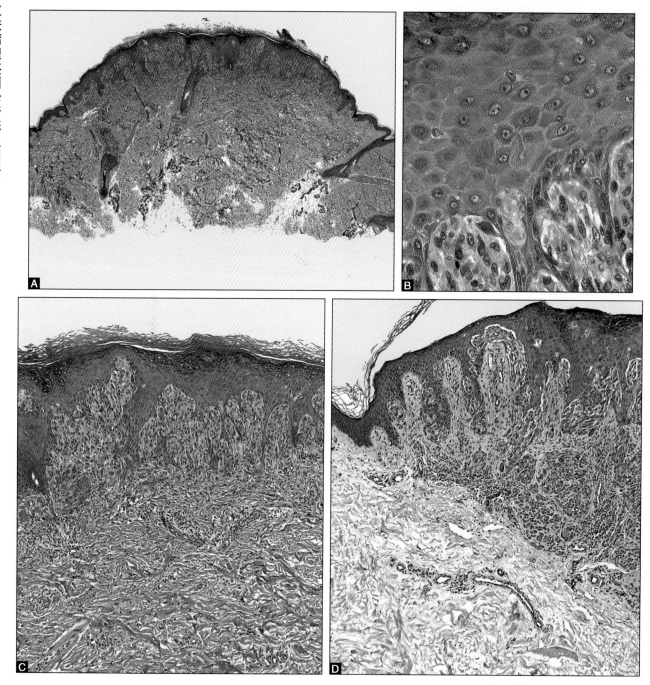

图 11.25　A～D：Spitz 痣。（A）经典的 Spitz 痣具有大部分良性黑素细胞损害的特征，扫视镜下，轮廓平衡/对称；（B）Spitz 痣细胞比大部分痣细胞大，呈上皮样和/或梭形；（C）尽管细胞巢的大小、形态不同，黑素细胞巢仍比单个黑素细胞更占优势；（D）皮损边界清晰

Reed 痣(色素性梭形细胞痣) Reed's Nevus (Pigmented Spindle Cell Nevus)

▌诊断标准

- 色素均匀的深棕色或黑色对称斑疹、丘疹或圆顶型结节(图 11.26A)。
- 对称,界限清楚的梭形或延长的纺锤状黑素细胞,在真表皮交界处和真皮乳头呈垂直巢状排列(图 11.26B ~ D)。
- 真皮乳头色素沉积和大量的噬色素细胞。

▌鉴别诊断

- 痣样黑素瘤。
- 先天性痣。
- 复合型 Clark 痣。

▌诊断难点

- 因为色素深及初期呈快速生长的趋势,临床常怀疑为恶性黑素瘤。
- 部分病例真表皮交接处上方有少量(或偶有较多)的黑素细胞及少许有丝分裂象,也致高度怀疑为黑素瘤。

▌诊断要点

- 儿童和青年好发,女性更为常见,尤其是大腿部位。
- 因为发展较快和色素深,皮损常被活检。
- 皮肤镜检查,呈"星芒状"模式(由中心发散的色素性条索)是其特征。
- 部分病例与色素型 Spitz 痣相重叠。

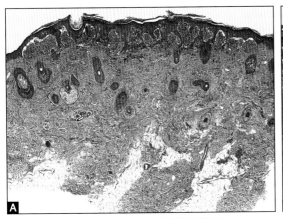
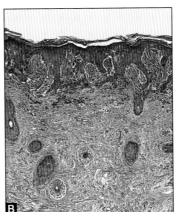
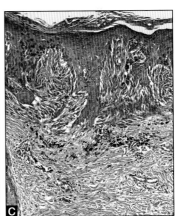
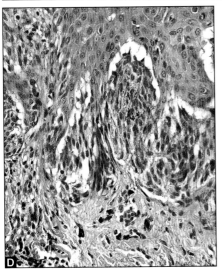

图 11.26 A ~ D:Reed 痣。 (A)良性痣的轮廓,平衡/对称,周围边缘清晰;(B)皮损内的黑素细胞呈梭形,胞浆含有丰富的黑素;(C)痣常局限于表皮或最多至真皮乳头;常有大量的噬色素细胞通过皮损的基底部;(D)梭形细胞在不同病例中所占比例不同,甚至在同一病例中也不同,但细胞巢中的梭形细胞,如图所示,是(该痣的)一种很明显的成分

合成色素的黑素细胞主要在真皮中的肿瘤:蓝痣的变型

这是一类黑素细胞肿瘤,其特征有:①临床上,色素深(常呈蓝色,但有时是棕色或黑色);②主要在真皮中局部产生,亦可广泛发生;③黑素细胞胞浆黑素丰富,混杂大量的噬色素细胞。除此外,该类肿瘤组织学差异大,Tieche 型或普通蓝痣的色素性梭形细胞和树突状细胞相对表浅;而 Carney 型(上皮细胞型蓝痣)常有致密的细胞,可累及大部分真皮,甚至皮下组织;梭形或纺锤形细胞在一些类型的痣(Jadassohn 痣)中明显;在部分病例(Seab 痣)中色素细胞和噬黑素细胞灶状分布。

Tieche 痣(普通蓝痣)Tieche's Nevus (Common Blue Nevus)(图 11.27A ~ D)

▌诊断标准

- 蓝色、灰色或黑色丘疹或界限清楚的斑疹。
- 细长纺锤形、梭形和树突状黑素细胞相对局限于真皮,其中一些含有黑素颗粒,在硬化的真皮中混有数量不等的噬色素细胞(图 11.27A 和 B)。

▌鉴别诊断

- 皮肤纤维瘤。
- 炎症后色素沉着(当细胞小或少时)(图 11.27C)。
- 联合痣。

▌诊断难点

- 一些病例硬化广泛、细胞少,只有少量的黑素细胞。
- 由于噬黑素细胞多而使得,痣细胞看起来模糊。
- 偶尔,转移性黑素瘤可能与 Tieche 痣类似。
- 细胞表达 HMB-45(大部分其他类型痣很少有此特征)。

▌诊断要点

- 有时有先天性模式的结构特征,与 Zitelli 痣相似,附属器周围和神经周围痣细胞密度增加。
- 好发于掌跖、腕和头。
- 胎斑、太田痣和伊藤痣是大的斑片痣,分别累及腰骶部、三叉神经第一和第二分支支配的皮肤和肩和/或上肢,在儿童早期发病,其细胞学特征与 Tieche 痣相似。
- 经典的 Tieche 普通蓝痣无交界成分,最好将有交界处成分的皮损划分为"联合痣"。
- 对于少细胞变异型,S100 免疫组化标记有助于明确痣细胞的存在。

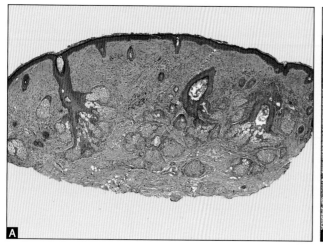 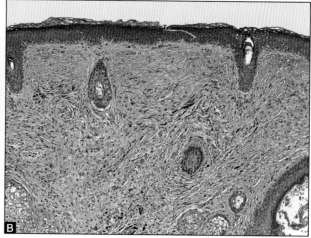

图 11.27　A、B

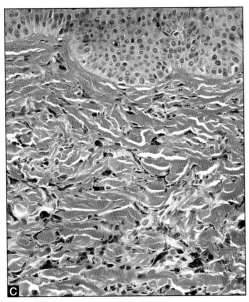 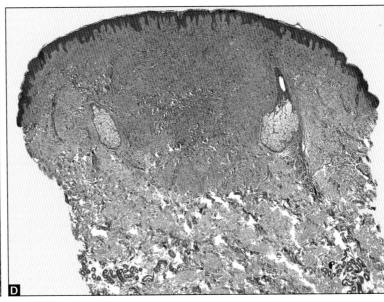

图 11.27　A～D:Tieche 痣(普通蓝痣)。(A)大部分普通型 Tieche 痣完全在真皮中,边缘清晰,真皮内有小、梭形至卵圆形的胞浆含黑素的黑素细胞;(B)梭形和卵圆形细胞含有色素颗粒,但是噬黑素细胞常较多;(C)多数病例中,在增厚和硬化的胶原束周围有痣细胞和噬色素细胞,有一些会被误诊为瘢痕或伴炎症后色素沉着的瘢痕疙瘩;(D)Tieche 痣大小变异大,从勉强可察觉的痣(类似炎症后色素沉着)到累及真皮网状层的痣(如本例)都有

Seab 痣(深在性穿通痣)Seab's Nevus (Deep Penetrating Nevus)

诊断标准

- 孤立的,界限清楚的,蓝色、深棕色或黑色的丘疹或结节(直径常<1cm)。
- 相对大的纺锤形至梭形的黑素细胞呈楔形聚集,黑素细胞胞浆中含有不等量的黑素,伴数量不等的噬色素细胞(图 11.28A)。
- 大部分(65%～80%)病例中,表皮内成分相对不明显,常被未受累的真皮乳头的真皮成分隔开。
- 肿瘤细胞呈束状排列,沿附属器和神经血管束结构延伸至真皮深层或脂肪浅层(图 11.28B 和 C)。
- 每 10 个高倍镜视野不超过 1 个有丝分裂。

鉴别诊断

- 其他变异型蓝痣。
- 累及真皮深部的色素性 Spitz 痣。
- 联合痣。
- 类似黑素瘤的蓝痣。

诊断难点

- 转移性黑素瘤或色素深的结节状黑素瘤有时类似 Seab 痣。
- 一些病例中见膨大的结节,可能与黑素瘤相混淆。

■ 诊断要点

- 因为起源类型相同，Seab 痣(深在性穿通痣)可能与 Carney 痣和 Tieche 痣有相互重叠的特征，都属于蓝痣谱系。
- HMB45 强阳性并弥漫性表达(与 Carney 痣和 Tieche 痣相同)。
- 与色素性 Spitz 痣相同，好发于青年人面部、躯干上部和肢端的近端。
- 临床特征与 Tieche 痣(蓝痣)相似。
- 发生于老年人，临床印象是恶性黑素瘤的皮损，要高度怀疑黑素瘤。
- Seab 痣很少在 30 岁后发生，如果老年人有相似的皮损要仔细排除黑素瘤。

- 可以是复合型或皮内型。
- "浅表型深在性穿通痣"用来指仅局限在真皮浅层的相似皮损。(我们认为这一令人混淆的名词就是 Seab 痣的同义词。)
- 膨大的瘤团可延及皮下脂肪，在细胞性蓝痣中也可见。
- 尽管其他型痣和黑素瘤中也可见斑状黑素，但 Seab 痣的色素区常呈棋盘样分布。
- 同 Spitz 痣一样，有丝分裂象明显(但是常少于 1 个/mm^2；每 10 个高倍镜视野多于 2 个则提示黑素瘤)。

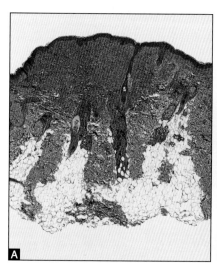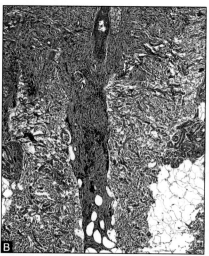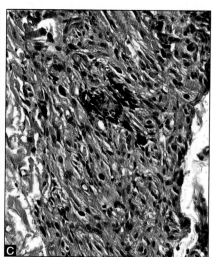

图 11.28　A～C:Seab 痣(深在性穿通痣)。(A)如前所述，"Seab 痣(深在性穿通痣)"被定义为相对大的纺锤状至梭形黑素细胞的楔形聚集，其中一些含有黑素颗粒，可延伸至真皮深层或皮下脂肪浅层；(B)皮损的基底含有色素性细胞并延伸至皮下脂肪组织上部；(C)细胞呈卵圆形、纺锤形或梭形，并常呈束状排列。黑素细胞杂乱分布是其特征

Carney 痣(上皮细胞型蓝痣,色素性上皮细胞样黑素细胞瘤)Carney's Nevus (Epithelioid Blue Nevus, Pigmented Epithelioid Melanocytoma)

▌诊断标准

- 临床上表现为对称、深蓝色、棕色或黑色的圆顶状结节,直径常大于 1cm。
- 真皮内大的圆形或多角形"上皮样"黑素细胞呈椭圆形、楔形分布,黑素细胞的胞浆内有致密的色素颗粒、大的泡状核,核仁明显(图 11.29A 和 B)。
- 致密的噬色素细胞(图 11.29C)。
- 上皮样细胞的周围有数量不等的梭形和树突状细胞(图 11.29D)。
- 无坏死,核分裂象无或非常少。

▌鉴别诊断

- 转移性黑素瘤。
- 蓝痣上发生的黑素瘤。
- Seab 痣。
- Jadassohn 痣。

▌诊断难点

- 因皮损中细胞色素深,导致细胞学细节不清楚。
- 在某些病例中,致密的噬色素细胞可使大部分肿瘤变得模糊。
- 噬色素细胞可能被误认为是皮损的黑素细胞。

▌诊断要点

- 既可零星发生,也可以伴随 Carney 综合征发生。
- 一些学者主张将其命名为"色素性上皮样黑素细胞瘤",并强调这种皮损明确有累及区域性淋巴结的倾向;这种倾向确实存在,但是在其他类型痣中也偶可见。

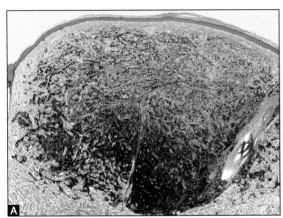
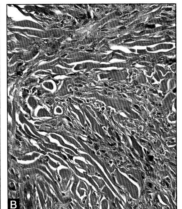
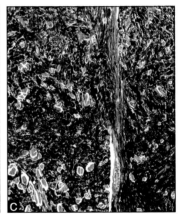
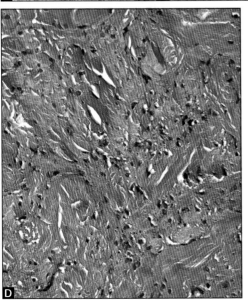

图 11.29　A ~ D:Carney 痣(上皮细胞型蓝痣)。(A)低倍镜下,典型表现为胞浆中致密黑素颗粒的细胞呈椭圆形或楔形聚集;(B)大部分由圆形或多角形"上皮样"黑素细胞组成;(C)色素深的噬色素细胞可能占据皮损的大部分,常使一些黑素细胞模糊;若无免疫组化,则很难与黑素细胞鉴别;(D)除上皮细胞样成分外,至少小部分区域类似 Tieche 痣,有小的梭形和卵圆形黑素细胞和硬化的胶原束

Jadassohn 痣(细胞蓝痣,伴梭形细胞的蓝痣)
Jadassohn's Nevus (Cellular Blue Nevus, Blue Nevus with Spindle Cell Component)(图 11.30A ~ C)

诊断标准

- 蓝色或黑色圆顶状丘疹或结节。
- 界限清楚的纺锤形或梭形细胞结节,胞浆透明或呈淡粉色,有时有色素颗粒,另一部分呈典型 Tieche 痣样或 Carney 痣样(图 11.30A)。
- 皮损细胞学独特,圆巢样排列,周围是骨小梁样的纤维(所谓肺泡样模式),或纺锤样和梭形细胞呈束状(束状模式),或是这些模式的混合。
- 核分裂象<1 个/mm^2。

鉴别诊断

- Spitz 痣(色素变异型)。
- 其他类型蓝痣,尤其是 Tieche 痣型和 Carney 痣型。
- 蓝痣样黑素瘤。
- 结节状黑素瘤。

诊断难点

- 独特的纺锤样/梭形细胞可类似痣基础上发生的黑素瘤。
- 可有囊样变性、黏液样或透明样基质、出血,类似恶性黑素瘤的坏死。

诊断要点

- 常位于真皮网状层,或更深。
- 小叶膨胀性生长至皮下脂肪(哑铃样结节)很常见,但下缘常呈圆形、边界清楚,与深在性结节状黑素瘤不同。
- 皮损细胞常表达 HMB45(类似 Tieche 痣、Carney 痣和 Seab 痣)。
- 核分裂象罕见,不应超过 1 个/mm^2。
- 不典型的核分裂象、有丝分裂指数至少超过 3 个/mm^2,以及出现肿瘤坏死,均支持黑素瘤诊断。

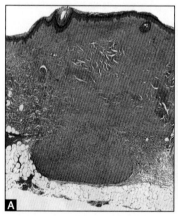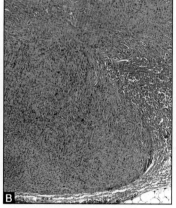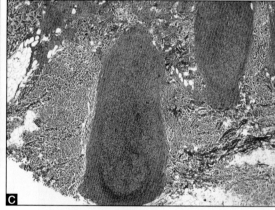

图 11.30 A ~ C:Jadassohn 痣。(A)主要特征是胞浆透明或呈淡红色,纺锤形细胞或梭形细胞形成结构良好的结节,一些含有色素颗粒,与 Tieche 或 Carney 痣类似;(B)结节边界清楚,细胞在硬化的胶原中;(C)结节可为孤立性的,偶为多发性的

Masson 痣(Masson 神经痣) Masson's Nevus (Neuronevus of Masson)

▋诊断标准

- Jadassohn 痣的细胞学特征伴局部神经化或"神经膜细胞(Schwannian)"分化,缺乏 Jadassohn 痣中形态良好的结节(图 11.31A 和 B)。
- 丛状结构(图 11.31C)。
- 沿神经生长。
- 梭形细胞区或在肿瘤周围的典型 Carney 痣或 Tieche 痣区域。(典型的 Carney 痣或 Tieche 痣周围包绕的梭形细胞区域。)

▋鉴别诊断

- 梭形细胞/亲神经黑素瘤。
- 蓝痣样黑素瘤。
- 结缔组织增生性黑素瘤。

- 神经肿瘤(特别是神经鞘瘤和恶性外周神经鞘瘤(MRNST))。
- 其他间叶梭形细胞肿瘤。

▋诊断难点

- 致密细胞结构、梭形、倾向于绕神经生长,要考虑黑素瘤。
- 有时管腔增厚透明化,与神经鞘瘤相同。
- 偶可见退行性变("老化")。

▋诊断要点

- Masson 痣实质上是细胞性蓝痣少见的变异型,这种蓝痣的梭形神经鞘样细胞呈束状排列,并明显沿神经分布(图 11.31C)。
- 与黑素瘤鉴别困难,但很少有恶性黑素瘤的多形性、有丝分裂率高及坏死等特征。
- 蓝痣样区域周围常见黑素沉着(与梭形细胞/亲神经黑素瘤不同)。

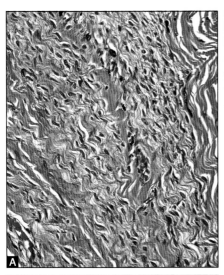

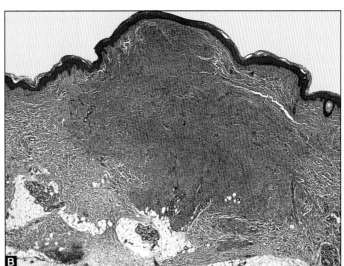

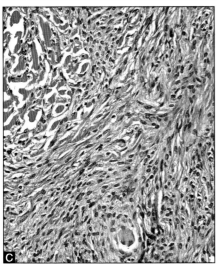

图 11.31 A ~ C:Masson 痣(神经痣)。(A)最典型的特征是有"波状"或"弯曲状"核的小的梭形细胞,表明其向神经鞘细胞分化;(B)痣是细胞性的,很少出现如 Jadassohn 痣中结构良好的结节;(C)细胞呈明显梭形或纺锤状,常排列成长束状

不能确定良恶性的黑素细胞肿瘤：非典型性 Spitz 痣和变异型蓝痣

▍诊断标准

- 梭形、上皮细胞样或纺锤形细胞构成的复合性黑素细胞肿瘤，与 Spitz 痣或变异型蓝痣类似，但是同时有一个或多个下列非典型结构或细胞学特征：
- 溃疡（图 11.32A）。
- 不对称/不平衡（图 11.32B）。
- 界限不清。
- 佩吉特样分布（图 11.32C）。
- 多核样真皮黑素细胞。
- 无成熟现象（图 11.32D）。
- 坏死的黑素细胞。
- 明显的细胞异型。
- 有丝分裂指数增加。
- 皮损的近基底部有核分裂象。
- 炎症反应。

▍鉴别诊断

- 恶性黑素瘤。
- 黑素细胞痣。

▍诊断难点

- 对鉴别良恶性黑素细胞肿瘤有用的大部分组织学特征不适用于这种亚型肿瘤。

▍诊断要点

- 最大样本量研究发现，只有以下 3 个组织学特征预示侵袭性行为（图 11.32E）：
  1. 存在有丝分裂；
  2. 近皮损基底部的有丝分裂；
  3. 炎症反应。
- 良恶性黑色细胞肿瘤的鉴别标准不适用于此类肿瘤。
- 该类肿瘤中有 Spitz 痣和变异型蓝痣（特别是 Carney 型和 Jadassohn 型）的特征，与相似痣的亚型相比，与常规恶性黑素瘤的鉴别更为重要。
- 大于 50% 的病例可能累及区域性淋巴结，但是远处转移和死亡很少（或可能在最初诊断的多年后发生）。
- 可能代表一种低度恶性的黑素瘤，有复发和累及淋巴结的风险，但是很少远处转移。

图 11.32F 示具有 Spitz 痣和 Seab 痣的模式的非典型肿瘤。

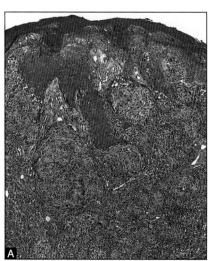
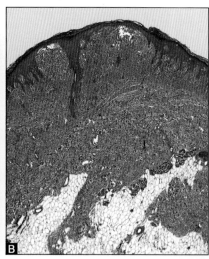
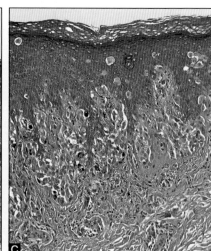

图 11.32　A～C

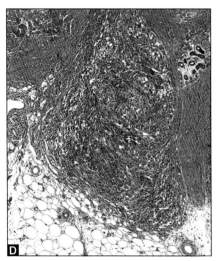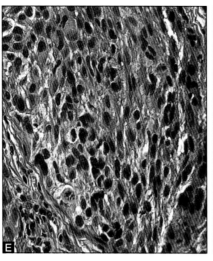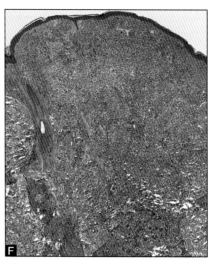

图 11.32　A ~ F：非典型 Spitz 肿瘤。(A)多数人认为溃疡是 Spitz 肿瘤的非典型特征。(B)不平衡/不对称应至少能提示其恶性潜能。(C)表皮浅层孤立的黑素细胞(佩吉特样播散)是很多非典型 Spitz 肿瘤的特征,在老年人中,则更趋向提示具有 Spitz 样特征的黑素瘤。(D)这种肿瘤缺乏黑素细胞成熟现象。组成脂肪浅层结节的细胞的形态大小与真皮中的一致。(E)在肿瘤的底部有不典型的有丝分裂(左侧底部)。一个大样本的关于伴非典型特征的 Spitz 痣和蓝痣研究中发现,只有 3 个组织病理特征预示其具有侵袭性:近基底部出现有丝分裂,有丝分裂数增加,炎症(见图 D)。(F)有 Spitz 痣和 Seab 痣模式的非典型性肿瘤,被命名为"非典型联合黑素细胞肿瘤"。该皮损在浅层与 Spitz 痣相似,但是在基底部与 Seab 痣相似。只有 1 个有丝分裂象,不过该皮损取自儿童

由明显异型性黑素细胞组成的复合或真皮内肿瘤

　　此种分类的主要疾病为黑素瘤。组织学上只有少部分主要的黑素瘤亚型得以明确,包括:①恶性雀斑样痣黑素瘤;②浅表播散性黑素瘤;③结节性黑素瘤;④肢端黑素瘤和⑤黏膜黑素瘤。这些亚型被确认是因为其有相对独特的临床、组织病理和预后特征。在占有相当比例的病例中,即使基本的区分也不可靠,其他影响预后的因素比组织学亚型更为重要。表 11.1 显示黑素瘤的提纲式报告。

　　每种亚型有不同的组织学模式,只有被证明与预后显著相关,这种模式才可被认为是组织学模式,而非临床组织学的亚型,但简称其为"组织学类型"。不管如何命名,认识黑素瘤的诸多模式有助于鉴别良恶性皮损,某些情况下,也可以区别黑素细胞肿瘤和其他细胞类型肿瘤,表 11.2 显示黑素瘤分期的组织学特征。

表 11.1　黑素瘤的提纲式报告

参数	建议描述	报　告
取材类型	● 活检,削切 ● 环钻活检 ● 切开活检 ● 切除活检 ● 再次切除活检	黑素瘤在任何边缘横切时都应标记
肿瘤位置	● 解剖学位置(如指定在左、在右或位于中间)	解剖学位置与预后相关
肿瘤大小	● 最大直径 ● 另外的直径	只对明显的肿瘤有要求
肉眼可见的卫星灶	● 没有 ● 有 ● 不确定	只对切除标本有要求

皮肤病理鉴别诊断彩色图谱

参数	建议描述	报　告
肉眼可见的色素	<ul><li>没有</li><li>弥漫</li><li>片状/局灶</li><li>不确定</li></ul>	
组织学类型	<ul><li>浅表播散性黑素瘤</li><li>结节状黑素瘤</li><li>肢端恶性黑素瘤</li><li>肢端-雀斑样黑素瘤</li><li>结缔组织增生性和/或结缔组织增生性亲神经黑素瘤</li><li>蓝痣上发生的黑素瘤</li><li>巨大型先天性痣上发生的黑素瘤</li><li>儿童黑素瘤</li><li>痣样黑素瘤</li><li>持续性黑素瘤</li><li>未分类黑素瘤</li></ul>	所列内容来源于 WHO 指南,未作详尽讨论;且可能使用其他命名类型,如雀斑样黑素瘤 若非特殊类型的特征,可先简单表述其为"黑素瘤,类型未定" 与组织学类型相比,肿瘤厚度、核分裂指数和溃疡有无对预后有更为重要的意义
厚度 (Breslow 深度)(图 11.33A)	<ul><li>肿瘤最深的厚度:_____ mm</li></ul>	测量从颗粒层到肿瘤最深位置的距离 如果肿瘤是溃疡性的,测量从溃疡底部到最深位置的距离 避免沿附属器上皮测量黑素瘤或测量可能出现的痣细胞
解剖层次 (Clark 水平)	<ul><li>Ⅰ. 原位黑素瘤</li><li>Ⅱ. 黑素瘤位于真皮乳头内,未充满或超出</li><li>Ⅲ. 黑素瘤占据整个真皮乳头</li><li>Ⅳ. 黑素瘤侵及真皮网状层</li><li>Ⅴ. 黑素瘤侵犯皮下脂肪</li></ul>	Clark 分级在第 7 版的 AJCC 系统中已被核分裂指数取代,但是如果有丝分裂指数不明确,Ⅳ级或Ⅴ级仍是 T1b 肿瘤分类的标准;很多皮肤病理学家仍选择 Clark 分级来报告
溃疡(图 11.33B)	<ul><li>出现</li><li>不出现</li><li>不明确</li></ul>	溃疡定义为<ul><li>整个表皮缺失</li><li>纤维素沉积,中性粒细胞浸润,坏死炎性碎片</li><li>无外伤或手术情况下周围表皮变薄、消失或反应性增生</li></ul>溃疡提高 pT 肿瘤分级 当溃疡累及整个皮损的 5% 时,生存率明显不同,2% 时提示区域性淋巴结受累 溃疡可能是被"抬高"了其上方表皮的肿瘤所刺激;真正的溃疡伴有表皮受累
边缘	<ul><li>不能评估</li><li>未被黑素瘤累及</li><li>侵袭性黑素瘤至最近两侧和深部边缘的距离</li><li>原位黑素瘤至最近两侧和深部边缘的距离</li></ul>	只在切除标本中要求测量距离 如果可能,应该标记侵袭性边缘或边缘到肿瘤最近的位置 边缘距离可能影响附加治疗和评估卫星灶
真皮有丝分裂指数 (图 11.33C)	<ul><li>无</li><li>1 个/mm^2</li><li>>1 个/mm^2(明确数目)</li></ul>	即使只有 1 处真皮核分裂象也需明确描述(1 个/mm^2),因为不管肿瘤厚度如何都应行前哨淋巴结活检,仔细检查 3~6 个切片,在"热点"区域计数(如有高指数的肿瘤区域)

参数	建议描述	报 告
卫星灶	• 无 • 有 • 不确定	明确肿瘤巢>0.05mm,距离主要肿瘤最厚部分0.3mm以上
血管或淋巴管浸润	• 无 • 有 • 不确定	很少明确,很多作者认为真皮中肿瘤绕血管(动脉外膜)浸润风险增加,但需进一步确认
神经周围浸润	• 无 • 有 • 不确定	一般在结缔组织增生性黑素瘤或梭形细胞形态的黑素瘤中常见
肿瘤浸润性淋巴瘤 (图11.33D)	• 无 • 有 • 不确定	无:肿瘤中或周围无淋巴细胞 不活跃:只在真皮局部浸润 活跃:淋巴细胞围绕或浸润整个真皮成分 很少或没有淋巴细胞浸润预后不良
肿瘤消退 (图11.33E)	• 无 • 有,少于肿瘤的75% • 有,多于肿瘤的75%	定义为肿瘤被淋巴组织细胞代替,但是表皮变薄、真皮纤维化和噬色素细胞也是其特征。75%或以上的退化预后不良
生长期	• 水平/放射状 • 垂直 • 不确定	水平/放射是指"肿瘤的宽度大于其深度"或原位黑素瘤超过真皮成分3个皮突 垂直生长期:肿瘤深度超过其宽度,在浅表播散性黑素瘤中指其真皮中的细胞群远大于其表皮中的细胞群,和/或真皮中出现有丝分裂
残余痣	• 有 • 无 • 不确定	残余痣的意义不清,有时鉴别残余痣与黑素瘤可能很困难,在这种情况下"不确定"的陈述比较合适
前哨淋巴结	• 检查的淋巴结数量 • 肉眼可见肿瘤的淋巴结数量 • 显微镜下可见肿瘤的淋巴结数量 • 淋巴结外扩展 • 大的团块 转移的位置: • 囊内 • 被膜下 • 髓内	在确诊的黑素瘤中前哨淋巴结状态是很强的影响预后因素 S100、HMB45和Melan-A/Mart-1标记的HE的连续切片检查,是最敏感的检测方法 前哨淋巴结肿瘤的大小和位置与是否累及其他淋巴结有关,完全清除淋巴结并不能提高存活率
淋巴结清扫(非区域性淋巴结)	转移病灶的大小: • 最大的转移灶的大小 • 检查的淋巴结数量 • 肉眼可见肿瘤的淋巴结数量 • 显微镜下可见肿瘤的淋巴结数量 • 淋巴结外扩展 • 大的团块	任何淋巴结清扫的标本(非前哨淋巴结)应该用不同的方法检测,至少任何一个淋巴结都要完整送检,任何大于5mm的淋巴结都要一分为二进行检查

来源:美国病理学会关于皮肤黑素瘤和AJCC黑素瘤分期的草案(College of American PathologistsProtocol for Melanoma of the Skin and AJCC Melanoma Staging),第7版,2010年执行。

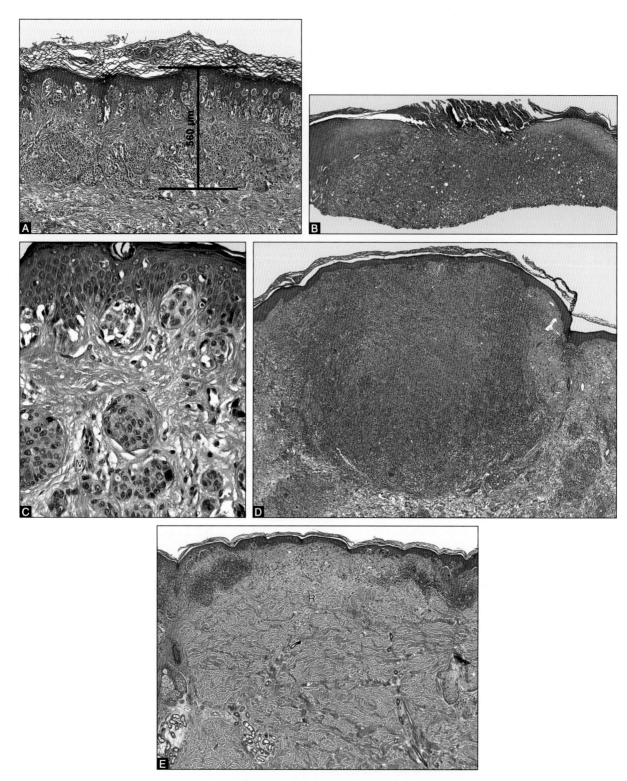

图 11.33　A ~ E:(A)黑素瘤厚度。除了前哨淋巴结状态,原发性黑素瘤的厚度(Breslow 深度)仍是显微镜下最强的预后因素,厚度的测量是从颗粒层至真皮内最深的黑素瘤细胞,不包括延伸到附属器的黑素细胞;(B)黑素瘤的溃疡是预后不良因素,提高了黑素瘤分期级别(表 11.1);(C)最近发现,在黑素瘤的真皮中,甚至是厚度少于 1.0mm 的黑素瘤(所谓"薄"黑素瘤)中(如图所示),即使只有单个有丝分裂象,也被证实其对预后有意义,注意此图中在"M"下方的核分裂象;(D)黑素瘤中浸润的淋巴细胞。肿瘤浸润淋巴细胞应以"垂直生长期"黑素瘤的描述(即真皮黑素细胞的核分裂象或真皮中黑素细胞巢大于表皮黑素细胞巢)见于报告,肿瘤浸润淋巴细胞不应被主观描述为"无""活跃"或"不活跃"。如果有,也只有在肿瘤周围浸润或整个真皮中浸润才可被认为是"活跃"的,这是预后良好的特征;(E)黑素瘤的消退。大部分形式是黑素瘤被淋巴组织细胞浸润替代(在此图"R"之上的区域),表皮变薄,真皮纤维化,噬色素细胞也是其特征,但只有 75% 或更多的消退被认为是重要预后不良因素

表 11.2　组织病理的黑素瘤分期

原发肿瘤(pT)	pTX
	• 原发肿瘤不能被评估*
	pT0
	• 无原发肿瘤证据
	pTis
	• 只有原位肿瘤
	pT1a
	• 厚度≤1.0mm
	• 无溃疡
	• 有丝分裂指数<1 个/mm²
	和/或
	• 有丝分裂指数>1 个/mm²
	pT1b
	• 厚度≤1.0mm
	• 溃疡
	和/或
	• 有丝分裂指数>1 个/mm²
	pT2a
	• 厚度 1.01~2.0mm
	• 无溃疡
	pT2b
	• 厚度 1.01~2.0mm
	• 溃疡
	pT3a
	• 厚度 2.01~4.0mm
	• 无溃疡
	pT3b
	• 厚度 2.01~4.0mm
	• 溃疡
	pT4a
	• 厚度 4.0mm
	• 无溃疡
	pT4b
	• 厚度>4.0mm
	• 溃疡
	描述性前缀(如果适用)
	• m(多发肿瘤)
	• r(复发肿瘤)
	• y(治疗后)
区域性淋巴结(pN)	pNX
	• 区域性淋巴结不能评估
	pN0
	• 无区域性淋巴结转移
	pN1
	• 单个区域性淋巴结转移
	pN1a
	• 临床隐蔽转移(显微镜下可见)

pN1b

- 临床明显转移(肉眼可见)

pN2

- 2~3个区域淋巴结转移

或

- 无淋巴结转移的淋巴管内转移

pN2a

- 临床隐蔽转移(显微镜下可见)

pN2b

- 临床明显转移(肉眼可见)

pN2c

- 卫星灶或运输中转移,无淋巴结转移

pN3

- 4个或4个以上区域淋巴结转移

或

- 团块状淋巴结转移

或

- 运输中转移或伴区域淋巴结转移的卫星灶

下列情况应在所有含淋巴结的标本中详细标明:
- 淋巴结数量:_____
- 肉眼可见肿瘤的淋巴结数量:_____
- 显微镜下肿瘤的淋巴结数量:_____
- 团块状结节:有/无

远处转移(pM)

pMx

- 未知

pM1

- 已有的标本中有远处转移的证据

* pTX 常用于指代整个消退的肿瘤。

很少情况下,溃疡和/或有丝分裂指数不能被评估或不明确,故可省"a"和"b",肿瘤只被简单分为 pT1、pT2 等。

恶性雀斑样黑素瘤 Lentigo Maligna Melanoma

诊断标准

- 典型的恶性雀斑样痣原位成分(见上文中"恶性雀斑样痣")(图 11.34A)。
- 累及真皮,常局限,由小的圆形或多角细胞,小梭形细胞(结缔组织增生性黑素瘤)或大的梭形细胞组成。

鉴别诊断

- 复合型 Clark 痣。
- 复合型雀斑样黑素瘤。
- 其他复合型黑素瘤,特别是浅表播散型。

诊断难点

- 真皮内扩展常呈"结缔组织增生性"表现——梭形肿瘤细胞周围真皮硬化可能被误诊为瘢痕(图 11.34A)。
- 因黑素细胞部分或完全消退可出现跳跃区。
- 真正的真皮受累可能很难与不典型黑素细胞沿皮突和附属器的伸展相鉴别。
- 位于老年人面部光损伤区的类似 Clark 痣的皮损,几乎都是恶性雀斑样黑素瘤。

■ 诊断要点

- 常见表皮萎缩,必有日光弹力纤维变性。
- 恶性雀斑样痣中非典型细胞沿附属器上皮伸展很常见。
- 细胞异型性差异大,从轻微到显著,这也包括多核巨细胞。

- 交界处细胞巢的大小、形态变化大,分布不均衡。
- 真皮淋巴组织细胞浸润伴噬黑素细胞常见。
- 佩吉特样分布没有浅表型播散性黑素瘤广泛。
- 真皮受累经常只在长期皮损中发生。
- 退化很常见,若在切缘出现是行再切除术的指征。

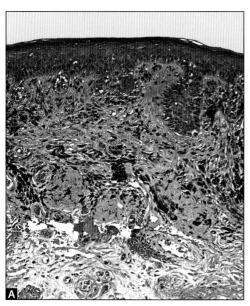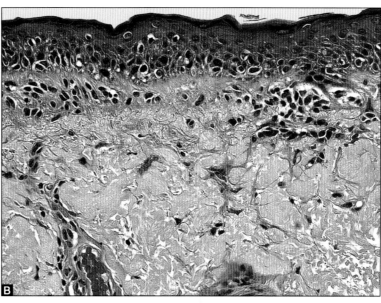

图 11.34　A 和 B:恶性雀斑样痣黑素瘤。(A)表皮内成分与恶性雀斑(原位黑素瘤)是一致的;该病例中,噬色素细胞和炎症细胞可能使这些恶性黑素细胞很难被发现,但仔细检查会发现真皮中的恶性黑素细胞与表皮中的一样。(B)该例中,恶性黑素细胞扩展到真皮的现象更为明显

雀斑样黑素瘤 Lentiginous Melanoma

■ 诊断标准

- 皮损大(通常至少6mm)(图 11.35A)。
- 中等异型黑素细胞(核大小常接近临近的角质形成细胞)。
- 广泛的雀斑样生长(黑素细胞明显呈单个分布)(图 11.35B)。
- 细胞巢小,边界不清,分布不规则、不均衡(图 11.35B)。
- 局部表皮内播散(佩吉特样生长)不是浅表播散性黑素瘤的分级特征(图 11.35C)。
- 缺乏皮突改变,真皮层状纤维化和淋巴细胞浸润(这些特征提示 Clark 痣或另一类型黑素瘤)(图 11.35B)。
- 若缺乏明显的日光弹力纤维变性和/或广泛光损伤的其他证据,可判定为恶性雀斑样黑素瘤(图 11.35C)。

■ 鉴别诊断

- Clark 痣。
- 斑痣。
- 恶性雀斑样黑素瘤。
- 浅表播散性黑素瘤。
- 日光性表皮内黑素细胞增生。
- 交界性表皮内黑素细胞增生。

■ 诊断难点

- 明显的黑素细胞异型的缺乏可能导致认识不清。
- 黑素瘤细胞通常较小,没有免疫组化的帮助,很难明确其呈广泛雀斑样生长和佩吉特样播散。
- 部分取样的皮损常有碍确诊。

■ 诊断要点

- 最近才开始有文献报道雀斑样黑素瘤。
- 生长缓慢。
- 局部持续(复发)是其特征。
- 大部分病例真皮受累常限于厚度<0.7mm,Clark分级Ⅱ,目前报道的病例中无核分裂象和溃疡。
- 临床印象常为"不典型痣"或黑素瘤。
- 皮损大小是诊断的关键,小的活检因为不能明确其宽度,很难使诊断明确。

- 对于那些不能归类于其他任何一种黑素瘤主要亚型的病例,应考虑诊断为此病,故该病也称为"排他性黑素瘤"。
- 可能是发生于Clark痣的黑素瘤或Clark痣演变的恶性黑素瘤,特别对老年患者而言。
- 所谓的"老年性雀斑样交界性发育不良痣"常与雀斑样黑素瘤有重叠,可能是其前驱期或就是雀斑样黑素瘤。

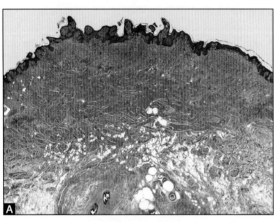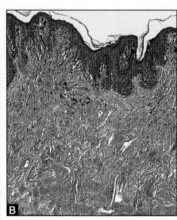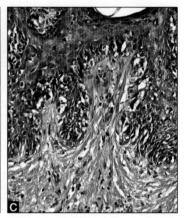

图11.35 A~C:雀斑样黑素瘤。(A)皮疹宽度是黑素瘤而非Clark痣/发育不良痣的诊断线索。本图显示皮损占据了整个交界区,宽度超过1.0cm;(B)尽管有一些小细胞巢,但其形状常不规则或呈不均衡分布。以单个细胞雀斑样生长为主。注意Clark痣缺乏层状纤维增生的特征;(C)不典型黑素细胞具有有角度的核轮廓。绝大多数皮损中有成片的单个细胞。向表皮浅层的"佩吉特"样播散很少(与浅表播散性黑素瘤鉴别)且无光老化特征(与恶性雀斑样黑素瘤鉴别)

肢端雀斑样黑素瘤 Acral Lentiginous Melanoma

■ 诊断标准

- 色素性斑疹、丘疹、溃疡或结节(图11.36A)。
- 不典型黑素细胞广泛雀斑样交界性生长(图11.36B)。
- 早期大部分或完全雀斑样生长,后期广泛累及真皮。
- 大的充分发育的皮损表皮增生,细胞巢不规则。

■ 鉴别诊断

- 其他类型黑素瘤(浅表播散型等)。
- 肢端痣。

■ 诊断难点

- 肢端痣中雀斑样生长和黑素细胞在表皮浅层很常见,不能误诊为肢端雀斑样黑素瘤(图11.36C)。
- 早期肢端雀斑样黑素瘤中佩吉特样播散不常见,不应作为诊断标准,因为其在肢端痣中很常见。

诊断要点

- 不是所有肢端皮肤的黑素瘤都是肢端雀斑样型,背部皮肤实质上更多见的是浅表播散型或结节型。
- 肢端雀斑样黑素瘤常见于掌跖皮肤处(非毛发覆盖区)。
- 其他黑素瘤很少发生于掌跖皮肤。
- 事实上肢端雀斑样黑素瘤从未见于儿童,30岁以下人群少见此病,大部分患者为70岁左右老年人(因此年轻人掌跖部的色素性斑疹更可能是痣)。
- 好发于足,特别是足跟。
- 深色皮肤和浅色皮肤人群中发生率相同。

- 皮损细胞常垂直延长,树突长而厚。
- 肢端雀斑样黑素瘤均有淋巴组织细胞浸润,但是肢端痣很少见(鉴别两者的非常有用的特征)。
- 宽的皮损更可能是肢端雀斑样黑素瘤,而不是肢端痣。
- 与浅表播散性和结节状黑素瘤的重叠并不少见。
- 黑素细胞巢在至少直径大于6mm的肢端雀斑样黑素瘤中才可见,而在2~3mm的痣中即可见到。
- 成人中大于6mm的皮损,且缺乏细胞巢形成,若无其他黑素瘤的证据,首先考虑肢端黑素瘤。

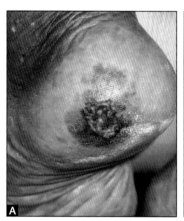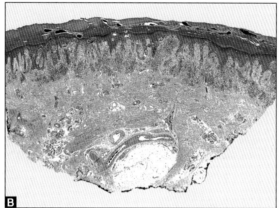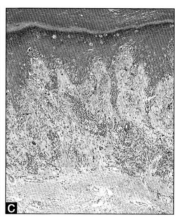

图11.36 A~C:肢端雀斑样黑素瘤。(A)足跟色素溃疡性结节发展相当快;(B)非典型黑素细胞侵犯整个表皮和真皮浅层;(C)恶性细胞沿交界处呈雀斑样生长模式,并在整个表皮杂乱分布

浅表播散性黑素瘤 Superficial Spreading Melanoma(图11.37A~D)

诊断标准

- 色素不均的斑疹、丘疹或结节。
- 表皮棘细胞层和颗粒层中非典型黑素细胞呈佩吉特样分布(图11.37B)。
- 水平方向的最大直径远大于垂直方向直径(水平方向、不规则、直角样轮廓)。
- 支持黑素瘤而不是痣的结构诊断标准包括:整个轮廓的不对称/不平衡,细胞巢形状不规则、分布不均衡和真皮中的有核分裂象。

鉴别诊断

- 黑素瘤的其他类型,尤其是雀斑样和结节状黑素瘤。

- 明显非典型性的Clark痣。
- 伴局部佩吉特样生长的Mark痣(深在型先天性痣)。
- 非典型性的外阴或肢端痣。
- 佩吉特样生长的非黑素细胞肿瘤,乳房外佩吉特病,鳞状细胞癌,皮脂腺癌,梅克尔细胞癌(皮肤神经内分泌癌)和亲表皮转移的癌症。
- 其他部位黑素瘤的亲表皮转移。

诊断难点

- 乳房外佩吉特病可能与浅表播散性黑素瘤的佩吉特样生长非常相似,与色素性乳房外佩吉特病的鉴别更复杂(图11.37C)。

诊断要点

- 浅表播散性黑素瘤常发生在被衣物遮盖但间歇曝光的皮肤。
- 与大部分痣（包括 Spitz 痣和 Reed 痣）不同，经常有表皮皮突消失和表皮内成分片状消退。
- 和其他类型黑素瘤（特别是结节型）的特征有重叠，这种差异可能被人为化。

- 在染色体 7q34 位置的 BRAF 基因常发生突变。
- 其他常见的染色体畸变有染色体 9、10、6q 和 8p 上的缺失，以及在 1q、6p、7、8q 和 20 上的增多。
- 除了常见的位于 9p21 区的 CDKN2A 的小缺失外，其他一些突变可通过比较基因组杂交来检测。

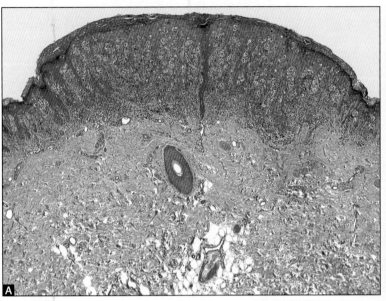

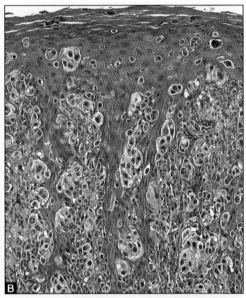

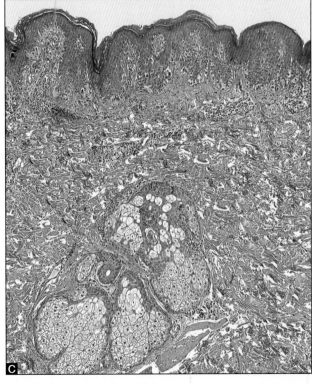

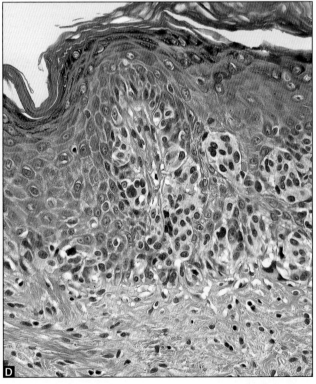

图 11.37　A～D:浅表播散型黑素瘤。（A）该皮损因为恶性黑素细胞在表皮和真皮乳头聚集呈息肉状外观；（B）大的非典型黑素细胞作为独立单元在整个表皮和真皮乳头分布（佩吉特样分布）是浅表播散性黑素瘤的特征；（C）尽管佩吉特样分布是最早被认识的浅表播散型黑素瘤的特征，但在早期皮损和皮损周边，这种特征不明显；（D）大的上皮样黑素细胞和明显的细胞和结构的异型使诊断很容易

结节状黑素瘤 Nodular Melanoma（图 11.38 A～D）

诊断标准

- 由大的非典型黑素细胞组成的快速生长的肿瘤。
- 最大垂直径大于水平径（垂直方向、不规则、结节状外观）（图 11.38A）。
- 表皮组分的宽度不超过真皮组分的 3 个皮突。
- 真皮中非典型黑素细胞形成多核体，有 1 或多个核分裂象。

鉴别诊断

- 非典型 Spitz 痣。
- 转移性黑素瘤。
- 痣上发生的黑素瘤。
- 非黑素细胞肿瘤，特别是非典型纤维黄瘤（atypical fibroxanthoma，AFX）、转移癌（特别是肾细胞癌）、透明细胞肉瘤、间变大细胞淋巴瘤和上皮样肉瘤。

诊断难点

- 广泛的溃疡或退化可使表皮内黑素瘤模糊不清，因此原发性结节状黑素瘤可被误诊为转移性黑素瘤、透明细胞肉瘤或其他肿瘤。
- 和其他类型相比，结节状黑素瘤组织学表现差异更大，更像其他肿瘤，比如转移性肾细胞癌、皮肤附属器肿瘤、AFX、杆状肿瘤和肉瘤（图 11.38C）。
- 在极少见情况下，转移性黑素瘤可能有"亲表皮"现象，其组织学表现与结节状黑素瘤很难鉴别。

诊断要点

- 即使有广泛的溃疡，也需多层次仔细检查交界处成分。
- 结节状黑素瘤与其他类型相比更容易出现肿瘤细胞群的变异。
- 结节状黑素瘤可能出现大细胞的结节压迫周围的小细胞群的现象，这种特征在 Spitz 痣中不出现。

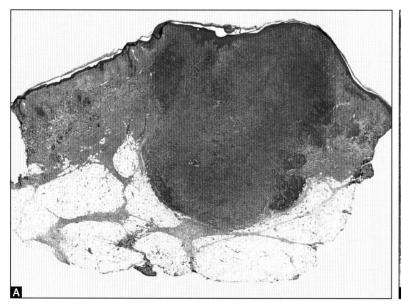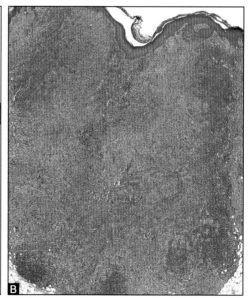

图 11.38　A、B

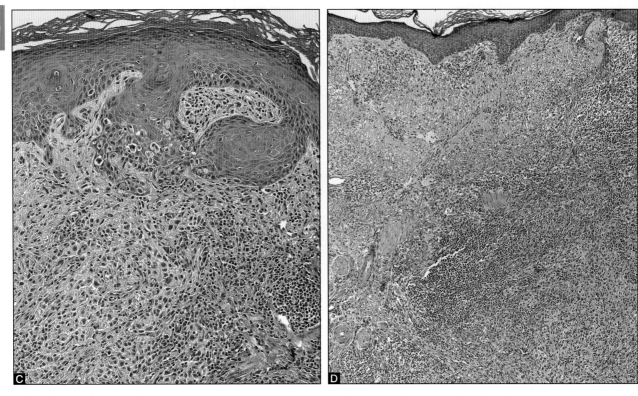

图11.38　A～D:结节状黑素瘤。(A)一个典型特征是肿瘤的垂直方向(从浅到深)远大于水平方向(从一边到另一边)。(B)低倍镜下肿瘤边界清楚但是细胞异型明显;基底部大部分区域有淋巴细胞浸润,所谓的"肿瘤浸润性淋巴细胞",是黑素瘤分级的一个组织学参数。(C)没有免疫组化时其很难与其他肿瘤(如非典型纤维黄瘤)鉴别,本例中有表皮内非典型黑素细胞可作出明确诊断。(D)与图C所示不同,一些结节状黑素瘤缺乏表皮内(原位)成分,与转移性皮损鉴别很困难

结缔组织增生性黑素瘤 Desmoplastic Melanoma(图11.39A～C)

▌诊断标准
- 肉色、褐色或粉色斑块或结节。
- 梭形黑素细胞被硬化的胶原包围(图11.39A)。

▌鉴别诊断
- 瘢痕。
- 皮肤纤维瘤。
- 神经纤维瘤。
- 硬斑病。
- 梭形间叶细胞肿瘤(特别是成纤维细胞、神经细胞和平滑肌细胞)。
- 结缔组织增生性痣。

▌诊断难点
- 在临床和组织病理学中,大部分病例都缺乏明显的色素。
- 结缔组织增生性黑素瘤的大部分Fontana-Masson染色黑素阴性,不表达Melan-A/Mart-1、HMB45和其他黑素细胞标记,有时S100会片状表达或甚至不表达(图11.39C)。
- 约50%的结缔组织增生性黑素瘤病例最初被误诊。
- 将结缔组织增生性黑素瘤误诊为良性肿瘤(如神经纤维瘤)或瘢痕很常见。
- 一些结缔组织增生性痣被过度解读为结缔组织增生性黑素瘤。
- 真皮内S100阳性的朗格汉斯细胞可能被过度解读为黑素瘤(图11.39C)。

诊断要点

- 常与梭形细胞/亲神经性黑素瘤有重叠特征且两者密切相关。
- 老年患者,如在光损伤部位的皮肤,发生与神经纤维瘤或其他神经肿瘤相似的皮损,要仔细排除结缔组织增生性黑素瘤。
- 50%或更多的结缔组织增生性黑素瘤表皮内无黑素瘤。
- 恶性雀斑样黑素瘤是最常见的表皮内型。
- 黑素细胞在增厚的胶原束间杂乱排列,但有时排列成束状。
- 肿瘤伸及皮下脂肪形成增宽的脂肪间隔。
- 亲神经性常见。

- 皮损外周和基底淋巴样细胞聚集提示结缔组织增生性黑素瘤。
- 有时可见退行性弹力纤维的聚集,而大部分与结缔组织增生性黑素瘤相似的疾病无此特征。
- 若"瘢痕"复发,必须进行仔细评估,以排除结缔组织增生性黑素瘤。
- 要仔细检查发生在"非典型交界痣"基础上的息肉样"瘢痕",以排除结缔组织性黑素瘤。
- 在成人中,尤其是在老年人的面部和掌跖部,结缔组织增生性黑素瘤应与真皮梭形细胞皮损相鉴别。
- 结缔组织增生性痣常被描述为,局部有可辨认为痣的交界成分,绝大部分至少有不同程度的成熟性和消散性。

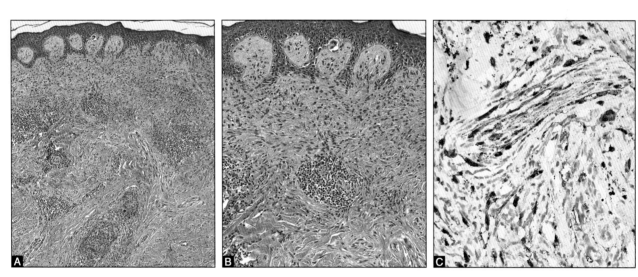

图 11.39 A ~ C:结缔组织增生性黑素瘤。 (A)表皮包括非典型黑素细胞的交界处增生;其正下方的真皮中可见相对小的梭形黑素瘤细胞,肿瘤周围淋巴细胞浸润是结缔组织增生性黑素瘤的一条线索;(B)典型细胞呈梭形或长卵圆形,有不同程度异型性,但相对不明显,可能会被误认为是反应性的成纤维细胞(因此易误诊为瘢痕);其通常没有梭形细胞/亲神经性黑素瘤的异型明显;(C)免疫组化标记结缔组织增生性黑素瘤常表达 S100,但是 Melan-A、HMB45 和绝大多数其他黑素细胞特异性标记阴性;S100 染色显示细胞多形性;因为真皮树突状细胞/朗格汉斯细胞(在瘢痕中可见)也表达 S100,故不能与结缔组织增生性黑素瘤细胞混淆

皮肤病理鉴别诊断彩色图谱

梭形细胞/亲神经性黑素瘤 Spindle Cell/Neurotropic Melanoma（图 11.40A～C）

▍诊断标准

- 黑素瘤部分或完全由梭形黑素细胞组成，并明显累及皮肤神经（图11.40A）。

▍鉴别诊断

- 神经纤维瘤。
- 神经鞘瘤。
- 神经瘤。
- 梭形细胞鳞癌。
- 瘢痕组织。
- Masson 痣（神经痣）。

▍诊断难点

- 皮损黑素细胞的细胞学特征可能无异常，通常缺乏黑素，早期皮损中细胞数量很少。
- 一些病例显示其更类似与典型的神经肿瘤而不是黑素瘤的特征，包括束状的卵圆形，弯曲的细胞或很像神经鞘瘤的 verocay 小体样结构。
- 细胞表达 S100，但是不表达其他黑素细胞标记，如 HMB45 和 Melan-A/Mart-1。

▍诊断要点

- 好发于头颈部光暴露部位，尤其是老年人的上唇、面颊和颞部。
- 临床表现中不一定总有色素的出现，偶尔，皮损被描述发生于"退行性的"色素性皮损的基础上或附近。
- 神经看起来增大或被炎症和/或黏液样基质所包绕是诊断亲神经性黑素瘤的线索（图11.40C）。
- 完整和广泛切除的标本可见更多常规表现的黑素瘤区域（如圆形，上皮样，有时有色素）。
- 出现结缔组织增生性基质，提示其与结缔组织增生性黑素瘤的关系。
- 亲神经性黑素瘤应与任何见于头颈、肢端或黏膜的光暴露部位的"神经样"表现的皮损相鉴别。
- 与结缔组织增生性黑素瘤一样，"纯粹"梭形细胞/亲神经黑素瘤发生淋巴结转移很少见。一旦发现，转移的淋巴结常包括更多平常所见的上皮样外观的黑素瘤细胞。

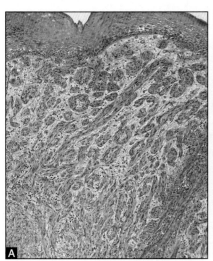 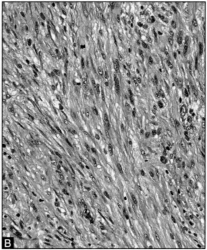 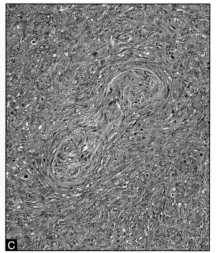

图 11.40　A～C:梭形细胞/亲神经黑素瘤。（A）真皮浅层主要是不相连的长卵圆形和梭形细胞束。（B）真皮网状层中部，细胞变成梭形，排列成明显的片状合胞体。细胞多形性，有明显的异型性，包括泡状核和丰富的核仁。（C）状如其名，亲神经性是这种黑素瘤的特征，大的真皮神经完全被梭形黑素细胞包裹成鞘状

蓝痣样黑素瘤(恶性蓝痣) Blue Nevus-Like Melanoma(Malignant Blue Nevus)(图11.41A~C)

▌诊断标准
- 黑素瘤真皮成分类似蓝痣,但其有表皮成分,界限不清,由一致的非典型黑素细胞组成,核分裂指数超过蓝痣(每10个高倍镜视野至少1~2个)。

▌鉴别诊断
- Carney痣、Allen痣或Masson痣(蓝痣的变异)。
- 联合痣。
- 发生于(已有的)良性蓝痣基础上的黑素瘤。
- 转移性黑素瘤。

▌诊断难点
- 表皮内成分是鉴别蓝痣样黑素瘤和良性蓝痣的关键特征,若无充足的样本,这一点可能会被忽略。

▌诊断要点
- 蓝痣样黑素瘤与良性疾病的鉴别特征有:边界不清,表皮内成分,非典型黑素细胞束没有穿插在胶原束间,核深染,多形,核分裂指数每10个高倍镜视野超过1~2个。
- 边界不清的细胞结节占据皮损的面积不同。

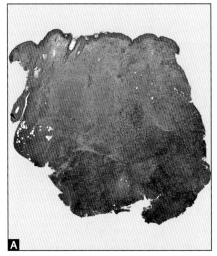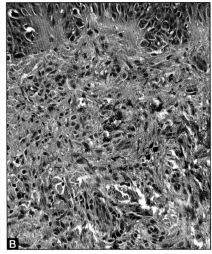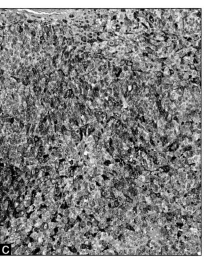

图11.41 A~C:蓝痣样黑素瘤。(A)扫视镜下皮损类似Carney痣(细胞或上皮样细胞蓝痣);(B)仔细检查发现交界处成分是黑素瘤的特征;(C)深染的色素使细胞的细节模糊不清,但有明显的细胞异形和核分裂象

痣样黑素瘤 Nevoid Melanoma(图11.42A~D)

▌诊断标准
- 黑素瘤极似"普通型"痣,因为其轮廓(常接近Unna痣或Miesche痣)和细胞较小,但是细胞密度、真皮内合胞体聚集和有丝分裂指数多于痣(图11.42A)。

▌鉴别诊断
- Unna痣和Miescher痣。
- 联合痣。
- 痣基础上发生的黑素瘤。

▌诊断难点
- 轮廓和皮损内小的黑素细胞非常类似良性痣。
- 临床印象可能是黑素瘤,但其实常常为痣或诸如基底细胞癌的非黑素细胞肿瘤。

诊断要点

- 提示痣样黑素瘤的特征包括：痣轮廓的不对称性，交界处细胞巢融合，有丝分裂象（1 或多个），坏死的真皮细胞，类似原位黑素瘤的交界组分，缺乏痣细胞的成熟现象和垂直方向的散在性，例如真皮深部细胞巢比真皮浅层大，广泛的真皮内合胞体生长（dermal syncytial growth，肿瘤细胞成片状生长，而不在胶原束间穿插），黑素分布不规则（特别是深部区域的黑素），炎症（如果出现）分布不均和细胞密度不同，黑素细胞核看起来部分重叠，缺乏清晰可辨认的胞浆（裸核）（图 11.42B ~ D）。

- 预后与其他类型相同，厚度决定最初的分期。

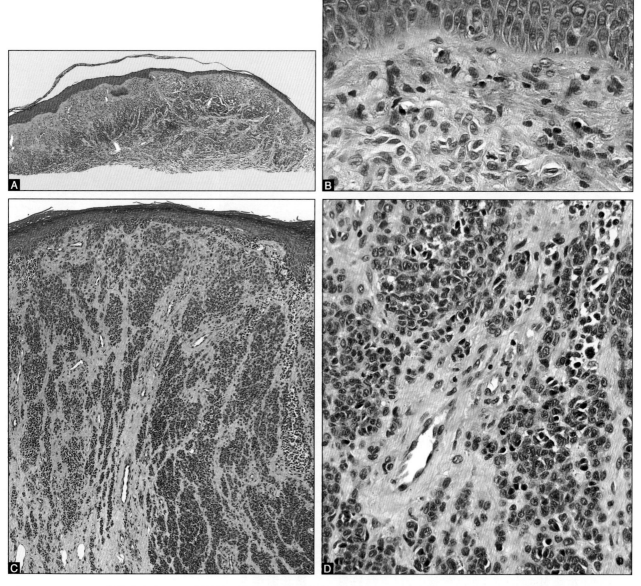

图 11.42　A ~ D:痣样黑素瘤。（A）低倍镜下皮损看起来类似普通复合 Miescher 痣模式，真皮深部黑素细胞成熟，但水平方向平衡被打破，真皮浅层右侧可见体积更大的上皮样黑素细胞巢分布；（B）仔细检查发现真皮核分裂指数高，有明显的细胞学异型性，如核仁明显的大的黑素细胞；（C）该例因为有成熟现象和消散性，且交界处无明显异型性，故看起来像痣；（D）在真皮组分中有丝分裂指数明显，图示高倍镜视野中有 2 个核分裂象，其中 1 个具非典型性

Spitz 样黑素瘤 Spitzoid Melanoma（图 11.43A ~ G）

▋ 诊断标准

- 肿瘤的细胞学和结构特征近似 Spitz 痣，但当综合考虑时其有更多黑素瘤的特征。

▋ 鉴别诊断

- Spitz 痣。
- Seab 痣（深在性穿通痣）。
- 其他类型黑素瘤。

▋ 诊断难点

- 与 Spitz 痣明显相似，儿童期皮损的细胞和结构特征比成人的更"不典型"。

▋ 诊断要点

- Spitz 痣样皮损提示为黑素瘤而不是痣的特征包括：有丝分裂（特别是皮损底部的有丝分裂），炎症浸润（有时除了淋巴细胞外还包含较多的浆细胞），比大多数 Spitz 痣更深，增大的结节（常延及皮下脂肪），真皮内广泛合胞体样生长（肿瘤条索不在胶原束间穿插），只有一部分真皮内细胞含有黑素颗粒（大部分 Spitz 痣几乎不含黑色颗粒，如有则常分布均匀），丰富的噬黑素细胞，日光性弹力纤维变性，显著的多形性和单个细胞坏死。

- 需要结合患者的年龄考虑，发生于青春期前儿童的 Spitz 肿瘤多为痣，但是超过 40 岁的成人中多见 Spitz 样黑素瘤（也有 Spitz 痣样黑素瘤偶发生于儿童的报道）。

- 一些证据表明，发生于青春期前儿童的 Spitz 肿瘤尽管可能符合黑素瘤的一些诊断标准，但其表现惰性，需对这些病例进一步长期随访。

- Spitz 痣，特别是具有"非典型特征"（如上述标准）的 Spitz 痣，可能累及区域性淋巴结。

- 淋巴结中出现 Spitz 痣样细胞，不代表原发皮损一定是黑素瘤，这些病例中前哨淋巴结活检的诊断价值是有疑问的。

- 超过 60% 特征为痣而非黑素瘤的 Spitz 肿瘤可能累及区域性淋巴结。

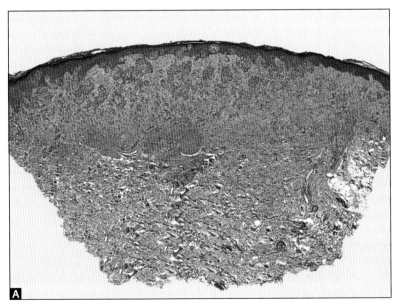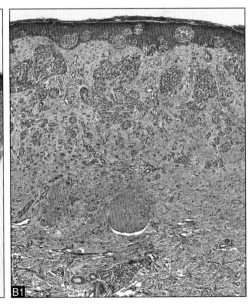

图 11.43　A、B1

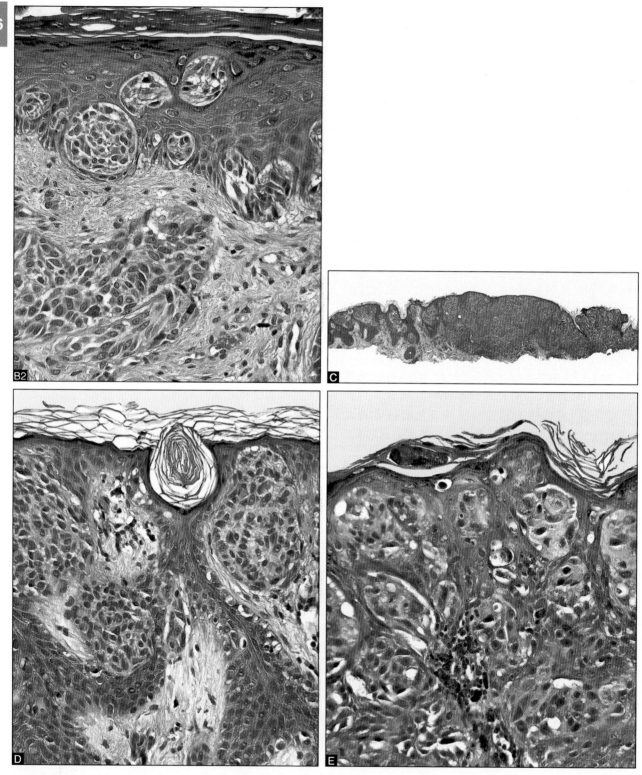

图 11.43　B2 ~ E

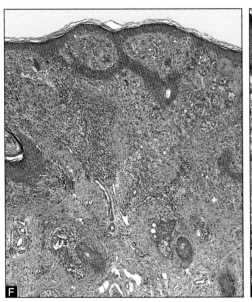 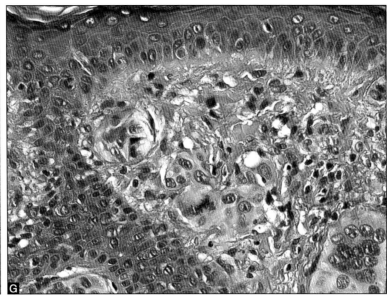

图 11.43　A～G：（A）Spitz 痣样黑素瘤，尽管有些结构和细胞学特征类似 Spitz 痣，但注意皮损不平衡。皮损左侧交界处呈巢，右侧细胞单个和不规则排列。（B）某些单个的大的黑素细胞，尽管很多呈巢样排列，但在良性皮损中分布也不正常，部分分布于表皮上部。（C）发生在 Spitz 肿瘤基础上的恶性黑素瘤。该肿瘤发生于青少年，在快速增大前已存在很多年，左边视野是经典的 Spitz 肿瘤；右边细胞和结构特征明显不同。（D）高倍镜下检查肿瘤的左边，特征是典型的 Spitz 肿瘤/痣。（E）比较这个视野和肿瘤右侧的特征，结构紊乱和细胞异型相当明显（与肿瘤的其他部分相比）。（F）Spitz 样黑素瘤。皮损最近发生于 53 岁男性，尽管很多细胞类似 Spitz 痣，但细胞和结构的非典型性更突出。（G）非典型有丝分裂很明显，一些作者认为这些现象可发生在 Spitz"痣"上，但结合皮损的其他特征考虑，强烈支持本例为恶性的诊断

（陈柳青　译，邹先彪　校，涂平　审）

第 12 章

上皮性肿瘤

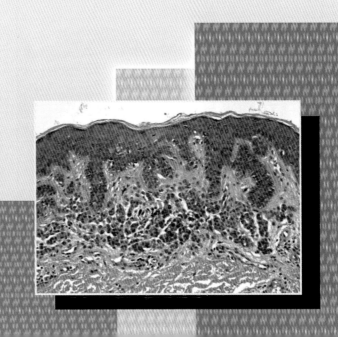

上皮化过程被划分为两个基本类型：

1. 起源于表皮的肿瘤与增生；
2. 起源于附属器的肿瘤与增生。

上述类型均有良性及恶性亚型,起源于附属器的肿瘤及增生可进一步分为向毛囊、顶泌汗腺、外泌汗腺、皮脂腺分化的亚类,这将在第13章讨论。

非肿瘤性表皮增生

- 疣[许多人把疣归类为肿瘤(新生物)]。
- 黑棘皮病。
- 融合性网状乳头瘤病。
- 结节性痒疹。
- 由感染、卤化物、创伤、增殖性天疱疮等引起的表皮假癌性增生。

黑棘皮病/融合性网状乳头瘤病 Acanthosis Nigricans/Confluent and Reticulated Papillo-matosis

黑棘皮病和融合性网状乳头瘤病具有相似的组织病理改变,因而在这里被归在一起,通常容易通过临床表现将两者区分开来。

▍诊断标准

- 临床病史：
  - 黑棘皮病位于腋窝、颈项部,偶尔位于手掌(掌心)(图12.1A)。
  - 融合性网状乳头瘤病:位于躯干脂溢性皮炎好发部位,皮损呈网状外观。
- 组织病理改变：
  - 轻微的表皮乳头瘤样增生(图12.1B和C)。
  - 在融合性网状乳头瘤病的角质层里偶尔存在糠秕孢子菌。

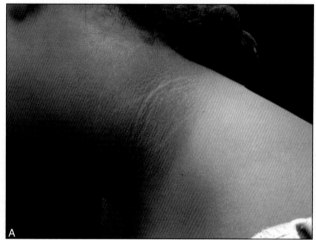

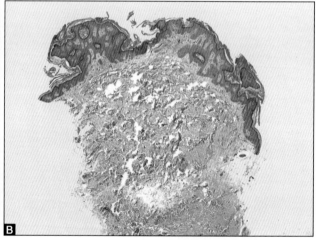

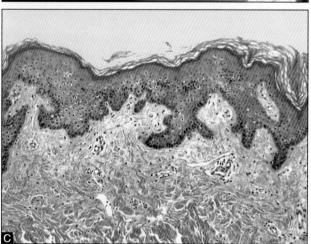

图12.1 A～C:黑棘皮病。(A)颈部天鹅绒般色素沉着性斑片;(B)(C)融合性网状乳头瘤病:表皮乳头瘤样增生伴角化过度

结节性痒疹/慢性单纯性苔藓 Prurigo Nodularis/Lichen Simplex Chronicus

　　因为长期的摩擦和搔抓,结节性痒疹患者的四肢常有多种损害(图 12.2A)。慢性单纯性苔藓是患者在颈部或踝部——其经常摩擦的部位通常产生单一的损害。两者的组织病理改变是相同的。

█ 病理诊断标准
- 表皮棘层肥厚(图 12.2B)。
- 致密的正角化过度。
- 颗粒层增厚。
- 真皮乳头垂直方向的胶原纤维束(图 12.2C)。

█ 诊断难点
- 痒疹的组织病理特点可能是许多皮肤病、皮损、系统性疾病的继发改变特点。
- 长期的摩擦可产生类似疣状的表皮乳头瘤样增生。

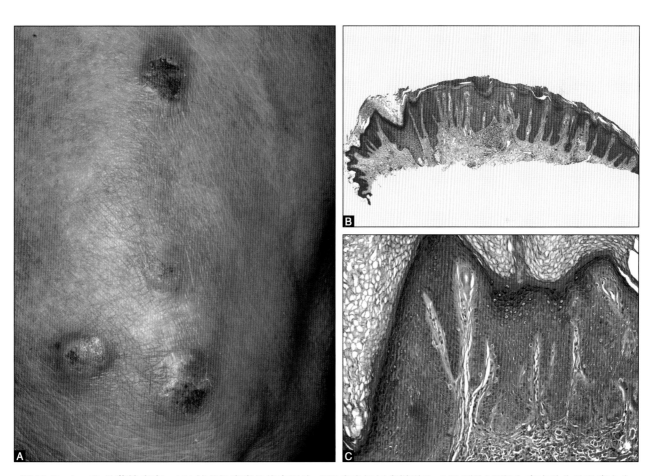

图 12.2　A ~ C:结节性痒疹。(A)结节性痒疹的临床图片;(B)表皮银屑病样增生;(C)颗粒层增厚,真皮乳头处垂直方向的胶原纤维束

表皮假癌性增生 Pseudocarcinomatous Epithelial Hyperplasia

区分表皮假癌性增生和鳞状细胞癌是皮肤病理学的一个常见难题。

■ **表皮假癌性增生的诊断线索**

- 感染引起的肉芽肿或化脓性炎症（由特殊染色和/或培养确诊）（图12.3A）。
- 以毛囊为中心的上皮细胞增生。
- 表皮对称性增生（图12.3B）。
- 缺乏特征性的日光弹力变性。
- 缺乏特征性的异型性细胞。

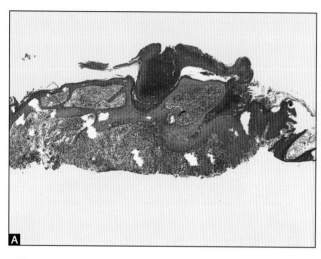
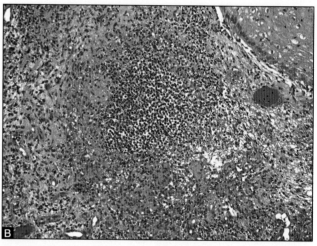

图12.3 A和B:表皮假癌性增生。（A）以附属器为中心的表皮增生；（B）伴肉芽肿性炎症的脓肿是寻找感染因素的线索

疣 Verruca

■ **临床标准**

- 不对称的乳头瘤样或表面粗糙、缺乏皮纹并伴有黑点的丘疹或斑块（图12.4A）。

■ **病理诊断标准**

- 表皮增生。
- 表皮突向内增生（即"抱球征"）（图12.4B）。
- 真皮乳头迂曲的血管。
- 挖空细胞（图12.4C）。

■ **诊断难点**

- 摩擦可能引起颗粒层增厚，造成类似挖空细胞的表现，并伴有乳头瘤样增生。

■ **诊断要点**

- 生殖器部位的疣（尖锐湿疣）的组织学改变类似脂溢性角化。
- 扁平疣的表皮不是乳头瘤样增生的。

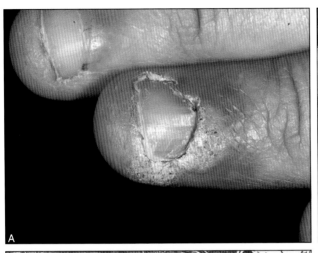
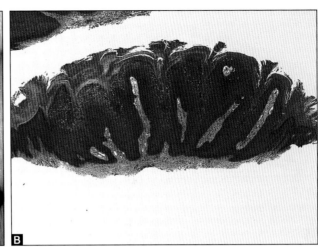
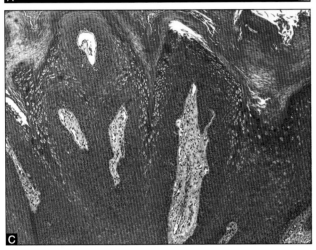

图 12.4　A ~ C:疣。(A)疣的临床图片;(B)图示表皮乳头瘤样增生,表皮突向内转,角化不全,以及颗粒层增厚伴挖空细胞;(C)棘层增厚伴挖空细胞

良性角质形成细胞肿瘤

- 棘皮瘤:
  - 棘层松解性;
  - 表皮松解性;
  - 透明细胞;
  - 角化不良性;
  - 大细胞。
- 疣状肢端角化症。
- 表皮痣。
- Flegel 病。
- 汗孔角化症。
- 脂溢性角化症。
- 脂溢性角化的变异型:灰泥角化症、黑棘皮瘤、黑色丘疹性皮病。
- 日光性黑子。
- 疣状角化不良瘤。

棘皮瘤 Acanthomas

许多表皮良性肿瘤被诊断为棘皮瘤。这些肿瘤可能仅是脂溢性角化的各种变型,但具备角化过度和表皮棘层肥厚的共同特征。具体分型取决于其其他特点。

诊断标准

- 表皮棘层增厚(图 12.5A)。
- 角化过度。
- 基底在同一平面。

亚型的诊断标准

- 棘层松解型:棘层松解(图 12.5A)。
- 角化不良型:角化不良细胞,偶伴圆体及谷粒(图 12.5B)。
- 大细胞型:在表皮基底层存在一群柱状细胞(图 12.5C)。
- 透明细胞棘皮瘤:见下文。

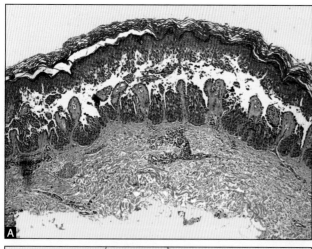

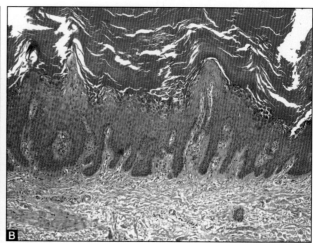

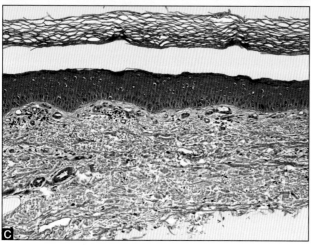

图12.5　A～C:棘层松解性棘皮瘤。(A)表皮棘层增厚,伴棘层松解;(B)角化不良/表皮松解棘皮瘤。未治疗的疣无角化不良细胞;(C)大细胞棘皮瘤。沿着表皮基底层排列的柱状角质形成细胞

Huff 疣状肢端角化症 Acrokeratosis Verruciformis of Huff

　　疣状肢端角化症是一种与 *ATP2A2* 基因缺陷有关的常染色体显性遗传性皮肤病(此基因也见于Darier 病)。患者在手背、手指,偶尔在足部和腿部发生疣状脂溢性角化样病变。

▌诊断标准

- 临床病史:
  - 家庭成员有类似的病变;
  - 基因检测。
- 病理改变:
  - 乳头瘤样改变类似疣或灰泥角化症样,但无挖空细胞(图 12.6)。

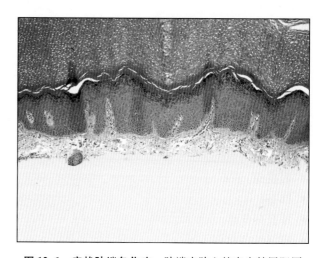

图12.6　疣状肢端角化症。肢端皮肤上的表皮棘层肥厚和乳头瘤样改变

透明细胞棘皮瘤 Clear Cell Acanthoma

▌诊断标准

- 表皮棘层肥厚(图 12.7A)。
- 表皮淡染。
- 在淡染的肿瘤细胞和周围的表皮之间有明显的界线(图 12.7B)。
- 融合性角化不全。

- 经常在表皮内见到中性粒细胞。
- 角质层里见中性粒细胞(图 12.7C)。
- 真皮乳头层迂曲的血管。

▌不支持诊断的标准

- 透明细胞伴外周栅栏状:外毛根鞘瘤(见第 13 章)。

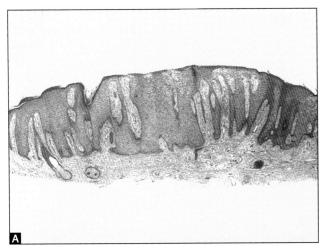
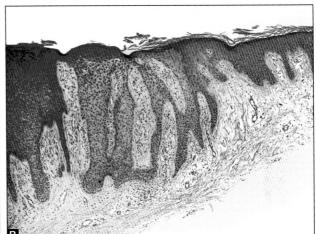
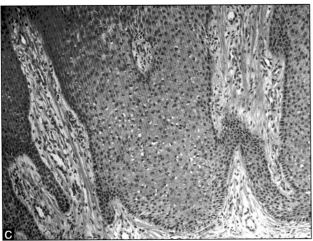

图 12.7　A ~ C:透明细胞棘皮瘤。(A)淡染的表皮呈银屑病样增生;(B)透明细胞与相邻的表皮之间有明显的界线;(C)表皮内有中性粒细胞是诊断线索

表皮痣 Epidermal Nevus

表皮痣通常在出生时出现,偶可延迟出现(图12.8A 和 B)。

▍临床标准

- 线状疣状皮损往往沿 Blaschko 线分布(图12.8A 和 B)。

▍组织病理学标准

- 常需临床病理相结合诊断。
- 棘层增厚的乳头瘤样表皮。

- 少见表现:
  - 银屑病样表皮增生;
  - 疣状改变;
  - 表皮松解性角化过度;
  - 角质样板层(coronoid lamella);
  - 真皮内泡沫细胞(疣状黄瘤);
  - 棘层松解;
  - 脂溢性角化样改变。

▍诊断难点

- 若表皮痣取材过浅,易误诊为皮赘(图12.8C)。

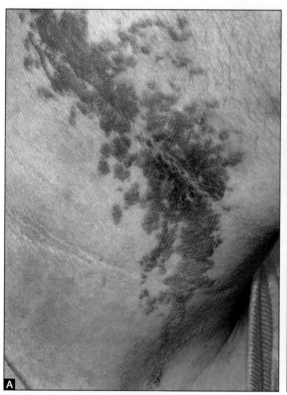
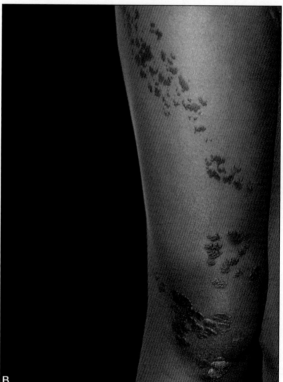
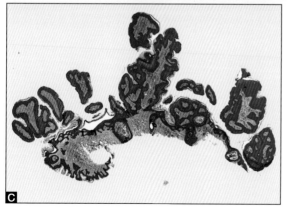

图 12.8　A ~ C:表皮痣。(A)表皮痣的临床图片;(B)线状分布的疣状斑块;(C)类似皮赘的乳头瘤样外观

Flegel's 病（持久性豆状角化过度）Flegel's Disease（Hyperkeratosis Lenticularis Perstans）

Flegel's 病是一种发生于成年期的遗传性皮肤病。

▌临床诊断标准

● 常染色体显性遗传家族史。
● 位于小腿下端及足部的小的角化性丘疹。

▌组织病理学标准

● 周围表皮乳头瘤样增生。
● 皮损中心的表皮通常萎缩。
● 苔藓样炎症（图 12.9）。
● 角化过度。

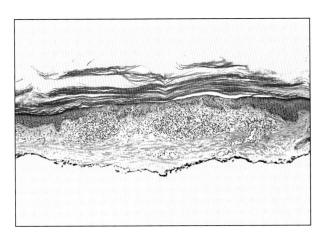

图 12.9 Flegel's 病。轻度的乳头瘤样增生，伴中央苔藓样炎症

汗孔角化症 Porokeratosis

汗孔角化症的特征是表皮增生伴角质样板层，该病有时是遗传性的，但更多为特发性。

▌临床诊断标准

● 单发的（Mibelli 汗孔角化症）：外周有角化边缘的斑块。
● 多发的（播散性光线性汗孔角化症）：光暴露部位多数边缘成堤状的丘疹（图 12.10A）。

▌组织病理学标准（图 12.10B 和 C）

● 角质样板层：角化不全柱斜插入表皮内，下方颗粒层消失，伴角化不良细胞（图 12.10C）。

▌诊断线索

● 播散性浅表性汗孔角化症的中心部分表现为苔藓样炎症。

▌诊断难点

● 除汗孔角化症之外，在诸如疣、日光性角化等疾病中也可见到角质样板层（Ackerman, AB）。

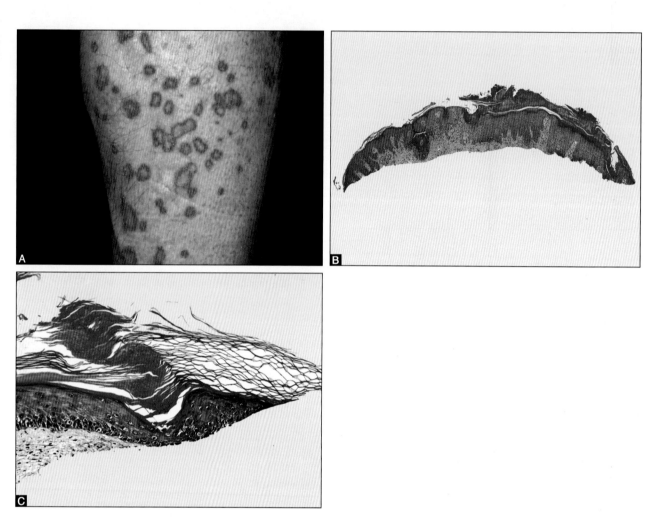

图 12.10　A～C：(A)播散性浅表性光线性汗孔角化症表现为光暴露部位边缘为圈状的斑块；(B)Mibelli 汗孔角化症——标本边缘部位的角质样板层；(C)角质样板层——角化不全柱斜插入凹陷的表皮内，下方颗粒层消失伴角化不良细胞

脂溢性角化病 Seborrheic Keratosis

脂溢性角化病是发生于成人的病因不清的良性角质形成细胞增生性疾病。

▌诊断标准

- 表皮棘层肥厚(图 12.11A)。
- 基底部平齐(图 12.11B)。
- 网篮状角化过度。
- 偶有角囊肿(图 12.11C)。

▌诊断难点

- 激惹型脂溢性角化病:较多的鳞状涡给人异型性的感觉,以致被误诊为鳞状细胞癌。
- 疣、尖锐湿疣、表皮痣可能类似脂溢性角化病(图 12.11D)。

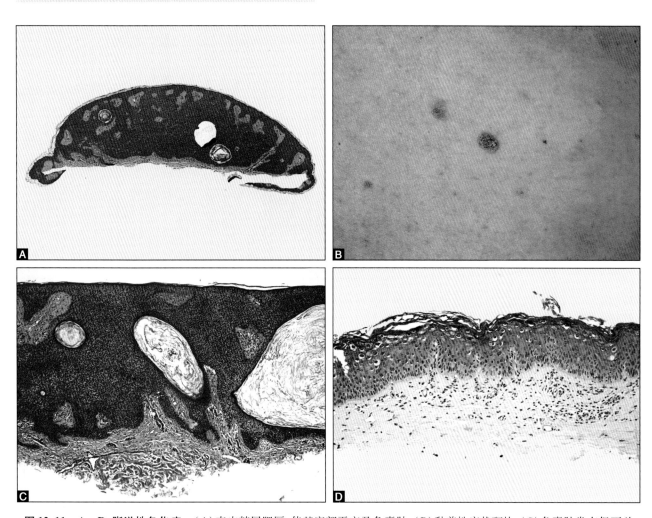

图 12.11　A ~ D:脂溢性角化症。(A)表皮棘层肥厚,伴基底部平齐及角囊肿;(B)黏着性疣状斑块;(C)角囊肿常有但不总是出现;(D)疣:类似脂溢性角化,基底部平齐且棘层肥厚,但有角化不全及挖空细胞

皮肤病理鉴别诊断彩色图谱

日光性黑子 Solar Lentigo

尽管临床上日光性黑子看似黑色皮损,但这些色素位于角质形成细胞内,故日光性黑子是角质形成细胞皮损。可见光损伤性黑素细胞增生,但黑素细胞无异型性,且相对分布均匀,没有痣内可见的黑素细胞巢。

▌临床标准

● 褐色斑疹伴光暴露史,且发生在光损伤皮肤上(图 12.12A)。

▌病理诊断标准

● 表皮可见基底层增宽伴球状的皮突,基底层均匀的色素增加(图 12.12B)。

▌诊断难点

● 将有色素的皮损误认为日光性黑子。

▌诊断要点

● 日光性黑子可发展为色素性脂溢性角化症。

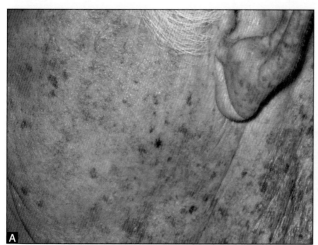
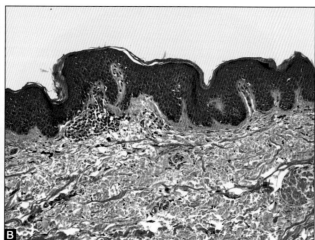

图 12.12　A 和 B:日光性黑子。(A)光暴露部位的褐色斑疹;(B)日光损害性皮肤区域中可见延长的皮突,基底层均匀的色素增加

疣状角化不良瘤 Warty Dyskeratoma

疣状角化不良瘤是一种良性的角质形成细胞肿瘤,好发于成人的头颈部。

诊断标准

- 杯形(图 12.13A)。
- 中心凹陷处充满角蛋白。
- 周围表皮可见棘层松解(图 12.13B)。
- 圆体和谷粒(图 12.13B)。

诊断难点

- 棘层松解型鳞状细胞癌也可表现为棘层松解,偶具杯形外观,但有异型性特征。

不支持疣状角化不良瘤的诊断要点

- 不对称。
- 基底部浸润。
- 上皮细胞的异型性。
- 缺乏圆体及谷粒。
- 异型性的有丝分裂象。

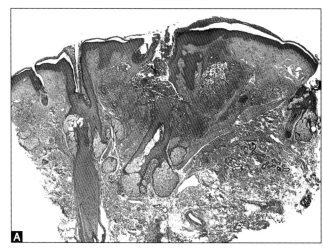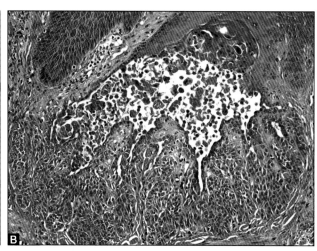

图 12.13　A 和 B:疣状角化不良瘤。(A)杯形,角质充满了以毛囊为中心的瘤体;(B)棘层松解,角化不良,可见圆体及谷粒

源于表皮的恶性肿瘤

皮肤病理鉴别诊断彩色图谱

- 日光性角化；
- 鳞状细胞癌；
- 角化棘皮瘤；
- 疣状癌；
- 基底细胞癌；
- 汗孔癌(末端汗管上皮)；
- 汗腺癌(末端汗管上皮)。

日光性角化与鳞状细胞癌 Actinic Keratosis Versus Squamous Cell Carcinoma

日光性角化与鳞状细胞癌之间是连续的过程，要完全区分它们似乎有些武断，有人提出日光性角化是早期的鳞状细胞癌的观点，这只是为了便于在临床诊断和治疗上区分两者。这就如同儿童会成长为成人并具备同成人一样的生物学特征，但大多数家长并不会将其当作成人一样。

日光性角化 Actinic Keratosis

▌诊断标准

- 上皮的异型性(图 12.14A)。
- 日光弹力变性。
- 附属器穿过表皮的区域,无异型性(附属器可免受紫外线的有害影响)。

▌不支持诊断的特点(图 12.14B 和 C)

- 附属器结构的区域出现全层的异型性(图 12.14D)。
- 侵袭至真皮。

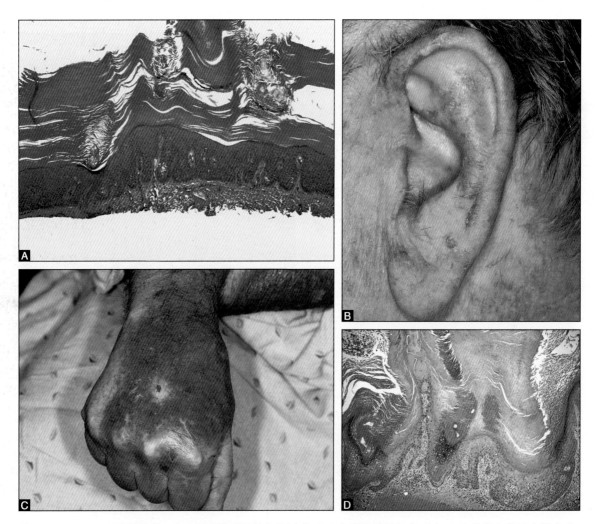

图 12.14　A ~ D:日光性角化。(A)表皮异型性伴角化过度；(B)表面粗糙的红色丘疹；(C)手背上的日光性角化；(D)标志性特征:角质层内角化过度与角化不交替出现,与表皮异型性和不受累的附属器结构一致

鳞状细胞癌 Squamous Cell Carcinoma

鳞状细胞癌是一种起源于角质形成细胞的恶性肿瘤(图12.15A~J)。鳞状细胞癌存在多种不同类型,很可能是基于其不同的病因。常见的鳞状细胞癌的类型如下。

鳞状细胞癌的类型

* 经典型:起源于日光性角化(见下文)(图12.15A和J)。
* 角化棘皮瘤型:通常迅速发展为火山口样外观(见下文)(图12.15D和I)。
* 鲍恩病或原位鳞癌(图12.15E):可能是最多形性的一组。部分因为光线性损伤,部分源于人乳头瘤病毒感染,其余的源于过去接触致癌物例如焦油和砷。

* 疣状癌(巨大尖锐湿疣):源于人乳头瘤病毒感染的疣状损害,常常位于口、生殖器及跖部皮肤(图12.15G和H)。
* 特殊部位的鳞状细胞癌:发生于口部、慢性的外伤区域、慢性溃疡区域和放疗区域。
* 特殊形态的鳞状细胞癌:基底细胞型、棘层松解型、腺样梭形细胞型/结缔组织增生型、透明细胞型等(图12.15F)。

诊断标准

* 原位:全层异型性上皮且累及附属器结构(图12.15E)。
* 侵袭性:真皮内可见小叶状的多形性角质形成细胞(图12.15B和C)。
* 无假上皮瘤性增生的诱因(见上文)。

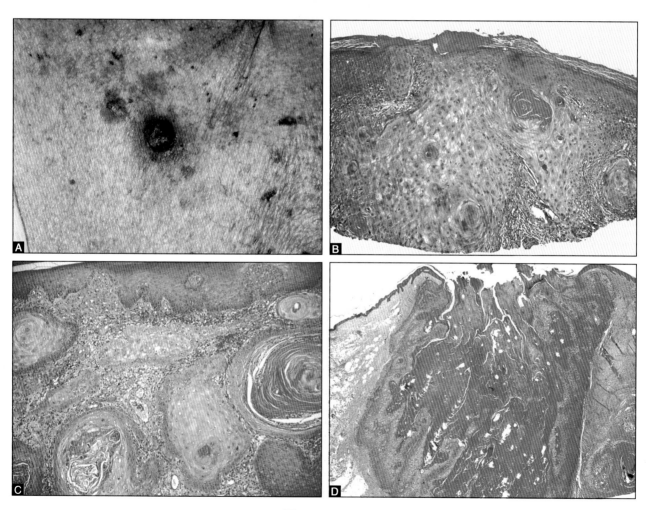

图 12.15　A~D

皮肤病理鉴别诊断彩色图谱

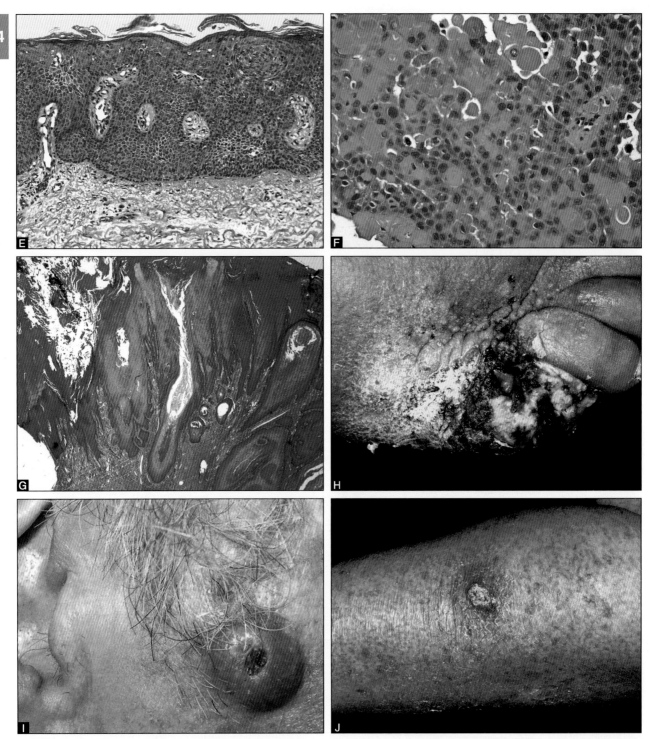

图 12.15　A～J:鳞状细胞癌。(A)(H)(I)(J)鳞状细胞癌的临床图片;(B)(C)小叶状多形性角质形成细胞延伸至真皮;(D)角化棘皮瘤型——火山口样外观被多形性上皮细胞围绕;(E)原位鳞状细胞癌(鲍恩病)全层异型性的上皮细胞;(F)棘层松解型鳞状细胞癌;(G)疣状癌样鳞状细胞癌:表皮乳头瘤样增生并向下延伸挤压表皮突;(H)疣状癌的临床图片;(I)鳞状细胞癌,角化棘皮瘤型;(J)经典的与光损伤有关的鳞状细胞癌

角化棘皮瘤与鳞状细胞癌 Keratoacanthoma VersusSquamous Cell Carcinoma

区分角化棘皮瘤和鳞状细胞癌是皮肤病理学的一个难点(表12.1)。许多人认为角化棘皮瘤是鳞状细胞癌的一种类型,我们支持这个观点。内陷(火山口样凹陷)为角化棘皮瘤的必备条件(图12.16A)。因此角化棘皮瘤的诊断标准通常为体现内陷特征的证据。

表 12.1 角化棘皮瘤和鳞状细胞癌的比较

角化棘皮瘤	鳞状细胞癌,角化棘皮瘤型
杯形(图12.16B)	杯形
上皮异型性	表皮内的异型性上皮细胞随机出现
(多在周围明显)	
表皮内微脓疡	无表皮内微脓疡
细胞凋亡	细胞凋亡罕见且散在分布
纤维化(图12.16C)	日光弹力变性
常见嗜酸性粒细胞	嗜酸性粒细胞罕见
无前期损害	前期日光性角化常见
无不典型有丝分裂象	有不典型有丝分裂象

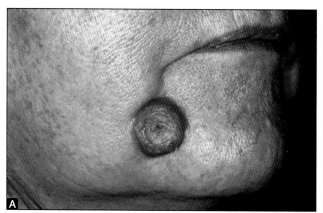

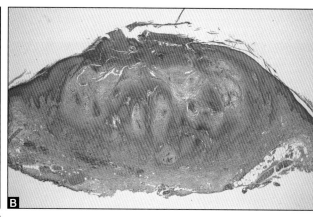

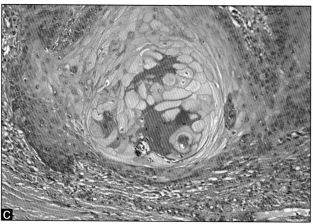

图 12.16 A ~ C:角化棘皮瘤。(A)迅速增生的结节,中心部位火山口内充满角质;(B)杯状外观的表皮肿物充满角质;(C)角化不良细胞是退化的证据及诊断的线索

基底细胞癌 Basal Cell Carcinoma

基底细胞癌有显著的临床特征,临床有时即可诊断。公认的类型包括:

- 结节型:表现为珍珠状的伴有毛细血管扩张的丘疹,最后形成溃疡(图 12.17A)。
- 浅表型:红色湿疹样斑片伴有硬化的边缘(图 12.17B)。
- 硬斑病样型:瘢痕样的斑块(图 12.17C)。
- 囊肿型:半透明的丘疹或结节。
- 纤维上皮瘤:躯干部位固着性的结节和斑块。

偶尔某些皮肤病,如苔藓样角化症、无色素型黑素瘤、脂溢性角化症、鳞状细胞癌、皮肤纤维瘤、日光性角化及其他肿瘤在临床上可被误诊为基底细胞癌。尽管基底细胞癌临床即可诊断,但仍需活检确诊。

诊断标准

- 起源于表皮基底层细胞的嗜碱性小叶性瘤团。
- 周边呈栅栏状排列。
- 与周围基质间有裂隙。
- 生发性的肿瘤细胞:蓝色的细胞,核仁不清晰。

诊断要点

- 基底细胞癌组织学上变化多端,已有多种亚型。

诊断难点

- 毛母细胞瘤和毛发上皮瘤常被误诊为基底细胞癌(见第 13 章)。
- 梅克尔细胞癌有时被误诊为基底细胞癌。与基底细胞癌不同的特征性组织病理表现为有较多有丝分裂象的细胞异型性。
- 偶尔需免疫组化来明确诊断,梅克尔细胞癌中 CK20 特征性核周点状着色。

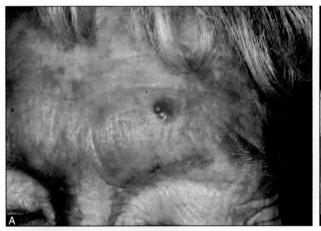
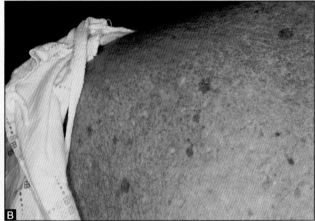
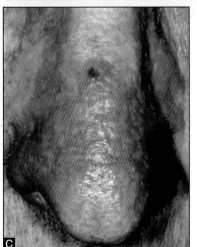

图 12.17　A ~ C:基底细胞癌。(A)结节型;(B)浅表型;(C)边界不清晰的侵袭型

基底细胞癌常见的组织学类型(图 12.18A～E)。

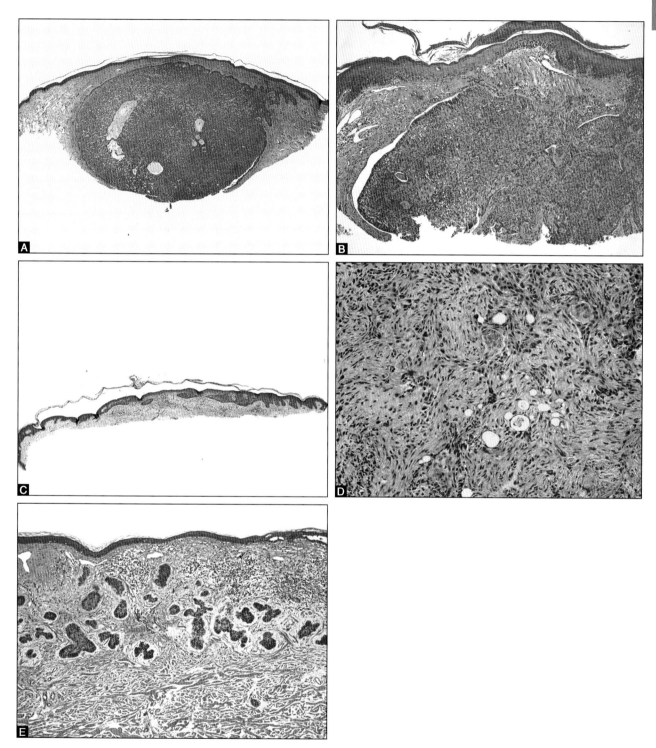

图 12.18　A～E:(A)(B)结节型大的瘤团,周围细胞呈栅栏状;(C)浅表型基底细胞癌:肿瘤小叶局限在真表皮交界处;(D)侵袭性基底细胞癌:肿瘤小叶在胶原内呈锯齿状浸润;(E)微结节型基底细胞癌:肿瘤小叶的体积通常小于毛囊或与其类似

皮肤病理鉴别诊断彩色图谱

1. Billingsley EM, Davis N, Helm KF, et al. "Rapidly growing squamous cell carcinoma." J Cutan Med Surg. 1999;3(4): 193-7.

2. Deltondo JA, Helm KF. "Actinic keratosis: precancer, squamous cell carcinoma, or marker of field cancerization?" G Ital Dermatol Venereol. 2009;144(4):441-4.

3. Hashimoto T, Inamoto N, Nakamura K, et al. "Two cases of clear cell acanthoma: an immunohistochemical study." J Cutan Pathol. 1988;15(1):27-30.

4. Kaddu S, Dong H, Mayer G, et al. Warty dyskeratoma— "follicular dyskeratoma": analysis of clinicopathologic features of a distinctive follicular adnexal neoplasm." J Am Acad Dermatol. 2002;47(3):423-8.

5. Ko CJ, Barr RJ, Subtil AR, et al. "Acantholytic dyskeratotic acanthoma: a variant of a benign keratosis." J Cutan Pathol. 2008;35(3):298-301.

6. Leonardi CL, Zhu WY, Kinsey WH, et al. Seborrheic keratoses from the genital region may contain human papillomavirus DNA. Arch Dermatol. 1991;127(8):1203-6.

7. Li TH, Hsu CK, Chiu HC, et al. "Multiple asymptomatic hyperkeratotic papules on the lower part of the legs. Hyperkeratosis lenticularis perstans (HLP) (Flegel disease)." Arch Dermatol. 1997;133(7):910-1.

8. Maloney ME. (1995). "Histology of basal cell carcinoma." Clin Dermatol. 1995;13(6):545-9.

9. Megahed M, Scharffetter-Kochanek K. "Acantholytic acanthoma." Am J Dermatopathol. 1993;15(3):283-5.

10. Roewert HJ, Ackerman AB. "Large-cell acanthoma is a solar lentigo." Am J Dermatopathol. 1992;14(2):122-32.

11. Sanchez Yus E, del Rio E, Requena L. "Large-cell acanthoma is a distinctive condition." Am J Dermatopathol. 1992;14(2):140-7.

12. Sertznig P, von Felbert V, Megahed M. et al. "Porokeratosis: present concepts." J Eur Acad Dermatol Venereol. 2011;26(4):404-12.

13. Sexton M, Jones DB, Maloney ME. "Histologic pattern analysis of basal cell carcinoma. Study of a series of 1039 consecutive neoplasms." J Am Acad Dermatol. 1990;23 (6 Pt 1):1118-26.

14. Su WP. "Histopathologic varieties of epidermal nevus. A study of 160 cases." Am J Dermatopathol. 1982;4(2):161-70.

15. Toussaint S, Salcedo E, Kamino H. "Benign epidermal proliferations." Adv Dermatol. 1999;14:307-57.

16. Zayour M, Lazova R. Pseudoepitheliomatous hyperplasia: a review. Am J Dermatopathol. 2011;33(2):112-22.

（黄萌 译，陈柳青、邹先彪 校，涂平 审）

第 13 章

附属器肿瘤

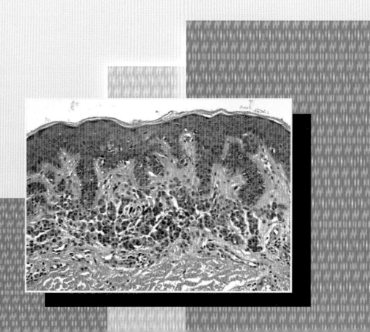

简介

正确诊断附属器肿瘤,需要分辨出与正常附属器结构相似的分化区域。附属器肿瘤主要包括以下四类:皮脂腺、大汗腺、小汗腺和毛囊。其彼此的特征可有重叠,故正确的诊断需要辨认其间细微的差异。例如,向毛囊、皮脂腺和/或大汗腺分化的肿瘤均能呈现强有力的特征以区别于小汗腺肿瘤,因为小汗腺独立于毛囊-大汗腺-皮脂腺单位,故不会出现向其分化的区域。

向皮脂腺分化的标准

- 有扇贝状核的空泡状细胞。
- 皮脂腺导管:

  - 导管衬以两层细胞。
  - 管腔内有正角化过度的角蛋白薄层。
  - 小圆齿状/波纹状表面。

皮脂腺肿瘤的类型

皮脂腺增生 Sebaceous Hyperplasia

诊断标准

- 临床:
  - 面部呈黄色、脐状凹陷的丘疹。
- 组织学:
  - 小叶由成熟的皮脂腺细胞组成,开口于共同的导管(图 13.1)。

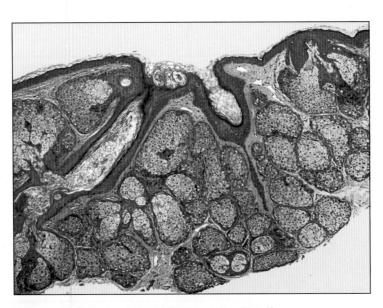

图 13.1　皮脂腺增生:大的皮脂腺开口于共同的导管

皮脂腺腺瘤 Sebaceous Adenoma

▌ 诊断标准

- 临床:
  - 黄色丘疹或斑块。
- 组织学:
  - 小叶由位于周边的低于50%的不成熟皮脂腺细胞、位于中央的成熟皮脂腺细胞和导管组成,并分布于真表皮交界处(图13.2A~D)。

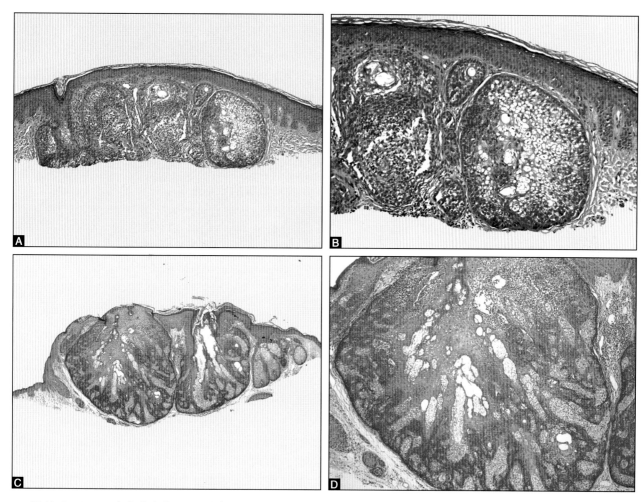

图 13.2   A~D:皮脂腺腺瘤。(A)肿瘤小叶分布于真表皮交界处;(B)肿瘤小叶由中央大量成熟的皮脂腺细胞和周边增生的不成熟皮脂腺细胞组成;(C)(D)皮脂腺小叶的正常结构保留

皮脂腺瘤(皮脂腺上皮瘤)Sebaceoma (Sebaceous Epithelioma)

■ **诊断标准**

- 临床:
  - 黄色丘疹或斑块。

- 组织学:
  - 肿瘤由大量不成熟嗜碱性的皮脂腺细胞和少量成熟的皮脂腺细胞及导管组成(图 13.3A 和 B)。

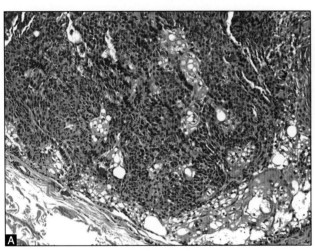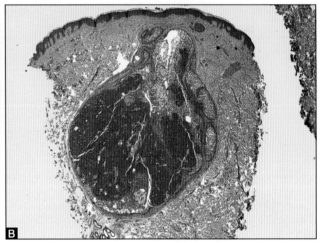

图 13.3　A 和 B:皮脂腺瘤/皮脂腺上皮瘤。(A)(B)肿瘤小叶主要由不成熟的皮脂腺细胞和少量成熟的透明空泡状细胞组成

皮脂腺癌 Sebaceous Carcinoma

- 临床上有两种类型:
  - 眼部:眼睑上的结痂性丘疹;
  - 眼外:溃疡性的丘疹,结节,斑块。

■ **诊断标准**

- 不对称。
- 核多形性。
- 不典型有丝分裂象(图 13.4A 和 B)。
- 表皮内细胞偶尔呈佩吉特样扩散(图 13.4C)。
- 偶尔形成溃疡。
- 偶尔坏死。

■ **皮脂腺癌的诊断难点**

- 透明细胞鳞癌和有毛根鞘分化的肿瘤,都可以出现胞浆呈空泡状的透明细胞,与皮脂腺细胞相似。为确定皮脂腺分化,有时需行免疫组化染色。皮脂腺细胞表达上皮膜抗原(epithelial membrane antigen,EMA)并有雄激素受体,因此 EMA 和雄激素受体染色有助于明确诊断(图 13.4C)。

■ **所有皮脂腺肿瘤的诊断难点**

- 皮脂腺癌、腺瘤和上皮瘤之间的鉴别诊断是困难的,皮损取材太小时结果并不可靠。

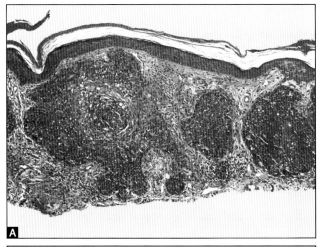
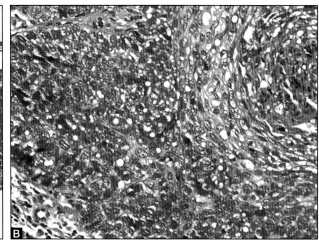
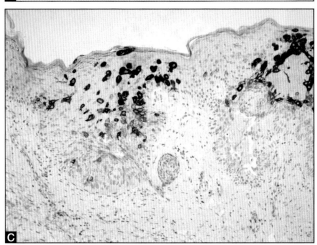

图 13.4 A ~ C:皮脂腺癌。(A)(B)高核浆比伴不典型有丝分裂象;(C)上皮膜抗原染色(EMA)显示表皮内肿瘤细胞的佩吉特样扩散

皮脂腺痣(器官样痣) Nevus Sebaceus(Organoid Nevus)

▌诊断标准

临床

- 儿童期表现为头皮上的斑块,其上无毛发生长,常为橙色或黄色(图 13.5A)。
- 青春期呈疣状斑块。

组织学

- 表皮乳头瘤样增生(图 13.5B)。
- 皮脂腺腺体数量增加(青春期前活检显示为小腺体,青春期和成年期则为大腺体)(图 13.5C)。
- 皮脂腺腺体直接与其上方的表皮相连。

- 毛囊缺失(图 13.5C)。
- 真皮内可见大汗腺腺体。
- 偶见毛囊诱导的证据。
- 皮脂腺痣基础上偶见其他良性和恶性附属器肿瘤(大部分为毛母细胞瘤)。

▌诊断难点

- 皮脂腺痣取材过于表浅,可与脂溢性角化或疣混淆。
- 皮脂腺痣基础上发生的毛母细胞瘤可能与基底细胞癌相似。

▌诊断要点

- 皮脂腺痣基础上可产生许多其他附属器肿瘤。

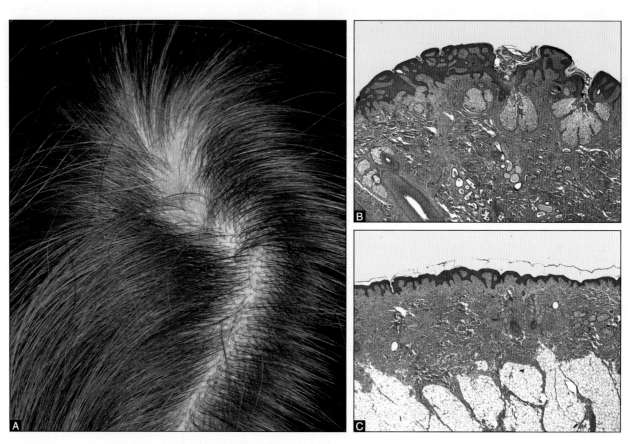

图13.5　A~C:皮脂腺痣。(A)黄色斑块,其上无毛发;(B)表皮乳头瘤样增生,大的皮脂腺腺体直接与其上方表皮相连;(C)注意毛囊缺失,青春期前儿童切除的皮损中可见腺体较小的皮脂腺

毛囊肿瘤

向毛囊分化的标准

- 鬼影细胞；
- 致密的角化；
- 周围栅栏状排列；
- 毛透明蛋白颗粒；
- 有丰富间质的成纤维细胞；
- 透明细胞，周围栅栏状排列；
- 树突状黑素细胞；
- 乳头间质体。

良性毛囊肿瘤分类

▋向毛囊漏斗部和峡部分化

- 扩张孔；
- 黑头粉刺痣；
- 毛发腺瘤；
- 毛囊漏斗部肿瘤；
- 毛囊瘤（也可向整个毛囊分化）；
- 增生性外毛根鞘瘤。

▋向整个毛胚分化

- 毛母细胞瘤；
- 毛发上皮瘤。

▋向毛基质分化

- 毛母质瘤。

▋向整个毛囊分化

- 毛囊瘤；
- 毛囊痣。

▋向外根鞘分化

- 毛鞘瘤；
- 倒置性毛囊角化。

▋向毛囊间质分化

- 纤维性丘疹；
- 毛周纤维瘤；
- 毛盘瘤；
- 纤维毛囊瘤。

向漏斗部和峡部分化的毛囊肿瘤

Winer 扩张孔 Dilated Pore of Winer

▋诊断标准

- 临床：
  - 开口于表皮的囊肿。
- 组织学：
  - 囊肿与表皮相连，其毛囊漏斗部扩张。

▋诊断要点

- 扩张孔即有明显开口的表皮囊肿（图 13.6）。

▋诊断难点

- 具有孔样开口的基底细胞癌。

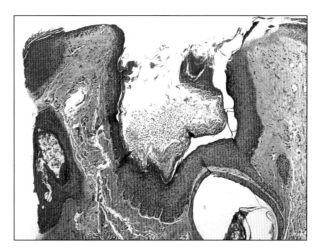

图 13.6 扩张孔。注意基底部"孔"和粟丘疹/表皮囊肿的连续性

毛鞘棘皮瘤 Pilar Sheath Acanthoma

▌诊断标准

- 临床：
  - 有毛孔开口的结节，最常见于上唇。
- 组织学：
  - 中央火山口样凹陷，充满角质物(图 13.7A)。
  - 火山口周围是上皮细胞组成的小叶，显示峡部分化(图 13.7B 和 C)。

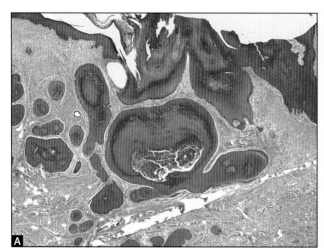

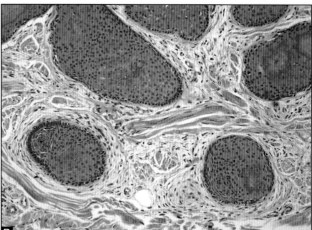

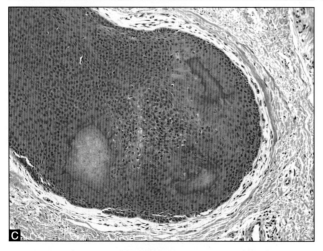

图 13.7 A ~ C：毛鞘棘皮瘤。(A)内陷的囊肿，中央充满角质物，周围是毛囊峡部上皮组成的小叶；(B)毛囊上皮小叶；(C)注意小叶内致密的毛鞘角化区域

毛发腺瘤 Trichoadenoma

- 临床：
  - 面部或臀部的丘疹或结节，无明显特征。

诊断标准

- 真皮内大量小的粟丘疹样囊肿(图 13.8A 和 B)。

诊断难点

- 微囊肿附属器癌的顶部也可出现类似毛发腺瘤的角囊肿。

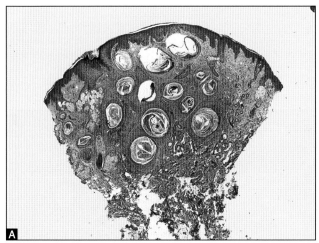
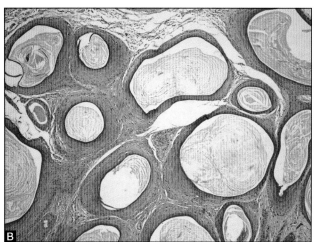

图 13.8　A 和 B:毛发腺瘤。(A)(B)大量角囊肿

毛囊漏斗部肿瘤 Tumor of Follicular Infundibulum

诊断标准

- 临床：
  - 无明显特征的丘疹。
- 组织学：
  - 包含毛囊漏斗部和峡部的上皮细胞条索伸长，并在基底部相互相接(图 13.9A 和 B)。

诊断要点

- 毛囊漏斗部肿瘤常与基底细胞癌相关。

诊断难点

- 毛囊漏斗部肿瘤可能被误诊为日光性角化，但是本病无角化不全的特征。

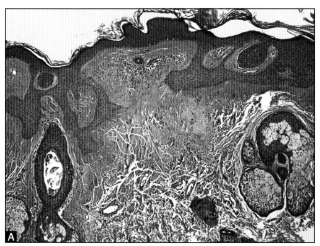
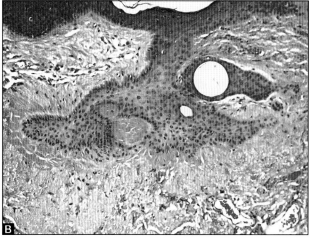

图 13.9　A 和 B:毛囊漏斗部肿瘤。(A)(B)在毛囊漏斗部的底部见盘状增生的毛囊上皮和角囊肿

毛囊瘤 Trichofolliculoma

▌ **诊断标准**

- 临床：
  - 有毳毛伸出的结节（图 13.10A 和 B）。
- 组织学：
  - 中央为火山口样凹陷,充满角质（图 13.10C）。
  - 中央火山口样凹陷的周围放射状伸出多个毳毛毛囊（图 13.10A ~ C）。

▌ **诊断难点**

- 毛囊瘤的周边部分类似毛发上皮瘤,但是毛发上皮瘤并没有毳毛毛囊。

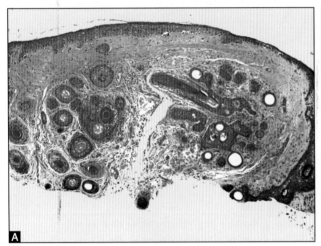

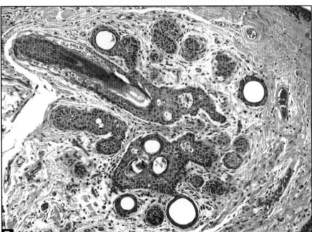

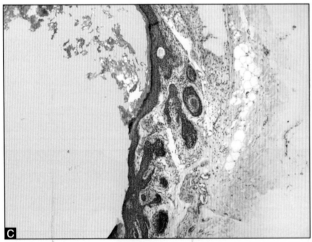

图 13.10　A ~ C:毛囊瘤。（A）周边有许多小的毳毛毛囊;（B）小的毳毛毛囊;（C）中央充满角质物的囊肿,周边放射状伸出多个毳毛毛囊

增生性毛鞘毛发肿瘤 Proliferating Trichilemmal (Pilar) Tumor

诊断标准

- 临床：
  - 老年女性的头皮囊肿。
- 组织学：
  - 周边界限清楚的肿瘤(图 13.11A)。
  - 囊性和实性区域均由鳞状上皮组成(图 13.11B 和 C)。
  - 毛鞘角化和分化。

诊断难点

- 恶性增生性毛鞘瘤的边缘呈侵袭性生长模式。

诊断要点

- 含鳞状上皮的带空腔的"毛发囊肿(pilar cyst)"是诊断的线索。
- Ackerman 认为增生性毛鞘肿瘤就是发生在毛发囊肿上的鳞状细胞癌。

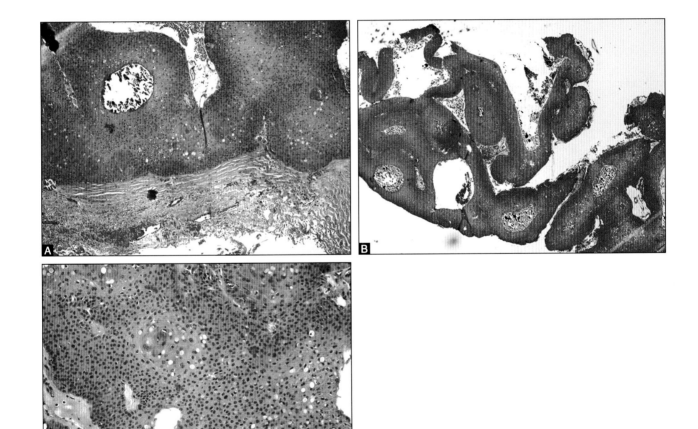

图 13.11　A~C:增生性毛鞘肿瘤。(A)增生性毛鞘肿瘤:边缘清楚;(B)实性肿瘤小叶中央有囊腔;(C)上皮角化易被误诊为鳞癌

毛母质肿瘤

毛母质瘤 Pilomatricoma

诊断标准

- 临床：
  - 真皮或皮下的结节,常见于儿童,偶发于成人。
  - 最常见于面部。
- 组织学：
  - 鬼影细胞(图 13.12A 和 B)。
  - 局部钙化,骨化罕见。
  - 毛母质细胞:蓝色的细胞,中央有核仁(图 13.12C)。

诊断要点

- 许多有丝分裂象,但并不表明有恶变。
- 可包含囊腔——毛母质毛发囊肿。

诊断难点

- 恶性为毛母质癌。诊断依据是其边缘呈侵袭性生长。

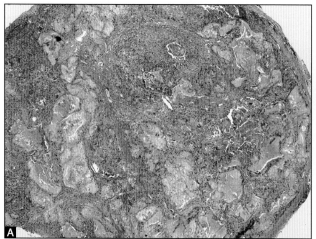

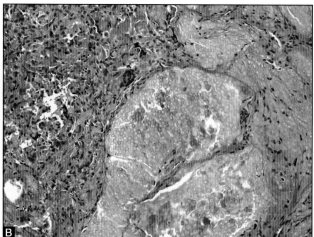

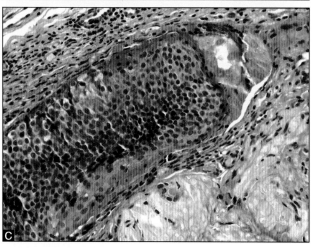

图 13.12 A ~ C:毛母质瘤。(A)肿瘤由影细胞和毛母质细胞组成;(B)鬼影细胞周围常围绕有巨细胞;(C)毛母质细胞中央有小的核仁

外根鞘肿瘤

外毛根鞘瘤/倒置性毛囊角化 Tricholem-moma/Inverted Follicular Keratosis

诊断标准

- 临床：
  - 面部的疣状丘疹。
- 组织学：
  - 来源于表皮的分叶状肿瘤。
  - 淡染的角质形成细胞(图13.13A)。
  - 周边呈栅栏状(图13.13B)。
  - 基底膜带增厚(图13.13B)。
  - 倒置性毛囊角化中存在鳞状涡。

诊断要点

- 外毛根鞘瘤(也称毛鞘瘤)与Cowden综合征(多发性错构瘤和肿瘤综合征——外毛根鞘瘤,以及肿瘤,如乳房和甲状腺肿瘤)相关。
- 外毛根鞘瘤的组织学改变可呈疣状(图13.13C)。
- 倒置性毛囊角化是有鳞状涡的外毛根鞘瘤(图13.13D和E)。

诊断难点

- 结缔组织增生性外毛根鞘瘤可出现玻璃样变的间质和反应性不典型上皮细胞,易被误诊为鳞状细胞癌。

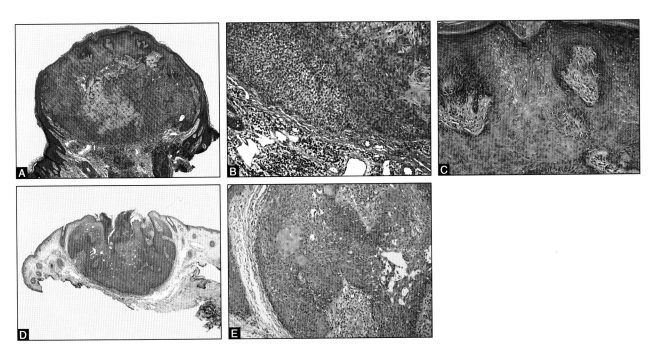

图13.13 A~E:外毛根鞘瘤。(A)由淡染的上皮组成的分叶状肿瘤;(B)特征性的周边栅栏状排列和增厚的基底膜带;(C)颗粒层增厚,与挖空细胞类似;(D)倒置性毛囊角化亚型;(E)外毛根鞘瘤的倒置性毛囊角化亚型:注意多个鳞状涡形成

毛胚肿瘤

毛囊瘤 Trichofolliculoma

见前文。

毛发上皮瘤和毛母细胞瘤 Trichoepithelioma and Trichoblastoma

毛发上皮瘤和毛母细胞瘤是毛胚来源的良性附属器肿瘤,代表了分化的一种谱系变化——从分化成熟(毛发上皮瘤)至未完全分化(毛母细胞瘤)。毛母细胞瘤在过去被形容为分化差的毛发上皮瘤。

诊断标准

- 临床:
  - 孤立的丘疹或多发的丘疹,常染色体显性遗传。
  - 多发的毛发上皮瘤好发于鼻和颊部,不见于上唇。

- 组织学:
  - 真皮内的嗜碱性分叶状肿瘤(图 13.14A 和 B)。
  - 富含基质的成纤维细胞(图 13.15A)。
  - 毛发上皮瘤有多个角囊肿(图 13.14A)。
  - 偶尔钙化。

诊断要点

- 家族遗传性毛发上皮瘤可伴有其他附属器肿瘤,如圆柱瘤和小汗腺螺旋腺瘤。
- 毛母细胞瘤中的上皮性小叶周围可有淋巴细胞浸润,而被称为淋巴腺瘤。

诊断难点

- 毛发上皮瘤/毛母细胞瘤可被误诊为基底细胞瘤(表 13.1)。

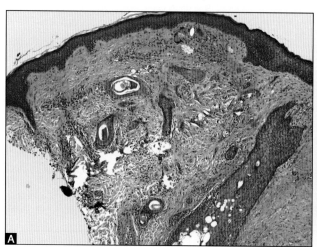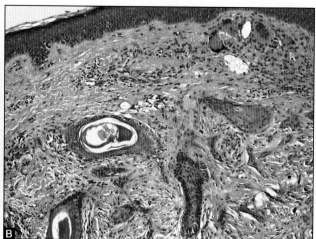

图 13.14　A 和 B:毛发上皮瘤。(A)角囊肿、嗜碱性肿瘤小叶、肉芽肿性炎症和纤维性间质。注意其与基底细胞瘤不同,不与表皮相连;(B)角囊肿和嗜碱性肿瘤小叶。注意肿瘤小叶和间质间无收缩间隙

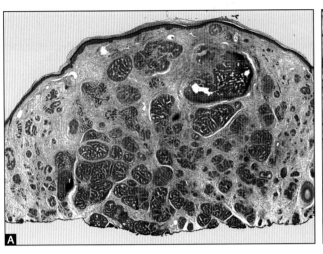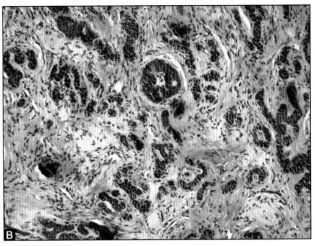

图 13.15　A 和 B：毛母细胞瘤。(A)边界清楚,成纤维细胞富含基质;(B)注意肿瘤小叶的数量和间质的数量大致相同,这与基底细胞癌不同。基底细胞癌中肿瘤上皮占主导

表 13.1　基底细胞癌和毛母细胞瘤的鉴别诊断

基底细胞癌	毛母细胞瘤/毛发上皮瘤
与表皮相连	很少与表皮相连
不对称	对称
肿瘤小叶和间质之间有间隙	无收缩间隙
黏液性间质	胶原成纤维细胞富含基质
坏死	无坏死
肿瘤上皮成分在肿瘤中占大多数	肿瘤上皮成分和间质成分数量相同(图 13.15B)
日光弹力纤维变性	很少有日光弹力纤维变性
无明显的毛囊分化	有毛囊分化的证据
	有乳头间质体形成
	有毛透明颗粒
	有透明细胞
	罕见皮脂腺细胞

毛间质肿瘤

纤维性丘疹 Fibrous Papule

诊断标准

临床:

- 常见于鼻唇沟的单发的小丘疹。

组织学:

- 圆顶状丘疹。
- 星状成纤维细胞。
- 硬化性胶原束(图 13.16A 和 B)。
- 毛细血管扩张。

诊断要点

- 纤维性丘疹与结节性硬化患者的血管纤维瘤不易鉴别。
- 表皮上方可能出现黑素细胞增生,易与色素痣混淆。

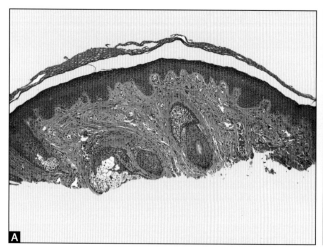 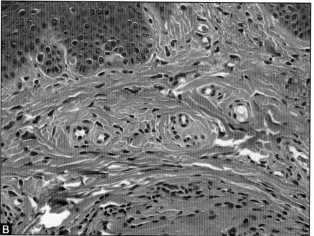

图 13.16　A 和 B:纤维性丘疹。(A)(B)星状成纤维细胞伴有硬化性胶原束

毛盘瘤,纤维毛囊瘤和神经毛囊错构瘤 Trichodiscoma, Fibrofolliculoma and Neurofollicular Hamartoma

毛盘瘤、纤维毛囊瘤和神经毛囊错构瘤代表了相同肿瘤的组织学不同亚型。

诊断标准

临床:

- 鼻部或面部孤立或多发的皮损。
- 多发性皮损与 Birt-Hogg Dube 综合征(因卵巢滤泡激素基因突变导致的高风险肾肿瘤和肺囊肿)有关。

组织学(图 13.17A ~ E):

- 波纹状梭形细胞数量增多,细胞 S100 和/或 CD34 阳性。
- 轻微的黏液状胶原性间质。
- 毛盘瘤周围见手套状皮脂腺。
- 纤维毛囊瘤中毛囊漏斗上皮增生。

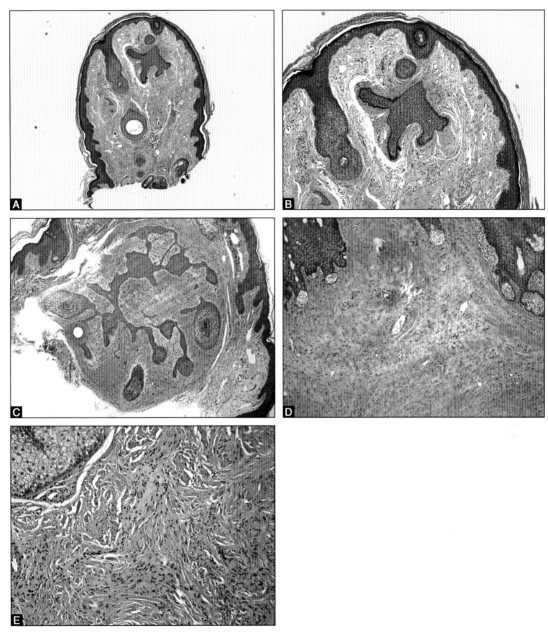

图13.17　A～E:纤维毛囊瘤/毛盘瘤。(A)皮损常呈皮赘或纤维性丘疹状;(B)高倍镜显示为变形的毛囊上皮;(C)相互吻合的毛囊上皮周围富含纤维性间质;(D)毛盘瘤中仅存在毛囊性间质;其周围出现的皮脂腺小叶是诊断的一条线索;(E)富含间质的成纤维细胞类似神经束,故称其为"神经毛囊错构瘤"

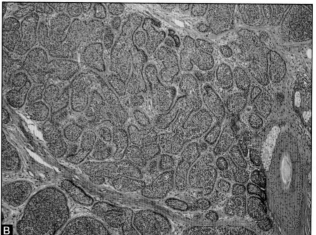

皮肤病理鉴别诊断彩色图谱

大汗腺肿瘤

大汗腺分化的标准

- 伸长的管腔；
- 管壁为柱状上皮,呈断头分泌；
- 腔内乳头状突起；
- 顶浆分泌；
- 偶见杯形细胞；
- 透明细胞周边不呈栅栏状排列。

表现出毛囊皮脂腺大汗腺分化肿瘤

- 圆柱瘤；
- 螺旋腺瘤。

圆柱瘤 Cylindroma

▌诊断标准

临床：

- 结节、丘疹和囊肿样皮损。
- 常见于头皮(故为毛囊—大汗腺分化)。
- 多发性皮损可能属于常染色体显性遗传(Turban 肿瘤)。

组织学：

- 小叶排列成七巧板样外观(图 13.18A 和 B)。
- 小叶周围增厚的基底膜带。
- 两类细胞:嗜碱性的圆形细胞散在分布,另一种为更小的淋巴样细胞,胞浆很少。
- 嗜酸性透明间质。

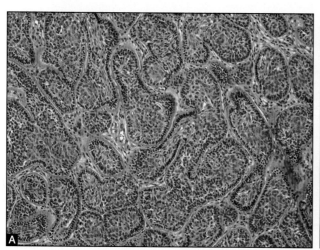
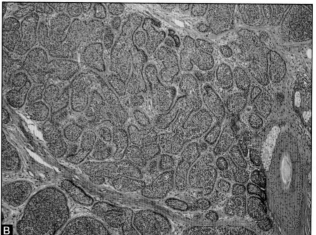

图 13.18　A 和 B:圆柱瘤。(A)(B)七巧板样外观

螺旋腺瘤 Spiradenoma

诊断标准

临床：
- 可触及的真皮结节常见于头、颈、躯干。

组织学：
- 真皮内多个"蓝色的球"（图 13.19A）。
- 两类细胞：嗜碱性圆形细胞散在分布，另一种为更小的淋巴样细胞，胞浆很少（图 13.19B）。
- 嗜酸性透明间质（图 13.19C）。

诊断要点
- 血管周围环绕肿瘤细胞，内衬增厚的基底膜带样物质是诊断的线索（图 13.19C）。
- 螺旋腺瘤可同时伴有圆柱瘤（圆柱螺旋腺瘤）。

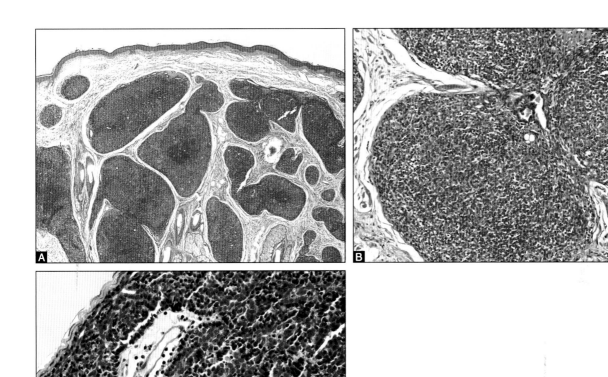

图 13.19 A ~ C：（A）螺旋腺瘤：真皮内多个"蓝色的球"；（B）肿瘤细胞呈嗜碱性，淋巴样细胞散布于其间；（C）诊断线索：血管和肿瘤小叶周围有嗜酸性透明物质环绕

兼具小汗腺和大汗腺变异的肿瘤

- 汗腺腺瘤;
- 汗孔瘤;
- 混合瘤(软骨样汗管瘤);
- 汗腺囊瘤。

汗孔瘤 Poroma(图 13.20A ~ C)

诊断标准

临床:

- 在足跖、头颈部的疣状或化脓性肉芽肿样丘疹、斑块,偶尔也可出现于其他部位。

组织学(图 13.20A 和 B):

- 由两种细胞组成:
  - 汗孔样:形状一致的立方形细胞(图 13.20B)。
  - 表皮样:大的淡染细胞,有嗜酸性角化。
- 有导管。
- 胞浆内腔(可形成导管)。
- 通常与表皮相连(图 13.20A)。
- 透明化的血管性间质。

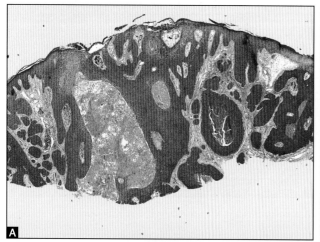
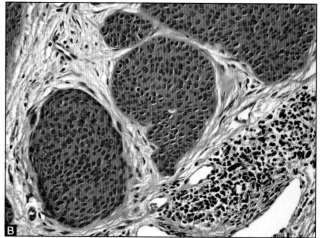
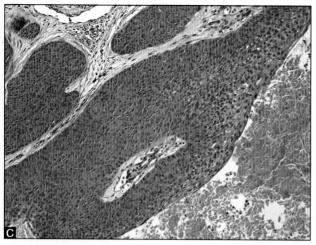

图 13.20　A ~ C:汗孔瘤。(A)肿瘤与表皮相连;(B)形状一致的立方形(汗孔样)细胞;(C)实性部分相邻区域有坏死

汗腺腺瘤 Hidradenoma

▌诊断标准

临床:

- 无特点的真皮结节。

组织学:

- 由汗孔样、表皮样和透明细胞组成(图 13.21A 和 B)。
- 偶尔与表皮相连。

- 有实性和囊性区域(图 13.21C)。
- 有管腔(比汗管瘤更常见)。
- 透明化的血管性间质。

▌诊断难点

- 汗腺腺瘤会被误诊为血管球瘤,但是血管球细胞胞浆界限不清楚,围绕血管分布,平滑肌肌动蛋白阳性,无透明细胞(图 13.21D 和 E)。

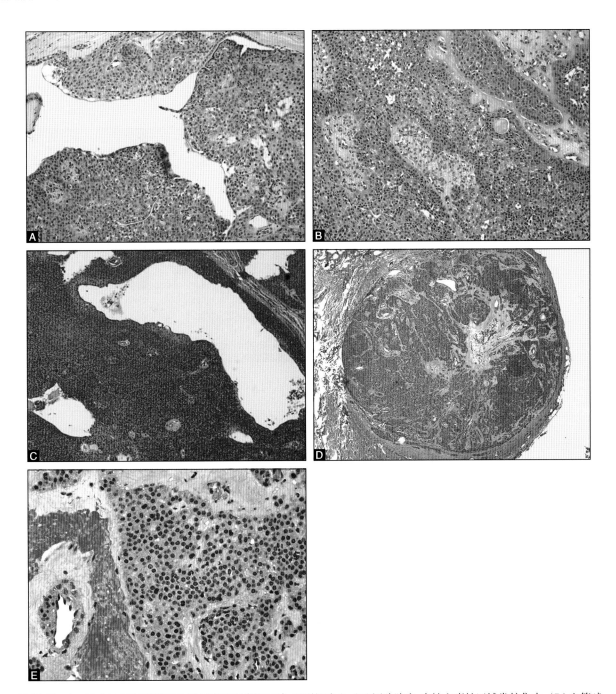

图 13.21　A～E:(A)(B)汗腺腺瘤:注意实性和囊性区域,透明细胞少;(C)汗腺腺瘤:实性和囊性区域常较集中;(D)血管球瘤:低倍镜下与汗腺腺瘤相似;(E)血管球瘤:形态较一致的圆形血管球细胞,胞浆界限不清,分布于血管周围

混合瘤(软骨样汗管瘤)Mixed Tumor (Chondroid Syringoma)

■ **诊断标准**

临床：

- 常被误诊为表皮囊肿。

组织学：

- 界限清楚的圆形肿瘤。
- 在汗管样结构中可见小的圆形管腔(小汗腺型) (图13.22A)。
- 长的分支状管腔和小叶(大汗腺型)(图13.22B)。
- 黏液性软骨样间质(图13.22C)。

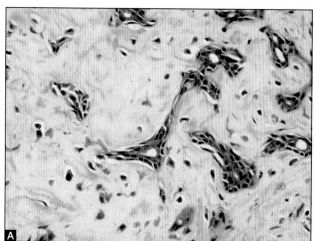

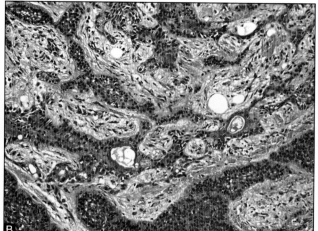

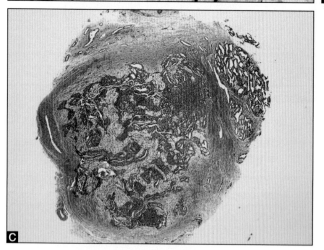

图13.22　A~C:混合瘤(软骨样汗管瘤)。(A)小汗腺型混合瘤有小的管腔,类似汗管瘤;(B)大汗腺型有伸长的管腔;(C)上皮成分和软骨样间质同时存在

单纯大汗腺肿瘤

- 大汗腺痣；
- 乳头糜烂性腺瘤病；
- 乳头状汗腺腺瘤；
- 乳头状管状腺瘤；
- 乳头状汗管囊腺瘤；
- 管状顶泌汗腺腺瘤。

乳头状汗腺腺瘤，乳头糜烂性腺瘤病和乳头状汗管囊腺瘤 Hidradenoma Papilliferum, Erosive Adenomatosis of Nipple and Syringocystadenoma Papilliferum

我们认为，这三种相关的大汗腺肿瘤的鉴别主要依据为临床部位，而非组织病理学特征。

诊断标准

临床：

- 结节或疣状斑块（图 13.23A）。
- 乳头状汗腺腺瘤：见于生殖器皮肤。
- 乳头糜烂性腺瘤病（大汗腺型）：见于乳头。
- 乳头状汗管囊腺瘤：常见于头皮，线状分布。
- 偶尔发生于皮脂腺痣的基础上。

组织学：

- 肿瘤由伸长的管腔和管腔内偶尔出现的乳头状突起组成（图 13.23B）。
- 有大汗腺分化的证据（见上文）（图 13.23C）。
- 偶尔与邻近毛囊或毛囊漏斗部的表皮相连（图 13.23A）。
- 肿瘤为腺样结构，伴有小的实性区域。
- 间质中偶见浆细胞（汗管囊腺瘤中多见）。
- 还包括：
  - 位于外阴：乳头状汗腺腺瘤（图 13.23D）。
  - 位于乳头：乳头糜烂性腺瘤病。

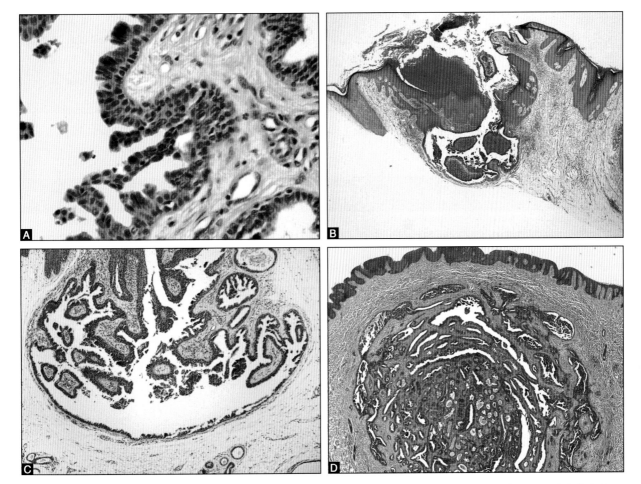

图 13.23　A～D：乳头状汗管囊腺瘤。（A）大汗腺分泌；（B）肿瘤小叶与毛囊漏斗部相连；（C）管腔内的乳头状突起；（D）乳头状汗腺腺瘤——与汗管囊腺瘤相似，但是乳头状汗腺腺瘤位于生殖器皮肤，很少与表皮相连

管状顶泌汗腺腺瘤 Tubular Apocrine Adenoma

▌诊断标准

- 临床：
  - 无特征性。
  - 头皮、腋下、面部、胸或其他部位的丘疹或结节。
- 组织学（图13.24A和B）：
  - 大汗腺分化的证据。
  - 圆形的大汗腺腺体占优势。
  - 偶尔与乳头状汗管囊腺瘤的区域重叠。

▌诊断要点

- 偶有肿瘤与管状顶泌汗腺腺瘤和汗管囊腺瘤重叠。

▌诊断难点

- 导管会被误诊为角囊肿和毛发腺瘤，但是角囊肿有角蛋白。

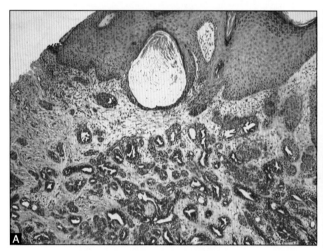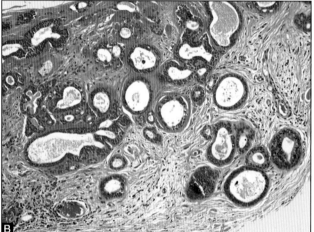

图13.24　A和B：管状顶泌汗腺腺瘤。（A）大量的管状结构；（B）管状结构相对呈圆形

小汗腺肿瘤

向小汗腺分化的标准（排除诊断）

- 有导管。
- 没有大汗腺/毛囊/皮脂腺分化的证据。

小汗腺肿瘤

- 小汗腺痣；
- 小汗腺血管瘤样痣；
- 小汗腺汗管纤维腺瘤；
- 汗腺囊瘤；
- 汗管瘤。

汗管瘤 Syringoma

■ **诊断标准**

- 临床:
  - 通常为眼睑周围的肤色丘疹。
  - 躯干或生殖器部位的多发性皮损为发疹型的,罕见。
- 组织学:
  - 真皮内圆形的小导管。
  - 导管周边细胞索呈"蝌蚪状"或"逗点状"(图13.25A)。
  - 少细胞的胶原基质(图13.25B)。
  - 导管壁偶尔由透明细胞组成(图13.25C)。
  - 偶见角囊肿。
  - 管腔内含有嗜碱性均质物。

■ **诊断要点**

- 透明细胞汗管瘤更常见于糖尿病患者。

■ **诊断难点**

- 微囊肿附属器癌的顶部与汗管瘤相似(见下文)。

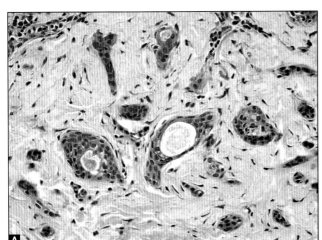
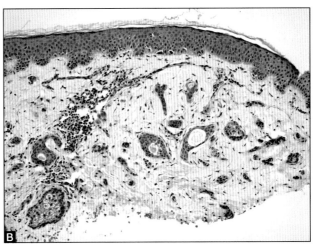
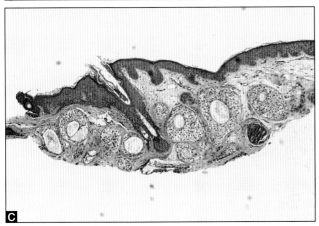

图 13.25 A ~ C:汗管瘤。 界限清楚的皮损含有导管结构,有嗜酸性基质,"蝌蚪状"细胞条索

恶性附属器肿瘤

恶性附属器肿瘤在病理学上分为五种类型：

1. 恶性肿瘤发生于之前存在的附属器肿瘤中（图 13.26）：
   - 螺旋腺癌、汗孔癌、汗腺癌、毛母质癌、恶性混合瘤（通常开始就是恶性的）等。
2. 腺样囊性癌（图 13.27）：
   - 特征性的筛孔状结构。
3. 黏液癌（图 13.28）：
   - 黏液湖中漂浮的上皮细胞小叶。
4. 乳头状癌（图 13.29）：
   - 指（趾）大汗腺/小汗腺腺癌。
5. 含有小导管的癌（图 13.30A～C）：
   - 汗管瘤样癌、微囊肿附属器癌。

▌诊断要点

- 最常见的恶性附属器肿瘤是基底细胞癌（毛母细胞癌）。基底细胞癌仅发生于有毛发的皮肤，并向毛囊分化。
- 基底细胞癌的形态学多样，易被误诊为其他类型的癌。例如：
  - 腺样基底细胞癌，与腺样囊性癌相似。
  - 硬斑样基底细胞癌，与转移性腺癌相似。

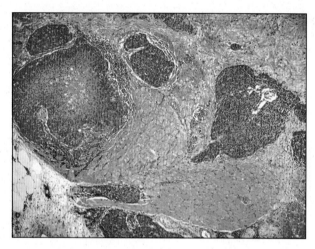

图 13.26 汗孔癌:边缘呈浸润性生长是恶变的线索

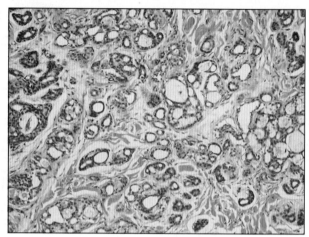

图 13.27 腺样囊性癌:特点是筛孔状结构

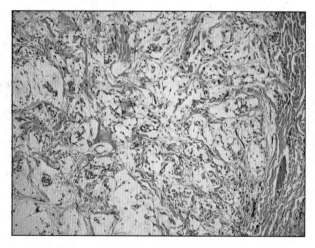

图 13.28 小汗腺黏液癌:肿瘤小叶漂浮在黏液湖中

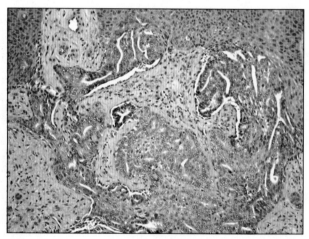

图 13.29 指（趾）乳头状腺癌:局部实性团块,导管和乳头状突起

■ 汗管瘤和微囊肿附属器癌的鉴别诊断

- 如活检标本太小,则不能鉴别。
- 汗管瘤不累及真皮深部和皮下组织。
- 微囊肿附属器癌有亲神经性。
- 微囊肿附属器癌的囊性结构位于病变上部,上皮细胞索位于病变底部。
- 汗管瘤的囊性和管状结构贯穿整个皮损。

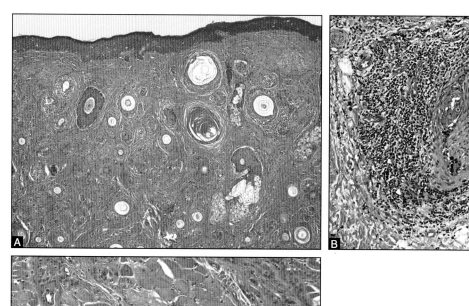

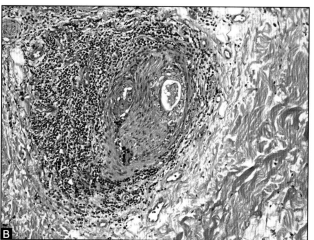

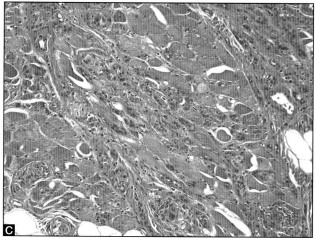

图 13.30　A～C:微囊肿附属器癌。(A)多个角囊肿易被误诊为毛发上皮瘤/毛发腺瘤或汗管瘤;(B)亲神经性;(C)肿瘤累及肌肉

囊肿是内衬上皮的囊腔。囊肿可依据其囊内容物来命名,更常见的是依据其内衬上皮的来源命名。大多数皮肤囊肿来源于毛囊。出生时即存在的囊肿或位于中线部位的囊肿代表发育缺陷。

毛囊囊肿——毛发相关的囊肿

毛囊漏斗部型/表皮囊肿 Infundibulum Type/Epidermal Inclusion Cyst(图 13.31A ~ C)

■ 诊断标准
- 囊壁与表皮/毛囊漏斗部相似,有颗粒层。
- 囊内容物为疏松的网篮状角质物。

■ 诊断难点
- 窦道或瘘管的上部与表皮囊肿相似。

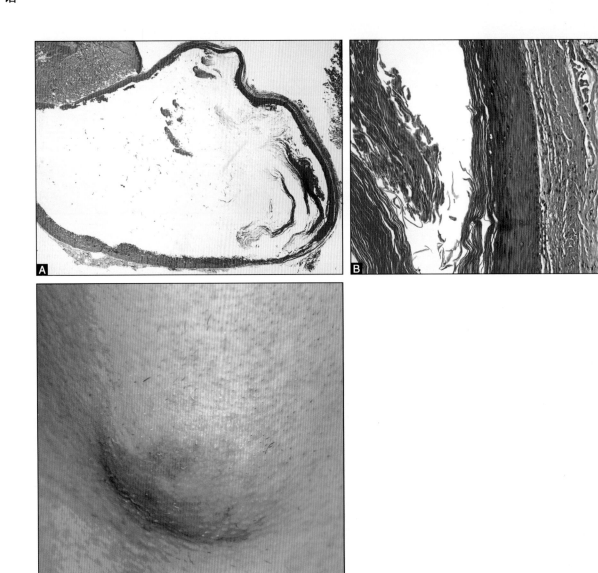

图 13.31 A ~ C:表皮囊肿。(A)囊肿中央有角质物;(B)囊壁上皮与表皮相似;(C)临床照片

毛囊峡部退行期囊肿/毛发囊肿/外毛根鞘囊肿 Isthmus Catagen Type/Pilar/Trichilemmal Cyst

■ 诊断标准
- 临床：
  - 最常见于头皮。
- 囊壁与毛囊峡部相似，无颗粒层（图 13.32）。

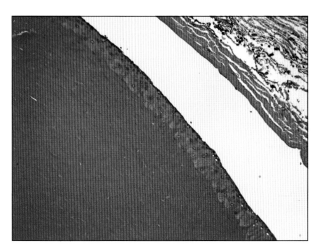

图 13.32 毛发囊肿（毛根鞘囊肿）。囊内容物为致密的角质物，囊壁上皮没有颗粒层

脂囊瘤（毛囊皮脂腺导管来源的囊肿）Steatocystoma（Cyst of Follicular-Sebaceous Duct）

■ 诊断标准
- 囊壁与皮脂腺导管相似，内表面有一层波浪状嗜酸性角质物（图 13.33A 和 B）。
- 囊壁偶见皮脂腺。

■ 诊断难点
- 皮样囊肿的囊壁也可见皮脂腺，但皮样囊肿的囊壁还含有毛囊，通常出生时即有，位于眼部/太阳穴。

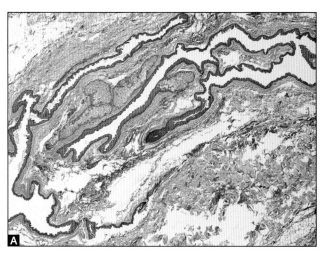

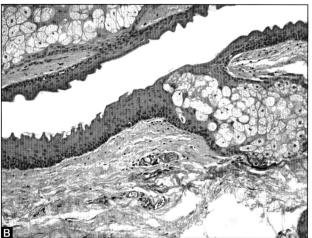

图 13.33 A 和 B:脂囊瘤。（A）（B）波浪状嗜酸性角质物

罕见的毛囊囊肿（无图）

- 毳毛囊肿：诊断依据为囊腔内有毳毛。
- 色素沉着型毛囊囊肿：诊断依据为囊腔内有色素沉着的毛干。

大汗腺/小汗腺囊肿（汗腺囊瘤）Apocrine/Eccrine Cysts（Hidrocystomas）

- 汗腺囊瘤是大汗腺或小汗腺来源的囊肿（图13.34A 和 B）。

诊断标准

临床：
- 通常位于眼周。
- 呈半透明蓝色。

组织学：
- 薄壁两层细胞。
- 未见囊内容物或液态透明物质。
- 汗腺型汗腺囊瘤的内壁上皮显示断头分泌。

诊断难点

- 偶尔，毛发囊肿被切除后，残留的囊壁上皮与汗腺囊瘤相似。
- 囊性基底细胞癌的活检过于表浅，也与汗腺囊瘤相似。

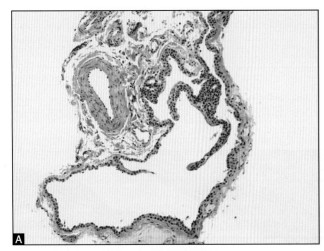
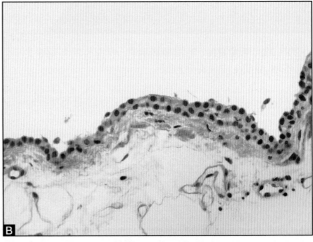

图 13.34　A 和 B：汗腺囊瘤。 囊肿内衬一到两层上皮细胞，其内充满透明或半透明的物质

胚胎期囊肿

- 甲状舌骨导管囊肿；
- 支气管源性囊肿；
- 鳃囊肿；
- 皮肤纤毛囊肿；
- 皮样囊肿；
- 中线囊肿。

■ 诊断标准

甲状舌骨导管（图 13.35）
- 囊肿周边为甲状腺滤泡。

支气管源性（图 13.36）
- 假复层纤毛上皮。
- 杯状细胞。

- 囊肿周围有平滑肌。
- 偶见软骨。

鳃囊肿（图 13.37）
- 假复层上皮。
- 囊肿周围淋巴样滤泡。

皮肤纤毛（图 13.38）
- 位于女性下肢。
- 囊肿内衬纤毛上皮细胞。

皮样（图 13.39）
- 囊壁或囊内容物包含毛发、皮脂腺，偶见大小汗腺。

中线囊肿
- 位于阴茎。
- 内衬复层柱状上皮。

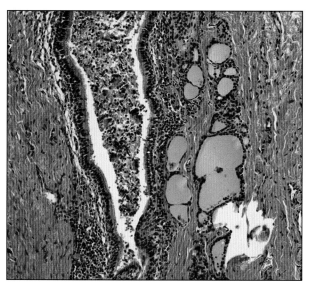

图 13.35 甲状舌骨导管囊肿：囊肿内衬假复层上皮，周围有甲状腺滤泡

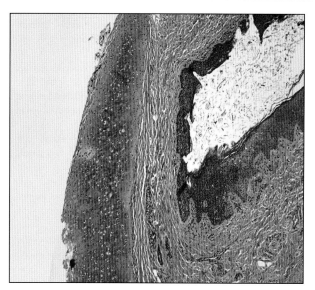

图 13.36 支气管源性囊肿：囊肿内衬假复层上皮，周围有软骨

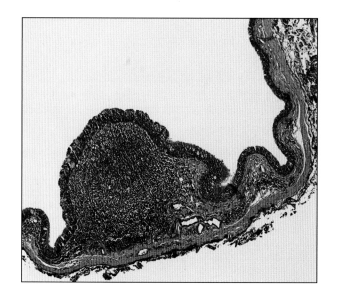

图 13.37 鳃囊肿：囊肿内衬假复层上皮，周围为淋巴样滤泡

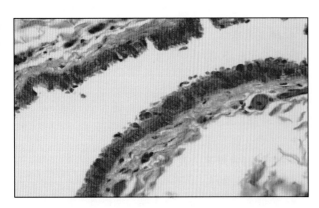

图 13.38 皮肤纤毛囊肿：上皮有纤毛伸向管腔

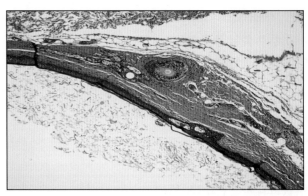

图 13.39 皮样囊肿：囊肿充满角质物，囊壁和周围组织包含小的毛发和皮脂腺，可扩展至囊肿

参考书目

1. Abenoza P, Ackerman AB. Neoplasms with Eccrine Differentiation. Philadelphia. Pa: Lea & Febiger; 1990. pp. 371-412.

2. Ackerman AB, De Viragh PA, Chongchitnant N. Neoplasms with Follicular Differentiation. Philadelphia: Lea and Febiger; 1993.

3. Ackerman AB, Nussen-Lee S Tan MA. Histopathologic Diagnosis of Neoplasms with Sebaceous Differentiation, Atlas and Text: Ardor Scribendi; 2009.

4. Benedetto AV, Benedetto EA, Griffin TD. Basal cell carcinoma presenting as a large pore. J Am Acad Dermatol. 2002;47(5):727-32.

5. Buckel TB, Helm, KF Ioffreda MD. Cystic basal cell carcinoma or hidrocytoma? The use of an excisional biopsy in a histopathologically challenging case. American Journal of Dermatopathology. 2004;26(1):67-9.

6. Goldstein DJ, Barr RJ, Santa Cruz DJ. Microcystic adnexal carcinoma: a distinct clinicopathologic entity. Cancer. 1982;50:566-72.

7. Helm KF, Cowen EW, Billingsley EM, et al. Trichoblastoma or trichoblastic carcinoma? J Am Acad Dermatol. 2001;44(3):547.

8. Kutzner H, Requena L, Rütten A, et al. Spindle cell predominant trichodiscoma: a fibrofolliculoma/trichodiscoma variant considered formerly to be a neurofollicular hamartoma: a clinicopathological and immunohistochemical analysis of 17 cases. Am J Dermatopathol. 2006;28(1):1-8.

9. Moore TO, Orman HL, Orman SK, Helm KF. Poromas of the head and neck. J Am Acad Dermatol. 2001;44(1):48-52.

10. Requena L, Kiryu H, Ackerman AB. Neoplasms with Apocrine Differentiation. Philadelphia, Pa: Lippincott-Raven; 1998. pp. 589-855.

11. Resnik KS, DiLeonardo M. Epithelial remnants of isthmuscatagen cysts. Am J Dermatopathol. 2004;26(3): 194-9.

12. Steffen C, Ackerman AB. Neoplasms with sebaceous differentiation. Philadelphia: Lea & Febiger; 1994.

13. Van den Oord JJ, De Wolf-Peeters C. Perivascular spaces in eccrine spiradenoma. A clue to its histological diagnosis. Am J Dermatopathol. 1995;17(3):266-70.

14. Weyers W, Hörster S, Diaz-Cascajo C. Tumor of follicular infundibulum is basal cell carcinoma. Am J Dermatopathol. 2009;31(7):634-41.

15. Wick MR, Swanson PE. Primary adenoid cystic carcinoma of the skin: a clinical, histological and immunohistochemical comparison with adenoid cystic carcinoma of salivary glands and adenoid basal cell carcinoma. Am J Dermatopathol. 1986;8:2-13.

（宋琳毅 译，陈柳青、邹先彪 校，涂平 审）

第 14 章

间质肿瘤

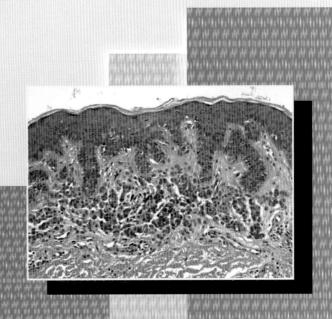

在大多数教材中,间质肿瘤是按照所推测的"细胞起源"标准来分类的。从实用角度来看,这种分类便于快速识别特定肿瘤属于哪一谱系。但是,有时可见到缺乏明显分化或同时有两种或两种以上的谱系分化的肿瘤。例如见到"梭形的细胞肿瘤",除了考虑梭形细胞黑素瘤和梭形细胞鳞状细胞癌的可能外,还需与数种其他间质的肿瘤鉴别。因此,除非特征非常明确,对该类肿瘤的诊断都须有鉴别诊断的意识。这种意识会使您在需要的时候正确选择免疫组化标记,避免分类错误导致的严重后果。

按照以下模式分类肿瘤是比较实用的方法:①通常缺乏特异结构模式的少细胞肿瘤;②具有席纹状或束状结构的细胞性肿瘤;③黏液样基质的肿瘤;④上皮样细胞组成的肿瘤;⑤具有脂肪瘤分化的肿瘤;⑥具有血管分化的肿瘤;⑦由多形性细胞组成的肿瘤;⑧组织细胞样肿瘤;⑨圆形且未分化的细胞肿瘤。

少细胞或无结构肿瘤

总的来说,该类肿瘤细胞学形态正常且细胞数量较少。大多数为明显良性,部分有明确复发倾向,少量具有侵袭性。把促结缔组织增生性黑素瘤误诊为瘢痕,是皮肤病理中常见的具有灾难性后果的诊断错误之一。

瘢痕和瘢痕疙瘩 Scars and Keloids

▌ 诊断标准
- 外伤、活检或手术部位的真皮内细胞学形态正常的成纤维细胞和胶原纤维数量均明显增多,其内血管明显(图 14.1A)。
- 瘢痕局限于外伤部位。
- 瘢痕疙瘩超出外伤部位(图 14.1B)。

▌ 鉴别诊断
- 皮肤纤维瘤。
- 纤维瘤病。
- 结缔组织增生性黑素瘤。

▌ 诊断难点
- 把结缔组织增生性黑素瘤误诊为瘢痕并不常见,但这个灾难性的后果,是皮肤病理医生最应警惕的诊断难点之一。

▌ 诊断要点
- 大多数瘢痕伴有表皮的改变,包括表皮突消失。
- 若可能为结缔组织增生性黑素瘤,需仔细检查表皮,寻找真表皮交界处的黑素瘤成分及真皮内是否有淋巴细胞聚集(见第 11 章)。
- 瘢痕可能有瘢痕疙瘩样胶原束,临床资料是鉴别瘢痕和瘢痕疙瘩所必需的(图 14.1C 和 D)。

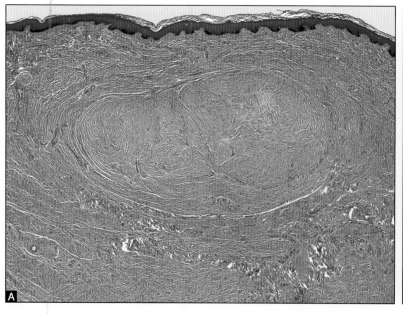
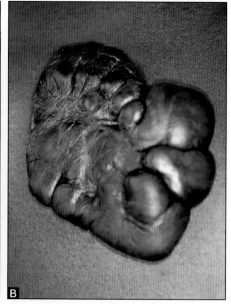

图 14.1 A、B

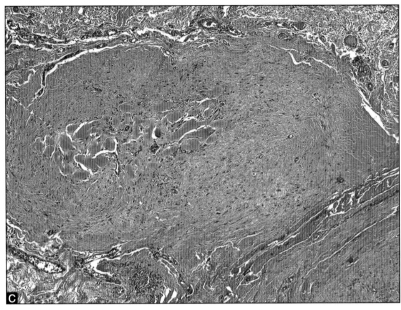
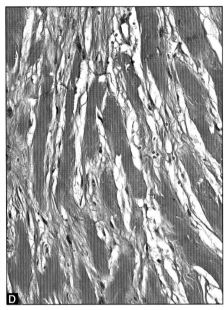

图14.1 A~D:(A)增生性瘢痕。真皮内一结节占位,边界不清,由胶原和较多的成纤维细胞聚集而成;(B)瘢痕疙瘩。该斑块位于胸部,表面光滑,有光泽,范围超出了原来受外伤的部位;(C)该增生性瘢痕也含有瘢痕疙瘩样胶原束。但与真性瘢痕疙瘩不同的是,其并未超出原来外伤的范围;(D)瘢痕疙瘩。大多数瘢痕疙瘩具有大量粗大、亮粉红色的胶原束

血管纤维瘤和纤维性丘疹 Angiofibromas and Fibrous Papules

▌诊断标准

- 坚实,肉色丘疹。
- 血管扩张,成纤维细胞不同程度增生,附属器周围至少有部分同心圆状纤维化(图14.2)。

▌鉴别诊断

- 肢端纤维角皮瘤。
- 毛盘瘤/纤维毛囊瘤。

▌诊断难点

- 浅表削切取材者,病理报告常予描述性意见,建议结合临床进行鉴别诊断,如"纤维性丘疹,排除基底细胞癌"。有时,这些标本确实有纤维性丘疹的特征,但同时伴有潜在的基底细胞癌,因处于早期,故不太明显。浅表削切的标本常被临床医生提出"纤维性丘疹排除基底细胞癌"鉴别诊断的要求,有时,这些标本确实有纤维性丘疹的特征,但在此平面伴随的基底细胞癌可能不明显。
- 偶尔,血管纤维瘤细胞可有多形性,呈上皮样,胞浆颗粒状或透明;类似皮脂腺肿瘤、转移癌、颗粒细胞肿瘤或黑素细胞肿瘤。

▌诊断要点

- 若有基底细胞癌的可能,建议深切检查其他层面。因为纤维性丘疹有时可合并基底细胞癌。
- 儿童或青年面部多发性的血管纤维瘤,尤其在鼻翼者,常与结节性硬化症有关。
- 毛盘瘤和纤维毛囊瘤附属器周围胶原更致密,毛皮脂腺单位较明显,可与之鉴别。

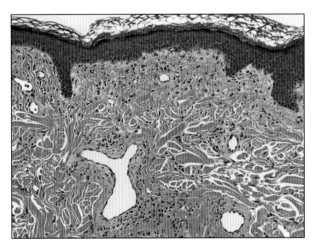

图14.2 血管纤维瘤(纤维性丘疹)。扩张的血管周围同心圆样纤维化

浅表型纤维瘤病 Superficial Fibromatoses

▌诊断标准

- 坚实的结节、条索样硬结或皮肤和皮下组织弥漫性增厚。
- 好发于手掌表面（掌腱膜挛缩）（图 14.3A）、足跖表面（Ledderhose 病）和阴茎（Peyronie 病）（表 14.2）。
- 胶原间质内形态基本正常的成纤维细胞排列成束，偶见多核细胞（图 14.3B）。
- 有丝分裂指数较低，细胞无明显异型性。

▌鉴别诊断

- 瘢痕。
- 结缔组织增生性纤维瘤/腱鞘纤维瘤。
- 皮肤纤维瘤。
- 肌纤维瘤/肌纤维瘤病。
- 钙化性腱膜纤维瘤。

▌诊断难点

- 细胞成分多少会有很大差别，从表现为少细胞的硬化区（常见于长期皮损）到相对富于细胞的区域（常见于早期皮损）；后者可能与低度恶性肉瘤混淆。
- 边界一般不十分清晰，但有些区域有边界清晰的类似其他梭形细胞肿瘤结节。

▌诊断要点

- 大多数浅表纤维瘤病的临床表现较典型。
- 皮损经常复发但从不转移。
- 往往可通过追溯发现该病有家族史。
- 明显好发于高加索男性（高加索男性的发病率至少 3 倍高于男性平均值）。
- 掌纤维瘤病好发于尺侧，可引起第四指和第五指挛缩。
- 50% 病例为双侧发生。
- 糖尿病患者、使用抗癫痫药的癫痫患者和酒精性肝病患者发生各种浅表纤维瘤病的几率增加。
- 皮损发生于筋膜或腱膜，向上延伸至皮下。
- 早期皮损相对富含细胞；晚期皮损细胞成分减少，硬化性胶原束成为其主要表现（图 14.3C 和 D）。
- 除了在儿童中多见，钙化性腱膜纤维瘤一般较为少见，常有丰满的上皮样细胞和钙化结节。
- 纤维肉瘤累及手足浅表组织非常罕见；纤维瘤病不像纤维肉瘤一样富于细胞，也无纤维肉瘤的"鲱鱼鱼骨"束状结构。
- 掌纤维瘤病明显好发于老年人（在小于 30 岁人群中非常罕见）。
- 跖纤维瘤病发生的年龄范围较广（约 40% 病例发生于 30 岁以前）。
- 阴茎纤维瘤病（Peyronie 病）较少，但可影响约 8% 的男性。
- 阴茎纤维瘤病较少活检，与其他类型相比，貌似细胞成分较少而硬化成分更多，且更易发生化生性骨化。

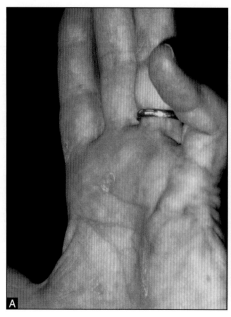
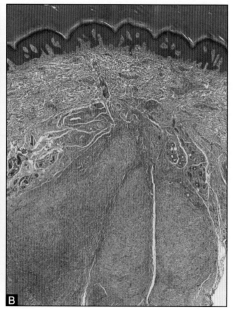

图 14.3　A、B

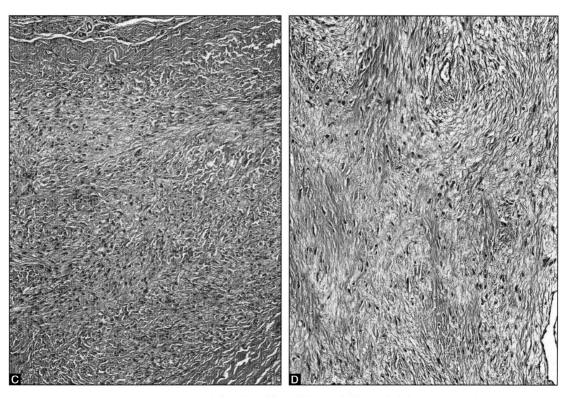

图 14.3　A～D:浅表纤维瘤病。(A)图示老年男性的第五手指发生挛缩(掌腱膜挛缩);(B)皮损边界一般不太清楚,但有时可见边界清楚的结节,如图所示;(C)早期皮损细胞成分相对较多,可形成模糊的束状;(D)病史较久的肿瘤,细胞成分减少,不规则排列的胶原束为主

深部纤维瘤病（韧带样瘤，韧带样纤维瘤病）Deep Fibromatosis（Desmoid tumor, Desmoid fibromatosis）

■ 诊断标准

- 质地坚硬的斑块或结节，起源于腱膜、筋膜或肌间纤维组织。
- 肿瘤呈浸润性、边界不清的结节。
- 细胞学形态正常的梭形细胞排列成束状或杂乱分布于胶原性至黏液样基质中（图 14.4A）。
- 波形蛋白（Vimentin）阳性；SMA（smooth muscle actin，平滑肌肌动蛋白）和 β-联蛋白（β-cate-min）有时阳性；结蛋白（desmin）阴性。

■ 鉴别诊断

- 瘢痕。
- 皮肤纤维瘤/皮肤肌纤维瘤。
- 浅表型纤维瘤病。
- 纤维性皮炎。

■ 诊断难点

- β-联蛋白阳性仅见于 60%～70% 的病例。
- 细胞成分少，排列无序，再次切除韧带样瘤时，边缘难以判断（图 14.4B）。
- 弥漫性浸润使很多病例边缘难以切净。

■ 诊断要点

- 病名"深部"纤维瘤病有误导性，因为有时有些切面肿瘤累及皮肤，大部分局限于真皮和皮下组织。
- 有明显局部多次复发倾向，有局部破坏性；无转移的可能性。
- 免疫组化 β-联蛋白有助于排除其他成纤维细胞肿瘤，但仅表达于 60%～70% 的韧带样瘤（图 14.4C）。

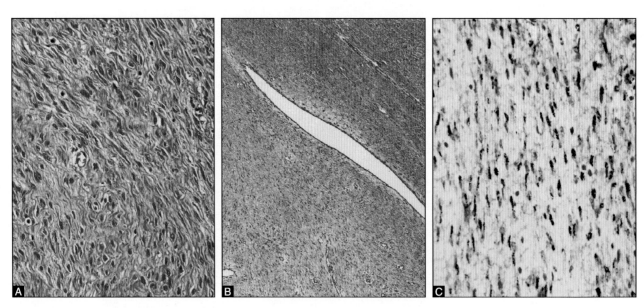

图 14.4 A～C：韧带样瘤（深部纤维瘤病）。（A）梭形成纤维细胞，无明显异型性，分布于纤维基质内；（B）细胞成分相对较少，通常无可辨识的模式。肿瘤内常见狭长，扩张的血管；（C）细胞成分 β-联蛋白胞核、胞浆阳性是其特征，但敏感性估计仅为 60%～70%

多核巨细胞血管组织细胞瘤 Multinucleate Giant Cell Angiohistiocytoma

诊断标准

- 四肢远端的单个或多发丘疹。
- 真皮浅层小血管增多,纤维性间质内可见星形多核细胞,细胞无明显异型性(图 14.5A 和 B)。

鉴别诊断

- 肢端血管皮炎。
- 慢性皮炎伴多核细胞。
- 血管瘤。

诊断难点

- 特征性的多核细胞数量多少不一。

诊断要点

- 类似特征可见于长期慢性皮炎伴慢性单纯性苔藓/痒疹改变,多核巨细胞血管组织细胞瘤可能是一种反应性现象,而非"真性"肿瘤。

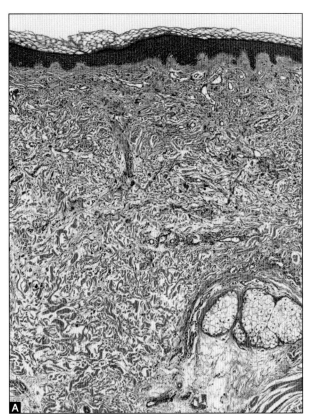 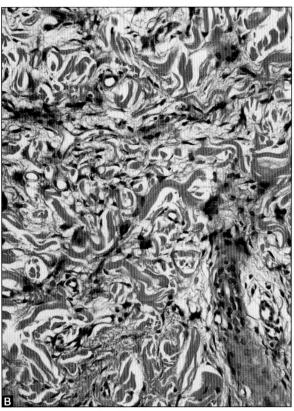

图 14.5 A 和 B:多核细胞血管组织细胞瘤。(A)真皮乳头梭形细胞和星形细胞数量增多,毛细血管增多;(B)星形和多核细胞显而易见

腱鞘纤维瘤 Tendon Sheath Fibroma

诊断标准

- 附着于腱鞘上的缓慢增大的结节（图 14.6A）。
- 早期肿瘤富含细胞，呈筋膜炎样表现；晚期肿瘤细胞较少，出现硬化或玻璃样变（图 14.6B）。

鉴别诊断

- 结节性筋膜炎。
- 腱鞘巨细胞肿瘤。

诊断难点

- 早期皮损部分区域与结节性筋膜炎难以鉴别。
- 部分病例肿瘤与腱鞘的连接并不明显。

诊断要点

- 手足是最常见的发病部位（表 14.2）。
- 好发于 20 ~ 50 岁男性。
- 证实染色体 t（2；11）（q31-32；q12）易位（Ide F et al. , 1999）。
- 可复发但不转移。

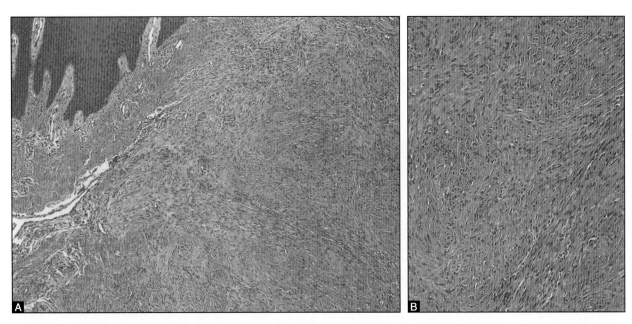

图 14.6　A 和 B：腱鞘纤维瘤。（A）早期腱鞘纤维瘤。病变一般不累及真皮上层，但有些部位可以；（B）部分皮损富于细胞，与纤维瘤病非常接近，但腱鞘纤维瘤边界一般更清楚，可有胶原束受挤压形成的"包膜"。本例中，外科医生报告与腱鞘非常接近

结缔组织增生性纤维母细胞瘤 Desmoplastic Fibroblastoma

诊断标准
- 皮下或深部软组织缓慢增大的结节。
- 早期肿瘤富含细胞,呈筋膜炎样表现;晚期肿瘤细胞成分少,有散在小纤维细胞(图 14.7A 和 B)。

鉴别诊断
- 腱鞘纤维瘤。
- 浅表型纤维瘤病。
- 结节性筋膜炎。
- 神经纤维瘤。

诊断难点
- 组织病理学表现可与腱鞘纤维瘤非常一致。
- 偶尔,与神经纤维瘤有非常相似的结构。

诊断要点
- 手足是最常见部位(表 14.2)。
- 好发于 20 ~ 50 岁男性。
- 结缔组织增生性纤维瘤很少复发,这与纤维瘤病和腱鞘纤维瘤不同。
- 进行细胞遗传学研究的病例非常少,但都显示与腱鞘纤维瘤一样的染色体易位 t(2;11)(q31-32;q12)(Ide et al,1999)。

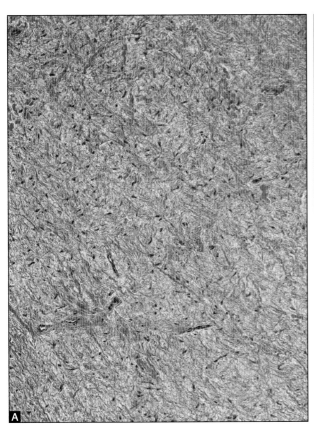 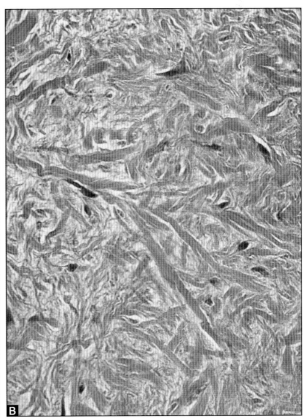

图 14.7　A 和 B:结缔组织增生性纤维母细胞瘤。细胞成分少,散布的小纤维细胞是成熟皮损的特点

皮肤病理鉴别诊断彩色图谱

神经纤维瘤及其亚型 Neurofibroma and Variants

诊断标准

- 肿瘤位于真皮和/或皮下,细胞小,呈卵圆形、纺锤形或"扣形",分布于均质的嗜酸性基质或疏松的胶原性基质中(图14.8A和B)。
- 基质可为一种或几种类型:
  - 淡染嗜酸性,均质性("神经纤维网样")(neuropil-like)(图14.8B)。
  - 纤细的胶原纤维随意排列或排列成模糊束状。
  - 黏液样(见黏液样肿瘤)(图14.8C)。
- 免疫组化:
  - S100+:约50%~70%肿瘤细胞。
  - CD34+:细胞数量不一。
  - EMA+:散在的细胞。

鉴别诊断

- 弥漫型神经纤维瘤可与隆突性皮肤纤维肉瘤(dermatofibrosarcoma protuberans,DFSP)非常相似(见下文)。
- 丛状神经纤维瘤可能难以与神经鞘瘤鉴别(见下文)(图14.8D)。
- 偶尔,可见"老化"(或退化异型性),可能与结缔组织增生性黑素瘤(或偶尔,恶性周围神经鞘肿瘤)混淆。

诊断难点

- 部分病例以黏液样基质为主,可被误判为其他黏液样肿瘤(见下文,黏液样肿瘤)。
- 罕见情况下,结缔组织增生性黑素瘤可能与神经纤维瘤类似。
- 偶有病例有退化异型性("老化"),从而出现多形性细胞,可被误判为恶性。

诊断要点

- 散发性神经纤维瘤恶变风险很小,简单切除即可。
- 对曝光部位的皮损拟诊神经纤维瘤之前,需先排除结缔组织增生性黑素瘤。
- 典型神经纤维瘤仅约一半细胞表达S100(这有助于与神经鞘瘤鉴别,后者几乎全部S100+)。
- 黏液样型不常见,好发于四肢,可能类似经典型神经鞘黏液瘤或皮肤黏蛋白沉积症。

弥漫型神经纤维瘤 Diffuse neurofibroma

- 不常见,可与DFSP浅表部分类似。
- 边界不清的斑块样皮损,高出皮面,好发于儿童和青年人的头颈部(图14.8E)。
- 皮损细胞与传统神经纤维瘤相似,但生长更为弥漫,更具有浸润性,累及真皮全层,常围绕附属器结构,侵犯脂肪,从而累及皮下。
- Wagner-Meissner小体是其特征性表现,有助于把弥漫型神经纤维瘤与DFSP区别开来(图14.8F)。
- 虽然S100+细胞占优,但也有部分细胞表达CD34,须与DFSP谨慎鉴别。

丛状神经纤维瘤 Plexiform neurofibroma

- 皮肤神经纤维瘤可有丛状模式,但是丛状神经纤维瘤这个术语专用于累及大节段深部神经的肿瘤,因为真性丛状神经纤维瘤被认为是神经纤维瘤病的特殊病征。
- 丛状模式神经纤维瘤的特点是神经明显增粗,细胞呈梭形和卵圆形。
- 神经束膨大,周围绕以完整的神经束膜和神经外膜,似包膜,与神经鞘瘤鉴别有困难。
- 有人认为散在的细胞内的神经丝蛋白(NFP)阳性可将神经纤维瘤与神经鞘瘤区别开来,但该观点有争议;我们不推荐仅靠NFP来鉴别。

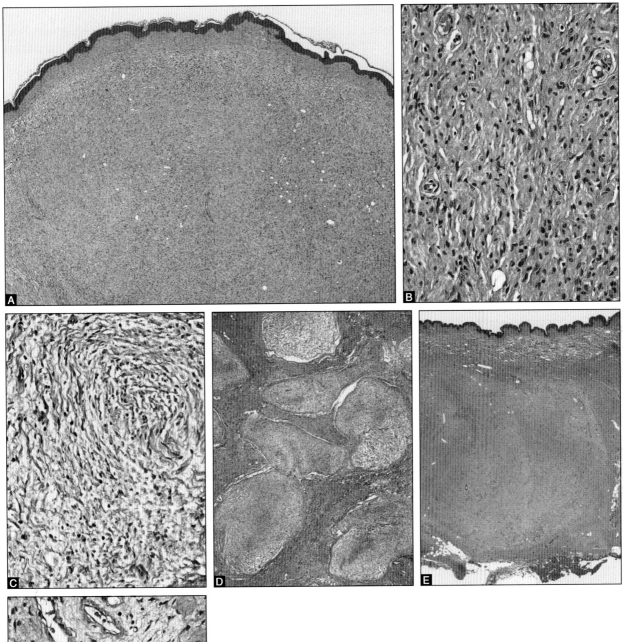

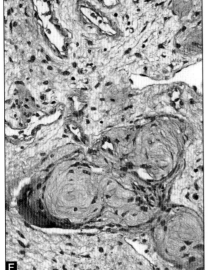

图 14.8　A~F:神经纤维瘤。(A)典型皮损为圆顶形结节,位于真皮内,有弥漫性的小梭形细胞和卵圆形细胞聚集,细胞排列方向随机;(B)梭形和卵圆形细胞分布于苍白淡染的胶原性基质间。细胞无明显异型;(C)神经纤维瘤,黏液样型。有时肿瘤间质明确黏液样;(D)丛状神经纤维瘤。可见散在分布的结节;(E)神经纤维瘤,弥漫型。该型有时被指同"斑块亚型",由于其弥漫性累及真皮并扩展至皮下,可与隆突性皮肤纤维肉瘤混淆;(F)若出现Meissner 小体,有助于将神经纤维瘤与其他类似疾病鉴别。与正常皮肤的Meissner 小体相似

硬化性纤维瘤（席纹状胶原瘤）Sclerotic Fibroma（Storiform Collagenoma）

▮ 诊断标准

- 孤立肉色的丘疹或结节（Cowden 病者可多发）。
- 结节边界清楚，致密的胶原性间质内分布梭形和星形细胞，细胞无异型，胶原束间有裂隙（图14.9A 和 B）。

▮ 鉴别诊断

- 陈旧性瘢痕/瘢痕疙瘩。
- 纤维化皮肤病。
- 硬化型神经束膜瘤。
- 结缔组织增生性痣。

▮ 诊断难点

- 偶可见多核细胞，有时与多形性纤维瘤难以鉴别。

▮ 诊断要点

- 良性肿瘤，切除即可。
- 若检查出多发皮损则比较特别，表明与 Cowden 病有关联。

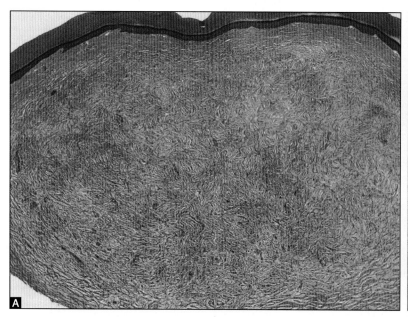
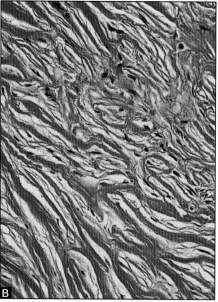

图14.9　A 和 B:硬化性纤维瘤。（A）波纹状胶原束为主；（B）胶原束粗大，其间有裂隙。成纤维细胞数量减少，部分区域缺如

神经束膜瘤 Perineurioma

▮ 诊断标准

- 边界不清的真皮内结节，由 EMA（上皮膜抗原）+/GLUT 1（葡萄糖转运蛋白 1）+/S100-的梭形或卵圆形细胞组成，呈涡轮状或丛状排列（图14.10A）。
- 肿瘤细胞有细长的胞质突起。

▮ 鉴别诊断

- 神经纤维瘤。
- 皮肤纤维瘤。
- 隆突性皮肤纤维肉瘤。
- 结缔组织增生性黑素瘤。
- 低度恶性纤维黏液样肉瘤。
- 浅表性肢端纤维黏液瘤。

■ 诊断难点

- 神经束膜瘤偶与浅表型 DFSP 很相似；两者均表达 CD34，极易混淆（见下文）。
- 神经束膜瘤的肿瘤细胞被定义为必须表达 EMA，但其染色往往较微弱，故需要在高倍镜下观察。
- 多达20% 的病例可呈现一或多个"不典型"性，如显著的有丝分裂活性，散在的多形性细胞，细胞局灶性聚集或弥漫性浸润性生长（但这些特征并不提示恶性）。
- 罕见的恶性周围神经鞘瘤（malignant peripheral nerve sheath tumors, MPNST）类似神经束膜瘤（但具有明显的恶性特点，如显著的异型性和有丝分裂活性）。

■ 诊断要点

- 不常见；主要见于成人，多位于四肢和躯干。
- 良性肿瘤，即使出现"不典型"性也罕见局部复发。
- 浅表型 DFSP 偶与神经束膜瘤非常相似。但神经束膜瘤往往有真皮胶原束的改变，表达 EMA，有收缩间隙，仅弱表达 CD34（图 14.10B）。
- GLUT-1 染色可能比 EMA 更强；对于 EMA 难以判读的病例也许有用，但 GLUT-1 并不特异。
- 经典型神经鞘黏液瘤。
- 皮肤纤维瘤。
- S100 阴性有助于排除结缔组织增生性黑素瘤。
- 无包膜有助于排除神经鞘瘤。

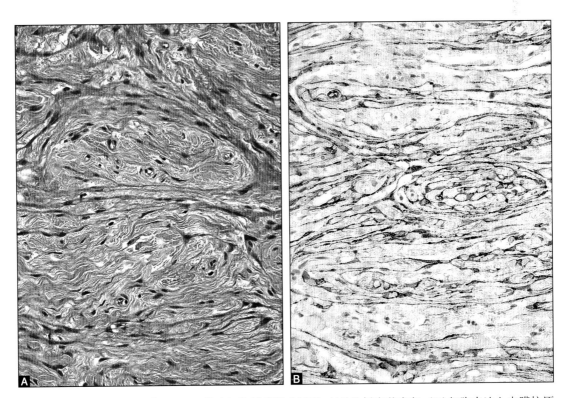

图 14.10　A 和 B：神经鞘膜瘤。（A）肿瘤细胞呈梭形或星形，有长的树突状突起；（B）细胞表达上皮膜抗原（EMA），使细长的树突状突起更明显

肢端纤维角皮瘤 Acral Fibrokeratoma

▌诊断标准

- 肢端皮肤息肉样突起(图14.11A,表14.2)。
- 真皮增生,由垂直生长的细长的胶原束组成(图14.11B)。

▌鉴别诊断

- 多余指/残余指(图14.11C)。
- 寻常疣。

▌诊断难点

- 浅表活检往往无特异性改变,没有多余指(Supernummary digit)的细微神经残迹。
- 某些位于真皮深部或皮下脂肪的肿瘤上方可出现类似于肢端纤维角皮瘤的非特异改变。

▌诊断要点

- 有观点认为是血管纤维瘤的一型。
- 有观点认为是消退期疣。

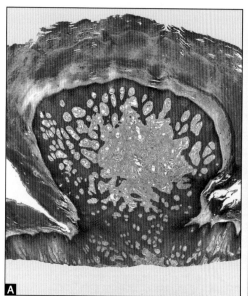
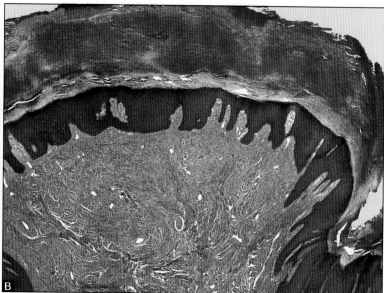
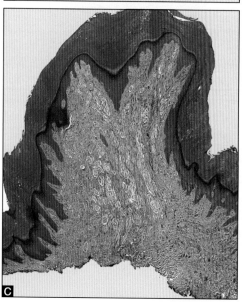

图14.11 A～C:肢端纤维角皮瘤。(A)肢端皮肤息肉样突起是其最常见的表现;(B)息肉样结构是由扩展的真皮导致的;(C)残余指(副指)Rudimentary digit(accessory digit)。该症有时在病理表现上易与肢端纤维角皮瘤混淆,但可通过真皮中央的粗大神经束鉴别。其临床表现与肢端纤维角皮瘤也很不一样

弹性纤维瘤 Elastofibroma

诊断标准

- 生长缓慢,几乎均见于老年人肩胛下区的皮下脂肪/筋膜层。
- 淡粉色胶原束随意排列,变性的弹性纤维为无定形淡染物质(图14.12A)。
- 弹性蛋白染色如 Verhoeff-Van Gieson 是观察弹性纤维最佳的方法,弹性纤维呈丛状,形成边缘锯齿状的细索和小圆球(图14.12B 和 C)。

鉴别诊断

- 各种沉积性疾病。
- 纤维脂肪瘤。

诊断难点

- 确诊需行弹性纤维染色,以明确无定形物质是退行性变的弹性组织。

诊断要点

- 弹性组织染色可见球形、锯齿形或串珠状的变性弹性纤维。
- 皮损位于肩胛下区,见于老年人,这两点具特征性。
- 该"肿瘤"可能是反复刺激或体力劳动引起的退行性变过程。

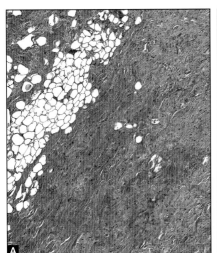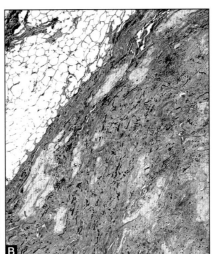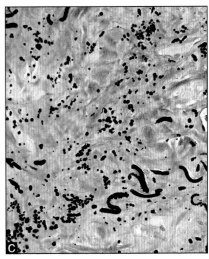

图14.12 A~C:弹性纤维瘤。(A)肿瘤中央部分含胶原纤维和退行性变的弹性纤维聚集而成的无定形物质;(B)弹性蛋白染色如 Verhoeff-Van Gieson 可清楚显示弹性纤维,呈片段状、丛状,并形成边缘锯齿状的细索和小圆球;(C)边缘锯齿状的粗条索具有特征性

多形性纤维瘤 Pleomorphic Fibroma

诊断标准

- 缓慢生长的圆顶形或息肉状丘疹。
- 肿瘤边界清楚,细胞成分少。硬化的真皮内(偶为黏液样基质)广泛散在的肿瘤细胞。
- 可见 CD34+,多形性的多核细胞,但梭形、星形和圆形的细胞也很明显(图14.13A)。

鉴别诊断

- 血管纤维瘤。
- 结缔组织增生性痣(伴退行性增生)。
- 黏液样肿瘤(黏液样基质显著的病例)。

▌诊断难点

- 细胞多形性可能被过度解读，当作恶性的依据。
- 有个案报道了多形性纤维瘤"转化"为黏液纤维肉瘤；在黏液样基质丰富的情况下，必须排除肿瘤向纵深扩展的可能，并需临床随访监测。

▌诊断要点

- 该肿瘤虽然有多形性，但性质为良性，很少复发（图 14.13B）。
- 建议保守切除以防复发。
- 在黏液样基质显著的病例中，切除是排除更深部位黏液样肿瘤可能性的必要措施。

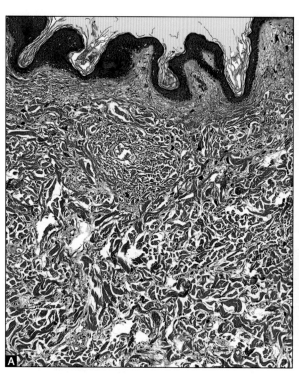
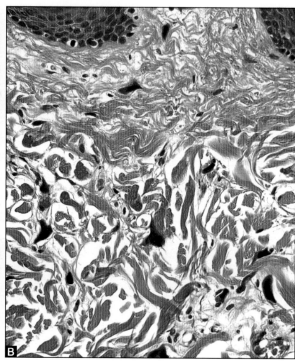

图 14.13　A 和 B：多形性纤维瘤。（A）细胞密度一般较低，但即使在低倍镜下观察，多形性细胞也很突出；（B）虽为多形性细胞，但细胞散在并缺乏有丝分裂象，故无需担心

束状和席纹状肿瘤

结节性筋膜炎（和其他筋膜炎亚型）Nodular Fasciitis（and Other Fasciitis Variants）

▌诊断标准

- 结节生长快速，由丰满、外观不成熟，但形态较一致的肌纤维母细胞组成，细胞核明显。细胞排列成短束状或随意分布在黏液样或胶原性基质中，基质中不含壁薄、分支的屈曲状血管（图 14.14A 和 B）。

▌鉴别诊断

- 黏液瘤。
- 黏液纤维肉瘤。
- 皮肤纤维瘤/纤维组织细胞瘤。
- 纤维瘤病。
- 纤维肉瘤。

▌诊断难点

- 不同皮损之间、同一皮损的不同区域之间，病理表现可有很大差别。取材不符合要求会给确诊造成困难。

诊断要点

- 大部分病例有红细胞外溢,淋巴细胞呈片状分布,是重要的诊断线索。
- 黏液瘤细胞成分较本病少很多。
- 纤维瘤病更多见细长的束状生长。
- 纤维肉瘤一般细胞成分更致密,细长的纤维束较显著。
- 黏液纤维肉瘤细胞有多形性,有特征性的壁薄、分支的屈曲状血管。
- 可见多核巨细胞群集。
- 最常见被误诊为肉瘤的良性皮损。
- 间质变化多样,早期皮损间质黏液样,疏松水肿;时间较久的皮损间质致密,胶原化。
- 皮损可发生于任何解剖部位,虽然生长速度很快,但一般有自限性,最大直径一般不超过3cm。
- 即使切除不完整,结节性筋膜炎几乎不复发,若复发需考虑其他诊断。

增生性筋膜炎 Proliferative Fasciitis

- 损害位于皮下,含有神经节样巨细胞,其中部分是多核巨细胞。除此之外,该病与结节性筋膜炎非常类似(图14.14C)。
- 由于存在神经节样细胞,需与神经节细胞瘤相鉴别。

增生性肌炎 Proliferative Myositis

- 病变发生于肌肉,与结节性筋膜炎非常相似,含有神经节样巨细胞。
- 常造成继发性骨骼肌萎缩。

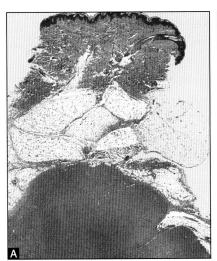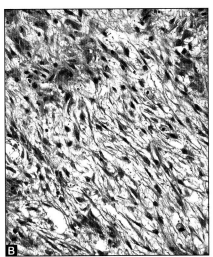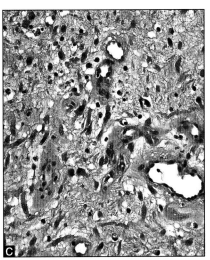

图14.14 A~C:结节性筋膜炎。(A)皮下可见一结节占位,结节由致密的细胞组成。肿瘤边缘一般呈浸润性生长,但有时(例如本例),局部区域边界非常清楚;(B)有些区域丰满的梭形细胞随意分布在疏松的胶原基质中(所谓的"组织培养"表现),具有特征性;(C)增生性筋膜炎。结构与结节性筋膜炎相似,但可见"神经节样"巨细胞

皮肤纤维瘤及其亚型 Dermatofibroma and Variants

图 14.15A ~ C 示皮肤纤维瘤。

▌诊断标准

- 坚实,缓慢生长的丘疹。
- 鲜红色、白色或棕红色。
- 梭形至卵圆形的细胞无序排列和/或排列成长短不一的束状。
- 大多数病例中许多细胞表达 13a 因子。

▌鉴别诊断

- 瘢痕。
- 胶原纤维瘤(collagenous neurofibroma)。
- 皮肤肌纤维瘤。
- 环状肉芽肿。
- 蓝痣。
- 结缔组织增生痣。
- 隆突性皮肤纤维肉瘤。
- 非典型性纤维组织细胞瘤(atypical fibrous histiocytoma,AFH)。

▌诊断难点

- 取材表浅可致与瘢痕和其他纤维化过程类似。
- 在某些病例中,"上覆增殖表皮的毛囊诱导"可以非常类似基底细胞癌。
- 小部分病例可能出现表皮萎缩,而非增生(可能由于外伤)。
- 病变有时会延伸至皮下组织,可与 DFSP 混淆。
- 皮肤纤维瘤有多种亚型,细胞形态可千变万化,需与多种疾病鉴别。

▌诊断要点

- 良性,复发的可能性很小。
- 好发于成人四肢,也可见于任何部位、任何年龄组。
- 绝大多数病例中,肿瘤上方表皮呈特征性增生。
- 许多皮肤纤维瘤散在泡沫样细胞(DFSP 一般没有)。

- 梭形细胞包绕圆形的胶原纤维(胶原小球)是其特征性表现(但并不特异)。
- 组织学亚型很多,因此需要与很多疾病鉴别。
- 以下亚型的诊断具有挑战性:
  - 上皮样细胞型:细胞圆形,有泡状核,可见核仁,且有多核细胞,易与 Spitz 痣和其他肿瘤混淆(图 14.15D)。
  - 颗粒细胞型:病理表现可能与颗粒细胞瘤非常相似,但表达 13a 因子,S100 阴性;常有典型的"普通"皮肤纤维瘤区域(图 14.15E)。
  - 透明细胞型:肿瘤细胞胞浆透明,可被误诊为其他肿瘤,如痣细胞痣、黑素瘤和癌。
  - 脂质化型:胞浆含丰富泡沫,类似黄色瘤或黄色肉芽肿(图 14.15F)。
  - 硬化性血管瘤型:可见出血和含铁血黄素沉积;后者有时易被误认为痣或黑素瘤的黑色素;常有大量多核细胞(图 14.15G)。
  - 细胞型:细胞成分致密,可被误诊为肉瘤(图 14.15H)。
  - 不典型皮肤纤维瘤。
- 13a 因子一般阳性;偶尔表达 CD68 和平滑肌肌动蛋白。
- CD34 一般阴性,阳性者需与 DFSP 鉴别。
- S100 阴性。

细胞型皮肤纤维瘤 Cellular Dermatofibroma

- 皮肤纤维瘤的一个亚型,细胞成分和核分裂象明显增多,一般较大。
- 约25%的细胞型皮肤纤维瘤会复发,复发后皮损更加弥漫,进一步切除会影响患者形象,因此首次治疗建议保守而彻底的切除。

非典型性皮肤纤维瘤(有 Monster 细胞的皮肤纤维瘤)Atypical Dermatofibroma(Dermatofibroma with Monster Cells)

- 皮肤纤维瘤的一个亚型,含有一些体积明显增大、有异型性、有丝分裂指数升高的细胞。
- 复发的几率更高,建议完整切除。

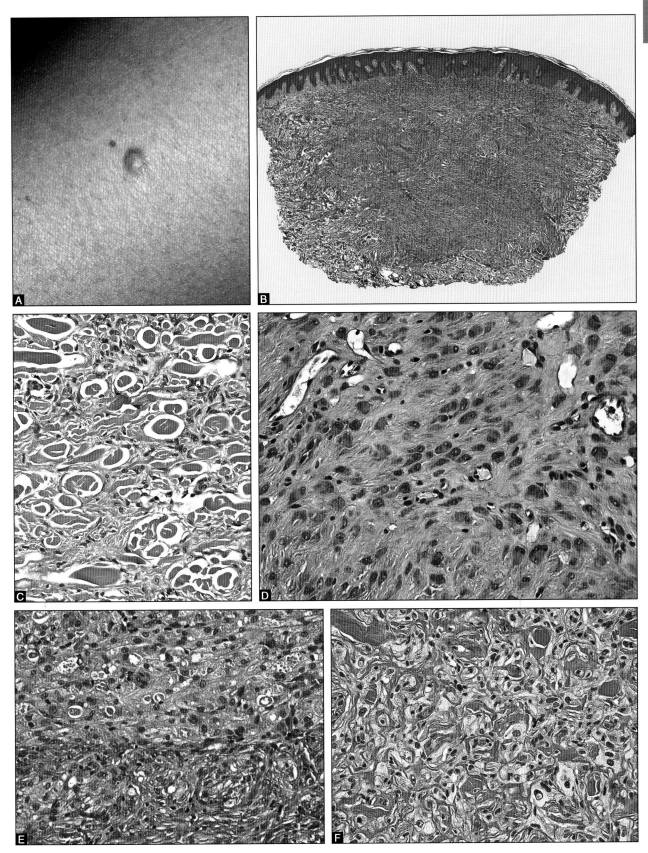

图 14.15　A～F

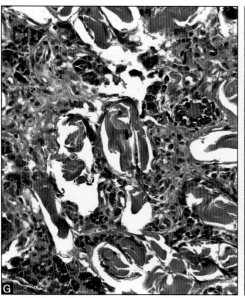
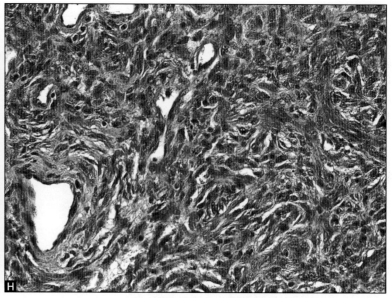

图 14.15 A～H:皮肤纤维瘤。(A)一枚淡红色、有光泽的丘疹是其典型表现;(B)大多数病例表现为真皮内边界相对清楚的结节;(C)在周边,肿瘤细胞包绕圆形的胶原小球;(D)皮肤纤维瘤,上皮样细胞型。细胞圆形,而非梭形,有些含泡状核,核仁清晰可见。有双核细胞和多核细胞;(E)偶尔,颗粒细胞(视野上部)可占据部分或整个肿瘤。与真性颗粒细胞瘤不同的是,细胞表达 13a 因子,不表达 S100;(F)皮肤纤维瘤,脂质化型。细胞胞浆内含脂质,类似组织细胞瘤。好发于踝部;(G)皮肤纤维瘤,含铁血黄素型。广泛的含铁血黄素沉积导致这类皮肤纤维瘤临床上呈现深褐色,可误诊为黑素瘤。这类皮肤纤维瘤有时可误诊为 Spitz 痣或上皮样神经束膜瘤,S100 和上皮膜抗原阴性有助于鉴别;(H)皮肤纤维瘤,细胞型。尤其当核分裂象明显时,致密的细胞成分可被过度解读为恶性

皮肤肌纤维瘤 Dermatomyofibroma

▌诊断标准

● 肉色或色素减退的斑块。

● 细胞学形态正常的梭形细胞排列成束,走向与上方表皮平行(图 14.16A)。

● 位于真皮中部,延伸至皮下的程度是有限的(图 14.16B)。

● SMA 和/或 MSA 阳性;CD34 阴性,13a 因子一般阴性。

▌鉴别诊断

● 皮肤纤维瘤。

● 平滑肌瘤。

● 隆突性皮肤纤维肉瘤。

● 纤维瘤病。

● 瘢痕。

▌诊断难点

● 有些病例病理表现可与皮肤平滑肌瘤重叠。

● 13a 因子、CD34 和 S100 可标记出皮肤树突状细胞,这些细胞散在于肿瘤细胞之间或外围。

▌诊断要点

● 一般与皮肤纤维瘤无关。

● 梭形细胞排列成的长束与表皮平行有助于诊断。这种表现一般不见于皮肤纤维瘤或平滑肌瘤。

● 与纤维瘤病不同,该肿瘤细胞不表达 β-联蛋白(β-catemin)。

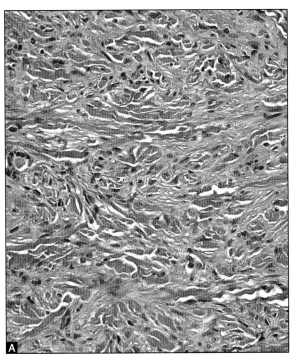
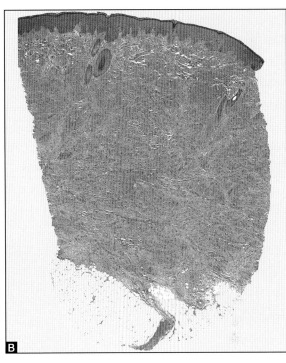

图 14.16　A 和 B:皮肤肌纤维瘤。(A)拉长的肌纤维母细胞排列成束,与上方表皮平行。真皮胶原束出现在细胞束间;(B)与皮肤纤维瘤相比,该肿瘤周边界限常不清楚

隆突性皮肤纤维肉瘤 Dermatofibrosarcoma Protuberans(DFSP)

▍诊断标准

- 坚硬的斑块、结节或多结节肿物(图 14.17A)。
- 单一形态的细长梭形细胞弥漫性分布于真皮和皮下组织,多在真皮中部和深部呈明显的席纹状排列(图 14.17B 和 C)。

▍鉴别诊断

- 皮肤纤维瘤。
- 神经纤维瘤,弥漫型。
- 神经束膜瘤。
- 巨细胞纤维母细胞瘤(见下文)。
- 纤维肉瘤。

▍诊断难点

- 送检标本若不包含皮下组织会给确诊带来困难,因皮下浸润模式是界定 DFSP 的特征性表现(图 14.17D 和 E)。
- 病变的浅表部分可与弥漫型神经纤维瘤和其他良性肿瘤非常相似。
- 黏液样型与其他黏液样肿瘤难以鉴别(见"黏液样肿瘤"章节)。

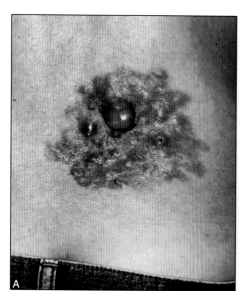
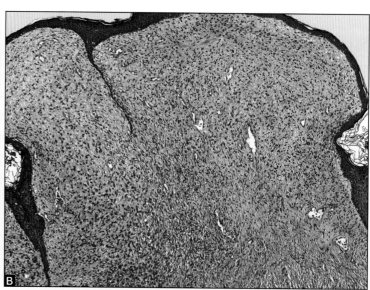

皮肤病理鉴别诊断彩色图谱

诊断要点

- 主要见于年轻人和中年人,多位于躯干和四肢近端,但任何部位和年龄均可受累。
- S100(神经纤维瘤阳性)有助于排除弥漫型神经纤维瘤。
- CD34 在 DFSP 弥漫表达,且呈强阳性。
- 即使局部大范围切除,20% 的病例仍出现复发,多见于边缘狭窄者。
- 绝大多数病例显示 DFSP 的发生是由于血小板源性生长因子 β 链(platelet derived growth factor β-chain,PDGFβ)过表达及其受体(platelet de-rived growth factor receptor,PDGFR)的激活导致。
- 染色体易位 t(17;22)(q22;q13),使 PDGFβ 基因的外显子 2 与 1 型胶原 α1(COL1A1)基因的外显子相融合。

- 融合后 PDGFβ 基因受高度激活的 COL1A1 启动子的控制,导致 PDGFβ 过表达.
- 甲磺酸伊马替尼(Gleevec)可阻断 PDGFR 信号通路,用伊马替尼治疗可使部分肿瘤缩小或消退。
- 罕见病例转移,一般仅在多处复发后发生。
- 罕见病例出现与传统纤维肉瘤一样的病变区域;预后意义不明,但有研究表明若局部大范围完整切除,边缘阴性,亦无显著性差异。
- 在 DFSP 上发生纤维肉瘤的诊断标准:
  - 束状,而不是席纹状生长模式。
  - 丰满的梭形细胞,泡状核更多。
  - CD34 表达减弱或缺如。
  - 有丝分裂象增多,7～15 个/10HPF(高倍视野)(与传统的 DFSP1～3 个/10HPF 对比)。

图 14.17　A、B

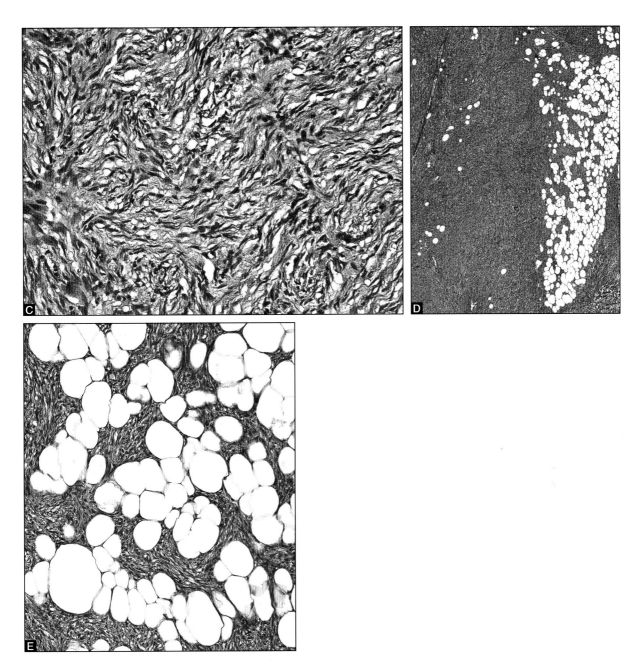

图 14.17 A～E:隆突性皮肤纤维肉瘤(DFSP)。(A)—中年男性下背部的一枚红棕色斑块,其上分布丘疹和结节;(B)真皮乳头被弥漫聚集的梭形细胞所占据。浅表部位往往缺少特征性的席纹状模式;(C)大多数肿瘤梭形细胞排列成席纹状;(D)真皮网状层和部分皮下组织受累具有特征性;(E)小片脂肪细胞周围肿瘤细胞浸润(称为"花边样"模式),是一关键特征

孤立性纤维性肿瘤 Solitary Fibrous Tumor

诊断标准

- 肿瘤位于真皮或皮下,边界清楚或部分有包膜,细胞形态单一,胞浆丰满,CD34+,梭形或卵圆形细胞排列随意或呈短束状,分布在纤维性间质内,间质内可见扩张的血管,血管有角度和分支。

鉴别诊断

- DFSP。
- 皮肤纤维瘤。
- 梭形细胞脂肪瘤。

诊断难点

- 局部取材的皮损可与 DFSP 或真皮内梭形细胞脂肪瘤非常相似,两者均表达 CD34。

诊断要点

- 不常见;主要见于成人(中位年龄 50 岁)。
- 大多数孤立性纤维性肿瘤是良性的。
- 复发或转移罕见。
- 细胞的排列方式常被称为"无固定模式"(图 14.18A)。
- 多细胞区和少细胞区交替出现,血管扩张有棱角,血管壁厚,呈玻璃样变,是其常见特点(图 14.18B)。
- 不典型组织学特点(如细胞异型、有丝分裂指数、坏死)和预后之间的关联不完全清楚。
- CD34 表达可与皮肤纤维瘤鉴别。
- 与 DFSP 和真皮内梭形细胞脂肪瘤不同,孤立性纤维性肿瘤边界清楚和/或局部有包膜。
- 皮下型梭形细胞脂肪瘤可边界清楚和/或有包膜,但与孤立性纤维性肿瘤相比,含有更多脂肪细胞。
- 很多病例除了表达 CD34,还表达 CD99 和 Bc12。

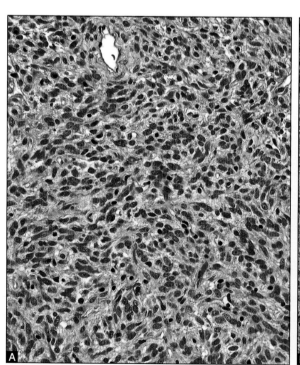
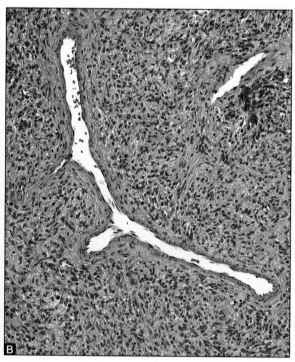

图 14.18 A 和 B:孤立性纤维性肿瘤。(A)整体结构往往被称为"无固定模式";肿瘤相对富于细胞,细胞丰满,但核形态正常;(B)血管一般较明显,多呈扩张状态并有分支,所谓的"鹿角"模式与血管周皮细胞瘤有关。与隆突性皮肤纤维肉瘤不同,该肿瘤细胞丰满并呈椭圆形,且缺乏隆突性皮肤纤维肉瘤的席纹状结构

创伤性神经瘤 Traumatic Neuroma

▍诊断标准

- 既往创伤处小的坚实结节。
- 组织病理表现为纤维组织夹杂无序增生的小神经束,这些小神经束源于一根完好的神经末梢(图 14.19A)。

▍鉴别诊断

- 局部趾间神经炎(Morton 神经瘤)。
- 孤立性神经瘤。
- 神经鞘瘤。
- 神经纤维瘤。

▍诊断难点

- 若取材时未取到"母"神经,该病将难以与周围神经鞘膜肿瘤相鉴别,尤其当患者无法提供外伤史时(图 14.19B)。

▍诊断要点

- 大多数病例累及四肢末端,尤其是指趾部位(表14.2)。
- 小神经束由不同比例的神经鞘细胞和轴突组成。
- 有外伤史,并在完整正常神经附近出现无序排列的小神经束,这具有实质性的诊断意义。

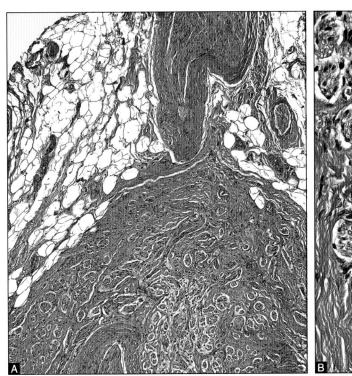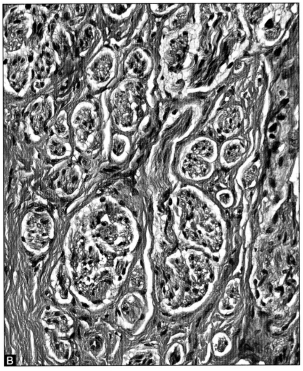

图 14.19　A 和 B:创伤性神经瘤。(A)致密神经束组成的小结节与视野右方的"亲本神经"横切面相毗邻;(B)如未见到亲本神经或临床背景未知,增生的小神经束可被误诊为神经源性肿瘤

皮肤病理鉴别诊断彩色图谱

局限性趾间神经炎（Morton 神经瘤）Localized Interdigital Neuritis（Morton's Neuroma）

▌ 诊断标准

- 趾足底神经分叉处膨大，呈纺锤状，质地坚实。
- 神经内水肿和纤维化，同心性纤维化包绕着神经外膜和神经束膜（图 14.20）。
- 没有神经束增生（图 14.20、表 14.2）。

▌ 鉴别诊断

- 创伤性神经瘤。
- 孤立性神经瘤。
- 神经鞘瘤。
- 神经纤维瘤。

▌ 诊断难点

- 若有广泛纤维化，可能与浅表纤维瘤病或腱鞘纤维瘤混淆。

▌ 诊断要点

- 该病实质上是纤维化炎症反应，非真性神经瘤。
- 临床病史很有特征性；绝大多数患者出现足底阵发性疼痛，疼痛累及第三和第四跖骨头之间的趾足底总神经，其次是第二和第三跖骨头之间的趾足底总神经。
- 女性好发（可能由穿高跟鞋引起）。
- 广泛纤维化并缺乏大量小神经束，可与创伤性神经瘤和外周神经鞘肿瘤相鉴别。

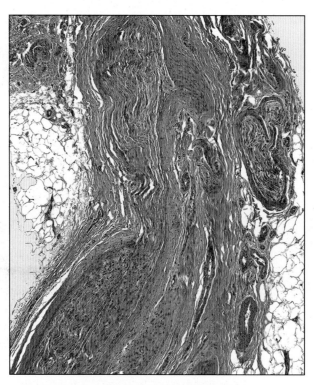

图 14.20　局部趾间神经炎（Morton 神经瘤）。同心性纤维化包绕着神经外膜和神经束膜。与创伤性神经瘤不同，没有小神经束的增生

栅栏状有包膜神经瘤/孤立性神经瘤 Palisaded and Encapsulated Neuroma/Solitary Neuroma

诊断标准
- 真皮内结节由短细胞束组成,后者由细胞形态正常的梭形细胞组成,常被小裂隙分隔,周围绕以致密的纤维组织环(图 14.21A)。

鉴别诊断
- 神经鞘瘤。
- 神经纤维瘤。

诊断难点
- 取材不完整时,可能与神经鞘瘤和某些类型纤维组织肿瘤难以鉴别。
- "栅栏状"和"有包膜"具有误导性,事实上栅状排列并不常见,且很多病例没有包膜(图 14.21B)。

诊断要点
- 绝大多数病例发生于头颈部,尤其是面部。
- 肿瘤呈良性,即使未切除干净也几乎不复发。
- 神经鞘瘤与该肿瘤有较多重叠,但前者通常有显著的胶原纤维包膜,无裂隙,细胞密度不均,结构也常有变化,且常与外观正常的神经相毗邻。

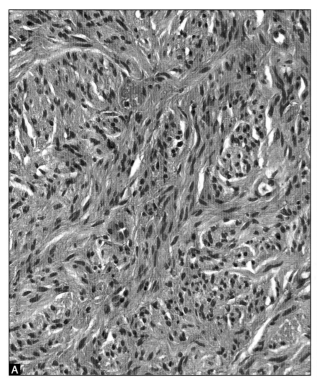
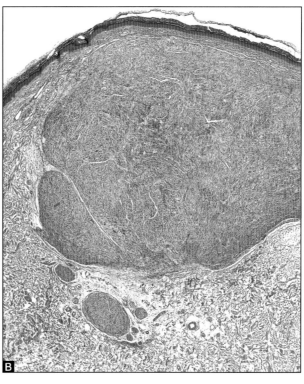

图 14.21　A 和 B:孤立性局限性神经瘤(栅栏状有包膜神经瘤)。(A)孤立性局限性神经瘤(栅栏状有包膜神经瘤)。圆形、致密的短束状结构被裂隙分隔开来;(B)肿瘤界限清晰,位于真皮内

神经鞘瘤 Schwannoma

诊断标准

- 结节有包膜,位于真皮或皮下组织中央,由波状S100+的梭形细胞组成,细胞在某些区域排列致密形成多细胞结节(Antoni A 区),在其他区域弥散排列(Antoni B 区)(图 14.22A ~ C)。

鉴别诊断

- 神经纤维瘤。
- 细胞型神经鞘瘤(表 14.1)。
- 恶性周围神经鞘肿瘤(表 14.1)。

诊断难点

- 某些病例细胞核有多形性,可能与恶性肿瘤相混淆(图 14.22D)。

诊断要点

- 边界清楚、有纤维性包膜有助于将神经鞘瘤(如细胞型神经鞘瘤)与其他神经鞘肿瘤(如MPNST)进行鉴别(图 14.22E)。
- 以下线索有助于诊断:厚壁血管,管壁玻璃样变;肿瘤毗邻常有部分外观正常的神经组织(图14.22F)。
- 罕见病例出现多发性结节(神经鞘瘤病)。
- 偶见神经鞘瘤几乎全部由圆形或卵圆形的上皮样细胞组成。
- 所有的神经鞘瘤 S100 弥漫性强阳性,但黑素细胞标记阴性。
- 神经鞘瘤有完整的包膜,而神经纤维瘤没有。
- 恶性周围神经鞘肿瘤无包膜,细胞多性更明显,核分裂指数更高,仅局部表达 S100。

表 14.1 细胞型神经鞘瘤(Cellular Schwannoma)与恶性周围神经鞘肿瘤(MPNST)的鉴别

特征	细胞型神经鞘瘤	MPNST
常见于皮肤	是	否
包膜	是	否
坏死	少见	常见
异型性	轻到中度	显著
有丝分裂指数	<4 个/10HPF	>4 个/10HPF
累及下方骨骼	不常见	常见
S100 表达	弥漫强阳	局部弱阳
复发	<5%	频繁
转移	从不	常见

MPNST:恶性周围神经鞘肿瘤;HPF:高倍视野。

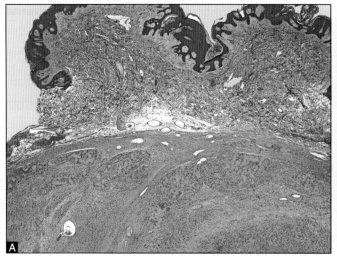
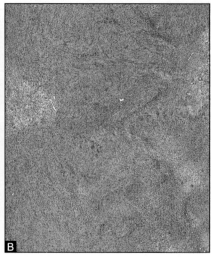

图 14.22　A、B

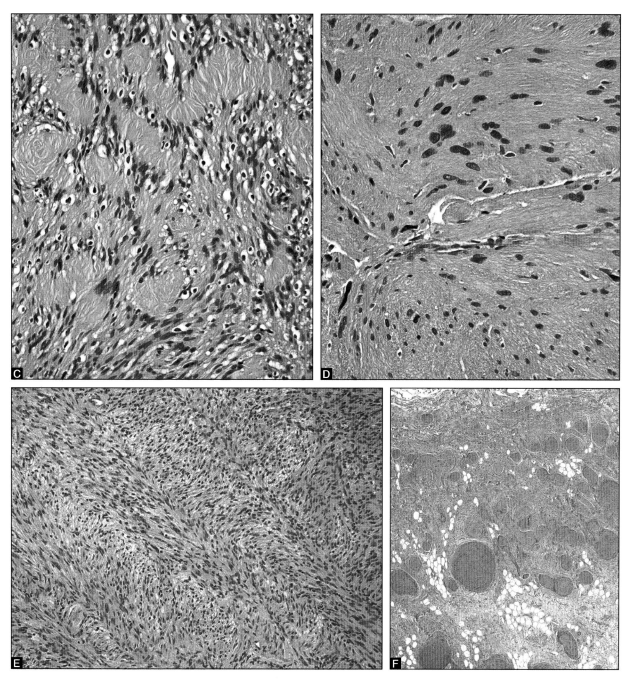

图 14.22　A～F:神经鞘瘤。(A)即使在低倍镜下,典型"有序"的小叶(Antoni A 区)和无序弥漫区(Antoni B 区)也很明显;(B)部分区域缺乏独特的结构;(C)细胞核被胞浆分开,成排排列,形成栅栏状排列的核和 Verocay 小体。常见于 Antoni A 区;(D)神经鞘瘤伴退行性变(老化型)。可见明显核多形性,但是几乎或完全没有核分裂象;(E)细胞型神经鞘瘤。很多特征类似恶性梭形细胞肿瘤,特别是恶性周围神经鞘肿瘤、纤维肉瘤或滑膜肉瘤。但是该肿瘤核分裂象每 10 个高倍视野少于 4 个,细胞多形性轻,且肿瘤往往有包膜。与恶性周围神经鞘肿瘤不同,S100 多呈弥漫强阳性表达;(F)丛状型由多个散在的肿瘤细胞结节组成

低度恶性的纤维黏液样肉瘤 Low Grade Fi-bromyxoid Sarcoma（LGFMS）

▌诊断标准

- 肿瘤细胞成分低至中密度,纤维化区域和黏液样区域交替存在,黏液样区域中均匀分布细胞学正常的梭形和星状细胞,表达波形蛋白,有时表达 SMA,但不表达 CD34、S100、结蛋白（desmin）或 β-联蛋白（β-catenin）（图 14.23）。

▌鉴别诊断

- 低度恶性黏液纤维肉瘤。
- 黏液样神经纤维瘤。
- 黏液样 DFSP。
- 韧带样型纤维瘤病。

▌诊断难点

- 大体上看肿瘤边界清楚,但镜检常呈浸润性生长。
- 特征性结构特点（纤维性区域和黏液样区域,胶原"玫瑰花环"）是与其他肿瘤鉴别的必要条件,若不完整切除或未行较大范围切除活检的话,诊断低度恶性的纤维黏液样肉瘤（LGFMS）较为困难（图 14.23）。

▌诊断要点

- 患者年龄跨度可较大,但好发于年轻人和中年人。
- 许多文献记述了不完整切除引起复发和转移的病例。
- 常在皮损出现数年甚至数十年后发生转移。
- 与其他纤维性和黏液样肿瘤相比,LGFMS 不常见于皮肤;大多数发生于深筋膜。
- 最常见于下肢,其次是胸壁或腋窝,臀部和头颈部。
- t(7;16) 易位具有特征性,导致 7 号染色体上的 FUS 基因与 16 号染色体上的 CREB3L2 基因融合。
- FUS/CREB3L2 融合转录可用 RT-PCR 或针对 FUS 基因的异位分离探针进行检测。

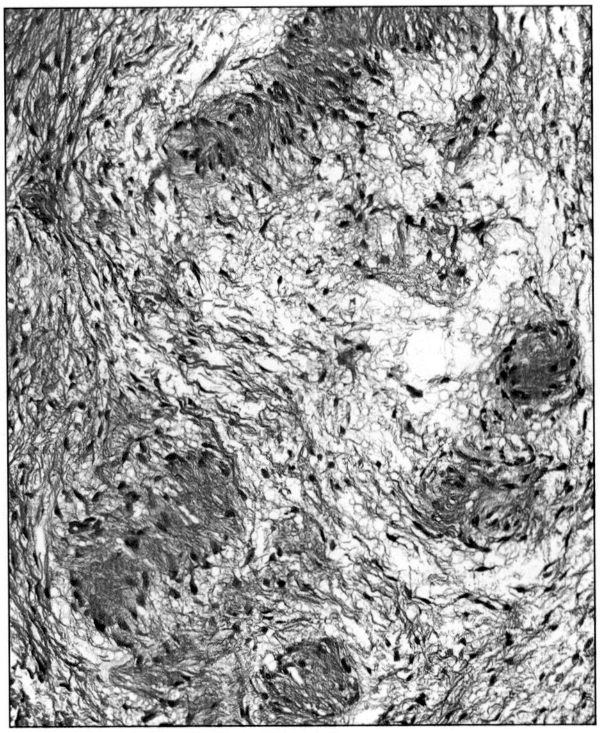

图 14.23 低度恶性纤维黏液肉瘤。不常见于皮肤。常从黏液样区域突然转变为纤维性区域。"玫瑰花环"由大致呈栅状排列的细胞组成,具有特征性(但必须与神经纤维瘤的 Meissner 小体或神经鞘瘤的 Verocay 小体相鉴别)

平滑肌瘤 Leiomyoma

▌诊断标准

- 孤立或多发的肉色或淡粉红色皮肤结节。
- 细胞丰满,呈梭形,细胞无异型性,排列成束,边界一般较清楚(图14.24A)。

▌鉴别诊断

- 平滑肌肉瘤。
- 平滑肌错构瘤(图14.24B)。

▌诊断难点

- 细胞形态偶有变异,可能被过度解读为恶性依据。

▌诊断要点

- 超过1或2个核分裂象提示平滑肌肉瘤的可能性,尤其当有细胞多形性时。

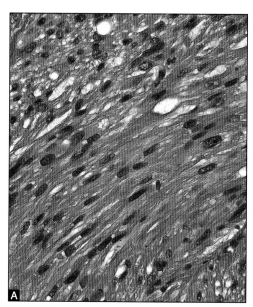
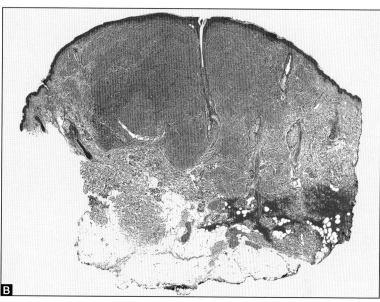

图14.24 A 和 B:平滑肌瘤。(A)细胞丰满,但细胞形态正常,细胞核呈圆柱形(雪茄形),排列成束,组成肿瘤的大部分结构。细胞核大小和形态可有轻度多形性,但与平滑肌肉瘤相比有丝分裂少;(B)许多皮肤平滑肌瘤被称为"毛发平滑肌瘤",这是由于肿瘤平滑肌细胞束看上去源于立毛肌,例如本例

皮肤平滑肌肉瘤 Cutaneous Leiomyosarcoma

■ 诊断标准

- 孤立性皮肤结节。
- 真皮内结节占位,边界不清,细胞丰满呈梭形,有多形性,含有一定核分裂象,表达 SMA(图 14.25A)。
- 很少累及或不累及皮下(图 14.25B)。

■ 鉴别诊断

- 非典型性纤维黄瘤(AFX)。
- 梭形细胞鳞癌。
- 梭形细胞黑素瘤。
- 梭形细胞血管肉瘤。
- 其他部位平滑肌肉瘤皮肤转移。

■ 诊断难点

- 偶尔少数肿瘤细胞可表达 CK。
- 确诊必须排除其他部位平滑肌肉瘤皮肤转移。
- 只有当活检/切除组织可评价皮下组织情况的时候,才能作出明确诊断。

■ 诊断要点

- "皮肤平滑肌肉瘤"这个术语应用于以真皮内为中心,极少扩展至皮下的肿瘤。
- 约 50% 的病例可出现复发。
- 明显扩展累及皮下者可发生转移,但限于真皮内的皮肤平滑肌肉瘤是不转移的。
- 多发皮损提示可能为其他部位平滑肌肉瘤皮肤转移。
- 绝大多数病例相对容易鉴别;有时可见多核细胞,但是多形性比 AFX 小得多。
- 预后仅取决于肿瘤的深度;若肿瘤局限于真皮,有丝分裂指数、恶性程度和其他特点并不预示转移。
- 完整切除可治愈,应尽量完整切除肿瘤(如大范围局部切除)。
- 复发者更易侵犯皮下组织,从而增加转移风险。

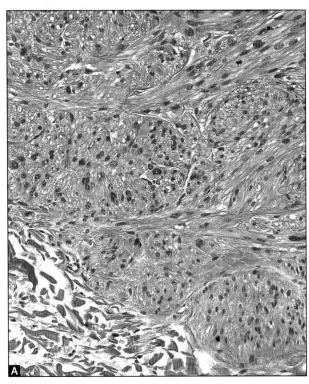
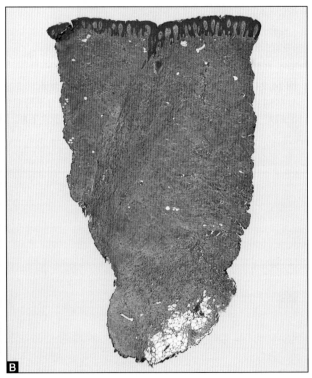

图 14.25 A 和 B:平滑肌肉瘤。(A)与平滑肌瘤相比,该肿瘤细胞多形性更明显,有丝分裂指数更高;(B)肿瘤位于真皮内,但扩展累及皮下。局限于真皮者从不转移,累及皮下者有局部复发的可能性,偶可转移

肌纤维瘤（和肌纤维瘤病）Myofibroma（and Myofibromatosis）

诊断标准

- 肌纤维瘤：孤立性肉色或紫蓝色结节。
- 肌纤维瘤病：出生时或婴儿期出现多发性肌纤维瘤。
- 肿瘤单个或多个结节,边界清楚,由两种细胞组成:
  - 排列成束的梭形细胞加上圆形或卵圆形的未分化细胞;
  - 由圆形少细胞硬化区和围绕角状扩张血管的细胞区构成的带状外观(图14.26A)。

鉴别诊断

- 结节性筋膜炎(梭形细胞成分显著时)。
- 细胞型皮肤纤维瘤。
- 平滑肌瘤。
- 肌周细胞瘤。

诊断难点

- 肿瘤细胞小叶可延伸进入血管;这种"血管侵袭"表现并非恶性依据(图14.26B)。
- 有时可见肿瘤坏死和核分裂象,并非恶性依据。
- 孤立性肌纤维瘤可无清晰带状模式。

诊断要点

- 头、颈和躯干是肌纤维瘤的好发部位。
- 孤立性肌纤维瘤可局部复发但不会转移;推荐保守性完整切除。
- 肌纤维瘤病不转移,但可累及其下脏器,使其不易完全切除,复发/持续不退并不少见。

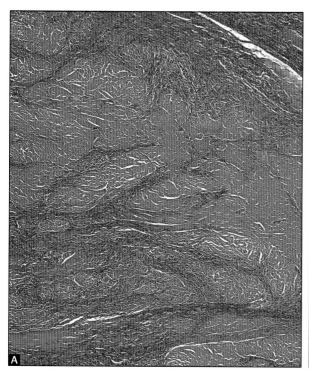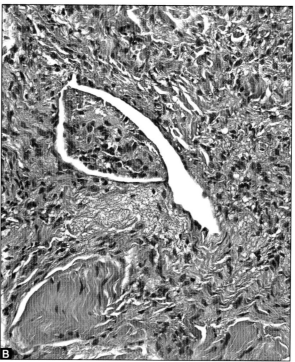

图14.26 A和B:肌纤维瘤。(A)"双相"外观具有特征性,硬化性少细胞区与细胞区交替出现;(B)细胞区内,常见血管"假性侵袭"。这并不意味着有转移风险

婴儿指（趾）纤维瘤病（包涵体性纤维瘤病）
Infantile Digital Fibromatosis（Inclusion-Body Fibromatosis）

▎诊断标准

- 婴儿或儿童指（趾）部位孤立或多发的坚实结节（图 14.27A、表 14.2）。
- 胶原基质中分布梭形肌纤维母细胞，细胞无异型性，有些细胞含有小圆形胞浆嗜酸性的包涵体，Masson 三色染色呈深红色，免疫组化检查表达肌动蛋白（actin），但 PAS、阿辛蓝或胶体铁染色均为阴性（图 14.27B～D）。

▎鉴别诊断

- 结节性筋膜炎。
- 浅表型纤维瘤病。

▎诊断难点

- 有些病例中包涵体很少，HE 染色下难以找到。
- 有些病例中肌动蛋白（actin）阳性仅见于酒精固定或 KOH 处理过的组织或用胰蛋白酶预处理过的福尔马林固定组织。

▎诊断要点

- 60% 的病例局部复发，无转移，很多病例在数月至数年后自发消退。
- 好发于第三、第四和第五指（趾）；大拇指很少累及，无大姆趾发病的报告。
- 部分病例出现功能受损或持续性关节畸形。
- 包涵体可能起源于肌动蛋白纤丝。

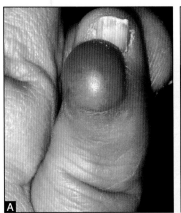
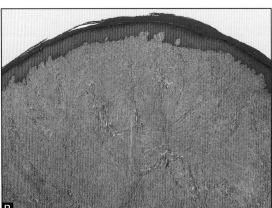
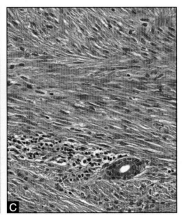

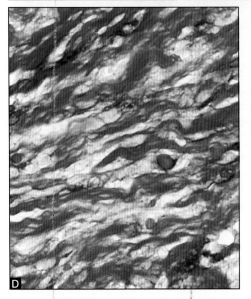

图 14.27 A～D:包涵体性纤维瘤病。（A）该枚坚实的结节发生于 2 岁儿童的第五趾；（B）结节由梭形细胞组成，占据真皮全层；（C）肿瘤由丰满的梭形细胞组成，其中部分含特征性的胞浆包涵体，位于胞核附近；（D）包涵体 Masson 三色染色呈亮粉红色

表 14.2　常见于指(趾)、手、足的肿瘤

肿瘤	临床特征	组织病理学特征
创伤性神经瘤	之前创伤部位的坚实小结节	纤维组织夹杂无序增生的小神经束,这些小神经束源于一根完整的神经("亲本"神经)末梢;(并非每张切片都能见到亲本神经)
Morton 神经瘤	足底阵发性疼痛,位于第三和第四跖骨头之间,其次是第二和第三跖骨头间	趾底神经梭形膨大 神经水肿和纤维化,同心性纤维化,包绕神经外膜和神经束膜 没有神经束增生
指趾黏液假囊肿	远端指(趾)孤立性丘疹,常位于甲周	囊腔内和/或周围纤维组织无定形嗜碱性黏液样物质
腱鞘囊肿	腕部或手部的孤立性结节	同指(趾)黏液假囊肿
肢端纤维角皮瘤	肢端皮肤息肉样突起	真皮增生,由垂直生长的细长的胶原束组成
残余指/副指	肢端皮肤息肉样突起	与肢端纤维角皮瘤相似,但真皮中央被粗大神经束占据
腱鞘纤维瘤	深在、缓慢增大的结节,与腱鞘相连	结节边界清楚,由梭形细胞组成,细胞成分多少不一,可似筋膜炎样表现,也可仅有少量细胞,伴硬化或玻璃样变
肢端/指(趾)纤维黏液瘤	指(趾)部孤立,缓慢生长,无压痛的丘疹或结节;常累及甲床	黏液样至纤维性基质上分布细胞学基本正常的 CD34+梭形细胞
浅表纤维瘤病	坚实,条索状硬结或皮肤和皮下组织的弥漫性增厚,见于高加索成年男性	早期:真皮内成纤维细胞结节,细胞成分相对较多,可形成模糊束状 晚期:细胞成分减少,不规则硬化胶原束增多
婴儿指(趾)纤维瘤病	婴儿或儿童指(趾)部位孤立或多发坚实结节	胶原基质中分布梭形肌纤维母细胞,细胞无异型,有些细胞含有小圆形含嗜酸性胞浆的包涵体 Masson 三色染色呈深红色,免疫组化检查表达肌动蛋白包涵体
神经鞘黏液瘤	缓慢生长、孤立的丘疹或结节	结节由圆形、梭形和卵圆形细胞组成,周围绕以纤维小梁;细胞表达 S100
腱鞘巨细胞肿瘤(腱鞘滑囊巨细胞肿瘤)	位于手指指间关节上的结节	结节轮廓钝圆,由不同比例的单核细胞、黄色瘤细胞和多核巨细胞组成
上皮样肉瘤	青年人手或腕部缓慢生长的真皮或皮下组织肿瘤;表面常有溃疡	结节由圆形、卵圆形或多角形细胞组成,细胞胞浆丰富,核大,有空泡("上皮样"),有时有梭形细胞;结节中央坏死 肿瘤从深部软组织扩展至皮肤 肿瘤细胞表达波形蛋白,局部表达 CK;约 50% 病例不同程度表达 CD34
肢端雀斑样痣性黑素瘤	肢端表面扩大的褐—黑色斑疹、斑片或斑块;	黑素细胞有异型性,多呈梭形,偶有病例似肉瘤(由于溃疡和坏死,表皮内肿瘤组织可能不明显或缺如)

婴儿纤维性错构瘤 Fibrous Hamartoma of Infancy

■ 诊断标准

- 真皮深部或皮下组织内快速生长的肿物,几乎总是在 2 岁内发生、发展,但此后也可持续性生长(图 14.28A)。
- 有三种不同的成分:①纵横交错的纤维小梁,含有梭形细胞;②小圆形至星形不成熟细胞,分布于黏液样阿辛蓝阳性基质中;③散布成熟的脂肪细胞(图 14.28B)。

■ 鉴别诊断

- 婴儿纤维瘤病(图 14.28C)。
- 肌纤维瘤病。
- 钙化腱膜纤维瘤。

■ 诊断难点

- 部分病例中未分化梭形细胞的成分不明显。
- 部分病例中成熟脂肪组织可较显著,似浅表脂肪瘤样痣或脂肪瘤。

■ 诊断要点

- 良性,但有约 16% 的病例会复发。
- 一般局部切除即可,复发病例可再次切除。
- 好发于男性。
- 约 20% 的病例出生即有。
- 腋下、腹股沟、四肢近端、肩膀、后背和前额是最好发的部位。
- 肌动蛋白阳性可见于外观成熟的成纤维细胞;部分病例 CD34+。

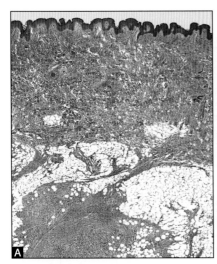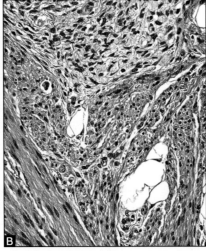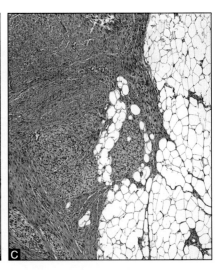

图 14.28　A ~ C:婴儿纤维性错构瘤。(A)真皮深层和皮下组织梭形细胞束与卵圆形细胞结节混合存在,梭形细胞胞浆呈嗜酸性;(B)该视野可见所有三种成分:未分化间充质细胞(视野上方),成纤维细胞/肌纤维母细胞成分(视野下半部)及成熟脂肪细胞;(C)不同细胞之间的过渡较为突兀

丛状纤维组织细胞瘤 Plexiform Fibrohistio-cytic Tumor

诊断标准

- 皮下结节,缓慢生长(图 14.29A)。
- 两种成分:①梭形细胞(表达 SMA)束,交织排列;②组织细胞样细胞(表达 CD68)小圆结节,部分多核(图 14.29B 和 C)。
- 梭形细胞不同程度地表达 SMA,组织细胞样细胞不同程度地表达 CD68。
- 不表达 S100、13a 因子、溶菌酶(lysozyme)、角蛋白(keratin)和结蛋白(desmin)。

鉴别诊断

- 纤维瘤病。
- 肉芽肿性病变包括感染。
- 细胞型神经鞘黏液瘤。

诊断难点

- 两种成分所占比例不同,部分病例以梭形细胞束为主,似纤维瘤病。

诊断要点

- 好发于四肢近端。
- 几乎均见于儿童和 30 岁以下青年人。
- 典型者呈特征性的双相表现,组织细胞样细胞围绕交织排列的梭形细胞束。
- 经常复发,很少转移;有淋巴结和肺部转移的报道,但死于该疾病者非常少见。
- 偶有病例在初次诊断时就出现肺部受累,应行肺部影像学检查。
- 无组织学特征提示其具有转移的可能性。
- 丛状纤维组织细胞瘤可能与细胞型神经鞘黏液瘤密切相关(或可能是同一种病)。

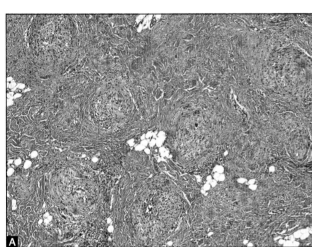
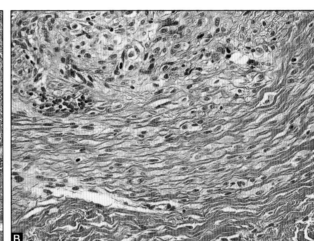
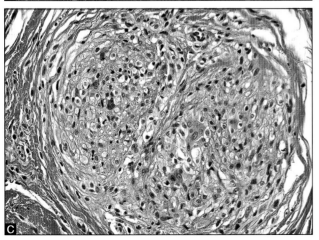

图 14.29　A～C:丛状纤维组织细胞瘤。(A)低倍镜下最显著的特点是真皮深部和皮下组织的组织细胞样细胞小圆结节(似肉芽肿);(B)组织病理呈双相结构,除了组织细胞样结节,还有梭形细胞束,细胞丰满;(C)结节通常结构致密,除了组织细胞样细胞还可有多核细胞

细胞型神经鞘黏液瘤 Neurothekeoma

▌诊断标准

- 真皮内或皮下坚实、孤立、缓慢生长的结节(图14.30A)。
- 肿瘤呈分叶状,肿瘤细胞呈梭形和卵圆形,排列成致密条索状和涡轮状细胞束。
- 肿瘤细胞表达 SMA、CD10、13a 因子、PGP(protein gene product,蛋白基因产物)9.5 和 MITF。
- S100、GFAP 和 Melan-A/Mart-1 阴性。

▌鉴别诊断

- 经典型神经鞘黏液瘤。
- 丛状纤维组织细胞瘤。
- 血管周上皮样细胞瘤。
- 黑素细胞肿瘤。

▌诊断难点

- 有时送检组织细胞成分较少,且部分有黏液样基质,可与经典型神经鞘黏液瘤混淆(图14.30B)。

- 部分病例呈现明显的有丝分裂活性和一定程度的异型性,易与恶性肿瘤相混淆。

▌诊断要点

- 20～30 岁是发病高峰期;略倾向于女性。
- 好发于头部(特别是鼻子、面颊和眶周),上肢和肩胛带(图14.30A)。
- 绝大多数为良性,部分病例会复发。
- 来源不清,但细胞型神经鞘黏液瘤与纤维组织细胞和周细胞肿瘤有很多共同点,而非来源于神经膜细胞(schwann 细胞)和周围神经鞘(表14.3)。
- S100 和 GFAP 表达阴性有助于排除经典型神经鞘黏液瘤(nerve sheath myxoma);Melan-A/Mart-1 阴性可排除黑素细胞肿瘤。
- 组织病理形态和免疫组化特点与丛状纤维组织细胞瘤有重叠,两者可能是同一疾病的两种亚型。
- 丛状纤维组织细胞瘤通常发生于深部软组织,好发于四肢。

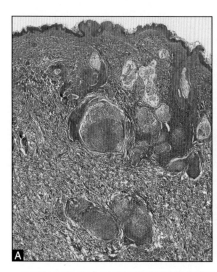
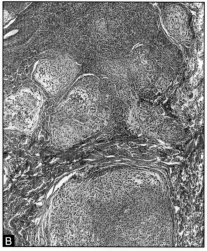

图 14.30　A 和 B:细胞型神经鞘黏液瘤。(A)本例位于面颊。肿瘤细胞小叶散在分布于真皮;(B)结节被间插纤维胶原束分隔,结节由卵圆形细胞组成,胞浆呈嗜酸性,黏液样。黏液样成分一般较经典型神经鞘黏液瘤少

表 14.3　经典型神经鞘黏液瘤(nerve sheath myxoma)与细胞型神经鞘黏液瘤(neurothekeoma)的比较

特点	经典型神经鞘黏液瘤	细胞型神经鞘黏液瘤
解剖部位	四肢远端(指、手),头和颈部	头(鼻、面颊、眶周),上肢,肩胛带
深度	一般局限于真皮层	真皮和/或皮下浅层
组织学特点	黏液样小叶聚集于真皮内,周围绕以纤维性间隔	肿瘤呈分叶状,肿瘤细胞呈梭形和卵圆形,排列成致密条索状和涡轮状细胞束 结节间有胶原纤维束间隔
免疫组化特点	肿瘤细胞表达 S100,常表达 GFAP、CD57 和 NSE;外周细胞常呈 EMA 阳性	肿瘤细胞表达 SMA、CD10、13a 因子、PGP9.5 和 MITF S100、GFAP 和 Melan-A/Mart-1 阴性

恶性周围神经鞘膜瘤,梭形细胞模式 Malignant Peripheral Nerve Sheath Tumor, Spindle Cell Pattern

■ 诊断标准

- 皮下结节,一般较大。
- 梭形至上皮样细胞聚集于胶原性至黏液样基质内,细胞有不典型性,有丝分裂指数高。

■ 鉴别诊断

- 细胞型神经鞘瘤。
- 梭形细胞黑素瘤。
- 滑膜肉瘤。
- 纤维肉瘤。

■ 诊断难点

- S100 表达常丢失(上皮样恶性周围神经鞘膜瘤除外——常显著表达),必须依靠别的特征将 MPNST 与其他梭形细胞肿瘤相鉴别(图 14.31A)。

- 若肿瘤表达 S100 将难以与梭形细胞黑素瘤相鉴别(梭形细胞黑素瘤常失表达 Melan-A 和 HMB45)(图 14.31B)。
- 与滑膜肉瘤的鉴别常较困难,需要分子生物学检测来排除滑膜肉瘤(表 14.4 和表 14.5)。

■ 诊断要点

- 皮损应广泛取材,甚至包括其边缘。有时可见到与其相连的神经纤维瘤,可证实诊断。
- 与细胞型神经鞘瘤不同,MPNST 无包膜。
- S100 局灶性弱阳性有助于排除细胞型神经鞘瘤和梭形细胞黑素瘤。
- 组织学特征显示其有转移潜能。

梭形细胞/亲神经黑素瘤

- 梭形细胞黑素瘤容易与某些梭形细胞肿瘤相混淆,其早期可表现为真皮神经束的相对细微的扩张膨大(见第 11 章)。

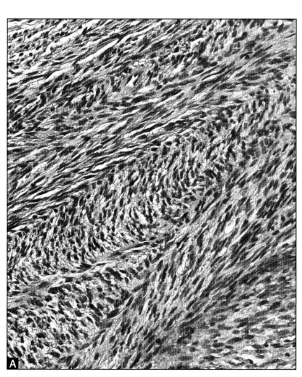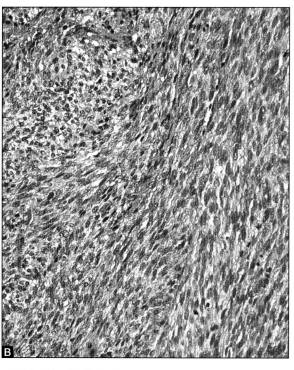

图 14.31 A 和 B:恶性周围神经鞘膜瘤,梭形细胞型。(A)恶性周围神经鞘膜瘤,梭形细胞型。有时,梭形恶性周围神经鞘膜瘤与纤维肉瘤和其他具有所谓"鲱鱼鱼骨"结构(紧密排列的梭形细胞束)的肿瘤难以鉴别;(B)肿瘤发生于皮内,但位置深在,偶尔可向上延伸至皮下组织和真皮。部分病例难以与梭形细胞黑素瘤鉴别

皮肤病理鉴别诊断彩色图谱

表 14.4　皮肤间质肿瘤的常见遗传学异常

肿瘤	细胞遗传学异常	分子事件
脂肪瘤	12q15 易位	*HGMA2* 融合
	6p21 易位	*HGMA1* 重排
非典型性脂肪瘤/分化良好的脂肪肉瘤	12q13-15 扩增	*MDM2*（和 *CDK4*、*GLL*、*SAS*）扩增
多形性脂肪瘤	16q 或 13q（较少）缺失	未知
梭形细胞脂肪瘤		
黏液样脂肪瘤		
促结缔组织增生性纤维母细胞瘤、腱鞘纤维瘤	t(2;11)(q31-32;q12)	未知
上皮样血管内皮瘤	t(1;3)(p36.3;q25)	未知
腱鞘巨细胞瘤	t(1;2)(p13;q37)	*CSF1* 和 *COL6A3* 基因融合
低度恶性纤维黏液样肉瘤	t(7;16)(q33;p11.2)>95%	*FUS* 和 *CREB3L2* 基因融合（>95%）及
	t(11;16)(p13;p11.2)<5%	*FUS* 和 *CREB3L1* 基因融合（<5%）
黏液样/圆细胞脂肪肉瘤	t(12;16)(q13;p11)	*FUS* 和 *CHOP* 基因融合
周皮细胞瘤	t(7;12)(p2;q13)	*ACTB-GL*
滑膜肉瘤	t(x;18)(p11.2;q11.2)	*SYT* 和 *SSX1*、*SSX2* 或 *SSX4* 融合
透明细胞肉瘤	t(12;22)(q13;q12)	*EWS-ATF1* 融合

表 14.5　良性和恶性颗粒细胞瘤的比较

特点	良性	恶性
大小	常常<2cm	常常>2cm
边界	界限清楚	浸润性生长
有丝分裂指数	常<1 个/10HPF	≥2 个/10HPF
细胞学特征	圆形或卵圆形细胞排列成巢	梭形细胞排列成束
溃疡	罕见	有时
坏死	罕见	有时
淋巴血管侵犯	从不	有时
细胞学不典型性	轻度	显著

HPF：高倍视野。

黏液样肿瘤

皮肤局部黏蛋白沉积症 Cutaneous Focal Mucinosis

▌诊断标准

- 圆顶肉色或白色皮肤丘疹,常孤立,无痛。
- 嗜碱性无定形黏液样物质或黏液"湖",其内散在梭形、星形和/或三角形成纤维细胞,细胞学形态正常(图 14.32A 和 B)。
- 局限,但边界不一定很清晰。

▌鉴别诊断

- 腱鞘囊肿/指黏液假囊肿(组织病理学)。
- 各种皮肤黏蛋白病(见第 10 章)。
- 皮肤血管黏液瘤,其他黏液样肿瘤。

▌诊断难点

- 皮肤血管黏液瘤与该病有部分重叠;是良性肿瘤但有复发倾向。
- 若无临床资料,单纯组织学表现可与丘疹性黏蛋白病相混淆。

▌诊断要点

- 可能是一种沉积症而非肿瘤。
- 与皮肤黏液瘤/浅表血管黏液瘤不同,该病无中性粒细胞和显著血管成分。
- 常见于四肢、面部、颈部或躯干,但与黏液样假囊肿和腱鞘囊肿不同,并不好发于手部和指部。
- 细胞成分多少各异,一般比绝大多数黏液样肿瘤成分少。
- 胞浆内空泡常见。

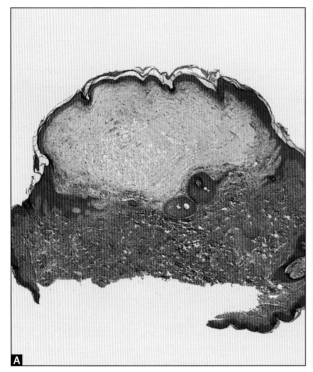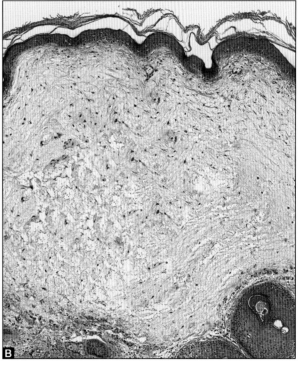

图 14.32　A 和 B:皮肤局部黏蛋白沉积症。(A)黏蛋白弥漫性聚集,占据真皮乳头层;(B)可见星形和梭形成纤维细胞,但数量较大多数黏液样肿瘤少

肢端黏液样假囊肿 The Acral Myxoid Pseudocysts

腱鞘囊肿/指黏液样假囊肿/皮肤黏液样囊肿 Ganglion Cyst/Digital Myxoid Pseudocyst/Cutaneous Myxoid Cyst

▌诊断标准

- 临床表现为一孤立丘疹或结节,位于腕部、手部或指部;约半数患者轻微疼痛(见表14.2)。
- 纤维组织厚带包绕囊腔,囊腔内壁可有或无滑膜内衬(图14.33A)。
- 无定形嗜碱性"黏蛋白"位于囊腔内和/或周围纤维组织内(图14.33A)。

▌鉴别诊断

- 皮肤局部黏蛋白沉积症。
- 浅表血管黏液瘤。
- 经典型神经鞘黏液瘤。

▌诊断难点

- 部分病例在切除时成为碎片,病理医生可能仅见到一片片的纤维性假囊肿壁,而无特征性的黏液。

▌诊断要点

- 是手部和腕部最常见的间质肿瘤。
- 腱鞘囊肿、指黏液样假囊肿和皮肤黏液样囊肿很可能相关,或是同一疾病的不同时期。
- 最重要的是与浅表血管黏液瘤相鉴别,因为后者容易复发,而且可能与 Carney 综合征相关。
- 大部分病例发生于手部和腕部(尤其是年轻和中年女性)。
- 皮损部位有助于与皮肤局部黏蛋白沉积症相鉴别。
- 若临床表现很典型,大多数情况下,少许嗜碱性黏蛋白沉积的纤维性囊肿"壁"片段即足以作出诊断(图14.33B)。

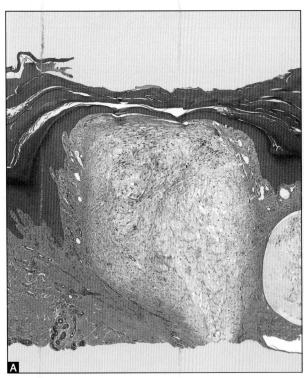
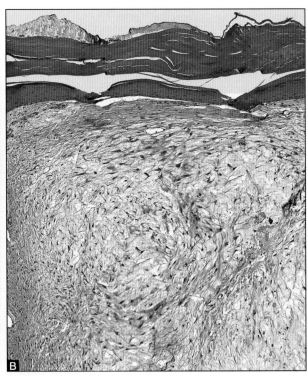

图14.33　A和B:指黏液样假囊肿。(A)病理表现与皮肤局部黏蛋白沉积症类似,但该皮损发生于肢端皮肤。视野最右边,有一个完好的囊腔;(B)可见梭形和星形成纤维细胞,一般数量比皮肤局部黏蛋白沉积症要多

浅表血管黏液瘤/皮肤黏液瘤 Superficial Angiomyxoma/Cutaneous Myxoma

诊断标准

- 息肉样或结节状肿瘤。
- 真皮内多叶状肿瘤,由梭形细胞组成,细胞无异型性,分布于黏液样基质内。黏液样基质围绕附属器结构,其内常有中性粒细胞(图14.34A和B)。

鉴别诊断

- 皮肤局部黏蛋白沉积症。
- 腱鞘囊肿/指黏液样假囊肿/皮肤黏液样囊肿。
- 经典型神经鞘黏液瘤。
- 肢端纤维黏液瘤。

诊断难点

- 与很多其他类似疾病不同,皮肤血管黏液瘤有复发倾向。
- 浅表血管黏液瘤不应与"侵袭性血管黏液瘤(aggressive angiomyxoma)"混淆,后者通常发生于生殖器部位或会阴的深部组织。

诊断要点

- 20%～30%局部复发。
- 通常呈息肉状或结节状。
- 间质内中性粒细胞浸润是诊断浅表血管黏液瘤的一条线索(虽然数量上可以有很大差别)(图14.34B)。
- 好发于男性;几乎可发生于任何年龄。
- 躯干是最常见部位,其次是头部、颈部和肢体。
- 多发性血管黏液瘤与Carney综合征相关。
- 有复发倾向。

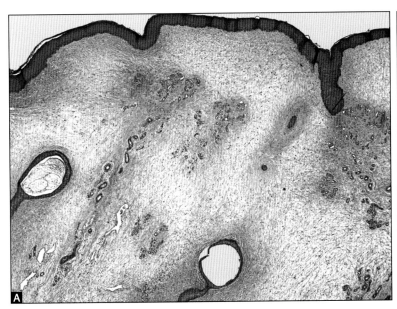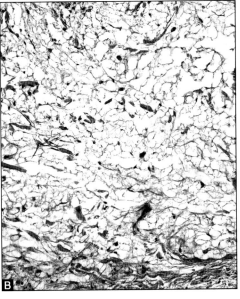

图14.34 A和B:浅表血管黏液瘤。(A)常可见被黏液包绕的附属器结构;(B)与大多数黏液样肿瘤相似,细胞呈星形和梭形。常见中性粒细胞,这是一条线索,有助于诊断,但该视野中没有

黏液样梭形细胞脂肪瘤 Myxoid Spindle Cell Lipoma

▎诊断标准
- 黏液样基质中分布成熟脂肪细胞,普通的梭形细胞和条索样胶原纤维束(图14.35)。

▎鉴别诊断
- 黏液样/圆细胞脂肪肉瘤(皮肤非常少见)。
- 其他黏液样肿瘤。

▎诊断难点
- 部分病例几乎全部是黏液,仅少许脂肪细胞,提示其真实性质。

▎诊断要点
- 较普通脂肪瘤含有更多梭形细胞。
- 与其他梭形细胞脂肪瘤一样,含13q染色体畸变,这一点在梭形细胞脂肪瘤病谱中研究得较深入。

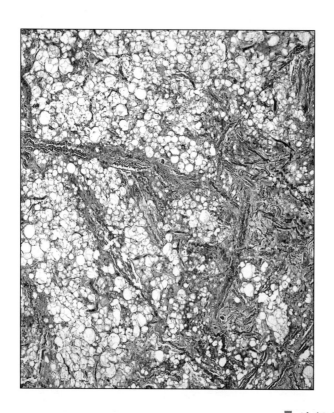

图14.35 梭形细胞脂肪瘤。成熟脂肪细胞绕以纤维黏液样基质。部分病例中黏液样物质很显著

肢端纤维黏液瘤(图14.36A 和 B) Acral Fibromyxoma

▎诊断标准
- 肿瘤位于真皮内,间质可呈黏液性至纤维性,其间可见细胞学正常的 CD34 + 的梭形细胞(图14.36A)。

▎鉴别诊断
- 浅表血管黏液瘤。
- 神经纤维瘤。
- 皮肤纤维瘤。

▎诊断难点
- 部分病例间质成分可能以黏液为主,而其他则主要以纤维为主,因此需要鉴别的疾病较多。

▎诊断要点
- 该病由于好发于甲、指或趾,因此也被称为指(趾)纤维黏液瘤,但有时该病也可发生于手掌(见表14.2)。
- 该病 CD34、CD99 也常为阳性,但 S100 为阴性,有助于与神经来源的肿瘤及皮肤纤维瘤相鉴别。
- 浅表血管黏液瘤间质以黏液为主,通常含有嗜中性粒细胞。

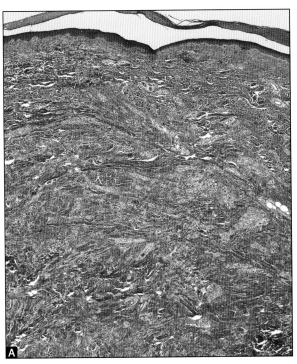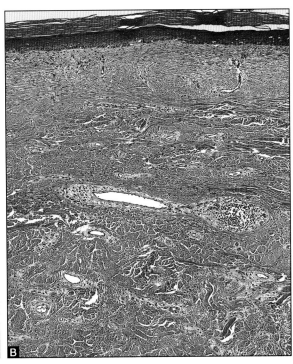

图 14.36　A 和 B 肢端纤维黏液瘤。(A)肿瘤中黏液样区域与更多的纤维性区域相融合;(B)血管成分较为明显,为诊断线索之一

(陈佳 译,陈柳青、邹先彪 校,涂平 审)

经典型神经鞘黏液瘤(Nerve Sheath Myxoma)(图 14.37A ~ D)

▌诊断标准

- 生长缓慢的单发性包块。
- 真皮中可见黏液样的团块,由纤维性的条索分隔。
- S100+细胞形态变化多端,可呈梭形、星状、圆胖状或上皮样,可单个分布,也可呈条索样或小巢状分布(图 14.37A)。

▌鉴别诊断

- 黏液样施万细胞瘤。
- 黏液样神经纤维瘤。
- 黏液纤维肉瘤(低级别)。
- 细胞型神经鞘黏液瘤(Neurothekeoma)。

▌诊断难点

- 某些病例的瘤细胞可出现中度的多形性(包括饱满的细胞、多个核细胞及上皮样的细胞),可能会被视为恶性肿瘤的证据。
- 少数病例可在形态学上与细胞型神经鞘黏液瘤(Neurothekeoma)重叠[但经典型神经鞘黏液瘤(nerve sheath myxomas)S100+,而细胞型神经鞘(neurothekeomas)黏液瘤 S100-]。

■ 诊断要点

- 本病好发于青中年患者,尤其好发于40~49岁个体。
- 好发于女性。
- 好发部位包括四肢,尤其是手指及手,还包括头颈部(见表14.2)。
- 低倍镜下可见特征性的分隔结构,即黏液性的肿瘤小叶被纤维性的间隔所分隔。
- 过去也被称为"黏液性神经鞘黏液瘤(myxoid neurothekeoma)",但近期研究发现本病是来源于神经膜细胞的真性外周神经鞘肿瘤,故经典型神经鞘黏液瘤(nerve sheath myxoma)应从细

胞型神经鞘黏液瘤(neurothekeoma)分离出来,细胞型神经鞘黏液瘤并非来源于神经鞘(见表14.3)。
- 除了S100,肿瘤细胞通常表达GFAP、CD57及NSE;EMA常仅表达于黏液性小叶外周的少量神经束膜细胞。
- 黏液性神经鞘瘤(myxoid schwannomas)在形态学上与本病类似,但黏液性神经鞘瘤具有更为明显的纤维性包膜。
- 黏液性神经纤维瘤通常具有更为弥漫性的生长模式。

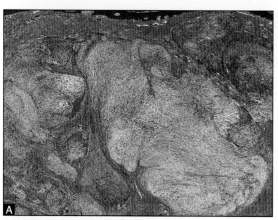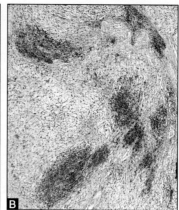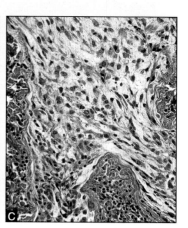
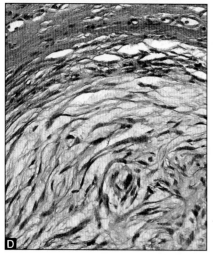

图14.37 A~D:经典型神经鞘黏液瘤。(A)圆形、梭形及卵圆形细胞组成结节,由纤维性小梁包绕;(B)与细胞型神经鞘黏液瘤(Neurothekeoma)不同,好发于肢端表皮且表达S100;(C)部分病例可出现中度的多形性;(D)疏松的黏液性间质为其特征性表现(非特异性)

[译者注:神经鞘黏液瘤分为经典型(Nerve sheath myxoma)和细胞型(Neurothekeoma)。两者的电镜超微结构及免疫组化完全不同,前者具有神经膜细胞的分化特点,免疫组化S100阳性也支持神经源性,故神经鞘黏液瘤应仅为nerve sheath myxoma,而不应包括Neu-

rothekeoma。细胞型(即Neurothekeoma)不论在电镜超微结构或是免疫组化均显示源于(肌)成纤维细胞,免疫组化不表达S100、PGP9.5及GFAP等,可表达NKI-C3、Mitf等,或许不久,细胞型(Neurothekeoma)就会被从神经鞘黏液瘤中分出去,而成为单独的一种肿瘤。]

黏液性神经纤维瘤 Myxoid Neurofibroma

诊断标准

- 在明显的黏液基质中含有梭形或卵圆形的细胞（图 14.38）。
- 免疫组化特点：
- S100——皮损中大约 50% 的细胞阳性。
- CD34——不等量的阳性细胞。
- EMA——散在的阳性细胞。

鉴别诊断

- 皮肤局灶性黏蛋白病。
- 经典型神经鞘黏液瘤。
- 指（趾）纤维黏液瘤。
- 黏液性脂肪瘤。
- 低级别神经纤维瘤样恶性周神经鞘膜瘤。

诊断难点

- 在普通的神经纤维瘤中，皮损内仅有大约 50% 的细胞表达 S100。
- 低级别神经纤维瘤样恶性周神经鞘膜瘤更有可能具有 S100 的表达。

诊断要点

- 黏液性神经纤维瘤并不常见，且好发于四肢。

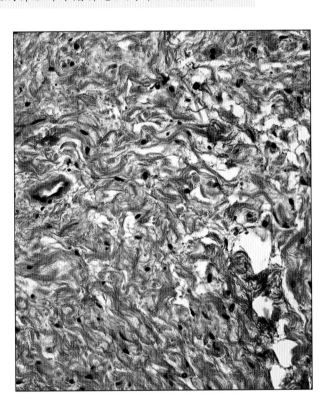

图 14.38　黏液性神经纤维瘤。在部分神经纤维瘤中，其基质可呈黏液样，相对普通的神经纤维瘤，其具有大量的黏液基质

黏液性隆突性皮肤纤维肉瘤 Myxoid Dermatofibrosarcoma Protuberans

诊断标准

- 临床、细胞学及免疫组化均为隆突性皮肤纤维肉瘤的特点,但细胞外基质以黏液为主,而非纤维性基质(图14.39A)。

鉴别诊断

- 深部(侵袭性)血管黏液瘤。
- 低级别黏液纤维肉瘤。
- 黏液性神经纤维瘤。
- 其他黏液性肉瘤(如黏液性脂肪肉瘤)(图14.39B)。

诊断难点

- 取材表浅时易与良性黏液性肿瘤相混淆。
- HE染色时,部分病例与黏液性脂肪肉瘤相仿。
- 极少数黏液性隆突性皮肤纤维肉瘤可出现肉瘤样区域,这些区域与黏液纤维肉瘤形态相似,其CD34表达减弱或不表达CD34。

诊断要点

- 浅表部分容易被误诊为良性黏液性肿瘤。
- 不同于黏液性脂肪肉瘤,隆突性皮肤纤维肉瘤通常局限于真皮及皮下组织,表达CD34且不含有脂肪母细胞。
- 仅有少数病例为纯黏液型,通常至少在某个局部有经典的隆突性皮肤纤维肉瘤表现。
- 黏液型隆突性皮肤纤维肉瘤的预后并不明确,但在局部切除且边缘干净的情况下,其复发及转移的风险与经典型类似。

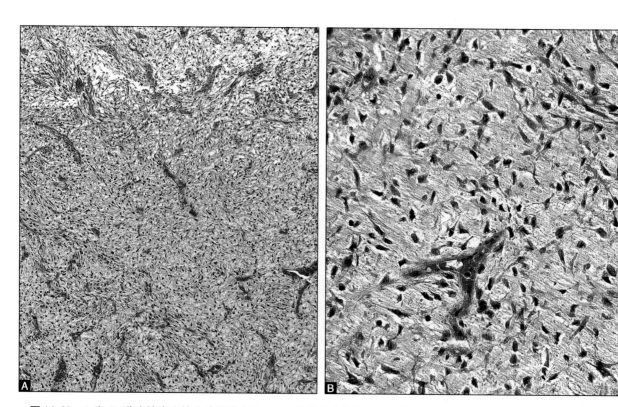

图14.39 A和B:黏液性隆突性皮肤纤维肉瘤。(A)黏液型隆突性皮肤纤维肉瘤细胞密度通常比经典型低;(B)细胞数量较少的情况下,薄壁分支的毛细血管更为明显,非常类似于黏液性脂肪肉瘤和其他黏液性肿瘤

黏液性纤维肉瘤 Myxofibrosarcoma

诊断标准

- 由星状细胞和梭形细胞组成的多小叶状的黏液性肿瘤,部分细胞可见异型性(图14.40A)。
- 细胞密度及多形性差异很大,可分为低度恶性、中度恶性及高度恶性,通常需要扩大切除以正确分级(图14.40B和C)。
- 高级别的肿瘤通常具有显著的多形性且混有数量不等的具有空泡化胞浆的细胞(假性脂肪母细胞)(图14.40C)。

鉴别诊断

- 黏液性隆突性皮肤纤维肉瘤。
- 黏液性平滑肌肉瘤。
- 黏液性恶性周神经鞘膜瘤。
- 黏液性"圆细胞"脂肪肉瘤。

诊断难点

- 浅表区域通常细胞较少,且细胞学正常。
- 复发后,肿瘤恶性程度可增高。
- 由于黏液性纤维肉瘤通常是高度浸润性肿瘤,边界不清,其外周细胞较少,肿瘤的范围容易被低估,造成首次切除的范围过小。

诊断要点

- 中老年患者最常发生的软组织肉瘤。
- 黏液性隆突性皮肤纤维肉瘤中可出现黏液性纤维肉瘤样区域(见黏液性隆突性皮肤纤维肉瘤)。
- 低度恶性的肿瘤不会转移,但容易复发;复发后,肿瘤通常会进展为更高的级别(且获得转移的潜能)。
- 高度恶性的肿瘤含有可在多形性未分化肉瘤(恶性纤维组织细胞瘤)中见到的由多形性细胞组成的实体性区域。
- 好发于中老年人的下肢。
- 50~70岁高发。
- 高达70%的病例发生于真皮深部及皮下组织。
- 应仔细评估边缘,因为黏液性纤维肉瘤外周可能由低度恶性区域构成,极易被忽略。

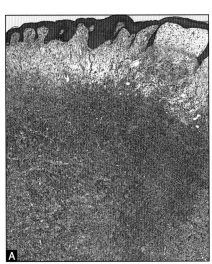 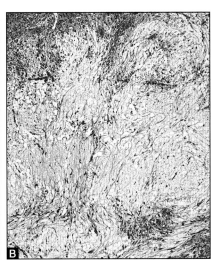 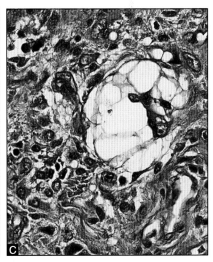

图14.40　A~C:黏液性纤维肉瘤。(A)尽管其下方就是密集的具有中高度异型性的瘤细胞,黏液性纤维肉瘤浅表部分仅有稀疏的肿瘤细胞;(B)肿瘤各个区域变异很大,如图中区域细胞稀疏,容易被误诊为低度侵袭性(或良性)的黏液性肿瘤;(C)肿瘤组织学级别呈谱状,在中度恶性至高度恶性的肿瘤中,可见假性脂肪母细胞,大的空泡化的细胞非常类似脂肪母细胞,但这些细胞中含有酸性多糖而非脂质

黏液性脂肪肉瘤（圆细胞脂肪肉瘤）Myxoid Liposarcomas（Round Cell Liposarcoma）

▌诊断标准

- 通常位置较深，少数情况下可发生于皮下，但也可能是从较深处局部浸润至皮下或转移至此。
- 组织学表现为黏液基质中出现圆形或卵圆形的间充质细胞，伴有明显的薄壁分支血管（图14.41）。

▌鉴别诊断

- 其他的黏液性肿瘤，尤其是黏液性神经纤维瘤、黏液型隆突性皮肤纤维肉瘤及低度恶性至中度恶性的黏液性纤维肉瘤。

▌诊断难点

- 细胞较少及轻度异型的病例可能被误诊为各种良性黏液性肿瘤。
- 由于表达S100，可能被误诊为黏液性神经来源的肿瘤。

▌诊断要点

- 好发于青年人及中年人。
- 次常见的脂肪肉瘤的类型。
- 绝大多数病例发生于大腿部位的软组织。
- 极少情况下可原发于腹膜后；如果发现发生于腹膜后的黏液性脂肪肉瘤，首先需要排除其转移的可能。
- 在某些区域，显著的黏液可呈现出"肺水肿"样的外观。
- 与其他类型的脂肪肉瘤相比，黏液性脂肪肉瘤的脂肪母细胞较小且不明显。
- 很容易转移至其他的软组织（先于肺部及其他内脏器官转移）。
- 从低细胞丰度到高细胞丰度呈连续性，基于细胞的丰度分级，并非所有的高度恶性损害含有的细胞是真正的"圆细胞"（圆细胞并不是确诊高度恶性肿瘤所必需的）。

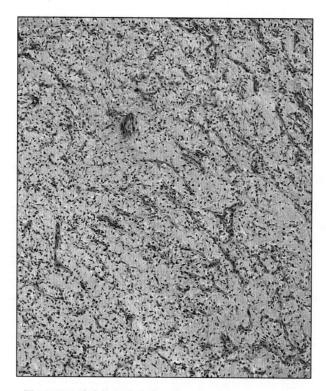

图14.41 黏液性脂肪肉瘤。典型的表现是在含有较多薄壁分支血管的黏液基质中散在分布异形的脂肪细胞

肢端黏液炎性成纤维细胞性肉瘤（炎性黏液透明样肿瘤）Acral Myxoinflammatory Fibroblastic Sarcoma（Inflammatory Myxohyaline Tumor）

诊断标准

- 位于手足皮下组织或腱鞘滑膜部位（见表14.2）。
- 具有黏液区域、纤维化区域及炎症区（图14.42A 和 B）。
- 细胞奇异，部分具有大的核仁［有时类似里-施细胞（Reed-Sternberg cells）］（图14.42C）。
- 大的多空泡的含有黏液的脂肪母细胞样细胞（假脂肪母细胞）类似于黏液纤维肉瘤。

鉴别诊断

- 肢端纤维黏液瘤。
- 黏液性纤维肉瘤。
- 其他肢端肿瘤。

诊断难点

- 对于含有极多炎症细胞浸润的病例，首先应考虑感染或炎症过程而非肿瘤。
- 本病的生物学潜能尚不十分清楚，但多次复发很常见，远处转移也有几例报道。

诊断要点

- 较易复发，也可远处转移。
- 好发于四肢远端，尤其是手部。
- 绝大多数病例发生于40～50岁患者，但各个年龄段均可发生。

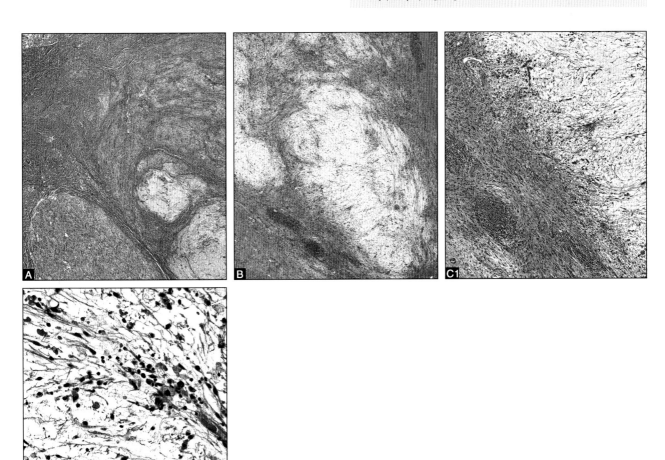

图 14.42　A ~ C:肢端黏液炎性成纤维细胞性肉瘤。（A）低倍镜下，在纤维性或黏液性肿瘤中出现致密的炎症细胞浸润具有特征性；（B）黏液性区域与纤维性区域转换得很突然，侵袭性的淋巴细胞通常位于肿瘤的外周；（C）部分区域细胞较为稀疏，但可见大的具有奇异核的细胞，炎症浸润中以淋巴细胞和浆细胞为主

肌周皮细胞瘤/肌纤维瘤 Myopericytoma/Myofibroma

▌诊断标准

- 缓慢生长的真皮或皮下结节。
- 由细胞学正常的上皮样或卵圆形细胞呈同心圆样包绕小血管而组成的多叶性肿瘤（图14.43）。

▌鉴别诊断

- 汗腺瘤或其他附属器肿瘤。
- 血管球瘤。
- 恶性血管周皮细胞瘤（Malignant pericytoma）。

▌诊断难点

- 虽然血管周围同心圆样的分布有一定特征性，但这种现象也可见于其他类型的肿瘤。

▌诊断要点

- 血管常呈鹿角样（血管周皮细胞瘤样）外观。
- 恶性病例以明显的有丝分裂象为特征。

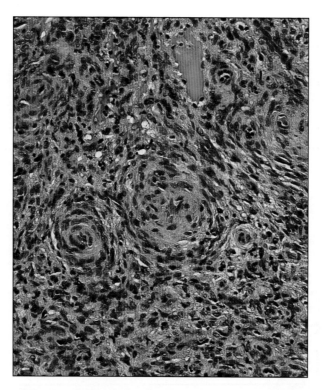

图 14.43　肌周细胞瘤。典型的特征为上皮样或卵圆形细胞呈同心圆样包绕小血管（洋葱皮样模式）

混合瘤（肌上皮瘤、副脊索瘤）Mixed Tumor（Myoepithelioma；Parachordoma）

诊断标准

- 肌上皮瘤、混合瘤及副脊索瘤可能是一组紧密相关的谱系疾病，含有表达 S100、角蛋白和/或 EMA 的细胞。
- 临床表现通常为一坚实的结节，镜下表现差别较大，可出现以下一或多个特征：
  - 肿瘤细胞呈片状或小叶状，边缘可能清楚也可能不清楚（图 14.44A）。
  - 细胞大小不等，可为梭形、卵圆形、具有多泡状胞浆的组织细胞样、上皮样或浆细胞样，或者具有上述任意几种组合的外观。
  - 可为黏液样、软骨样、纤维性或透明样的基质，数量不一（图 14.44B 和 C）。
  - 没有明显的细胞异型性或坏死，有丝分裂指数 $<1 \sim 2$ 个/mm^2。
- 具有明显管腔或基质的肿瘤常被诊断为混合瘤。
- 具有实体或合体细胞样生长模式的肿瘤常被诊断为肌上皮瘤。
- 具有大量小泡状胞浆的细胞（空泡细胞）的肿瘤被诊断为副脊索瘤（图 14.44D 和 E）。

鉴别诊断

- 上皮样纤维组织细胞瘤（一种皮肤纤维瘤的亚型）。
- 血管球瘤，实体型。
- 细胞型神经鞘黏液瘤（neurothekeoma）。
- 经典型神经鞘黏液瘤（nerve sheath myxoma）。
- 血管周上皮样细胞肿瘤。
- 黑素瘤和 Spitz 痣。
- 骨外黏液样软骨肉瘤。
- 骨化性纤维黏液样瘤。
- 脊索瘤。
- 汗腺瘤或其他附属器上皮肿瘤。
- 转移癌。

诊断难点

- 由于镜下形态多变，故需与较多种肿瘤相鉴别。
- 特征相互重叠导致有时肌上皮瘤、混合瘤及副脊索瘤之间鉴别困难，而有些参数（如有丝分裂指数）的重要性并未被充分定义，从而导致对恶性病例的定义较为困难。

诊断要点

- 混合瘤较为常见，其特征也较为直观（如，由上皮样细胞构成，可形成管腔结构，伴有不等量的黏液或软骨样的基质）。
- 肌上皮瘤或副脊索瘤相对少见，其组织病理学的变化需要和多种肿瘤进行鉴别，而同时表达 S100 和角蛋白和/或 EMA 对缩小鉴别诊断范围极有帮助。

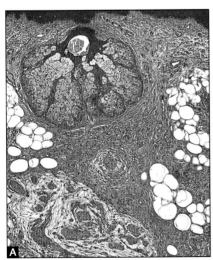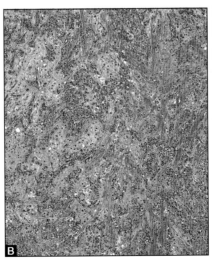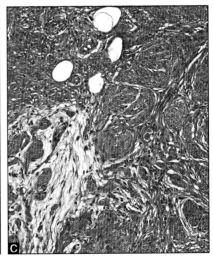

图 14.44　A ~ C

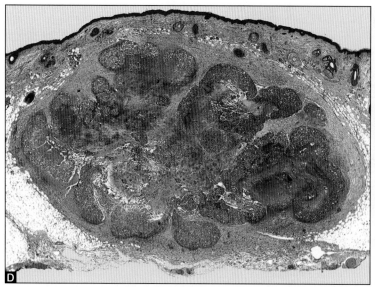
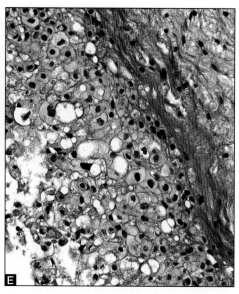

图 14.44 **A ~ E**(A)肌上皮瘤:与混合瘤具有相互重叠的特点,但肌上皮瘤缺乏管腔和腺体分化,而表现为由圆细胞、卵圆形细胞或略微梭形的细胞组成的片状或小叶状团块,这些细胞中可能夹杂着成熟的脂肪细胞;(B)混合瘤:皮肤混合瘤(软骨样汗管瘤)以在黏液样、软骨样或透明样基质中出现由上皮样细胞形成的具有明显管腔的导管或腺体为特征;(C)肌上皮瘤:类似于本类病谱中其他的肿瘤,肌上皮瘤至少在局部有黏液样的基质;(D)副脊索瘤:与肌上皮瘤相似,典型的副脊索瘤由分布于黏液软骨样基质中成片状的上皮样细胞构成;(E)副脊索瘤:空泡细胞——胞浆具有空泡样结构的细胞——具有特征性,此种细胞出现即为诊断副脊索瘤的依据。再次强调,副脊索瘤与混合瘤和肌上皮瘤的相似之处多于不同之处

血管周围上皮样细胞肿瘤 Perivascular Epithelioid Cell Tumor

▌诊断标准

- 细胞具有透明至轻度嗜伊红的胞浆,通常围绕血管呈放射状排列(图 14.45A)。
- 上皮样和/或梭形细胞(通常两种细胞同时出现)(图 14.45B)。
- 多核细胞在中央具有嗜酸性胞浆区域,周围绕以透明胞浆带(类似于成人横纹肌瘤的"蛛形细胞")(图 14.45C)。
- 具有黑素细胞及平滑肌分化的证据。

▌鉴别诊断

- 以肿瘤的形态学特征是上皮样细胞还是梭形细胞为主,需要同多种肿瘤进行鉴别,但最主要的鉴别诊断如下:
- 许多附属器肿瘤的透明细胞亚型。
- 黑素瘤。
- 转移癌(尤其是肾细胞癌,因为细胞含有透明的胞浆)。
- 透明细胞肉瘤。
- 胃肠道间质瘤。

▌诊断难点

- 由于高达三分之一的病例表达 S100,故易与黑素瘤或透明细胞肉瘤混淆。

▌诊断要点

- 90% 的病例 HMB-45 阳性,70% 以上的病例 Melan-A 阳性,50% 的病例 MiTF 阳性,80% 的病例 SMA 阳性。
- 少数情况下,肿瘤还表达角蛋白及 CD117。
- 超微结构下,肿瘤细胞同时向平滑肌细胞及黑素细胞分化(具有黑素小体)。
- 由于血管周围上皮样细胞肿瘤极为少见,目前仅有少数几个大型病例系列研究,现存证据表明此类肿瘤可分为三类:①良性;②恶性潜能不确定;③恶性。
- 20% 的病例出现局部复发,13% 的病例出现远处转移。
- 最常见的转移部位包括肝脏、肺及骨。

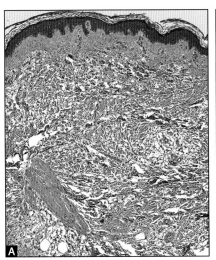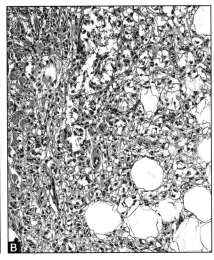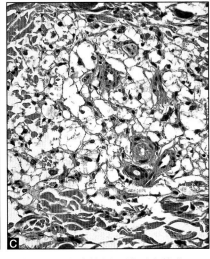

图 14.45 A~C:血管周围上皮样细胞肿瘤。(A)此例中,真皮全层内具有透明胞浆的细胞在脉管周围排列成簇状;(B)透明的胞浆具有特征性,这些透明细胞十分类似于附属器、黑素细胞或转移性肿瘤的透明细胞亚型;(C)细胞核的大小和形状多变,可能出现多核细胞。部分细胞中央可能出现嗜酸性的胞浆。细的嗜酸性条索可穿过周围由透明胞浆构成的边缘,与成人横纹肌肉瘤中所谓的"蛛形细胞"类似

血管球瘤,实体型 Glomus Tumor,Solid Pattern

诊断标准

- 小的红色至蓝色的丘疹或结节,常发生于四肢远端[尤其好发于指(趾)]。
- 由形态单一的圆细胞组成的局限性的结节,细胞表达 SMA,但不表达结蛋白、内皮细胞标志(如 CD31)和角蛋白(图 14.46A)。

鉴别诊断

- 混合瘤。
- 附属器肿瘤(尤其是汗腺腺瘤)。
- 肌上皮瘤。

诊断难点

- 实体型的球瘤的血管腔不明显,容易被误诊为上皮样肿瘤,如汗腺腺瘤。(图 14.46B)。

诊断要点

- 最常见于手指,尤其是甲下,其次为手掌、手腕、前臂和足部。
- 甲下球瘤好发于女性,女性发病率是男性的 3 倍。
- 实体型的球瘤的血管腔不明显,容易被误诊为上皮样肿瘤,尤其是附属器肿瘤,如汗腺腺瘤和螺旋腺瘤(图 14.46C)。
- 经常疼痛[与血管球血管瘤(glomangioma)不同,血管球血管瘤通常较大,不出现疼痛,好发于青年人,多见于躯干及上肢]。
- 起源于调节温度的血管球体中的异化的平滑肌细胞。

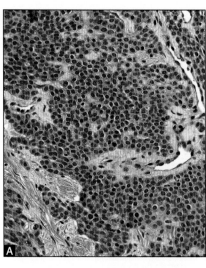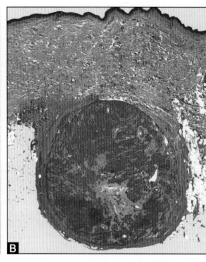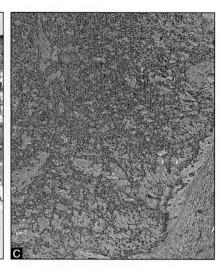

图 14.46　A～C:实体型血管球瘤。(A)血管球细胞是形态单一的具有规则的圆形核的细胞,这是所有形态共有的一个特征;然而,实体型血管球瘤的瘤细胞排列杂乱成簇,不围绕在血管周围;(B)由于此类实体型血管球瘤血管并不明显,故容易被误诊为附属器肿瘤,如汗腺腺瘤或混合瘤;(C)间质通常呈黏液样或透明样,更易与混合瘤和附属器肿瘤混淆

上皮样肉瘤 Epithelioid Sarcoma

▌诊断标准

- 一种由具有独特"上皮样"特征的圆形、卵圆形或多角形细胞构成的结节状的恶性肿瘤,少数情况下也可出现梭形细胞(图 14.47A)。
- 肿瘤可从深部的软组织扩展至皮肤,极少数情况下,可发生于真皮或皮下组织。
- 肿瘤表达波形蛋白,局灶性表达角蛋白(尤其是角蛋白 8),50% 的病例表达 CD34。

▌鉴别诊断

- 小叶状的肿瘤中央坏死,外观类似于环状肉芽肿、类风湿结节及其他栅栏状肉芽肿性疾病,如真菌或分枝杆菌感染(图 14.47B)。
- 腱鞘巨细胞瘤(见表 14.2)。
- 纤维瘤病、纤维组织细胞瘤和其他纤维性损害。
- 其他的上皮样的肉瘤。

▌诊断难点

- 将上皮样肉瘤误诊为诸如栅栏状肉芽肿等的其他良性疾病,是皮肤病理诊断中最为灾难性的失误。
- 与深部区域相比,肿瘤越浅表部位的有丝分裂象和异型性越不明显;取材过浅容易误诊(图 14.47C)。

▌诊断要点

- 上皮样肉瘤虽然少见,但如果漏诊结果将是灾难性的。
- 由于上皮样肉瘤十分类似于栅栏性状肉芽肿,故发生在远端肢体的栅栏状肉芽肿需要与上皮样肉瘤相鉴别(图 14.47D)。

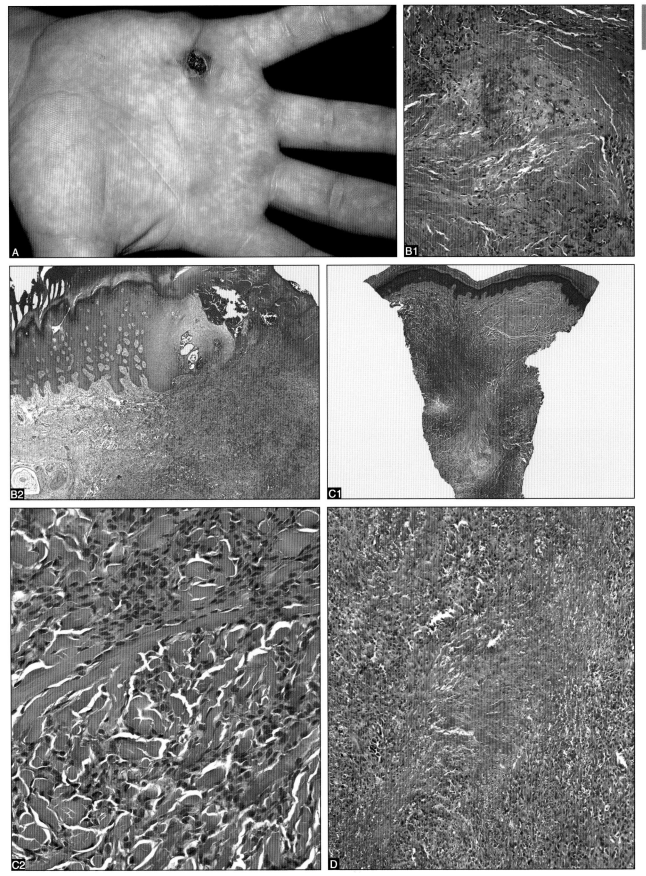

图 14.47　A ~ D:上皮样肉瘤。(A)在一名年轻的患者的手掌处可见糜烂坏死的结节;(B)肿瘤细胞上方的表皮可见明显的增生、溃疡及坏死;(C)在病变的浅表部分及外周区域,肿瘤细胞具有很正常的外观;(D)众所周知,上皮样肉瘤的组织学表现与栅栏状肉芽肿极其类似,但仔细观察可发现,病变中央区域是坏死的肿瘤组织而非变性胶原

上皮样血管内皮瘤 Epithelioid Hemangioendothelioma

诊断标准

- 位于真皮及皮下组织中,在透明性或软骨黏液样基质中可见圆形、卵圆形或圆梭形内皮细胞排列呈条索样或小巢状(图 14.48A)。
- 肿瘤细胞可围绕已存在的血管分布,但根据定义,上皮样血管内皮瘤自身并不形成血管腔(图14.48B)。
- 肿瘤细胞表达至少一种血管标记(FLI-1、Ⅷ因子相关抗原、CD31),且通常局灶性表达角蛋白(尤其是 CK7 和 CK18)(见表 14.4)。
- 临床特征十分重要。

鉴别诊断

- 上皮样肉瘤。
- 上皮样血管肉瘤。
- 鞋钉样血管内皮瘤变异型。
- 转移癌。
- 附属器肿瘤。

诊断难点

- 临床特点通常没有特异性,初始通常不拟诊为肿瘤。
- 由于缺乏血管腔分化,通常不易考虑到是血管内皮来源的肿瘤。

诊断要点

- 根据定义,上皮样血管内皮瘤自身并无血管腔形成,从而不易考虑到是血管内皮来源的肿瘤,但也容易排除其他血管来源的肿瘤(图14.48C)。

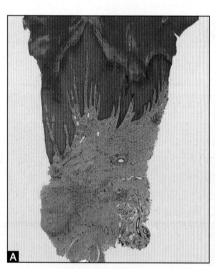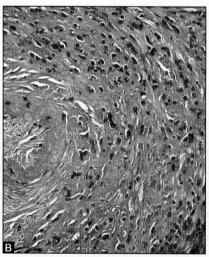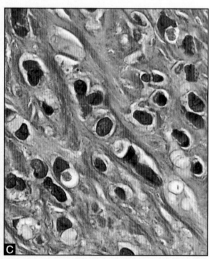

图 14.48　A～C:上皮样血管内皮瘤。(A)低倍镜下,最为显著的特征是表皮呈疣状增生,但在图片左下角的网状真皮内可见到肿瘤小叶;(B)正如此例所示,肿瘤细胞通常围绕着中央的血管呈同心圆排列;(C)通常 2～3 个肿瘤细胞成簇分布或单个分布,肿瘤细胞胞浆内的空泡中含有红细胞是特征性的表现(此图中可见 2 个胞浆空泡中含红细胞的肿瘤细胞)

上皮样血管肉瘤 Epithelioid Angiosarcoma

诊断标准

- 由具有内皮细胞来源证据(表达血管标记,如 CD31、FLI-1 等)的上皮样细胞构成的恶性肿瘤,但至少可局灶性表达角蛋白(图 14.49)。

鉴别诊断

- 黑素瘤。
- 癌(原发的或转移的)。
- 其他上皮样肉瘤。

诊断难点

- 当发生于乳房时,容易被误诊为浸润性乳腺癌。
- 组织病理学改变以结节样或片状的上皮样细胞为主,管腔分化可能并不明显(图 14.49)。

诊断要点

- 即使是上皮样的血管肉瘤亚型,肿瘤细胞仍表达血管标记。
- 上皮样血管肉瘤的临床表现与非上皮样的血管肉瘤类似。

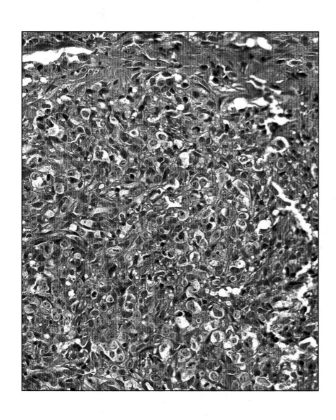

图 14.49　上皮样血管肉瘤。上皮样的血管内皮细胞呈实性片状生长,而无明显的血管腔分化,以上现象并不少见

恶性周围神经鞘膜瘤,上皮样及黏液型 Malignant Peripheral Nerve Sheath Tumor,Epithelioid and Myxoid Pattern(图14.50A 和 B)

▌诊断标准

- 由异型的上皮样细胞排列成弥漫的片状所构成的肿瘤。

▌鉴别诊断

- 经典型神经鞘黏液瘤。
- 细胞型神经鞘黏液瘤,黏液型。
- 混合瘤/肌上皮瘤。
- 黑素瘤。
- 滑膜肉瘤(见表14.4和表14.5)。
- 其他上皮样细胞构成的肉瘤。

▌诊断难点

- 与梭形细胞恶性周围神经鞘膜瘤不同,上皮样细胞亚型的恶性周围神经鞘瘤更易表达S100,从而易与经典型神经鞘黏液瘤与黑素细胞肿瘤相混淆。

▌诊断要点

- 仔细观察瘤体周边组织,若发现附近有神经纤维瘤的证据,可以证实恶性周围神经鞘瘤的诊断,有些新发病例与神经纤维瘤无关。
- 10%的病例存在异源性分化(横纹肌样区域、血管肉瘤、骨肉瘤样及软骨肉瘤样的区域),是诊断的线索。
- 如果需要考虑诊断黑素瘤,则应仔细观察表皮以明确原位黑素瘤的诊断,排除恶性周围神经鞘膜瘤。
- 滑膜肉瘤可与恶性周围神经鞘膜瘤类似,但几乎不累及皮肤。

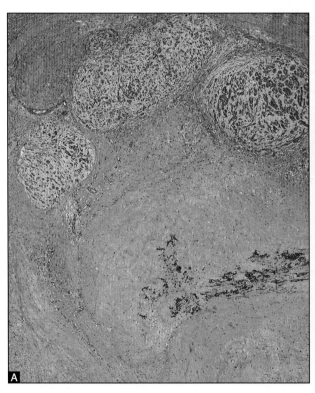
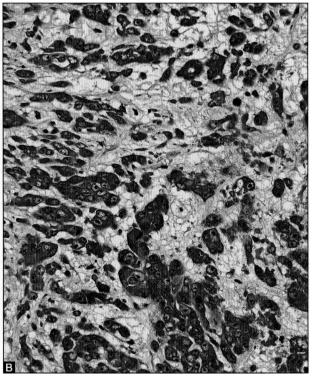

图14.50 A 和 B:恶性周围神经鞘膜瘤(上皮样及黏液型)。(A)散在黏液基质中的肿瘤细胞小叶类似于经典型神经鞘黏液瘤或细胞型神经鞘黏液瘤(黏液型),即使在低倍镜下也可以见到一片广泛坏死区域,提示肿瘤为恶性;(B)肿瘤细胞含有大的泡状的核,核仁明显。在中央区域附近可见有丝分裂象。显著的异型性及坏死可排除良性肿瘤的可能性

脂肪瘤

浅表脂肪瘤样痣 Nevus Lipomatosus Superficialis

▌诊断标准
- 斑块、息肉状的丘疹或结节，通常为肤色（图14.51A）。
- 成熟的、细胞学正常的脂肪细胞分布整个真皮全层，尤其是在血管周围（图14.51B）。

▌鉴别诊断
- 灶性真皮发育不全。
- 普通的脂肪瘤。

▌诊断难点
- 偶尔，病理改变与灶性皮肤发育不全（既可以是散发病例，也可以是伴有 Goltz 综合征的病例）十分类似。

▌诊断要点
- 目前认为其为结缔组织痣的一个变型，而非脂肪瘤的变型。
- 在真皮中出现脂肪细胞是其最为明显的特征，但也可以出现胶原疏松、弹力纤维减少和附属器结构减少（提示其为一种错构瘤/结缔组织痣）。
- 臀部、大腿及背部是好发部位。
- 偶尔，病理改变与灶性真皮发育不全（既可以是散发病例，也可以是伴有 Goltz 综合征的病例）十分类似。

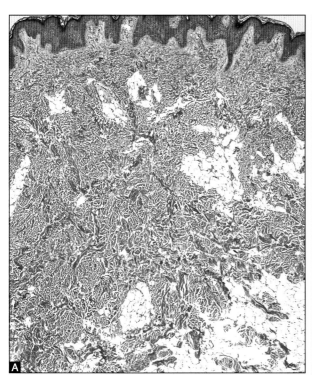 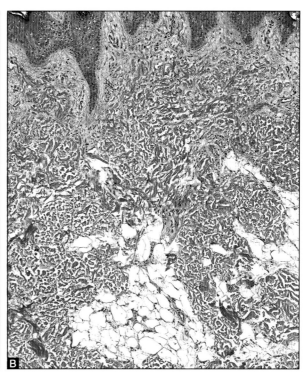

图 14.51　A 和 B：浅表脂肪瘤样痣。（A）本图来源于一青年女性背部数个肤色丘疹中的一个，在真皮全层中可见散在的成熟脂肪组织组成的小叶；（B）这些脂肪小叶主要位于血管周围。与脂肪瘤不同，这些小叶是多发的，体积较小且无包膜

脂肪瘤 Lipomas

▌诊断标准

- 由成熟的无细胞异型性的脂肪小叶构成的皮下结节(图 14.52A)。

▌鉴别诊断

- 高分化脂肪肉瘤/非典型脂肪瘤性肿瘤。
- 其他肿瘤中的脂肪分化(如婴儿纤维错构瘤、肌上皮瘤、脂肪瘤性血管外周细胞瘤)。

▌诊断难点

- 核内空泡较为常见,注意不要与脂肪母细胞的空泡样的胞浆混淆。
- 脂肪瘤存在几种亚型,由于成熟的脂肪细胞可能只占一小部分,故有可能同其他几种肿瘤混淆(见下文)。
- 偶尔外伤或萎缩可能导致脂肪细胞体积的变化,从而易与高分化脂肪肉瘤/非典型脂肪瘤性肿瘤混淆(图 14.52B)。
- 在高分化脂肪肉瘤/非典型脂肪瘤性肿瘤中,异型细胞可能并不明显,只有仔细观察才能将其与普通的脂肪瘤区分开来。

▌诊断要点

- 脂肪瘤为良性肿瘤,即使未完全切除,也仅有少数可能复发。

血管脂肪瘤 Angiolipoma

- 血管脂肪瘤是脂肪瘤的一种亚型,瘤体内可见较多毛细血管大小的血管聚集。
- 与普通的脂肪瘤不同,血管脂肪瘤可能引发疼痛。
- 血管脂肪瘤的小血管,尤其是外周的小血管中,几乎总可以见到纤维蛋白栓子。
- 少数病例富含细胞(细胞型血管脂肪瘤),且含有较多的梭形细胞,从而易与其他类型的梭形细胞肿瘤相混淆(图 14.52C)。

软骨样脂肪瘤 Chondroid Lipoma

- 软骨样脂肪瘤是脂肪瘤的一种亚型,表现为黏液样、透明样或软骨样基质中含有的成熟脂肪细胞,并混有小的脂肪母细胞、胚胎软骨样细胞(图 14.52D 和 E)。
- 可能与黏液样脂肪肉瘤或骨外黏液样软骨肉瘤相混淆。
- 与经典的脂肪瘤相同,软骨样脂肪瘤不会局部复发及远处转移。

平滑肌脂肪瘤 Myolipoma

- 脂肪瘤的一种亚型,其间含有成熟的脂肪细胞并混有平滑肌束。

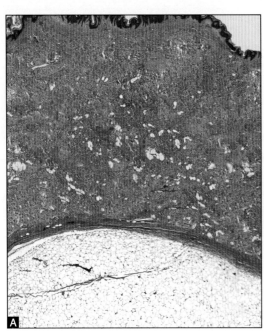
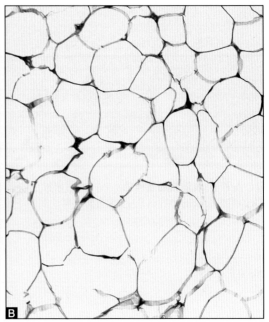

图 14.52　A ~ B

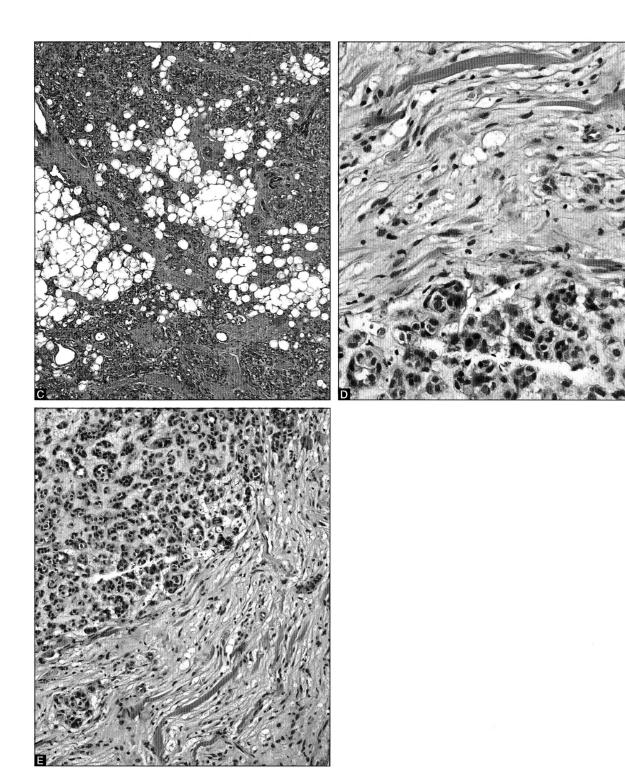

图14.52　A～E:脂肪瘤。 (A)皮下一团成熟的脂肪小叶被周围的纤维组织包裹(包膜);(B)整个肿瘤均由核位于周边的成熟脂肪细胞组成,脂肪细胞的大小较为均一,但若受到创伤,肿瘤细胞的大小可能变化很大;(C)血管脂肪瘤:虽然许多普通的脂肪瘤也存在血管密度较高的区域,但如果这个特征特别明显,那么可称之为血管脂肪瘤。此例细胞较多,容易与其他伴有脂肪分化的肿瘤相混淆;(D)软骨样脂肪瘤:在这一脂肪瘤的亚型中,可见小的软骨细胞及和成熟的脂肪细胞;(E)典型的基质是黏液样或者黏液透明样的,相对于软骨细胞来说,脂肪细胞的数量可能较少或并不明显

梭形细胞脂肪瘤/多形性脂肪瘤/黏液性脂肪瘤 Spindle Cell Lipoma/Pleomorphic Lipoma/Myxoid Lipoma

▌诊断标准

- 中老年人上背部、颈部或肩部单发的肿瘤(图14.53A)。
- 成熟的脂肪细胞中混有细胞学正常的梭形细胞(梭形细胞脂肪瘤)或呈小花样外观的多形性多核细胞(多形性脂肪瘤)或两者同时出现(图14.53B)。
- 黏液基质中有粗大的胶原束或伴有小的胶原(图14.53C)。

▌鉴别诊断

- 其他类型的脂肪瘤。
- 非典型脂肪瘤性肿瘤/高分化脂肪肉瘤。
- 细胞性血管脂肪瘤。

▌诊断难点

- 少数情况下,以梭形细胞为主而脂肪细胞较少时,需与其他多种梭形细胞肿瘤相鉴别。
- 组织学上与之类似的肿瘤可能出现在其他部位或见于更年轻的患者,但更可能是非典型脂肪瘤(高分化脂肪肉瘤)。

- 少数情况下,区分多形性的细胞到底是多形性脂肪瘤的良性细胞还是脂肪肉瘤奇异的恶性细胞十分困难(图14.53D)。

▌诊断要点

- 梭形细胞脂肪瘤、黏液性脂肪瘤和多形性脂肪瘤是紧密相关的,或者属于同一个疾病谱,三者临床与组织病理表现相互重叠,多数情况下存在16q 丢失,少数情况下存在 13q 缺失(图14.53E 和 F)。
- 少数情况下,可检测出 MDM2 表达(通常在脂肪肉瘤中出现),但其意义目前仍不清楚。
- 典型的临床表现为老年男性肩胛部出现的皮下结节。
- 通过典型的临床表现结合组织学表现很容易作出正确的诊断。
- 多形性脂肪瘤并不含有真正的脂肪母细胞(体积较大的拥有空泡样胞浆的异型细胞的核被挤压至一旁,使其形成扇贝样外观)。

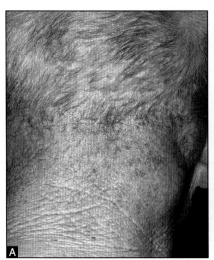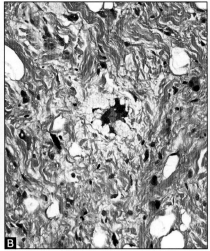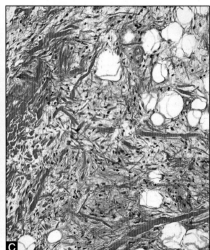

图 14.53 A ~ C

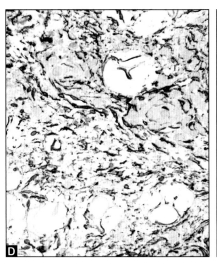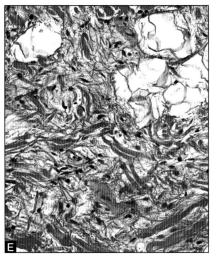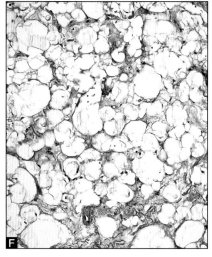

图14.53 D~F:(A)梭形细胞/多形性脂肪瘤:超过85%的肿瘤发生于老年男性上背部、颈部以及肩部的皮下脂肪组织内;(B)多形性脂肪瘤:多形性脂肪瘤的诊断诊断要点是出现多核巨细胞,尤其是出现胞核排列在外周形成小花样外观的巨细胞;不同于恶性脂肪母细胞,这种多核巨细胞胞浆内的空泡并不挤压细胞核;(C)梭形细胞脂肪瘤:梭形细胞脂肪瘤通常边界清楚,具有疏松的胶原性间质并伴有粗的波纹状胶原束及胶原链;(D)梭形细胞脂肪瘤和多形性脂肪瘤的细胞通常表达CD34;(E)细胞形态变化很大,但这些细胞通常为梭形或轻度卵圆形,核通常无异常;(F)黏液性脂肪瘤:近期研究证明黏液性脂肪瘤与多形性或梭形细胞脂肪瘤相关。这些肿瘤中,通常具有明显的黏液基质,一些梭形细胞存在,但不如梭形细胞脂肪瘤中的明显。与多形性脂肪瘤或梭形细胞脂肪瘤相同,一些细胞存在16q或13q缺失

冬眠瘤 Hibernoma

诊断标准
- 由胞浆内含有颗粒或多个空泡的细胞,不等量的成熟的脂肪细胞及细胞学正常的梭形细胞组成的皮下结节(图14.54A和B)。

鉴别诊断
- 颗粒细胞瘤。
- 横纹肌瘤。
- 梭形细胞脂肪瘤。
- 组织细胞样肿瘤。

诊断难点
- 空泡化胞浆可与脂肪肉瘤中的脂肪母细胞相混淆。
- 颗粒状的胞浆与颗粒细胞瘤难以鉴别,两者均可表达S100。
- 横纹肌瘤可能有类似的细胞形态及颗粒状胞浆。
- 如果梭形细胞较多,冬眠瘤可能难以与梭形细胞脂肪瘤相鉴别(两者含有的梭形细胞均表达CD34)。

诊断要点
- 冬眠瘤是来源于棕色脂肪的良性肿瘤。
- 如果完全切除,肿瘤不会复发。
- 如果采用马洛里(氏)磷钨酸苏木精(phosphotungstic acid-hematoxylin,PTAH)染色,横纹肌瘤可见胞浆内的横纹,冬眠瘤则不能。
- 脂肪瘤是良性肿瘤,即使切除不完整也极少复发。

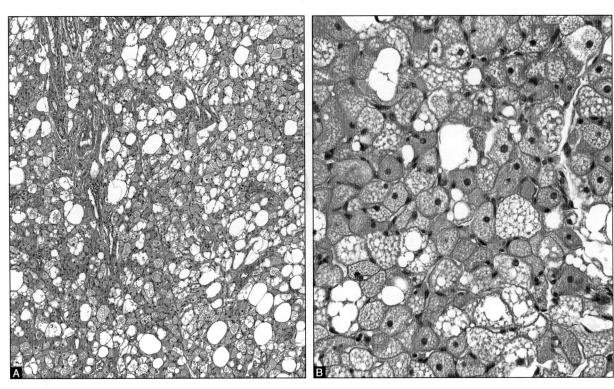

图 14.54　A 和 B:冬眠瘤。(A)真皮及皮下组织中存在丰富的有透明或嗜伊红胞浆的细胞,并混有成熟的脂肪细胞;
(B)胞浆可为粗颗粒状或空泡状,空泡的大小不等,但许多相对较小、圆形且形态均一

非典型脂肪瘤/高分化脂肪肉瘤 Atypical Lipoma/Well-Differentiated Liposarcoma

▌诊断标准

- 由成熟的脂肪细胞组成的皮下结节,其间混有不等量的多泡状的脂肪母细胞(图 14.55A)和核大而浓染的纤维母细胞样细胞。

▌鉴别诊断

- 创伤性/炎症性脂肪瘤。
- 脂肪坏死。
- 脂肪萎缩。
- 对注射的硅酮的反应。
- 多形性脂肪瘤/梭形细胞脂肪瘤。
- 细胞性血管脂肪瘤。

▌诊断难点

- 部分病例中,异型的细胞可能数量较少但分布广泛,若未广泛取材或没有仔细观察,这些细胞容易被忽略(图 14.55B)。
- 普通的脂肪瘤出现脂肪坏死后可导致脂肪细胞体积的改变,并出现巨噬细胞浸润,从而与非典型脂肪瘤的病理改变类似。

▌诊断要点

- 皮肤中罕见。
- 若未切除干净,局部侵袭性的肿瘤常会复发;除非出现"去分化"的情况,一般不会远处转移。
- 在诊断非典型性脂肪瘤前,应先排除脂肪萎缩和脂肪坏死的情况,脂肪萎缩和脂肪坏死是容易被弄混的两种疾病。

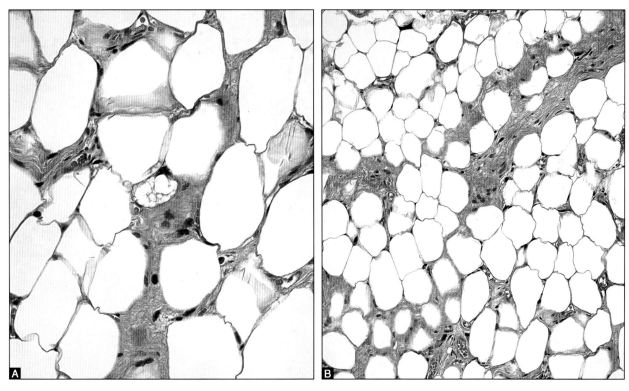

图 14.55　A 和 B:非典型性脂肪瘤。(A)图片中央是一个脂肪母细胞,脂肪母细胞的特点是胞浆内有多个空泡,空泡可将核挤压至一旁造成压痕;(B)多数病例与普通的脂肪瘤类似,但其内含有散在的异型细胞,如左上角的一个异型细胞

血管瘤

血管瘤 Hemangiomas

▎诊断标准

- 红色或紫色的斑片或丘疹,通常单发,偶尔多发。
- 由内衬细胞学正常的内皮细胞的管腔聚集而成(图 14.56A)。
- 并没有特征性的临床和病理特点可将其具体分类。

▎鉴别诊断

- 其他类型的血管瘤(见下文)。
- 反应性的血管增生(反应性的皮肤血管瘤病、肉芽组织等)。

▎诊断难点

- 一些有独特临床病理特征的血管瘤亚型中也包含有非特异性的血管瘤区域。
- 少数情况下,血管肉瘤外围的细胞无明显的异型性,可类似于良性血管瘤。

▎诊断要点

- 部分特定的血管瘤主要根据结构命名(海绵状血管瘤、毛细血管瘤等),但多数病例含有混合性或多种结构模式,对无特征性临床病理特点的肿瘤进行细分意义不大(图 14.56B)。

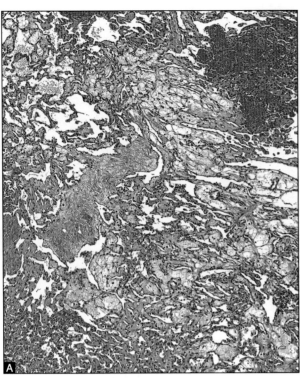
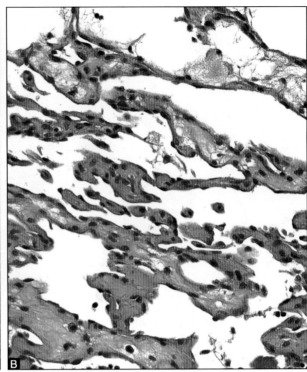

图 14.56　A 和 B：血管瘤。（A）典型表现为真皮内密集细胞学正常的线状内皮细胞组成的管腔，虽然这些管腔形状和大小多变，但口径类似于毛细血管；（B）其他血管瘤拥有更为扩张的血管腔，部分甚至具有大的囊样腔隙，拥有这些表现的肿瘤被称为海绵状血管瘤

血管瘤（樱桃状血管瘤）Angioma（Cherry Angioma）

▌诊断标准

- 由充血的毛细血管大小的血管构成的红色丘疹，透明的管壁衬以细胞学正常的内皮细胞（图 14.57）。
- 连续的小叶状结构、炎症/肉芽组织或溃疡提示化脓性肉芽肿/小叶性毛细血管瘤。

▌鉴别诊断

- 化脓性肉芽肿/小叶性毛细血管瘤。
- 血管角皮瘤。
- 血管瘤。

▌诊断难点

- 少数情况下，其他类型的血管病变的浅表部分可能与樱桃状血管瘤类似。

▌诊断要点

- 临床表现通常具有特征性，通常因为美容或为了排除基底细胞癌才进行活检。

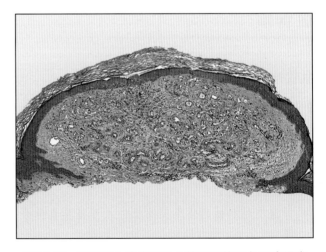

图 14.57　樱桃状血管瘤这种小的圆顶的红色丘疹通常出现于成年人。真皮内可见由小毛细血管大小的管腔构成的边缘清楚的损害。表皮通常呈领圈样结构，包绕病变区域

婴儿血管瘤 Infantile Type Hemangioma

诊断标准

- 致密的毛细血管大小的管腔弥漫性或呈小叶状排列,累及真皮并常可累及皮下组织浅层(图 14.58A)。
- 皮损中血管内皮细胞表达 GLUT-1(图 14.58B)。

鉴别诊断

- 化脓性肉芽肿/小叶性毛细血管瘤。
- 血管畸形。
- 其他类型的血管瘤。

诊断难点

- 如果瘤体中可见较多的有丝分裂,不必考虑侵袭性肿瘤的可能(图 14.58C)。

诊断要点

- 临床特点(图 14.58D)。
- 瘤体表达 GLUT-1 有助于与其他类型的血管瘤或血管畸形相鉴别,因为婴儿血管瘤有可能自发消退,而血管畸形则不会。

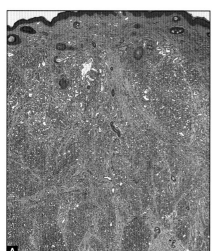
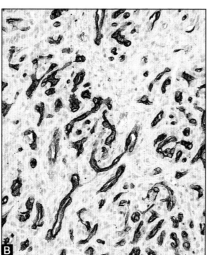
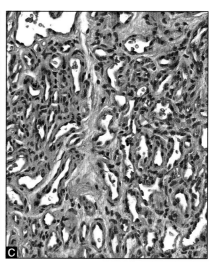
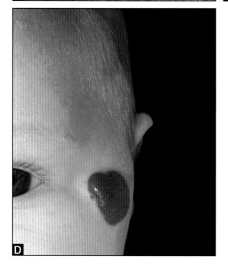

图 14.58 A ~ D:婴儿血管瘤。(A)真皮内及皮下脂肪浅层可见由毛细血管大小的管腔和致密成簇的内皮细胞所组成的实性小叶;(B)皮损几乎总表达 GLUT-1,而周围的血管周细胞及瘤体内正常的血管内皮细胞则不表达;(C)有丝分裂通常很明显,内皮细胞通常较为丰满,在整个肿瘤中形态相对一致;(D)肿瘤表现为出生后数周内出现的红色结节,并在随后的6 ~ 12个月内快速增大。肿瘤好发于头颈部

卡波西样血管内皮瘤 Kaposiform Hemangioendothelioma

诊断标准

- 发生于婴儿和儿童的紫色丘疹。
- 由致密的梭形内皮细胞组成的结节,其间可见小的裂隙样血管腔(类似卡波西肉瘤)(图14.59A)。
- 可见不等量分化良好的血管腔,呈毛细血管样、相互形成角度或分枝状,偶尔可呈海绵状。

鉴别诊断

- 青少年/先天性血管瘤。
- 血管畸形。
- 其他类型的血管瘤。

诊断难点

- 肿瘤内典型"卡波西样"区域所占的比例多变,并可伴有类似于其他类型血管瘤的区域,若取材不够完整,可能遗漏典型的"卡波西样"区域(图14.59B)。
- "卡波西样"区域到底需要达到多少比例才能使确诊本病仍有争议,在临床实践中此标准较为随意。

诊断要点

- 组织学上,该肿瘤与卡波西肉瘤相似,但通过临床特征可以排除卡波西肉瘤。
- 文献中常提到一种称之为"卡萨巴赫-梅里特综合征(Kasabach-Merritt syndrome)"的消耗性凝血病是一种潜在的并发症(部分由于血液滞留在瘤体内),这种情形通常发生于位于深部软组织或腹膜后的肿瘤,皮肤肿瘤很少发生。
- 病变的内皮细胞表达血管标记,如CD31、CD34和D2-40,但不表达HHV-8或GLUT-1。

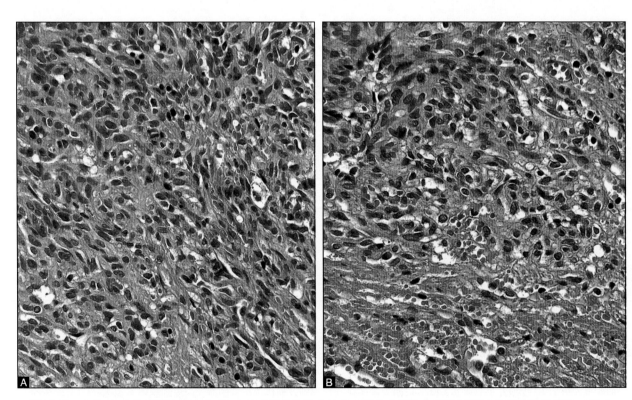

图14.59 A 和 B:卡波西样血管内皮瘤。(A)致密的片状生长的血管内皮细胞包绕着不明显的裂隙样的管腔;(B)如图所示,细胞可呈细长状、短胖状或卵圆形

血管畸形 Vascular Malformations

诊断标准

- 出生即有的稳定的(不生长的)蓝色或紫色斑块、丘疹或结节,且不消退。
- 真皮或皮下组织中可见许多直径大小不一的管腔,边缘不清,通常被其间正常的组织分隔(图14.60A)。
- 不表达 GLUT-1。

鉴别诊断

- 幼年/婴儿/先天性血管瘤。
- 化脓性肉芽肿/小叶性毛细血管瘤。
- 血管畸形。
- 其他类型的血管瘤。

诊断难点

- 血管畸形通常会被切除,但想要明确病变的边界基本不可能,因为很难将病变血管与正常血管区分开来(图14.60B)。

诊断要点

- 血管畸形的组织病理学表现多变,但总体来说,与幼年血管瘤相比,其边界不清,更易波及深部的骨骼肌或其他深部软组织。
- 由于很难明确其边界且病变侵犯较深,故许多病例容易在切除后复发。

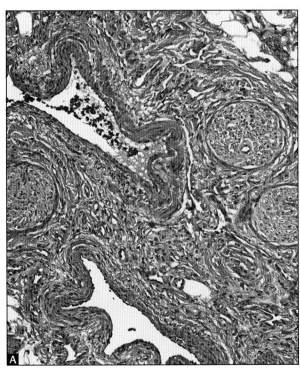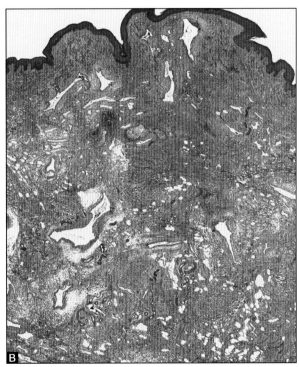

图 14.60 A 和 B:血管畸形。(A)此例中,血管的管腔大小和管壁厚度变化较大;常见表现为真皮浅层可见扩张的具有肌性管壁的厚壁血管;(B)血管畸形通常不具有血管瘤那样的小叶状结构,且边缘不清

血管角皮瘤 Angiokeratoma

▌ 诊断标准

- 在真皮乳头层可见扩张充血的薄壁血管,管腔内衬一层不明显的正常的内皮细胞,这些血管将上方的表皮向上顶,并使上方表皮增生,形成一领圈状的结构(图 14.61)。

▌ 鉴别诊断

- 化脓性肉芽肿/小叶性毛细血管瘤。

▌ 诊断难点

- 少数情况下,其他类型的血管病变的浅表部分可以类似樱桃状血管瘤。

▌ 诊断要点

- 临床表现通常特征明显。

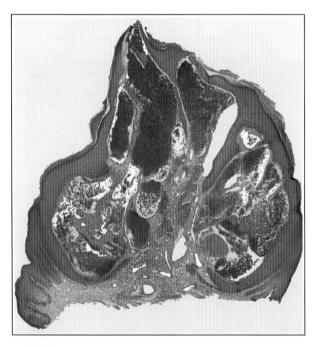

图 14.61 血管角皮瘤。 在真皮乳头层可见显著扩张充血的血管,周围表皮常呈领圈状包绕

淋巴管瘤和局限性淋巴管瘤 Lymphangiomas and Lymphangioma Circumscriptum

▌ 诊断标准

- 临床表现为丘疹。
- 不规则形,薄壁管腔衬以细胞学正常的内皮细胞(图 14.62)。
- 管腔内可见淡染、无定形的淋巴液及红细胞,或者无内容物。

▌ 鉴别诊断

- 血管角皮瘤。
- 多种的血管瘤。
- 血管畸形。

▌ 诊断难点

- 偶尔扩张的淋巴管也可充满血液,使其难以与血管瘤或血管角皮瘤相鉴别。

▌ 诊断要点

- 局限性淋巴管瘤通常见于婴儿,但也可以发生于任何年龄的患者。
- 皮损好发于近端肢体或肢带。
- 切除后易复发。
- 海绵状淋巴管瘤和囊性水囊瘤(cystic hygroma)是与淋巴管相关的肿瘤,常首发于婴儿。
- 海绵状淋巴管瘤通常发生于头颈部、舌部及四肢,有复发趋势。
- 囊性水囊瘤表现为发生于颈部、腋下及腹股沟区域皮下组织的一种囊性肿瘤。

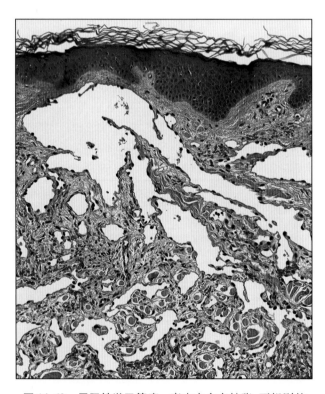

图 14.62 局限性淋巴管瘤。 真皮内含有扩张、不规则的管腔。如此例所示,管腔内通常无内容物,即使管腔内可见红细胞,也不能排除局限性淋巴管瘤的诊断。临床表现可能更有助于鉴别淋巴管瘤和血管瘤

静脉湖 Venous Lake

诊断标准

- 发生于老年人光损伤皮肤的红色或紫色的斑片或丘疹(图 14.63A)。
- 高度扩张的不规则形的薄壁静脉,其内可含有红细胞,也可不含红细胞(图 14.63B)。

鉴别诊断

- 樱桃状血管瘤。
- 血管角皮瘤。

诊断难点

- 通常取材容易过浅并易破坏血管,从而造成非特异性的组织病理学表现,真皮内通常呈现出弥漫性出血的改变。

诊断要点

- 临床表现具有特征性。
- 不同于血管瘤,静脉湖为单发性的管腔。
- 活检通常是为了排除其他肿瘤的可能。

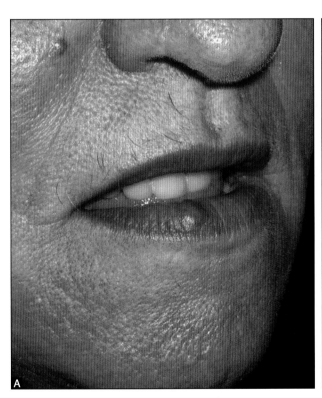
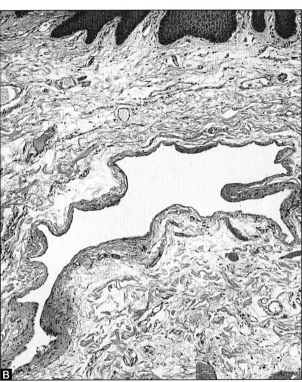

图 14.63　A 和 B:静脉湖。(A)嘴唇上可见紫红色的斑片;(B)真皮内可见一个或多个明显扩张的静脉

乳头状血管内皮增生(Masson 瘤) Papillary Endothelial Hyperplasia (Masson's Tumor)

▌诊断标准

- 为真皮或皮下结节,临床上表现为血管性的或非特异性的病变。
- 由纤维性或透明的杆状或小梁组成的不规则乳头状和相互吻合的条索状,这些血管内衬细胞学正常并凸向管腔的内皮细胞(图 14.64)。

▌鉴别诊断

- 形成血栓的血管。
- 鞋钉样血管内皮瘤。
- 血管肉瘤。

▌诊断难点

- 当皮损成熟后,血管结构可能并不明显或消失。

▌诊断要点

- 本病中有内皮细胞明显增生,表明血栓形成后的血管再通。
- 乳头内常可见到透明的核心和纤维素沉积。
- 鞋钉样血管内皮瘤具有大的凸向管腔的圆形内皮细胞。
- 血管肉瘤具有多形性的内皮细胞,常具有明显的核分裂象,虽然其通常具有乳头状的结构,但乳头结构由多层的内皮细胞组成或内皮细胞堆积而成。

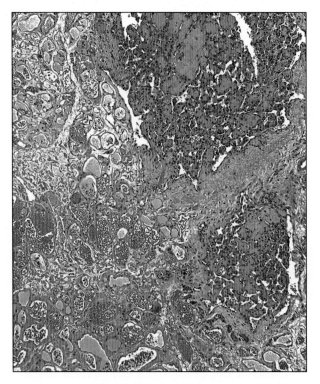

图 14.64　乳头状血管内皮增生(Masson 瘤)。该良性血管瘤中的部分血管(图片右侧)发展成了乳头状血管内皮增生,以具有许多覆以细胞学良性的内皮细胞并凸向管腔的乳头状结构为特征

化脓性肉芽肿（分叶状毛细血管瘤）Pyogenic Granuloma（Lobular Capillary Hemangioma）（图 14. 65A ~ C）

诊断标准

- 被纤维间隔分隔开的小叶状血管。
- 多数血管为毛细血管大小,血管衬有短胖的内皮细胞,但细胞学总是正常的(图 14. 65A)。

鉴别诊断

- 杆菌性血管瘤病。
- 其他类型的毛细血管瘤。

诊断难点

- 极少数病例可出现在血管内,类似于肾小球样血管瘤或其他类型的肿瘤。

诊断要点

- 典型的分叶状毛细血管瘤表现为一息肉状肿瘤,表面可以出现糜烂和溃疡,周围表皮呈领圈状包裹(图 14. 65B)。

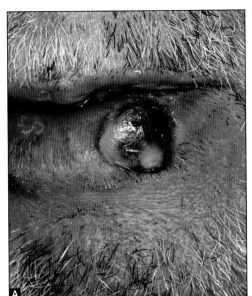
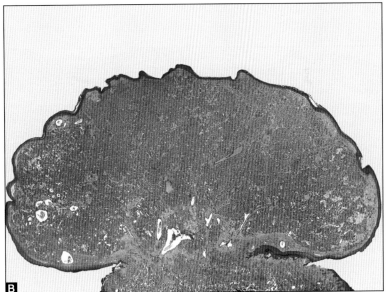
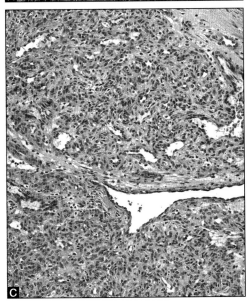

图 14. 65 A ~ C:化脓性肉芽肿(分叶状毛细血管瘤)。(A)化脓性肉芽肿可以发生于任何部位,唇部是其好发部位;(B)典型表现为息肉状或圆顶状;(C)在大的"给养"血管周围可见毛细血管大小的血管呈小叶状排列

肾小球血管瘤 Glomeruloid Hemangioma

▌诊断标准

- 临床表现为多发的红色或紫色的皮损,皮损内可见增生的小毛细血管大小的血管,扩张的血管内充满内皮细胞(类似肾小球的表现)(图14.66A)。

▌鉴别诊断

- 血管内的化脓性肉芽肿。
- 反应性血管瘤病。
- 伴有再通的血栓。
- 卡波西样血管内皮瘤。

▌诊断难点

- 由于可以出现血管内病变或具有分隔的小叶状结构,部分病例可能与化脓性肉芽肿混淆(图14.66B)。

▌诊断要点

- 与POEMS综合征(多神经病、器官巨大症、内分泌病、单克隆球蛋白血症和皮肤损害)高度相关。
- 常可见PAS染色阳性的小球(代表免疫球蛋白聚集)(图14.66C)。
- 常见变性和均质化的红细胞聚集。
- 临床表现可与血管内化脓性肉芽肿鉴别。

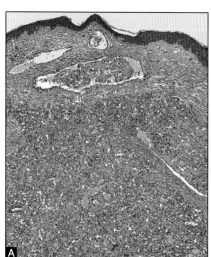 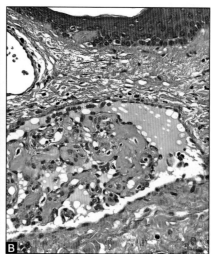 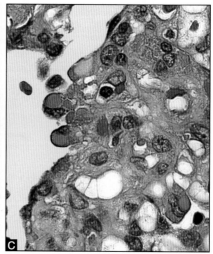

图14.66 A~C:肾小球样血管瘤。(A)真皮内可见由致密的血管和内皮细胞形成的小叶;(B)部分血管小叶周围可见透明间隙围绕,类似肾小球;(C)如图中管腔的边缘处所示,苍白、嗜酸性的PAS染色阳性的小球是本病典型的表现,这些小球状物体被认为是聚集的免疫球蛋白

动静脉血管瘤(蔓状动脉瘤)Arteriovenous Hemangioma(Cirsoid Aneurysm)

▌诊断标准

- 由厚壁和薄壁血管混合聚集形成的局限性的丘疹或结节(图14.67A和B)。

▌鉴别诊断

- 动静脉瘘。
- 血管畸形。

▌诊断难点

- 不全取材的病例可能无法与血管畸形鉴别。

▌诊断要点

- 不同于血管畸形,动静脉血管瘤通常发生于成年人,边界较清晰,在病变血管之间具有少量外观正常的组织。

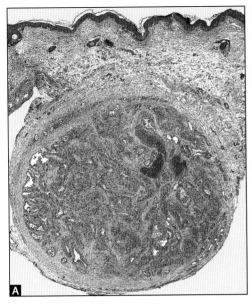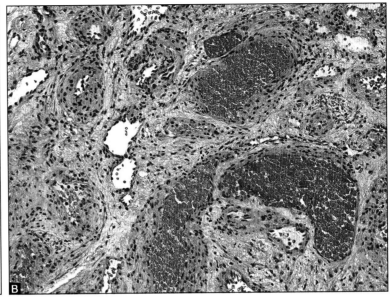

图 14.67　A 和 B:动静脉血管瘤。(A)真皮内含有管壁厚薄不均的血管,不同于血管畸形,动静脉血管瘤的边缘清楚;(B)部分血管与薄壁的静脉类似,而其他则为具有厚的肌性管壁的口径中等大小的动脉

鞋钉样血管瘤(靶样含铁血黄素沉积性血管瘤) Hobnail Hemangioma/Targetoid Hemosiderotic Hemangioma

诊断标准
- 临床表现为围以瘀斑样晕的红色丘疹或斑点。
- 病变由许多血管组成,部分血管腔内衬有圆胖的但细胞学正常的内皮细胞,内皮细胞凸向管腔(鞋钉或上皮样细胞)(图 14.68A)。
- 在周围的真皮内可见含铁血黄素沉积。

鉴别诊断
- 鞋钉样血管内皮瘤(Dabska 瘤/网状血管内皮瘤)。
- 早期的卡波西肉瘤。
- 普通的血管瘤。
- 皮肤反应性血管瘤病。

诊断难点
- 部分病例可能管腔不明显、边界不清或具有乳头状突起,类似于包括卡波西肉瘤在内的其他血管瘤。
- 有血管腔累及到深部真皮及皮下组织的病例报告(图 14.68B)。

诊断要点
- D2-40 是一个有争议的淋巴管特异性的标记,因为本病表达 D2-40,目前有学者认为本病是淋巴管来源的肿瘤(图 14.68C)。
- 出现纤维蛋白血栓(在卡波西肉瘤中罕见)及缺乏浆细胞和嗜酸性小球等特点有助于本病与早期卡波西肉瘤的鉴别。

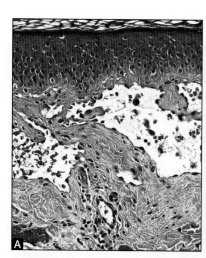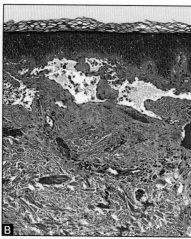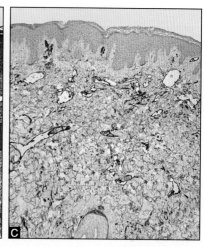

图 14.68　A～C:鞋钉样血管瘤(靶样含铁血黄素沉积性血管瘤)。(A)具有大核的内皮细胞凸向管腔(鞋钉样的表现),常可见管腔内乳头;(B)真皮内含有扩张的血管腔;(C)鞋钉样的内皮细胞表达 D2-40 是特征性表现,D2-40 是一个淋巴管分化的标记,但对其是否特异仍有争论

嗜酸细胞增多性血管淋巴样增生/上皮样血管瘤 Angiolymphoid Hyperplasia withEosinophilia/Epithelioid Hemangioma(图14.69A～C)

▌诊断标准

- 数量不等的血管伴有炎症细胞聚集,通常是淋巴细胞和嗜酸性粒细胞,有时可有淋巴滤泡形成。
- 通常为扩张的厚壁血管,中央衬以上皮样外观的内皮细胞。

▌鉴别诊断

- 血管瘤。
- 动静脉畸形(见下文)。
- 具有致密淋巴细胞浸润的病例需要与淋巴瘤及假性淋巴瘤鉴别。

▌诊断难点

- 当内皮细胞体积较大并含有大量的略微呈颗粒状的胞浆时,内皮细胞类似于组织细胞/巨噬细胞,病变呈现组织样细胞的模式。

▌诊断要点

- 好发于头颈部,尤其好发于耳周。
- 部分学者认为本病是一种特殊类型的血管畸形。
- 内皮细胞可含有颗粒状的胞浆,类似于巨噬细胞。
- 一些病例的炎症较轻,而部分病例炎症较重,以至于造成血管和内皮细胞看起来形态模糊。

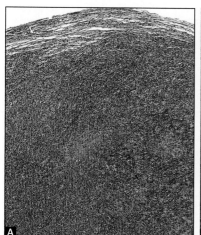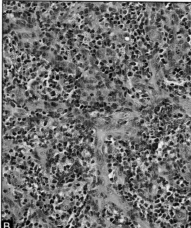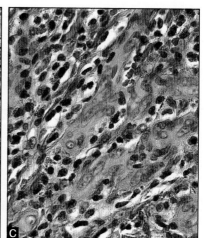

图 14.69　A～C:嗜酸细胞增多性血管淋巴样增生/上皮样血管瘤。(A)本例可见圆的边界清楚的肿瘤(该特征仅在病损完整切除后可见),在体格检查时常被误认为肿大的淋巴结;(B)此图展示了本病的命名原因(嗜酸细胞增多性血管淋巴样增生/上皮样血管瘤),此处可见由大的上皮样内皮细胞形成的相互吻合的血管,可见致密的淋巴细胞和嗜酸性粒细胞浸润;(C)在部分区域,血管腔难以辨认,这种大的上皮样内皮细胞有可能被误认为巨噬细胞

放疗后非典型血管增生 Postradiation Atypical Vascular Proliferation

诊断标准

- 放疗处皮肤出现的红色斑片、丘疹或斑块。
- 真皮内可见增多的扩张、不规则的血管,部分血管具有薄壁的相互吻合的管腔,从胶原束之间向周边扩展(图14.70)。
- 血管衬以圆胖的内皮细胞(部分呈鞋钉样),但内皮细胞无核浓染、无多形性或不呈多层堆积(图14.70)。

鉴别诊断

- 放疗后血管肉瘤。
- 皮肤反应性血管瘤病。
- 血管瘤。

诊断难点

- 血管肉瘤,尤其是其周边区域,可能具有类似于放疗后非典型血管增生表现的区域,如果取材不恰当或未结合临床,两者很难鉴别。

诊断要点

- 本病最易发生于乳腺癌放疗后的区域。
- 本病较血管肉瘤更为局限,且进展为血管肉瘤的可能性很小。
- 较为泛发的病变可能难以与低度恶性的血管肉瘤相鉴别。

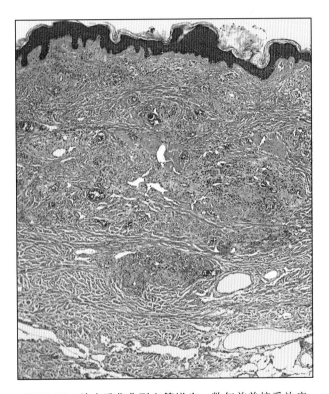

图14.70 放疗后非典型血管增生。数年前曾接受放疗的皮肤中可见相互吻合的血管,这些血管及其内皮细胞的大小和形状多变,病变边界不清,并向真皮深部及皮下组织浸润。部分区域的病变难以与低度恶性的血管肉瘤相鉴别

血管球瘤,球血管瘤型(球静脉畸形)Glomus Tumor,Glomangioma Pattern(Glomulovenous Malformation)

▌诊断标准

- 在明显扩张的血管腔的管壁或周围间质中可见形态单一的球细胞(图14.71A和B)。
- 平滑肌和透明胶原常十分明显。

▌鉴别诊断

- 血管瘤(尤其是海绵状或毛细血管型的)。
- 血管畸形。

▌诊断难点

- 部分病例中,球细胞可能并不明显(部分病例中血管腔周围可能仅有一两层球细胞),导致病变易被误认为血管瘤。

▌诊断要点

- 比实体型的血管球瘤少见。
- 与实体型血管球瘤相比,本病通常病变较大,缺少实体区域,边界不清,好发于儿童,且不出现疼痛。
- 手与前臂是好发部位,与经典型相比,本病更可能发生于躯干及近端肢体。

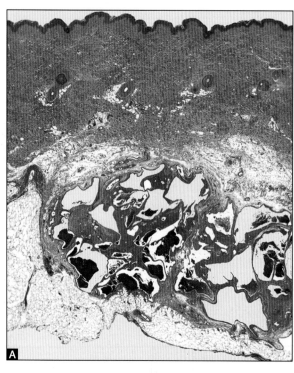
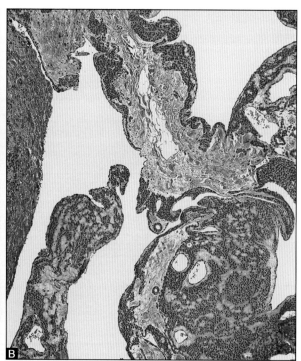

图14.71 A和B:血管球瘤,球血管瘤型。(A)皮下可见一由扩张的血管组成的局限性损害,低倍镜下球细胞不明显;(B)高倍镜下可见圆形的形态单一的球细胞

梭形细胞血管瘤 Spindle Cell Hemangioma (图 14.72A ~ C)

诊断标准

- 单发或群集的暗红色或紫色的结节,肿瘤由不规则形、有棱角的血管组成,这些血管围以致密的梭形至卵圆形的细胞,类似于卡波西肉瘤(图 14.72A 和 B)。
- 肿瘤细胞内可见胞浆内空泡。

鉴别诊断

- 卡波西肉瘤。
- 其他类型的血管瘤。

诊断难点

- 少数情况下,肿瘤细胞胞浆内的空泡可十分巨大,而被误认为脂肪细胞。
- 部分病例在临床和组织学上均难以与卡波西肉瘤相鉴别(但 HHV-8 的表达肯定是阴性的)。

诊断要点

- 好发于儿童及青年人的远端肢体(手、臂是最好发的部位)。
- 超过一半的病例是多发性的。
- 常疼痛。
- 进展很慢且一直为惰性(即使出现多发的损害,肿瘤也不转移)。
- 偶尔可合并 Maffuci 综合征及 Klippel-Trenaunay-Weber 综合征(血管骨肥大综合征)。

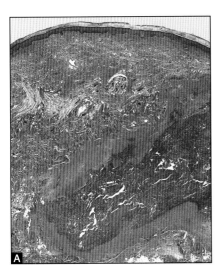
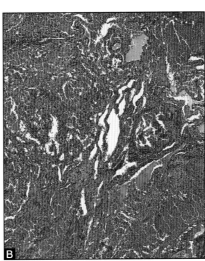
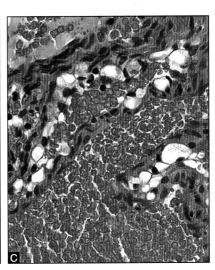

图 14.72　A ~ C:梭形细胞血管瘤。(A)真皮内可见由致密的内皮细胞组成的结节,这些内皮细胞的中央是不规则角状或分支状的血管腔;(B)这些血管腔是裂隙样的(类似于卡波西肉瘤),或者具有不规则成角的外观;(C)部分肿瘤细胞含有胞浆内的空泡

皮肤病理鉴别诊断彩色图谱

鞋钉样血管内皮瘤 Hobnail Hemangioendo-theliomas（图14.73A～C）

（Dabska瘤、淋巴管内乳头状内皮瘤和网状血管内皮瘤）（Dabska Tumor，Papillary Intralymphatic Angioendothelioma and Retiform Hemangioendothelioma）

诊断标准

- 真皮或皮下组织内边缘不清的斑块。
- 鞋钉样的内皮细胞突向管腔，管腔内可见乳头样结构。
- 可出现致密的淋巴细胞浸润。

鉴别诊断

- 鞋钉样血管瘤/靶样含铁血黄素沉积性血管瘤。
- 嗜酸细胞增多性血管淋巴样增生/上皮样血管瘤。
- 乳头状内皮增生。
- 血管肉瘤。

诊断难点

- 圆胖的内皮细胞可能被误认为不典型或为恶性。
- 分类混乱且目前仍有争论。
- 命名混乱，鞋钉样血管瘤和鞋钉样血管内皮瘤的名称相似但预后相差很大，前者是良性肿瘤，而后者则是低度恶性或交界性恶性肿瘤。

诊断要点

- 鞋钉状血管内皮瘤具有低级别恶性的潜能，可能复发或转移至局部淋巴结，然而，死于此病的情况罕见。
- 部分学者认为Dabska瘤和网状血管内皮瘤是不同的疾病，这两种肿瘤在组织学表现和临床生物学行为上相互重叠。
- 许多学者认为鞋钉样血管内皮瘤起源于淋巴管而非血管，淋巴管内乳头状血管内皮瘤与之是同义词。
- Dabska瘤好发于儿童和青少年，而网状血管内皮瘤则更好发于成人。
- 嗜酸细胞增多性血管淋巴样增生/上皮样血管瘤通常管腔内无乳头状结构形成。
- 鞋钉样内皮瘤也具有管腔内乳头结构，内皮细胞也突向于管腔，然而其血管通常形态较为成熟且被正常的真皮组织所分隔，而非弥漫性的相互吻合，且其细胞密度不同（图14.73B和C）。
- 与血管肉瘤鉴别困难，但在鞋钉样血管内皮瘤中，内皮细胞不相互堆积（呈多层）（图14.73C）。
- 血管肉瘤几乎从不发生于儿童或青少年，由此可与Dabska瘤相鉴别。
- 与鞋钉样血管内皮瘤相比，血管肉瘤具有细胞异型性、有丝分裂活性和多层内皮细胞堆积的特点。

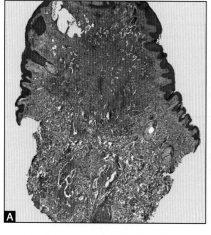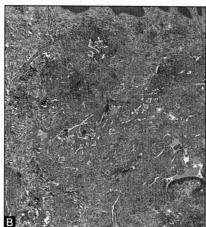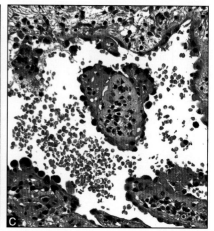

图14.73　A～C:鞋钉样血管内皮瘤。（A）低倍镜下，真皮内含有扩张程度不一的血管和实体样生长的内皮细胞；（B）许多血管腔具有不规则的形态，相互吻合的血管明显，其形态与血管肉瘤极其相似；（C）衬以内皮细胞的乳头是其典型特点。细胞衬在管腔内，乳头具有大的细胞核，并突向管腔（鞋钉样）；同样的特点也可见于血管肉瘤，但血管肉瘤的内皮细胞可相互堆积

卡波西肉瘤 Kaposi's Sarcoma

诊断标准

- 红色或紫色的丘疹、斑块或结节(图 14.74A)。
- 患者有免疫抑制的病史(HIV 感染、使用免疫抑制剂)或为地中海血统的老年男性。
- 真皮内血管增生,至少部分血管呈窄的裂隙样的外观(图 14.74B)。
- 内皮细胞 HHV-8 阳性。

鉴别诊断

- 卡波西样血管内皮瘤。
- 血管肉瘤。
- 梭形细胞血管瘤。

诊断难点

- 早期损害的组织学特点非常不明显,诊断开始可能不会考虑到血管或内皮细胞性病变。

- 窄的裂隙样血管几乎总是存在,而在病变的周边,经常可以见到毛细血管大小的血管或海绵状血管,较小的取材易与常规的血管瘤混淆。
- 充分发展的损害可见梭形或纺锤形细胞呈致密的片状分布,血管腔模糊并类似于其他类型的梭形细胞肿瘤。

诊断要点

- 早期损害:在窄的不明显的血管腔周围可见轻度增生的内皮细胞。
- 成熟的损害:弥漫、相互吻合的裂隙状、成角或分支状的血管,在真皮内胶原束被致密的梭形或纺锤形的内皮细胞所分割。
- 病变中常可见到血管外红细胞、淋巴细胞、浆细胞和嗜酸性"小球"(图 14.74C)。
- 慢性卡波西肉瘤通常是一种惰性的肿瘤,10 年生存率约为 85%。
- 化疗与放疗优于外科手术治疗。

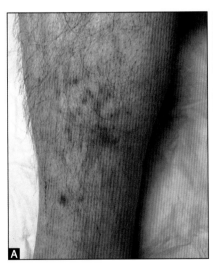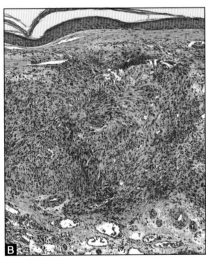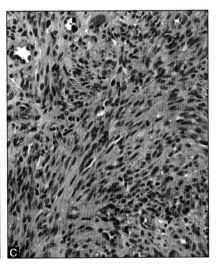

图 14.74　A~C:卡波西肉瘤。(A)发生于腿部的红色丘疹;(B)真皮内可见由梭形细胞组成的结节,窄的裂隙样管腔周围可见较多血管外红细胞;(C)高倍镜下可见有丝分裂象及浆细胞聚集

皮肤血管肉瘤 Cutaneous Angiosarcoma(图 14.75A ~ E)

■ 诊断标准

- 边缘不清的瘀斑样斑疹或丘疹。
- 真皮内可见许多不规则的血管腔,管腔内衬以异型内皮细胞,这些内皮细胞相互聚集,在局部至少可形成乳头状结构(图 14.75A)。

■ 鉴别诊断

- 鞋钉样血管内皮瘤。
- 非典型纤维黄瘤。

■ 诊断难点

- 血管肉瘤在临床上十分具有迷惑性,通常,即使切除的范围已经足够大,组织学上仍可见到肿瘤。
- 相当数量的病例是多灶性的,完全切除比较困难。
- 低度恶性亚型内皮细胞可能仅有轻度的异型,细胞数量较少,可见相对不明显的窄的管腔。在明显恶性的区域周边常可见到良性表现的管腔(因此取材不恰当影响结果可靠性)(图 14.75B)。
- 高度恶性亚型可能呈上皮样和多形性,部分病例难以与癌、黑素瘤和非典型纤维黄瘤鉴别。

■ 诊断要点

- 皮肤是血管肉瘤最为好发的部位。
- 典型的临床表现是老年人尤其是老年男性头皮或额部出现的瘀斑样皮损。
- 由于皮损类似于创伤后的青肿,患者常不会及时就医。
- 预后相对较差,部分原因是未及时就医,但也和皮损弥漫浸润、边界不清有关。
- 血管肉瘤在儿童和青年人中十分罕见,如果儿童和青年人出现了类似于血管肉瘤的皮损,则应考虑鞋钉样血管内皮瘤(Dabska 瘤)或卡波西样血管内皮瘤的可能。
- 与包括鞋钉样血管内皮瘤在内的良性或中间恶性潜能的肿瘤相比,血管肉瘤的细胞异型性和有丝分裂活性更明显,内皮细胞更倾向于多层(图 14.75C)。

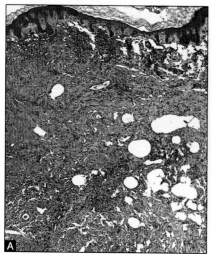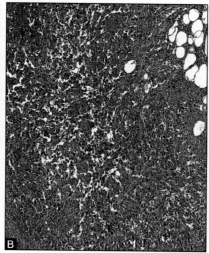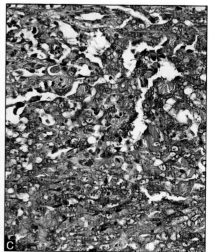

图 14.75　A ~ C

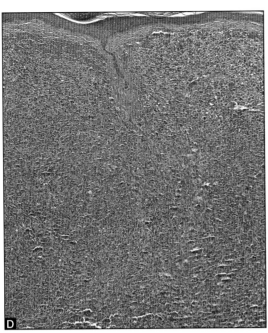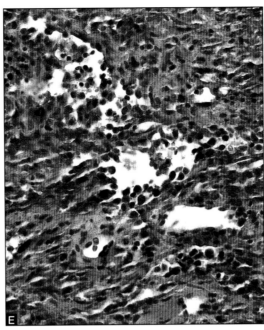

图 14.75　A ~ E:皮肤血管肉瘤。(A)常见表现为真皮内成簇的细胞围绕着不规则管腔组成实性团块;(B)部分病例细胞成分更多,内皮细胞看起来漂浮在弥漫性互相吻合的血管腔中;(C)部分病例的细胞异型性和有丝分裂象十分明显;(D)少数情况下,一些血管肉瘤的内皮细胞呈梭形,排列成片状并贴近表皮,类似非典型纤维黄瘤;(E)血管肉瘤的部分区域类似鞋钉状血管内皮瘤。但需注意其内皮细胞相互堆叠(多层的内皮细胞),通常这种现象在血管内皮瘤中不常见

多形性肿瘤

非典型纤维黄瘤 Atypical Fibroxanthoma(图 14.76A ~ E)

▋诊断标准

- 在光损伤部位出现的坚实结节(图 14.76A、表 14.6)。
- 局限于真皮(最多可以局部浸润至皮下组织浅层)(图 14.76B)。
- 多形性的梭形细胞、卵圆形细胞和多核细胞,这些细胞表达 CD10,不表达 S100、角蛋白(cytokeratins)及结蛋白(desmin)(图 14.6C)。

▋鉴别诊断

- 非典型纤维组织细胞瘤。
- 梭形细胞或去分化的鳞状细胞癌(图 14.76E)。
- 多形性肉瘤。
- 多形性平滑肌肉瘤。
- 多形性血管肉瘤。
- 多形性黑素瘤。
- 高度恶性肌纤维肉瘤。

▋诊断难点

- 部分病例中,梭形细胞排列成束状,而典型的多形性细胞罕见。
- 因非典型纤维黄瘤可以片状表达角蛋白,有时很难与梭形或去分化的鳞状细胞癌鉴别。部分病例可以见到非典型纤维黄瘤周围紧挨着鳞状细胞癌。
- 从深层向浅表浸润的多形性肉瘤可能与非典型纤维黄瘤的表现完全一致(见下文)。
- 非典型纤维黄瘤常表达 CD10,但无特异性,其他多种肉瘤也可表达 CD10(见表 14.6)。
- 与其他肿瘤类似,非典型纤维黄瘤中也可见到散在的树突状细胞、组织细胞和淋巴细胞,可能表达 S100 及 CD31,诊断时需要明确这些标记是由肿瘤细胞表达还是炎症细胞表达的。

■ **诊断要点**

- 若非典型表现(即发生于老年人头颈部的光损伤部位),真皮内的多形性恶性肿瘤应该考虑是由深部的多形性肉瘤向表浅浸润所致(仅在例外情况下,非典型纤维黄瘤可不发生于老年人头颈部的光损伤部位)。
- 发生于其他部位或发生于青年人的病例更可能是非典型纤维组织细胞瘤(AFH),而非非典型纤维黄瘤(AFX)。

- 有相当大比例的病例与鳞状细胞癌相邻。
- 可出现胞浆呈泡沫样的细胞、破骨巨细胞样细胞和骨样细胞。
- 虽然非典型性纤维黄瘤的细胞异型性明显并具有较高的有丝分裂指数,但其很少复发;如果使用严格的诊断标准,很少出现远处转移。
- 有助于诊断的免疫组化项目包括S100、CD10、Pan-CK、CD31,SMA 和结蛋白(见表14.6)。

表 14.6　皮肤梭形及多形性肿瘤的免疫表型

肿瘤	S100	CD10	角蛋白	SMA	结蛋白
非典型纤维黄瘤	-	+	+/-	-(偶尔+)	-
黑素瘤	+	-	-	-	-
梭形细胞鳞状细胞癌	-	-(偶尔+)	+	-	-
血管肉瘤	-	-(偶尔+)	-	-	-
平滑肌肉瘤	-	-(偶尔+)	-	常+	常+

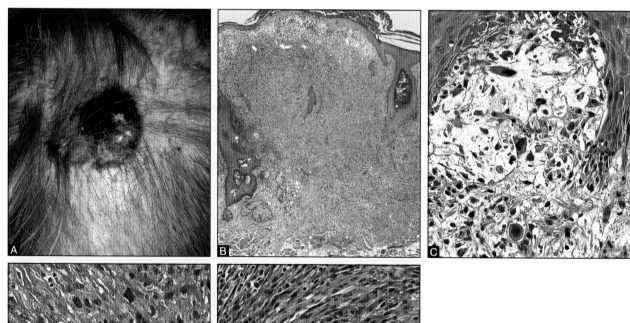

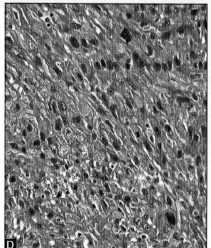

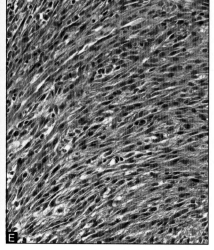

图 14.76　A ~ E:非典型性纤维黄瘤。(A)临床常见表现为发生于光损伤部位的溃疡性的结节;(B)肿瘤总是紧邻覆于上方的表皮,多数病例局限于真皮或皮下组织的浅层;(C)明显的多形性细胞是其特征;(D)不等量的梭形、卵圆形和多核细胞;(E)部分病例以梭形细胞为主

多形性肉瘤 Pleomorphic Sarcoma

诊断标准

- 与非典型纤维黄瘤一样,浸润性肿瘤由具有丝分裂活性的非典型性的多形性细胞和/或梭形细胞组成(图14.77A)。
- 扩展至皮下(可能超过皮下)。

鉴别诊断

- 非典型纤维黄瘤。
- 黑素瘤。
- 肌纤维肉瘤,高度恶性。
- 梭形细胞鳞状细胞癌。
- 位置深在的高度恶性肉瘤的浅表部分(图14.77B)。

诊断难点

- 如果取材较浅,不包括皮下组织的话,多形性肉瘤无法绝对与非典型纤维黄瘤区分开来。

诊断要点

- 与非典型性纤维黄瘤不同,多形性肉瘤转移的可能性很大。
- 由定义可知,非典型性纤维黄瘤很少侵犯皮下组织。
- 肌纤维肉瘤的浅表部分是黏液样的,含有薄壁的曲线状的血管,缺乏见于多形性肉瘤的致密细胞和显著多形性(图14.77C)。
- 可通过寻找黑素瘤的原位部分或者细胞高度且弥漫性表达S100来明确黑素瘤的诊断。
- 梭形细胞鳞状细胞癌通常含有普通鳞状细胞癌的区域,且肿瘤细胞表达P63。
- 若无恰当的临床信息和影像学检查,无法排除是否由位于深部的高度恶性肉瘤累及皮肤所致。

其他肉瘤的多形性亚型

- 多形性脂肪肉瘤。
- 多形性 MPNST。
- 多形性平滑肌肉瘤。
- 多形性横纹肌肉瘤。

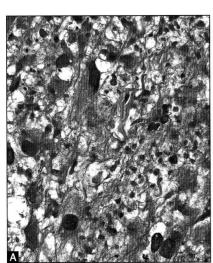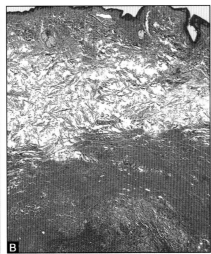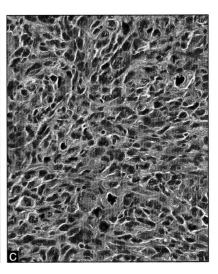

图14.77　A~C:多形性肉瘤。(A)类似于非典型纤维黄瘤,细胞可能呈梭形或上皮样,或者两者皆有;(B)如图所示,位于深部的肉瘤向浅部扩展,组织学上可类似于非典型纤维黄瘤的表现;此例中缺乏真皮浅层受累,基本可以排除非典型性纤维黄瘤。形态学及免疫表型类似于非典型性纤维黄瘤的皮肤肿瘤,但不发生于非典型性纤维黄瘤的经典发病部位,可归为多形性肉瘤;(C)显著多形性和较高的有丝分裂指数是诊断的关键点,并无任何提示黑素瘤的特征,分化较差的鳞状细胞癌或其他皮肤肿瘤也可呈多形性

腺鞘巨细胞瘤(腺鞘滑膜巨细胞瘤) Giant Cell Tumor of the Tendon Sheath (Tenosynovial Giant Cell Tumor)

▌诊断标准

- 腺鞘巨细胞瘤通常紧贴于(或紧邻于)腺鞘。
- 低倍镜下的结节呈均匀的、圆形的轮廓,由不同比例的单核细胞,黄瘤细胞和多核巨细胞组成,瘤体至少部分被纤维结缔组织包绕(图14.78A～C)。

▌鉴别诊断

- 腺鞘纤维瘤。
- 栅栏状肉芽肿性损害,尤其是深在性环状肉芽肿和类风湿结节。
- 腺黄瘤。
- 异物肉芽肿。

▌诊断难点

- 构成肿瘤的各种细胞的比例变化很大,部分病例仅有很少量的巨细胞。

- 极其严重的诊断错误是将腺鞘巨细胞瘤误诊为上皮样肉瘤。(上皮样肉瘤的部分区域的细胞异型性可能不明显,少数情况下也可含有巨细胞。)

▌诊断要点

- 最常发生的部位是手指(尤其是在指关节间)。
- 女性好发(女:男为2:1)。
- 可发生于任何年龄,但好发于40～60岁的患者。
- 是发生于手部/手指最常见的肿瘤。
- 脚趾和大关节(脚踝、膝盖、手腕和肘部)的发生率稍低。
- 肿瘤位于腺鞘周围的滑膜腔内(屈侧和伸侧的),但却起源于腺鞘,表现为均匀的圆形肿物。
- 包膜通常不包绕整个肿瘤,其周边可见小的肿瘤巢团(图14.78D)。
- 有丝分裂常见,平均每10个高倍镜3～5个(1～2个/mm^2),但部分病例每10个高倍镜可多达20个(约12个/mm^2)。
- 虽然转移可发生,但极其罕见。
- 有丝分裂指数可以提示肿瘤复发的概率,但有丝分裂指数,以及少见情况下静脉内发现肿瘤细胞,均不是转移的危险因素。

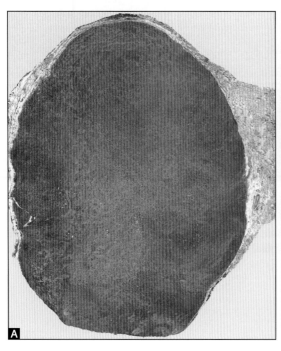

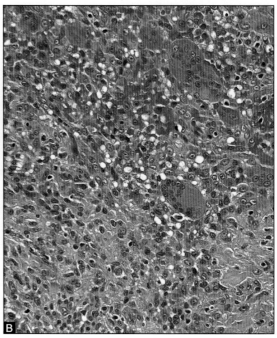

图 14.78 A、B

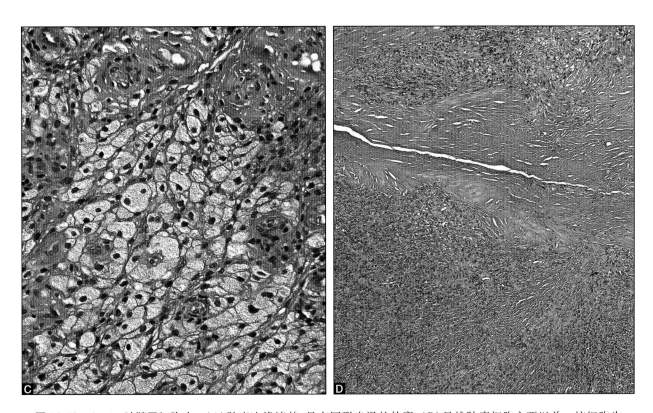

图 14.78　A ~ D:腱鞘巨细胞瘤。(A)肿瘤边缘清楚,具有圆形光滑的轮廓;(B)虽然肿瘤细胞主要以单一核细胞为主,但几乎总可以见到多核巨细胞(虽然少数情况下多核巨细胞的数量很少);(C)黄瘤细胞通常成簇出现,尤其在肿瘤周围更为明显;(D)纤维包膜之外可见呈巢的肿瘤细胞,但无意义

颗粒细胞瘤 Granular Cell Tumor

▌诊断标准

- 无痛性的结节(10%的病例为多发结节)。
- 具有颗粒状胞浆的圆形或多角形的细胞排列成大小不等的簇状或巢状,或者单一的细胞分布于真皮和皮下组织内(图14.79A和B)。

▌鉴别诊断

- 组织细胞瘤,尤其是黄瘤和网状组织细胞瘤。
- 横纹肌瘤。
- 恶性颗粒细胞瘤(见下文)。
- 皮肤纤维瘤和平滑肌瘤的颗粒细胞亚型。

▌诊断难点

- 颗粒细胞瘤上方常出现鳞状上皮细胞增生,可能被误诊为鳞状细胞癌。
- 皮肤纤维瘤和平滑肌瘤的颗粒细胞亚型中的细胞可能外观相同(但其免疫表型不一样,见下文)。
- 恶性和良性颗粒细胞瘤之间的区别可能很轻微(见下文)。

▌诊断要点

- 具有颗粒状胞浆的圆形或多角形的细胞排列成大小不等的簇状或巢状,或者单一的细胞分布于真皮和皮下组织内。

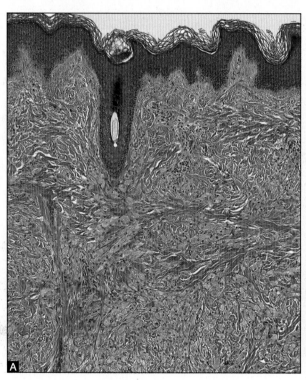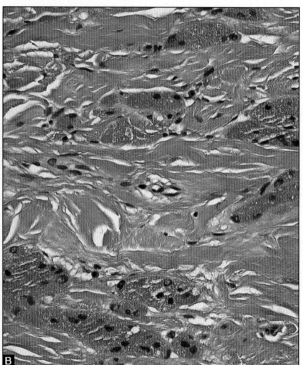

图14.79 A和B:颗粒细胞瘤。(A)真皮内可见胞浆丰富的圆形或多角形的细胞;(B)胞浆呈淡粉红色或双染性,并含有细颗粒

恶性颗粒细胞瘤 Malignant Granular Cell Tumor

▌诊断标准

- 细胞类似于良性颗粒细胞瘤,但以下特点提示为恶性(见表 14.5):
  - 体积较大(大于 2cm)。
  - 浸润性生长。
  - 有丝分裂指数>2 个/10 HPF。
  - 梭形的颗粒细胞排列呈束状(图 14.80A)。
  - 表皮溃疡。
  - 坏死(通常灶性坏死)。
  - 侵犯血管淋巴管。
  - 部分病例具有显著的细胞异型性(图 14.80B)。

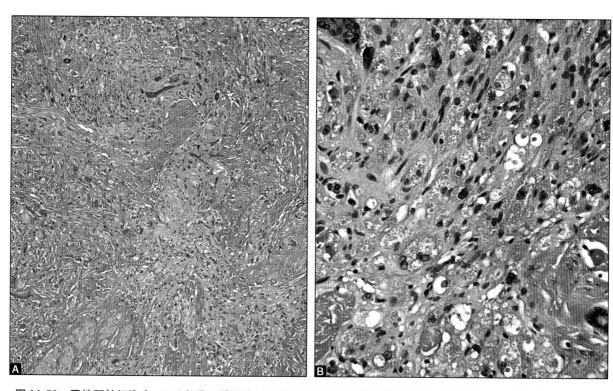

图 14.80 恶性颗粒细胞瘤。(A)部分区域细胞呈梭形;(B)与良性颗粒细胞瘤相比,恶性颗粒细胞瘤细胞异型性十分明显

梅克尔细胞癌(皮肤神经内分泌癌)Merkel Cell Carcinoma (Cutaneous Neuroendocrine Carcinoma)

▌诊断标准

- 由细胞核较大和胞浆少的细胞组成(较高的核浆比)(图 14.81A)。
- 免疫组化表达角蛋白,多数细胞呈核周斑点型模式(图 14.81B)。
- 缺乏从其他部位转移至皮肤的神经内分泌癌的特点(如,不表达 TTF-1,无原发神经内分泌癌的证据)。

▌鉴别诊断

- 淋巴瘤和其他造血淋巴系统肿瘤(特别是弥漫性大 B 细胞淋巴瘤,前 B 细胞和前 T 细胞淋巴母细胞淋巴瘤/白血病,以及其他母细胞样淋巴瘤)。

- 转移性神经内分泌癌(如肺小细胞癌)。
- 尤因肉瘤(图 14.81C)。
- 其他低分化的肿瘤。

▌诊断难点

- 不表达白细胞共同抗原(leukocyte common antigen,LCA)并不能排除淋巴瘤的可能,因为某些特定的母细胞淋巴瘤并不表达 LCA(见下文)。

▌诊断要点

- 通常首先与转移性的神经内分泌肿瘤鉴别诊断。
- 当鉴别诊断包括造血淋巴系统肿瘤/淋巴瘤时,免疫组化需要检测末端脱氧核糖核酸转移酶(terminal deoxynucleotidyl transferase,TdT),因为母细胞性淋巴瘤表达 TdT 而不表达 LCA。

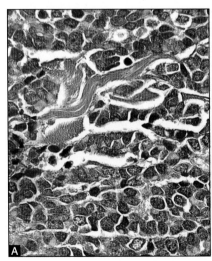 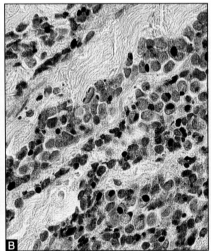 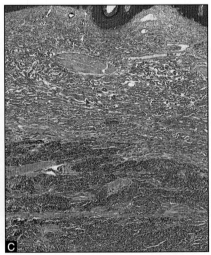

图 14.81 A ~ C:梅克尔细胞癌。(A)肿瘤细胞的细胞核具有特征性的细颗粒状的染色质的模式;(B)角蛋白核周斑点型阳性具有特征性(此图显示的是 CK20);(C)真皮内可见由肿瘤细胞组成的致密的片状区域。低倍镜下,这种特点类似于淋巴瘤及其他多种未分化的肿瘤(如尤因肉瘤)

参考书目

1. Billings SD, Folpe AL. Cutaneous and subcutaneous fibrohistiocytic tumors of intermediate malignancy: an update. Am J Dermatopathol. 2004;26(2):141-55

2. Billings SD, Folpe AL. Diagnostically challenging spindle cell lipomas: a report of 34 "low-fat" and "fat-free" variants. Am J Dermatopathol. 2007;29(5):437-42.

3. Cheah AL, Billings SD. The role of molecular testing in the diagnosis of cutaneous soft tissue tumors. Semin Cutan Med Surg. 2012;31(4):221-33.

4. Clarke LE, Frauenhoffer E, Fox E, Neves R, Bruggeman RD, Helm KF. CD10-positive myxofibrosarcomas: A pitfall in the differential diagnosis of atypical fibroxanthoma. J Cutan Pathol. 2010;37(7):737-43.

5. Clarke LE, Lee R, Militello G, Elenitsas R, Junkins-Hopkins J. Cutaneous epithelioid hemangioendothelioma. J Cutan Pathol. 2008;35(2):236-40.

6. Clarke LE, Zhang PJ, Crawford GH, Elenitsas R. Myxofibrosarcoma in the skin. J Cutan Pathol. 2008;35(10): 935-40.

7. Clarke LE. Fibrous and fibrohistiocytic neoplasms: an update. Dermatol Clin. 2012;30(4):643-56.

8. Dahlén A, Debiec-Rychter M, Pedeutour F, Domanski HA, Höglund M, Bauer HC, Rydholm A, Sciot R, Mandahl N, Mertens F. Clustering of deletions on chromosome 13 in benign and low-malignant lipomatous tumors. Int J Cancer. 2003;103(5):616-23. Review. PubMed PMID: 12494468.

9. Fetsch JF, Laskin WB, Hallman JR, Lupton GP, Miettinen M.Neurothekeoma: an analysis of 178 tumors with detailed immunohistochemical data and long-term patient follow-up information. Am J Surg Pathol. 2007;31(7):1103-14.

10. Fletcher CD, Unni KK, Mertens F. Pathology and Genetics of Tumors of Soft Tissue and Bone. World Health Organization Classification of Tumors. Lyon. IARC Press; 2002.

11. Gardner JM, Dandekar M, Thomas D, Goldblum JR, Weiss SW, Billings SD, Lucas DR, McHugh JB, Patel RM. Cutaneous and subcutaneous pleomorphic liposarcoma: a clinicopathologic study of 29 cases with evaluation of MDM2 gene amplification in 26. Am J Surg Pathol. 2012;36(7):1047-51

12. Goh SG, Calonje E. Cutaneous vascular tumours: an update. Histopathology. 2008;52(6):661-73.

13. Goldblum JR, Weiss S. Enzinger and Weiss's Soft Tissue Tumors. 5th ed. St. Louis: Mosby; 2008.

14. Hunt SJ, Santa Cruz DJ Vascular tumors of the skin: a selective review. Semin Diagn Pathol. 2004;21(3):166-218.

15. Laskin WB, Fetsch JF, Miettinen M. The "neurothekeoma": immunohistochemical analysis distinguishes the true nerve sheath myxoma from its mimics. Hum Pathol. 2000;31(10): 1230-41.

16. Lucas DR. Angiosarcoma, radiation-associated angiosarcoma, and atypical vascular lesion. Arch Pathol Lab Med. 2009;133(11):1804-9.

17. Mahajan D, Billings SD, Goldblum JR. Acral soft tissue tumors: a review. Adv Anat Pathol. 2011;18(2):103-19.

18. Mentzel T. Cutaneous lipomatous neoplasms. Semin Diagn Pathol. 2001;18(4):250-7.

19. Patel RM, Downs-Kelly E, Dandekar MN, Fanburg-Smith JC, Billings SD, Tubbs RR, Goldblum JR. FUS (16p11) gene rearrangement as detected by fluorescence in-situ hybridization in cutaneous low-grade fibromyxoid sarcoma: a potential diagnostic tool. Am J Dermatopathol. 2011;33(2):140-3.

20. Thomas C, Somani N, Owen LG, Malone JC, Billings SD. Cutaneous malignant peripheral nerve sheath tumors. J Cutan Pathol. 2009;36(8):896-900.

21. Troiani BM, Welsch MJ, Heilig SJ, Helm KF, Clarke LE. A firm nodule on the arm. Cutaneous myoepithelioma. Arch Dermatol. 2011;147(4):499-504.

22. Wood L, Fountaine TJ, Rosamilia L, Helm KF, Clarke LE. Am Cutaneous CD34+ spindle cell neoplasms: Histopathologic features distinguish spindle cell lipoma, solitary fibrous tumor, and dermatofibrosarcoma protuberans. J Dermatopathol. 2010;32(8):764-8.

（苏飞 译，陈柳青、邹先彪 校，涂平 审）

第 15 章

皮肤造血淋巴系统肿瘤

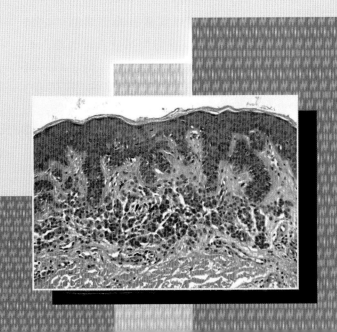

皮肤造血淋巴系统肿瘤的诊断比较难——皮肤上可以出现看似无数种淋巴瘤和白血病。复杂的免疫组织化学标记和分子学检测对于鉴别诊断非常必要。即便如此,准确的诊断常常需要结合临床和实验室的数据。而且,人类对造血淋巴系统肿瘤的认识也在快速发展;造血淋巴系统肿瘤的分类每隔几年就会更新。在许多皮肤造血淋巴系统肿瘤中,肿瘤细胞数量少,故在密集的炎症细胞浸润的背景下很容易被忽略,这一点不同于大多数血液和淋巴结内肿瘤。因此,简单地区分良恶性可能会比较困难,在某些情况下甚至不可能做到。不过,遵循以下基本原则会让您事半功倍:

- 运用模式分析法。大多数文章和分类系统中,造血淋巴系统肿瘤是通过细胞来源分类的(如B细胞和T细胞)。所以首先必须了解细胞的来源。很少有医生可以通过HE染色对淋巴细胞进一步分类。当然,通过长时间的学习,很多病理医师可以仅靠几个蓝色的圆形细胞就选择相应的免疫组化标记,但这样作出的鉴别诊断的范围往往太局限或太广泛。因此,如同本文讲到的,按照浸润模式的特点分类将有助于鉴别诊断。这样也会促使病理医师更全面地鉴别诊断,以及更谨慎地选择免疫组织化学标记。

- 记住"模仿者"。大多数常见的皮肤淋巴瘤比其他类型的肿瘤有更多的良性"模仿者"。早期的蕈样肉芽肿(MF)、CD30+淋巴瘤及其他淋巴瘤与炎症性的皮肤病有着许多相同的特征。因此,有些时候将它们区分开来很难。病毒感染或药物都可以导致大的异型细胞的密集浸润。因此,在未仔细排除良性"模仿者"的情况下,不能轻易地诊断淋巴瘤。如果无法排除这些良性疾病,则须在报告中明确指出需要的鉴别诊断。

- 强调临床信息。例如,没有临床的信息背景,无法诊断蕈样肉芽肿(MF)。实际上,MF在很大程度上是根据其临床过程定义的——皮损是在进展中,还是进展到了哪种典型皮损(斑片、斑块抑或肿瘤)。

- 勿过度诊断。即使掌握了完整的临床病史,有些病例也不能仅靠一张切片而得到最终诊断。此时,"异型的淋巴细胞浸润"或更简单的"淋巴瘤"的鉴别性陈述比不懂装懂更为合适。

亲表皮/亲附属器模式(表15.1)

T细胞假性淋巴瘤 T-Cell Pseudolymphomas(图15.1A~D)

▌诊断标准

- 以T淋巴细胞为主的皮肤浸润,临床和组织学与淋巴瘤类似,但被证实是反应性的浸润,而非肿瘤性的。

▌鉴别诊断

- T细胞淋巴瘤。
- T细胞性皮肤病(如,光线性类网织细胞增生症、扁平苔藓、硬化性苔藓等)。
- 药物疹、虫咬皮炎、病毒感染。

▌诊断难点

- 一些T细胞假性淋巴瘤有克隆性的T细胞增殖。
- 病因不明确;部分由病毒、药物或虫咬所致。

▌诊断要点

- 倾向于假性淋巴瘤的有:
  - 混合性炎细胞浸润(含T细胞、B细胞、嗜酸性粒细胞、嗜中性粒细胞、组织细胞等)。
  - T细胞围绕B细胞团块(淋巴滤泡样结构)。
  - 服用新药仅数天至数周。
- 仔细寻找病毒导致的细胞病理改变,排除病毒感染诱发的假性淋巴瘤。
- 没有明确的T细胞假性淋巴瘤的诊断标准;诊断需要结合临床。
- 偶尔情况下,仅在排除其他疾病后才能确诊,可能需要数月甚至数年的时间。

表 15.1 常见的与造血淋巴系统肿瘤类似的良性肿瘤

模式	肿瘤	良性模仿者
亲表皮/亲附属器	蕈样肉芽肿	淋巴瘤样药物疹
		淋巴瘤样接触性皮炎
		光线性类网织细胞增生症
		硬化性苔藓
		色素性紫癜性皮病
		苔藓样糠疹
		二期梅毒
		苔藓样角化病
	CD8+侵袭性亲表皮性淋巴瘤	光线性类网织细胞增生症
		苔藓样糠疹
	ATLL	光线性类网织细胞增生症
	LyP,B 型	苔藓样糠疹/PLEVA
真皮+/-皮下	蕈样肉芽肿,斑块/肿瘤期	淋巴瘤样药疹
		虫咬皮炎
		二期梅毒
		博氏螺旋体/莱姆病
		肿胀性红斑狼疮
		狼疮性脂膜炎
	CD30+LPD	淋巴瘤样药疹
		虫咬皮炎
		寄生虫感染
		病毒感染
		羊痘
		挤奶人结节
		疱疹病毒感染
		传染性软疣
	朗格汉斯细胞组织细胞增生症	疥疮
		虫咬皮炎
		黄色肉芽肿
	B 细胞淋巴瘤	淋巴瘤样文身反应
		狼疮性脂膜炎
		淋巴瘤样药疹,B 细胞为主
		二期梅毒
		肢端假性淋巴瘤样血管角皮瘤
		其他 B 细胞假性淋巴瘤
	γ/δT 细胞淋巴瘤	狼疮性脂膜炎
	NK/T 细胞淋巴瘤	韦氏肉芽肿病
		其他肉芽肿性血管炎
	皮肤白血病和母细胞性浆样树突状细胞肿瘤	骨髓外造血
		白血病样药疹
		外用药刺激所致白血病样反应
	小/中等 T 细胞淋巴瘤	血管淋巴样增生伴嗜酸性粒细胞增多
	肥大细胞增生症	荨麻疹
		荨麻疹样炎症反应
皮下	皮下脂膜炎样 T 细胞淋巴瘤	狼疮性脂膜炎

ATLL:adult T-cell leukemia/lymphoma,成人 T 细胞白血病/淋巴瘤;LyP:lymphomatoid papulosis,淋巴瘤样丘疹病;PLEVA:pityriasis lichenoides et varioliformis acuta,急性苔藓痘疮样糠疹;LPD:lymphoproliferative disorder,淋巴增生性疾病。

皮肤病理鉴别诊断彩色图谱

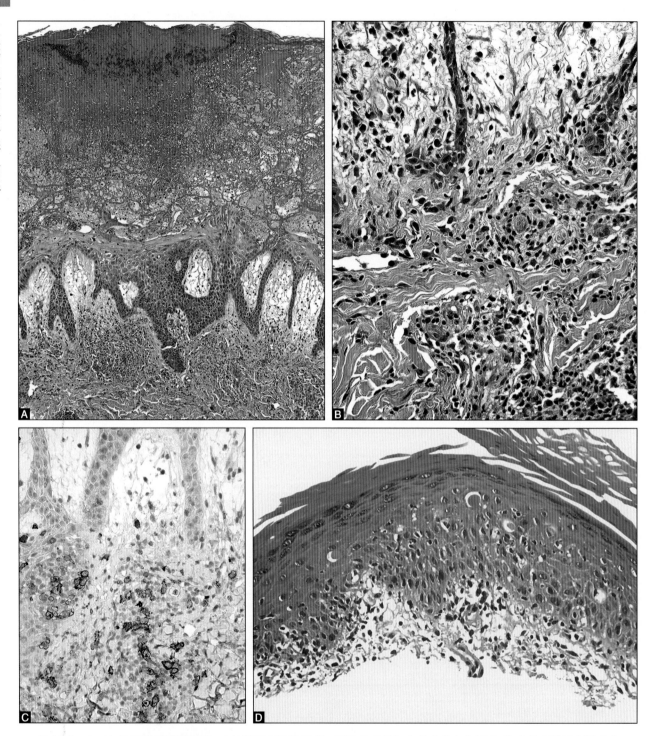

图 15.1　A～D：T 细胞假性淋巴瘤。（A）图示假性淋巴瘤。因为患者最初出现丘疹中央坏死，临床考虑淋巴瘤样丘疹病；（B）组织学可见真皮内大的淋巴细胞浸润。但是海绵水肿的程度较大多数淋巴瘤（如淋巴瘤样丘疹病）来说很少见；（C）大细胞表达 CD30。淋巴瘤样丘疹病由大的 CD30 阳性细胞组成，但是在其他炎症反应性疾病，尤其是虫咬皮炎、寄生虫感染和病毒感染中，出现大的 CD30 阳性细胞也很常见；（D）光线性类网织细胞增生症是一种严重的慢性的光化性皮肤病，与蕈样肉芽肿相似。两者都可发展为进行性红皮病，以及密集的淋巴细胞沿真表皮交界处浸润，并向表皮内延伸。临床病史和相关的实验室检查在某些情况下可以帮助鉴别

蕈样肉芽肿 Mycosis Fungoides (MF) (图 15.2A~G)

诊断标准

- 惰性过程;从斑片到斑块到肿瘤的缓慢发展过程。
- 表皮内良性淋巴细胞呈苔藓样浸润,肿瘤性 T 淋巴细胞散在,尤其是在表皮基底层。
- 在较长的时间内仅累及皮肤。
- 后期淋巴结和内脏受累,骨髓受累少见。
- CD2/CD3/CD4/皮肤淋巴

  细胞抗原(CLA)   +
- CD7   −常见
- CD8   −
- CD30   +(向大细胞转化时)

鉴别诊断

- 炎症性界面皮炎,如扁平苔藓、硬化性苔藓、接触性皮炎、苔藓样药物疹和光线性类网织细胞增生症。
- Sézary 综合征(Sézary syndrome)。
- 副银屑病。
- 淋巴瘤样丘疹病(LyP B 型)。
- CD8+亲表皮性淋巴瘤(尤其是 MF 的 CD8+变异型)。
- 成人 T 细胞白血病/淋巴瘤(ATLL)。

诊断难点

- CD8+/CD4−的 MF 罕见;除免疫标记外,其临床表现、病理改变为典型的 MF。
- 鉴别 CD8+的 MF 和 CD8+侵袭性亲表皮性淋巴瘤的重点在于临床表现,组织学上鉴别不可靠。
- 儿童和青少年均可发病(而只有少数皮肤 T 细胞淋巴瘤可以这样);大多数病例中 CD8 阳性表达。
- 虽然少见,但是 MF 早期可表现为红皮病,与 Sézary 综合征相似。
- CD7 表达缺失是 MF 的线索,但是斑片期 MF 的免疫组化检测并不可靠。
- 在早期 MF 中检测不出克隆性 TCR(T-cell receptor,T 细胞受体)重排。
- 与 MF 类似的良性疾病可出现克隆性 TCR 基因重排。
- MF 向大细胞转化时,可以出现 CD30+,要同其他 CD30+淋巴瘤鉴别。

诊断要点

- 诊断需要临床病史的支持。
- 病情的进展程度是最重要的预后因素。
- 局限皮损的预后良好,生存率与同龄人相似。
- 皮肤外受累预后差。
- 其他影响预后的因素:年龄>60 岁;LDH(lactate dehydrogenase,乳酸脱氢酶)升高;向大细胞转化。
- "大细胞转化"的定义是大细胞比例超过 25%。
- 已有早期/斑片期 MF 的循证诊断标准(见表 15.2)。

MF 的亚型 Variants of Mycosis Fungoides

亲毛囊型/亲附属器型

- 肿瘤细胞在毛囊上皮内或者其他附属器上皮内浸润(后者少见),与表皮无相关性。
- 毛囊内黏蛋白沉积常见,但不总是存在。
- 其他特征与经典的 MF 相似。
- 对大多数治疗不敏感,这一点不同于经典型 MF。
- 要注意排除毛囊黏蛋白病的良性型。

佩吉特样网状组织细胞增生型

- 组织学特征与经典型 MF 类似,但皮损仅有一个或数个,且无逐渐进展的过程。
- 好发于胸部。

肉芽肿性皮肤松弛型

- 患者表现为腋窝或腹股沟的皮肤松弛样皱褶,除了表达 MF 免疫表型的肿瘤性 T 细胞之外,还有大量组织细胞和多核巨细胞。

表 15.2　斑片期 MF 与炎症性皮肤病的鉴别

特异性	非特异性
微脓疡的形成(Pautrier/Darier)	表皮内的淋巴细胞呈佩吉特样分布
表皮内的淋巴细胞比真皮内的大	淋巴细胞外渗,但缺乏海绵水肿
淋巴细胞周围有空晕	基底部的淋巴细胞
4 个以上淋巴细胞在表皮基底层排列	小的或"正常大小"的扭曲的淋巴细胞
扭曲的淋巴细胞与基底层的角质形成细胞的大小相当	真皮乳头纤维化(胶原硬化)

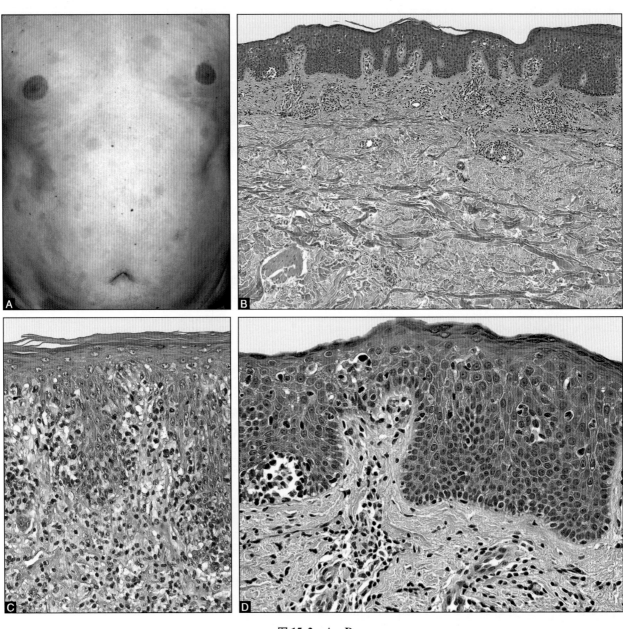

图 15.2　A～D

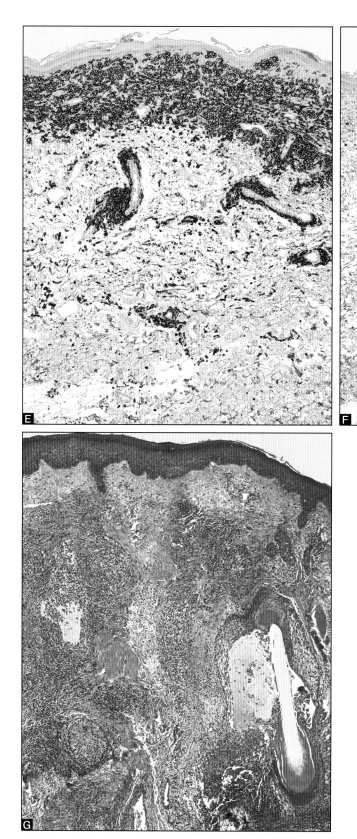

图 15.2　A ~ G:蕈样肉芽肿。(A)该例在病程早期表现为散在的红斑、斑片;(B)低倍镜下,斑片期 MF 淋巴细胞浸润表浅,伴有淋巴细胞移入表皮;(C)典型病例中,仔细观察会发现表皮内的淋巴细胞比真皮内的大且异型性更明显;(D)表皮内边界清楚的淋巴细胞巢(Pautrier 微脓疡)是早期 MF 的特点。还可以观察到棘层上部大的淋巴细胞周围有空晕;(E)大多数病例中,肿瘤细胞表达 CD4;(F)进一步发展,如本例所示,CD8 阳性的淋巴细胞不到 5% ;(G)亲毛囊型 MF 是肿瘤细胞浸润毛囊上皮或附属器上皮的一种变异型。常伴有毛囊内黏蛋白沉积。图片显示毛囊上皮内的黏蛋白物质沉积

塞扎里综合征 Sézary Syndrome(SS)

诊断标准

- 主要标准：
  - 红皮病(图 15.3A)。
  - 全身淋巴结肿大。
  - 克隆性 T 细胞群，伴脑回状核。
- 次要标准：
  - 塞扎里细胞绝对计数为 1000 个/mm³。
  - CD4：CD8 比值大于 10(流式细胞仪测定)。
  - 免疫表型异常(CD2，CD3，CD5，CD7 和 CD26 中的一个或多个标记缺失)。

鉴别诊断

- 蕈样肉芽肿(虽然 SS 亲表皮性不如 MF 明显)。
- 其他原因所致的红皮病(需要相关临床资料、外周血涂片和其他辅助检查)。

诊断难点

- 超过 30% 的病例的组织学表现并不特异(图 15.3B)。
- 若无临床资料和外周血涂片，难以与 MF 鉴别。

诊断要点

- 好发于成年人，尤其是 60 岁以上的老年人。
- 常有甲营养不良、瘙痒、睑外翻、脱发、掌跖角化。
- CD7 和 CD26 的缺失是其特点。
- 病程侵袭性，5 年生存率约 10%～20%。
- 机会性感染是常见的死亡原因。

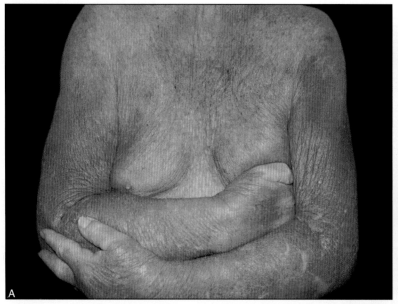 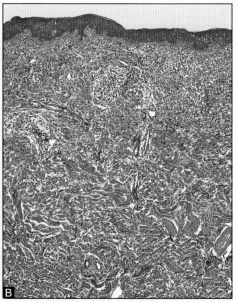

图 15.3　A、B:塞扎里综合征。(A)红皮病是常见临床表现；(B)组织学特征与 MF 类似，但是在本例中，组织学并不特异，缺乏亲表皮性特征和微脓疡的形成。因此，最终诊断需要结合实验室的数据和临床资料

成人 T 细胞白血病/淋巴瘤 Adult T-Cell Leukemia/Lymphoma

诊断标准

- 整合人嗜 T 淋巴细胞病毒 1(human T-cell lymphotropic virus-1)的 T 细胞单克隆性增生。
- CD25/CD2/CD3/CD5　　　　+
- CD7　　　　　　　　　　　－
- CD30　　　　　　　　　　　－/+
- CD4+/CD8－常见。
- CD4－/CD8+罕见。
- CD4+/CD8+罕见。

变异型

- 急性型:外周血提示白细胞明显增多,广泛的淋巴结肿大,泛发红斑、丘疹、结节,高钙血症,全身症状,LDH 升高,嗜酸性粒细胞,常见机会性感染(图 15.4A)。
- 慢性型:表皮剥脱样红斑,白细胞轻度增多,无高钙血症。
- 隐匿型:红斑或丘疹,肺部受累,白细胞正常,无高钙血症。

鉴别诊断

- 因为存在三种变异型,每一型有不同的临床和组织学特点,所以鉴别诊断要考虑得更全面些。
- T 细胞淋巴瘤的其他类型和感染性疾病。

诊断难点

- 在临床中,皮损表现多样,容易忽略淋巴瘤的诊断。
- 在不同的变异型中,组织学表现变化较大;例如急性型通常为中等大小的细胞至大细胞(图 15.4B),多形,但是偶尔小细胞占优势。
- 可有亲表皮性和 Pautrier 微脓疡,与 MF 相似(图 15.4B)。
- 可有非典型性 EBV 阳性的 B 细胞的增殖(类似霍奇金淋巴瘤)(T 细胞免疫功能缺陷所致)。
- 隐匿型的组织学特征常为非特异的。

诊断要点

- 流行地区包括日本西南部、加勒比群岛、南美、非洲中部等。
- CD25 阳性是关键特征(图 15.4C)。
- 皮肤是最常见的结外受累器官,超过 50% 的患者有皮损。
- 本病皮损泛发,这一点区别于惰性的原发皮肤淋巴瘤。
- 可存在仅局限于皮肤的隐匿型病变。

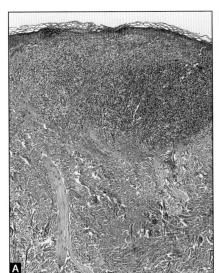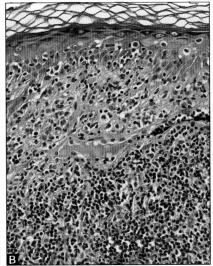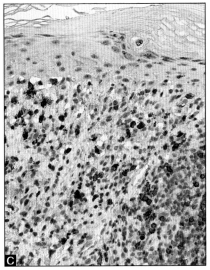

图 15.4　A～C:成人 T 细胞白血病/淋巴瘤。(A)该例患者表现为红色丘疹和斑块。肿瘤累及表皮和真皮;(B)细胞中等大小至大形,整体表现与 MF 类似,有亲表皮性和 Pautrier 微脓疡;(C)肿瘤细胞表达 CD25。当组织学不特异时,CD25 阳性表达更支持本病的确诊

侵袭性 CD8 + 亲表皮性淋巴瘤 Aggressive CD8+ Epidermotropic Lymphoma

诊断标准

- 侵袭性病程。
- 最初表现为溃疡性斑块和肿块。
- 无 MF 或 CD8+的淋巴瘤样丘疹病的病史。
- CD8+细胞毒性 T 淋巴细胞,常有亲表皮性,但也有真皮内结节性或弥漫性浸润模式(图 15.5)。
- βF1/CD3/CD7/CD8/TIA1   +
- CD4   −

鉴别诊断

- γ/δT 细胞淋巴瘤(见下文)。
- MF 的 CD8+变异型。
- 淋巴瘤样丘疹病的 CD8+变异型。
- 光线性类网织细胞增生症。
- 皮下脂膜炎样 T 细胞淋巴瘤(subcutaneous panniculitis like T-cell lymphoma,SPTL)。

诊断难点

- 与 T 细胞淋巴瘤的鉴别可能比较困难或无法鉴别,两者可能代表相同疾病的不同的变异型。
- βF1 偶为阴性(肿瘤细胞表达缺失)。

诊断要点

- 诊断需要结合临床(要排除 MF 和淋巴瘤样丘疹病)。
- 黏膜受累常见。

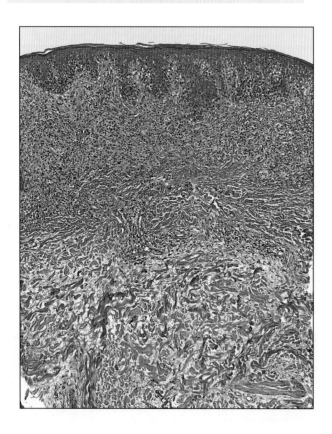

图 15.5 侵袭性 CD8+亲表皮性淋巴瘤。亲表皮性等特征与 MF 类似。肿瘤细胞 CD8 +。MF 也可有 CD8 变异型,两者仍有可能混淆。但该病远比 MF 更具侵袭性

真皮±皮下模式(见表 15.1)

CD30 + 淋巴瘤/淋巴增生性疾病 CD30 + Lymphomas/Lymphoproliferative Disorders

▍诊断标准

- CD30+淋巴细胞的浸润,细胞体积大,呈多形性或免疫母细胞样(图 15.6A 和 B)。
- 惰性病程。
- CD4　　　　　　　　　+
- CD3/CD5　　　　　　-/+
- CLA　　　　　　　　+[不同于系统性间变大细胞性淋巴瘤(anaplastic large cell lymphoma,ALCL)]
- 间变性淋巴瘤激酶 (Anaplastic lymphoma kinase,ALK)　　-(不同于很多系统性 ALCL)
- CD15　　　　　　　-(不同于霍奇金淋巴瘤)
- CD56　　　　　　　-/+
- 干扰素调节 因子 4 易位　　　　-/+
- 临床特征有助于鉴别淋巴瘤样丘疹病和 ALCL:

淋巴瘤样丘疹病:

- 大量丘疹中央坏死,表面结痂,可自行消退,在其他部位再发。

ALCL:

- 一个或多个簇集分布的斑块或肿块持续存在(偶尔消退)。

▍鉴别诊断

淋巴瘤样丘疹病:

- 苔藓样糠疹。
- 虫咬皮炎/疥疮。
- 病毒感染。

ALCL:

- CD30+假性淋巴瘤(与淋巴瘤样丘疹病相同)。
- 黑素瘤、肉瘤、癌、转移癌。
- 系统性 ALCL 的继发皮肤损害。
- 移植后淋巴细胞增生性疾病。

▍诊断难点

- 许多非肿瘤性疾病中也可出现 CD30+淋巴细胞。
- MF 的大细胞转化也可 CD30+;MF 必须排除。
- 如果不标记 CD30,大的异型细胞易与肉瘤、黑素瘤的肿瘤细胞混淆(图 15.6C)。

▍诊断要点

- 按照定义,临床特点(皮损数量和表现)决定类型。
- 原发性皮肤 ALCL 的皮肤外播散少见(10%),常局限于局部淋巴结,预后与局限于皮肤的 ALCL 相似。
- 原发性皮肤 ALCL 常不表达 ALK[缺乏 t(2;5) 易位]。
- 移植后淋巴细胞增生性疾病常 EBV+。

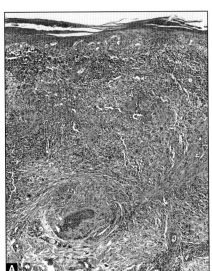
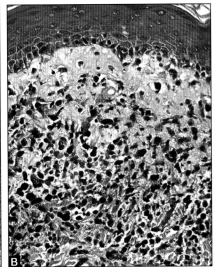
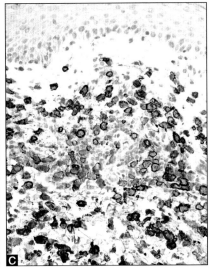

图 15.6 A~C:淋巴瘤样丘疹病。(A)浸润主要位于真皮,但常导致其上表皮的坏死;(B)典型病例中淋巴细胞体积大,明显多形性;(C)异型的肿瘤细胞强表达 CD30

B 细胞假性淋巴瘤 B-Cell Pseudolymphomas（图 15.7A ~ C）

▋诊断标准

- 皮肤内大量 B 细胞浸润，临床和组织学上类似淋巴瘤，但证实 B 细胞为反应性的，而非肿瘤性。

▋鉴别诊断

- 真性 B 细胞淋巴瘤。
- 肿胀性狼疮。
- 伯氏螺旋体/莱姆病。
- 移植后淋巴增生性疾病和其他免疫抑制相关的淋巴增生性疾病。
- 疥疮结节。
- 药物反应（B 细胞型）、疫苗接种反应、2 期梅毒、持续性昆虫叮咬、病毒感染、文身反应、伴嗜酸性粒细胞增多的血管淋巴样增生（angiolymphoid hyperplasia with eosinophilia，ALHE）。

▋诊断难点

- 某些 B 细胞假性淋巴瘤可能有 B 细胞和 T 细胞的克隆性增生或"假克隆性增生"。
- 某些 B 细胞假性淋巴瘤可能因为持续的抗原刺激而进展为真性低度恶性的 B 细胞淋巴瘤（尤其是边缘区和滤泡中心型）。
- 并不总能轻易找出病因。

▋诊断要点

- 混合的炎症细胞浸润和"正常"的淋巴结结构更倾向提示假性淋巴瘤。
- 耳部、乳头周围和阴囊部位的密集 B 淋巴细胞浸润，更倾向提示伯氏疏螺旋体反应，而非真性淋巴瘤。

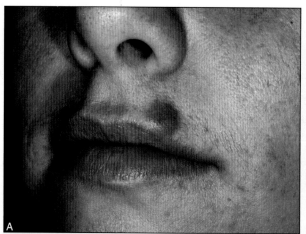

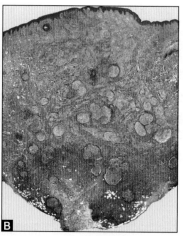

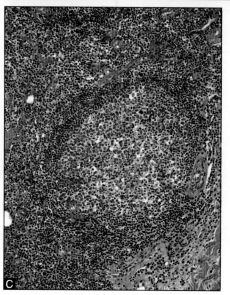

图 15.7　A ~ C：B 细胞假性淋巴瘤。（A）唇部孤立的皮损只是疱疹病毒感染，伴随大量淋巴细胞浸润；（B）该例为皮肤反应性 B 细胞增生，可能与淋巴瘤相混淆。本病例可见大量的淋巴滤泡增生，有可能被误诊为滤泡型淋巴瘤（尤其是临床上考虑淋巴瘤）；（C）近距离检视聚集的淋巴细胞，会发现正常的生发中心，包括明区、暗区和大量的易染体巨噬细胞（tingible body macrophages）

原发性皮肤边缘区淋巴瘤 Primary Cutaneous Marginal Zone Lymphoma

诊断标准

- 惰性病程。
- 见于躯干或四肢(尤其是背部和上臂)的单一或簇集的红色或紫红色的丘疹或斑块。
- 真皮和脂肪层上部含:
  - B细胞包括淋巴浆细胞样细胞、浆细胞和边缘区细胞(细胞胞浆淡染,核小呈锯齿状,有时称为中心细胞样或单核细胞样B细胞)(图15.8A、B)。
  - 克隆性证据(见下文)。
  - 散在分布的中心母细胞样和免疫母细胞样B细胞,但无大细胞的聚集。
  - 反应性T细胞+/−其他炎症细胞类型。
- 克隆性证据
  - IHC或ISH(in situ hybridization,原位杂交技术)发现轻链的单型表达。
  - 分子学技术发现免疫球蛋白重链基因的克隆性重排。
- CD20/CD79a/B细胞淋巴瘤2(BCL2)　　　+
- CD5/CD10/BCL6　　　−

鉴别诊断

- B细胞假性淋巴瘤。

- 原发性皮肤滤泡中心性淋巴瘤(primary cutaneous follicle center cell lymphoma,PCFCCL)。
- 浆细胞瘤。

诊断难点

- 有结节/滤泡的病例易与PCFCCL混淆。
- 骨髓瘤和其他浆细胞肿瘤可能与伴有广泛性浆细胞样分化的原发性皮肤边缘区淋巴瘤类似。
- 随着皮损反复复发,可出现"母细胞性转化",预示着生物学行为更为侵袭(这种情况少见)。
- 其他类型的B细胞淋巴瘤可出现广泛的浆细胞样分化和轻链的限制性。
- 所有活检组织中轻链限制性都不明显。

诊断要点

- 结节性浸润周边的浆细胞呈轻链单一型表达有助于诊断。
- 原位杂交技术(ISH)证实轻链限制性,比免疫组织化学(IHC)更为敏感。
- 结节性浸润周边Ki-67(MIB-1)阳性的细胞的增加有特征性。
- 免疫细胞瘤和浆细胞瘤可能是本病的变异型。
- 在欧洲,伯氏螺旋体的感染与本病无明显相关性,而美国则不同。
- 与自身免疫性疾病的相关性不大。(同时存在自身免疫性疾病意味着系统性边缘区淋巴瘤累及皮肤,而非原发皮肤边缘区淋巴瘤。)
- 5年生存率约为100%

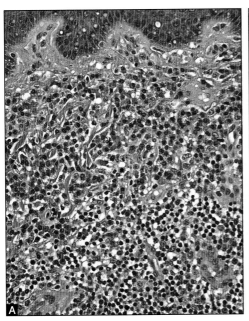
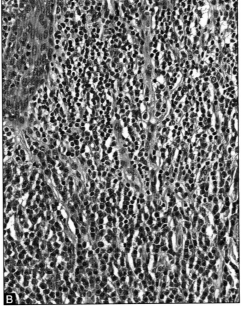

图15.8　A和B:原发性皮肤边缘区淋巴瘤。(A)B细胞在真皮内浸润,不累及表皮。视野上半部可见大量浆细胞,周围也有大量浆细胞。边缘区细胞占据了视野的下半部;(B)该图中,边缘区细胞占据了视野的上半部。特征为细胞胞浆淡染,核小呈锯齿状(有时称为中心细胞样或单核细胞样B细胞)。浆细胞占据了视野的底部

原发性皮肤滤泡中心淋巴瘤（PCFCCL）Primary Cutaneous Follicle Center Cell Lymphoma（图15.9A~D）

▌诊断标准

- 病程相对惰性。
- 孤立或成群的丘疹、斑块、肿瘤。
- 中心细胞混合有数量不一的中心母细胞。
- 无融合成片的中心母细胞。
- 结节性、播散性或混合性生长模式。
- CD79a/CD20/PAX5　　　　+
- BCL6　　　　　　　　　　+
- CD10　　　　　　　　　　-/+
- MUM-1　　　　　　　　　-
- BCL2　　　　　　　　　　-（肿瘤性B细胞中）

▌鉴别诊断

- 反应性B细胞假性淋巴瘤。
- 原发性皮肤边缘区淋巴瘤。
- 弥漫性大B细胞淋巴瘤。
- 系统性B细胞淋巴瘤累及皮肤。

▌诊断难点

- 可有反应性生发中心，与假性淋巴瘤相似。
- 存在富T细胞和富组织细胞的变异型，且这些细胞数量可能比大的肿瘤性B细胞多，甚至掩盖了肿瘤细胞。

▌诊断要点

- 皮损常有红晕。
- 好发于头部和躯干，尤其是头皮和背部。
- 中年人好发（弥漫型大B细胞淋巴瘤好发于老年人）。
- 鉴别PCFCCL和反应性皮肤淋巴增生性疾病（伴有生发中心结构的B细胞假性淋巴瘤）的线索包括：
    - 无"极性"的边界不清的滤泡（无"明区和暗区"）。
    - BCL6+的滤泡中心细胞的单形增生。
    - 巨噬细胞缺乏易染体（tingible body）。
    - 相较于反应性生发中心，Ki-67增殖指数下降。
    - 外周区（mantle zones）消失或变窄。
- 必须排除系统性滤泡淋巴瘤（其可累及皮肤）。
- 结节型中可表达CD10，弥漫型中则很少表达CD10。
- 分级分期无临床意义（系统性滤泡淋巴瘤也如此）。
- "背部网状组织细胞瘤"和"Crosti淋巴瘤"是既往的称呼，现在称为PCFCCL。

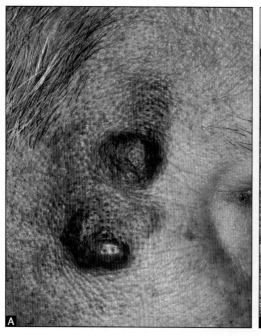

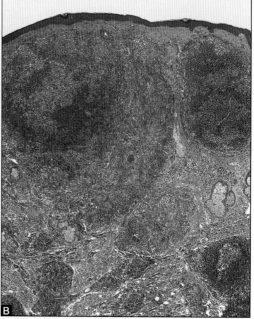

图15.9　A、B

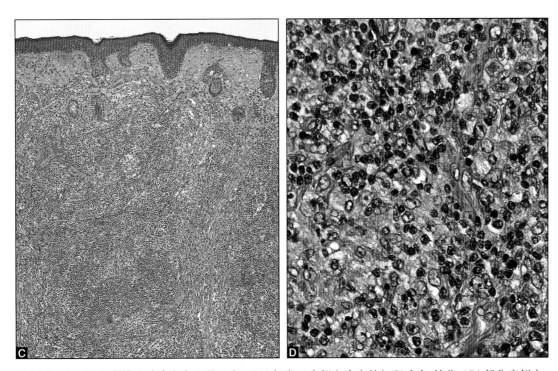

图 15.9　A～D:原发性皮肤滤泡中心淋巴瘤。(A)好发于头部和头皮的红斑丘疹、结节;(B)部分病例中,原发皮肤滤泡中心淋巴瘤有滤泡或结节状的结构;(C)其他病例呈弥漫性浸润,无滤泡样结构;(D)小的(中心细胞样)和大的(中心母细胞样或免疫母细胞样)淋巴细胞占不同的比例。图中,较小的中心细胞样细胞占据了视野的左上部分,而较大的细胞在视野的底部分布较多

原发性皮肤弥漫性大 B 细胞淋巴瘤,腿型
Primary Cutaneous Diffuse Large B-Cell Lymphoma,Leg Type(图 15.10A ~ E)

▎诊断标准

- 迅速进展的红色或紫红色肿块。
- 中等大小至大的 B 细胞,细胞核圆,核仁明显,染色质粗(类似中心母细胞和免疫母细胞)(图 15.10B)。
- 弥漫性浸润模式。
- BCL2   +++
- BCL6   ±
- CD10   −
- MUM-1   +

▎鉴别诊断

- 原发性皮肤滤泡中心淋巴瘤。

▎诊断难点

- 存在富 T 细胞和富巨噬细胞的变异型,这些细胞数量较多,甚至掩盖了大的肿瘤性 B 细胞。
- 同其他 B 细胞淋巴瘤一样,可以有反应性的生发中心,与良性的假性淋巴瘤或反应性的淋巴滤泡增生类似。

▎诊断要点

- 好发于老年女性的腿部(其他部位<10%)。
- 可累及皮下(图 15.10C)。
- 相较于其他 B 细胞淋巴瘤,小的反应性淋巴细胞比较少。
- 病程相对侵袭,大约 40% 的病例可累及其他器官。
- 5 年生存率 55%。
- 皮损多发则预后较差。

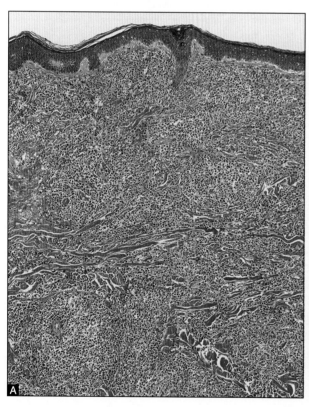
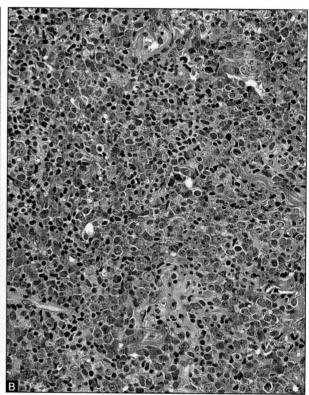

图 15.10 A、B

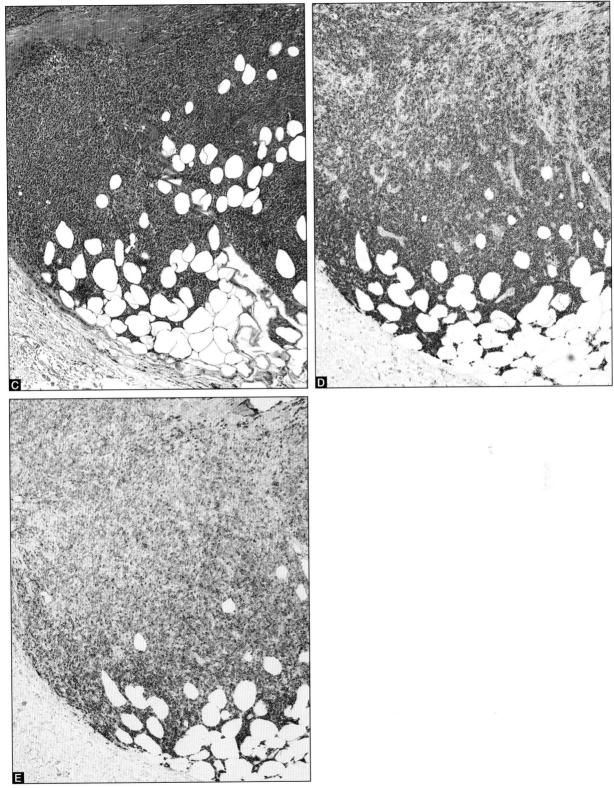

图 15.10　A~E:原发性皮肤弥漫性大 B 细胞淋巴瘤,腿型。(A)真皮内大淋巴细胞呈弥漫性或结节性浸润。表真皮之间可见无浸润带;(B)肿瘤细胞弥漫成片的浸润,细胞核呈泡状,染色质粗,核仁明显;(C)常向皮下脂肪层浸润;(D)肿瘤细胞表达 CD20;(E)细胞强表达 BcL-2,在形态学特征典型的情况下,BcL-2 的阳性表达能强有力地支持诊断

淋巴瘤样肉芽肿病 Lymphomatoid Granulomatosis

诊断标准

- EBV+的 B 细胞血管中心性和血管破坏性浸润,伴有反应性 T 细胞(图 15.11A)。

鉴别诊断

- 肉芽肿性血管炎(如韦氏肉芽肿病)。
- T 细胞淋巴瘤(因为 T 细胞在数量上占优势)。
- EB 病毒+的淋巴瘤和淋巴增生性疾病(图 15.11B)。

诊断难点

- 早期皮损仅有少许肿瘤性 B 细胞。
- 韦氏肉芽肿病和其他肉芽肿。

诊断要点

- 大多数病例中可发现一些表现为反应性而非肿瘤性的组织学特点(如混合性炎细胞浸润、病毒毒性效应明显,等等)。
- 随着病程的不断发展,最终可能与弥漫型大 B 细胞淋巴瘤难以鉴别。

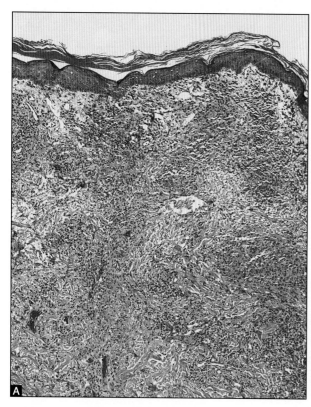
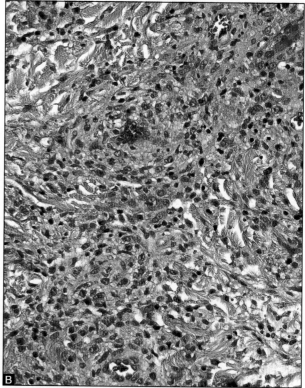

图 15.11　A 和 B:淋巴瘤样肉芽肿病。(A)真皮内炎细胞呈结节性或弥漫性浸润,包括小的、中等大小的和大的淋巴细胞;(B)大细胞,部分与组织巨噬细胞相似,围绕血管分布。肿瘤性大细胞实际上是 B 细胞,它们的增殖似乎是由 EB 病毒诱导产生的

结外 NK/T 细胞淋巴瘤,鼻型 Extranodal Natural Killer (NK) /T-Cell Lymphoma, Nasal Type(图 15.12A ~ C)

▌诊断标准

- 病程侵袭。
- 表达 NK 细胞的免疫表型最常见;少数病例表达细胞毒性 T 细胞表型。
- CD3 -/CD3ε +/CD2 +/CD56 +/TIA1 +/粒酶 B +/EBV +。
- 少数 CD56 - 的病例必须 EBV +,且表达细胞毒性标记。
- 表现为见于面部正中部及躯干、四肢的斑块和肿块。
- 累及真皮、皮下脂肪层,偶有亲表皮性。

▌鉴别诊断

- 淋巴瘤样肉芽肿病。
- 血管免疫母性 T 细胞淋巴瘤。
- 韦氏肉芽肿病(其他肉芽肿性血管炎)。
- 累及皮肤的 NK 细胞白血病。
- 极少数 ALCL 表达 CD56。

▌诊断难点

- 常有血管中心性和混合性炎症浸润,容易和淋巴瘤样肉芽肿病、韦氏肉芽肿病、血管免疫母细胞性 T 细胞淋巴瘤混淆。

- 可以与 NK 细胞白血病相混淆(后者亦累及皮肤,也与 EBV 相关)。
- LMP-1 的表达不一致;应用 EBV 编码的 RNA (EBER)检测 EBV。
- T 细胞受体基因呈种系构型(非 T 细胞克隆性增殖)。
- ALCL 偶可表达 CD56,所以要做 CD30 的标记,排除 ALCL。
- 种痘样水疱性皮肤 T 细胞淋巴瘤是一种少见的与 EBV 相关的细胞毒性 T 细胞淋巴瘤,多发生在拉丁美洲和亚洲,见于儿童,须与 NK/T 细胞淋巴瘤(鼻型)相鉴别。

▌诊断要点

- 皮肤是继鼻腔、鼻咽部之后的第二易受累的部位,因治疗一样,所以无需区分是否为原发皮肤型。
- 若仅累及皮肤,中位生存率(median survival)为 27 个月,否则,中位生存率仅为 5 个月。
- 多见于成年男性。
- 亚洲、美国中部、南非是本病的高发地区。

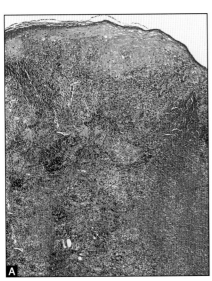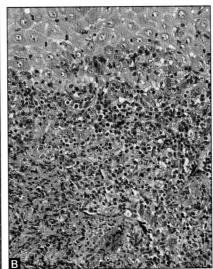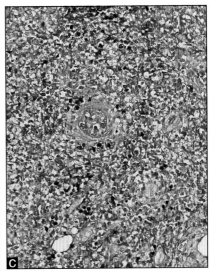

图 15.12 A ~ C:结外 NK/T 细胞淋巴瘤,鼻型。(A)真皮内可见坏死区和混合性浸润,往往不会立即辨认出淋巴瘤;(B)高倍镜下,浸润具多形性,含嗜中性粒细胞和其他反应性细胞。仔细观察才发现大的异型的淋巴细胞;(C)EB 病毒原位杂交(EBER-ISH)突显血管周围 EBV+肿瘤细胞

母细胞性浆样树突状细胞肿瘤 Blastic Plasmacytoid Dendritic Cell Neoplasm（图 15. 13A ~ D）

诊断标准

- 侵袭性病程。
- 真皮及皮下单一形态的母细胞（大的未分化的细胞）浸润。
- CD4 +/CD56 +/CD123 +/CD8 -/CD7 +/CD45RA +/sCD3 -/cCD3ε+（IHC）/TIA-1-/颗粒酶 B-/穿孔素-/TCL1+/EBV-。
- T 细胞受体为种系构型。

鉴别诊断

- 皮肤白血病（尤其是骨髓单核细胞性、淋巴细胞性和髓细胞性）。
- NK/T 细胞淋巴瘤，鼻型。
- γ/δT 细胞淋巴瘤。

诊断难点

- 某些病例很难/无法与急性髓性白血病（acute myeloid leukemia，AML）相鉴别。
- CD68 可能阳性（骨髓单核细胞性白血病也表达 CD68）。
- 末端脱氧核苷酸转移酶（TdT）可能阳性（淋巴母细胞性淋巴瘤也表达 TdT）。

诊断要点

- 大多数人认为，母细胞性浆样树突状细胞瘤是急性髓性白血病的一种变异型。
- 髓过氧化物酶和溶菌酶阴性（区别于 AML 的其他类型）。
- 皮肤常是最初受累的部位。
- 50% 的病例累及骨髓、淋巴结、外周血。
- 核分裂象常见。
- 常缺乏炎症细胞、坏死和血管中心性浸润等改变（可与 NK/T 细胞淋巴瘤鉴别）。
- CD3ε（IHC 检测）常为阳性，但表面 CD3（流式细胞仪检测）常为阴性，可与淋巴母细胞性淋巴瘤鉴别。
- 中位生存时间仅 14 个月。

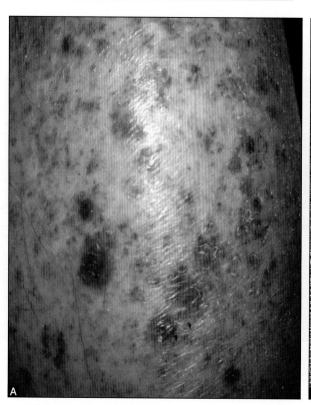
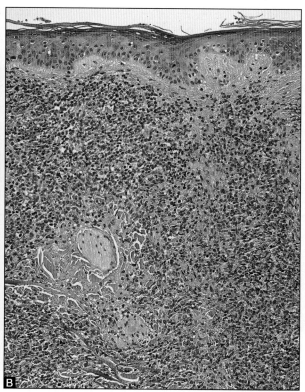

图 15.13　A、B

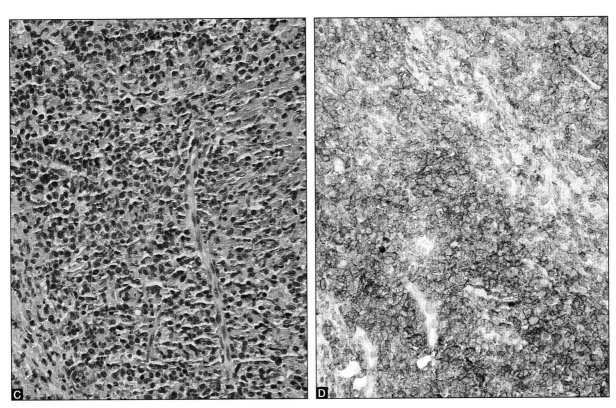

图 15.13　A～D:母细胞性浆样树突状细胞肿瘤。(A)临床表现多样,常有皮肤损害。该例患者最初头皮出现红色斑片,临床考虑血管肉瘤。数天后发展为泛发的斑片及斑块;(B)病程早期,真皮内大细胞弥漫性浸润;(C)肿瘤细胞体积大且形态单一;(D)表达 CD123———种浆样树突状细胞的常用标记

γ/δT 细胞淋巴瘤 Gamma/Delta T-Cell Lymphoma

▌诊断标准

- 侵袭性病程。
- 播散性的斑块、结节、肿块,尤其见于四肢(图 15.14A)。
- 累及黏膜和其他皮肤外器官。
- 凋亡、坏死、血管破坏常见。
- TCRγ+/βF1-/CD3+/CD5-/CD7+/CD56+/TIA1+/粒酶 B+/穿孔素+。
- 通常 CD4-/CD8+。

▌鉴别诊断

- SPTL(皮下脂膜炎样 T 细胞淋巴瘤)。
- 狼疮,尤其是狼疮性脂膜炎和肿胀性红斑狼疮。
- 母细胞性浆细胞样树突状细胞肿瘤(blastic plasmacytoid dendritic cell neoplasm, BPDCN)(CD56+/CD4+)。

▌诊断难点

- 亲表皮性、真皮及皮下脂肪层受累可同时出现,不同部位取材表现不一样。
- 花环状改变常见(但不特异)。
- 肿瘤细胞 βF1 的表达可缺失,导致 α/β 淋巴瘤容易与 γ/δT 细胞淋巴瘤混淆。

▌诊断要点

- 目前的分类将 γ/δT 细胞淋巴瘤与 SPTL 分开(SPTL 为 α/β 型)。
- 中位生存时间为 15 个月(SPTL 生存时间为 82%)。
- 不知是否存在真正的"皮肤变异型";可能是"皮肤粘膜 γ/δT 细胞淋巴瘤"病谱中的一部分。
- 不同于 SPTL,γ/δT 细胞淋巴瘤不仅累及皮下脂肪层,还累及真皮(图 15.14B)。
- 脾脏、淋巴结、骨髓受累少见(不同于其他大多数外周 T 细胞淋巴瘤)。
- 石蜡包埋切片现可进行 T 细胞受体+的免疫组织化学染色检查(图 15.14C)。

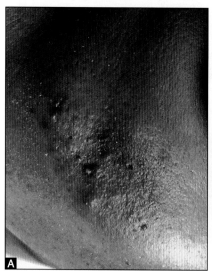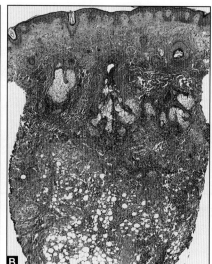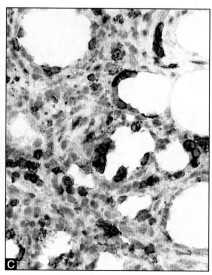

图 15.14 A ~ C:γ/δT 细胞淋巴瘤。(A)本例为坚实的质硬的斑块;(B)皮下脂肪层异型肿瘤细胞浸润。注意,真皮内附属器周围也有肿瘤细胞的浸润,这有助于鉴别皮下脂膜炎样 T 细胞淋巴瘤(见下文);(C)肿瘤细胞表达 γ/δ 型 T 细胞受体,本例中,通过免疫组织化学证实 TCR-γ

髓性白血病 Myelogenous Leukemia

诊断标准

- 丘疹、斑块、肿块,单发或多发,异型细胞在真皮内弥漫性浸润,同时分布在血管和附属器周围(图 15.15)。
- 细胞形态一致,有"母细胞"样特征:包括一或多个明显的核仁,核浆比升高。
- 异型细胞表达以下一个或多个标记:
  - 髓过氧化物酶;
  - NASDCL(Leder 染色);
  - CD4;
  - CD13;
  - CD14;
  - CD15;
  - CD33;
  - CD34;
  - CD68;
  - CD117。

鉴别诊断

- 皮肤髓外造血。
- 朗格汉斯细胞组织细胞增生症(langerhans cell histiocytoses,LCH)。
- 肉芽肿性皮炎。
- BPDCN(见上文)。
- 间变性大细胞淋巴瘤和其他淋巴瘤。

诊断难点

- 白细胞表面共同抗原常为阴性。
- 部分 AML 病例可表达 CD56 和 CD123,难以与 BPDCN 鉴别急性髓性白血病。
- 在部分 AML 病例中,S100 可阳性表达,与 LCH 及其他树突状细胞肿瘤易混淆。
- CD34 对于白血病细胞而言敏感性强,但不特异。
- 皮肤损害的表型和外周血、骨髓的不同(流式细胞仪可提供一个更为准确的表型)。

诊断要点

- 因为 AML 的分类很大程度上基于特异性基因易位/分子标记物和流式细胞仪免疫表型,而皮肤损害的表型与外周血、骨髓的不同,所以不推荐皮肤标本进行免疫组织化学检查。
- 为了明确白血病是否复发,了解既往流式细胞仪的免疫表型将有助于辨认在皮肤标本中更容易阳性表达的免疫组化标记。
- "成熟"型的 AML 更容易累及皮肤(如骨髓单核细胞性白血病)。
- 除了皮肤之外,黏膜也常受累。
- "非白血病期白血病皮疹"是指患者除了白血病皮肤损害外,无白血病的其他任何表现,所有这些病例常在皮肤损害出现后不久进展为白血病。
- 无论患者有无皮肤损害,预后无显著性差异。
- 慢性粒细胞性白血病和骨髓增生异常综合征的皮肤损害少见。
- 因为化疗、移植后的免疫抑制或白血病本身,患者的免疫功能低下,所以应寻找伴发的感染。

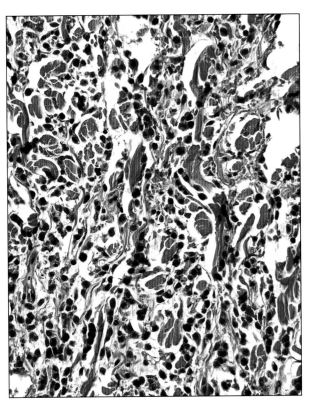

图 15.15 髓性白血病

朗格汉斯细胞组织细胞增生症（其他组织细胞/树突状细胞肿瘤）Langerhans Cell Histiocytoses（Other Histiocytic/Dendritic Cell Tumors）

▌诊断标准

- 朗格汉斯细胞克隆性浸润，细胞为椭圆形，缺乏树突状细胞突（图 15.16A 和 B）。
- CD1a（图 15.16C）　　　　+
- S100　　　　　　　　　　+
- CD4　　　　　　　　　　+
- Langerin　　　　　　　　+
- Birbeck 颗粒　　　　　　+
- Vimentin　　　　　　　　+
- CD68　　　　　　　　　　+
- HLA-DR　　　　　　　　+

▌鉴别诊断

- Rosai-Dorfman 病（良性窦组织细胞增多症伴巨大淋巴结病）。
- 幼年性黄色肉芽肿、网状组织细胞瘤和其他类型黄色肉芽肿。
- 树突状细胞瘤。

▌诊断难点

- CD4 阳性，在无其他标记的情况下，容易与 T 细胞肿瘤混淆。

- 破骨细胞样巨细胞、嗜酸性粒细胞、嗜中性粒细胞、淋巴细胞和 LCH 细胞的混合浸润，有时，在大量炎症细胞浸润的背景下，易遮蔽潜在的朗格汉斯细胞肿瘤。
- 对先天性自愈性 LCH（Hashimoto-Pritzker 病）和其他类型的 LCH 的鉴别需要结合临床并随访，若发现病情进展和系统受累，则可排除前者。
- LCH 和 T 淋巴母细胞淋巴瘤之间的联系。

▌诊断要点

- 临床表现与分期相关。
- 局灶性损害的生存率达99%，甚至更高；但是在婴幼儿中，多系统受损且对治疗抵抗，其生存率仅为33%。
- 骨髓、肝脏和肺部受累，影响预后。
- 病情从孤立性损害发展至多系统受累，往往发生于婴幼儿。
- 对预后的影响上，疾病的进展情况比患者的年龄因素更重要。
- 噬血细胞综合征是一种少见的并发症。
- 大龄儿童和年轻人中局灶性损害更常见。

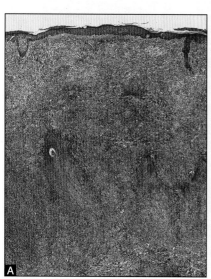
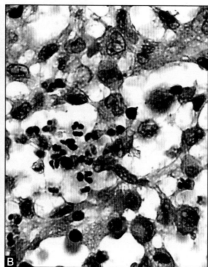
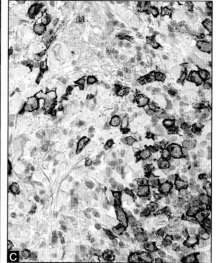

图 15.16　A～C:朗格汉斯细胞组织细胞增生症。（A）致密的非典型细胞浸润大部分真皮；（B）高倍镜下，朗格汉斯细胞核为"C"形或肾形；（C）CD1a 的强而弥散的表达是朗格汉斯细胞的特点。膜染色，有时核旁点状表达很明显

皮肤肥大细胞增生症 Cutaneous Mastocytosis

- 肥大细胞增生症可仅局限于皮肤(原发性皮肤肥大细胞增生症),或者除皮肤之外(系统性肥大细胞增生症皮肤受累)还累及其他器官。一般而言,名词"皮肤肥大细胞增生症"应用于无系统受累的情形。

持久性发疹性斑状毛细血管扩张 Telangiectasia Macularis Eruptiva Perstans

▌诊断标准

- 斑片、丘疹和斑疹(图 15.17A 和 B)。
- 肥大细胞不同程度的浸润,以血管周围浸润为主(相较于其他类型的肥大细胞增生症,细胞浸润相对稀疏)(图 15.17C)。
- 无系统受累的依据。

色素性荨麻疹(斑丘疹型皮肤肥大细胞增生症) Urticaria Pigmentosa (UP) [Maculopapular Cutaneous Mastocytosis (MPCM)]

▌诊断标准

- 肥大细胞在真皮乳头浸润,或者真皮内弥漫性分布(图 15.17D 和 E)。
- 无系统受累的依据。

弥漫性肥大细胞增生症 Diffuse Cutaneous Mastocytosis

▌诊断标准

- 皮肤弥漫性增厚,无孤立性皮损。
- 肥大细胞在真皮乳头呈带状分布或真皮全层弥漫性分布(图 15.17F)。
- 无系统受累的依据。

孤立型肥大细胞增生症 Solitary Mastocytoma

▌诊断标准

- 孤立性皮损,肥大细胞在真皮内聚集,可累及或不累及皮下脂肪层(图 15.17G 和 H)。
- 无系统受累的依据。

肥大细胞的免疫表型

- 纤溶酶　　　　　　　+(特异性标记)
- CD117(图 15.17I)　　+
- CD68　　　　　　　+
- CD33　　　　　　　+
- CD45　　　　　　　+
- CD14/CD15/CD16　　-(缺如有助于排除骨髓单核细胞性白血病)
- CD25/CD2　　　　　+见于肿瘤性肥大细胞(浸润稀疏时难以应用)

▌鉴别诊断

- 系统性肥大细胞增生症(见其诊断标准)。
- 炎症性疾病中也可有较多的肥大细胞(如荨麻疹)。

▌诊断难点

- 成人的色素性荨麻疹/斑丘疹型皮肤肥大细胞增生症(UP/MPCM)中的肥大细胞在数量上并不比荨麻疹和其他炎症性疾病多。
- 初看肥大细胞浸润,有时与黑素细胞痣和其他肿瘤相似。
- 必须排除系统性肥大细胞增生症才能确诊,然而许多成人 UP/MPCM 病例最终发现有系统的受累(见下文)。

▌诊断要点

- 色素性荨麻疹/斑丘疹型皮肤肥大细胞增生症见于儿童和成人。
- 在儿童中,皮损多为大的丘疹。
- 在成人中,皮损多为散在分布的斑疹,且肥大细胞稀少。
- 在儿童中,皮肤型肥大细胞预后良好,皮损可自行消退,尤其就青春期患者而言;系统受累少见。
- 在成人中,皮损常持续存在,往往会最终发现系统的受累;然而,一般认为这是系统性肥大细胞增生症的一种惰性形式。
- 惰性系统性肥大细胞增生症预后良好。
- 影响预后的因素包括迟发症状、缺少皮肤损害、血小板减少、LDH 升高、碱性磷酸酶升高、肝脾肿大、贫血、骨髓细胞增生、外周血涂片异常。

系统性肥大细胞增生症的诊断标准

主要标准：

- 骨髓和/或其他皮肤外器官中肥大细胞浸润（>15 个肥大细胞）。

次要标准：

- 骨髓或其他皮肤外器官中，超过 25% 的肥大细胞为梭形或为非典型细胞。

- 皮肤外器官中聚集的肥大细胞内检测到 KIT 基因 816 编码区点突变。
- 皮肤外器官中的肥大细胞表达 CD2 和/或 CD25。
- 血清总纤溶酶持续超过 20ng/ml（无克隆性髓样疾病）。

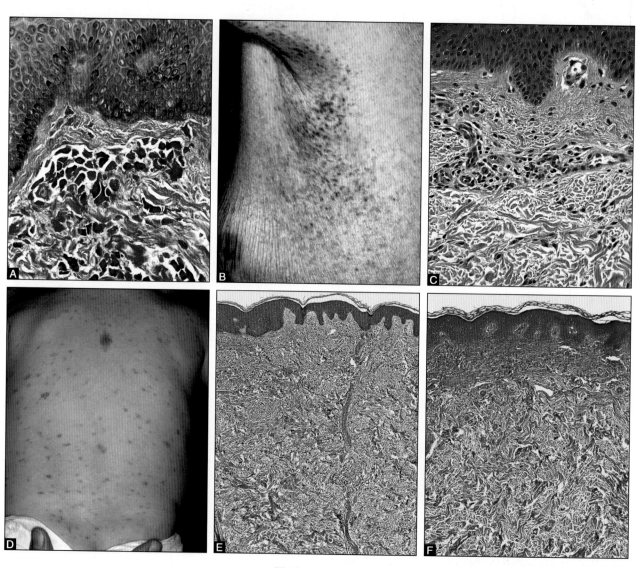

图 15.17　A ~ F

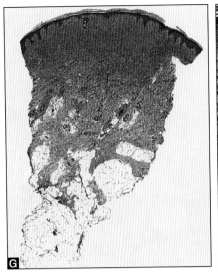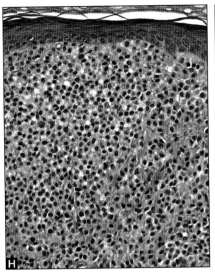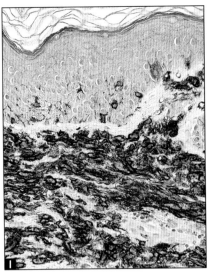

图 15.17 G ~ I:持久性发疹性斑状毛细血管扩张。(A)肥大细胞胞浆内的颗粒状物质的吉姆萨染色和甲苯胺蓝染色为紫色或暗红色;(B)多为小的红色斑疹、丘疹、斑片;(C)肥大细胞常围绕血管分布,有时也在胶原间散在分布;(D)色素性荨麻疹(斑丘疹型皮肤肥大细胞增生症)。本例中色素性荨麻疹患儿表现为棕红色的斑疹或丘疹,类似色沉的改变;(E)肥大细胞分布在真皮全层;(F)系统性肥大细胞增生症。肥大细胞在真皮乳头密集浸润;(G)孤立型肥大细胞增生症。患者皮损为孤立的棕色丘疹。切片检查证实真皮内密集的肥大细胞浸润;(H)孤立型肥大细胞增生症。高倍镜下,肥大细胞形态一致,核圆、位于中央;(I)系统性肥大细胞增生症。肥大细胞的分布往往比持久性发疹性斑状毛细血管扩张更为密集,表达 CD117(大多数肥大细胞强表达的一个标记)

皮下模式(见表 15.1)

皮下脂膜炎样 T 细胞淋巴瘤(Subcutaneous Panniculitis Like T-Cell Lymphoma,SPTL)(图 15.18A ~ C)

▌诊断标准(表 15.3)

- 惰性病程。
- 主要位于皮下脂肪层的小到中等大小 α/β 细胞毒性 CD8 + T 细胞的多形性浸润(图 15.18A)。
- βF1+/CD4−/CD8+/CD56−/TCRγ−。

▌鉴别诊断

- 狼疮样脂膜炎/深在性脂膜炎。
- γ/δT 细胞淋巴瘤。
- 感染性脂膜炎。
- 结节性红斑。
- "非典型性小叶性脂膜炎(atypical lobular panniculitis)"(Magro et al.)。

▌诊断难点

- ANA(antinuclear antibodies,抗核抗体)可能为阳性(与深在性脂膜炎鉴别更复杂)。
- 花环状改变常见,但对 SPTL 来说不特异(图 15.18B)。

▌诊断要点

- 狼疮性脂膜炎是皮肤狼疮的一种罕见类型,局限于腿部的病例尤其更少见(也就是说,除非被证实为其他疾病,局限于腿部的狼疮性脂膜炎即为 SPTL)。
- 有报道推测狼疮性脂膜炎和 SPTL 可以共存。
- 可以有坏死、小的反应性淋巴细胞、组织细胞及肉芽肿的形成(累及皮下脂肪层的 B 细胞淋巴瘤很少有这些特点)。

表 15.3　SPTL 与 γ/δT 细胞淋巴瘤的特征比较

SPTL	γ/δT 细胞淋巴瘤
5 年生存率>80%	5 年生存率<1%
常见	罕见
常局限于皮下脂肪层	可累及皮下脂肪层和真皮
CD8+/CD4−	CD8−/CD4−
CD56−	CD56+
噬血细胞综合征少见	噬血细胞综合征常见

皮肤病理鉴别诊断彩色图谱

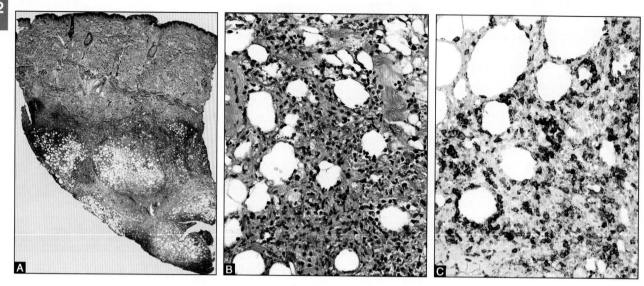

图 15.18　A ~ C:皮下脂膜炎样 T 细胞淋巴瘤。(A)皮下脂肪层密集的淋巴细胞浸润;(B)非典型细胞围绕单个脂肪细胞形成花环状;(C)肿瘤细胞表达 CD8

参考书目

1. Burg G, Kempf W, Cozzio A, et al. WHO/EORTC classification of cutaneous lymphomas 2005: histological and molecular aspects. J Cutan Pathol. 2005;32(10):647-74.

2. Cerroni L, Gatter K, Kerl H. Skin Lymphoma: The Illustrated Guide, 3rd edition. Oxford: Wiley-Blackwell; 2009.

3. Criscione VD, Weinstock MA. Incidence of cutaneous T cell lymphoma in the United States, 1973-2002. Arch Dermatol. 2007;143:854-9.

4. De Leval L, Harris NL, Longtine J, et al. Cutaneous B-cell lymphomas of follicular and marginal zone types: use of Bcl-6, CD10, Bcl-2 and CD21 in differential diagnosis and classification. Am J Surg Pathol. 2001;25(6):732-41.

5. El Shabrawi-Caelen L, Kerl H, Cerroni L. Lymphomatoid papulosis: reappraisal of clinicopathologic presentation and classification into subtypes A, B and C. Arch Dermatol. 2004;140:441-7.

6. Feuillard J, Jacob MC, Valnesi F, et al. Clinical and biologic features of CD4 CD56+ malignancies. Blood. 2002;99: 1556-63.

7. Glusac EJ. Criterion by criterion, mycosis fungoides. Am J Dermatopathol. 2003;25(3):264-9.

8. Leinweber B, Colli C, Chott A, et al. Differential diagnosis of cutaneous infiltrates of B lymphocytes with follicular growth pattern. Am J Dermatopathol. 2004;26(1):4-13.

9. Magro CM, Crowson AN, Kovatich AJ, et al. Lupus profundus, indeterminate lymphocytic lobular panniculitis and subcutaneous T-cell lymphoma: a spectrum of subcuticular T-cell lymphoid dyscrasia. J Cutan Pathol. 2001;28:235-47.

10. Shapiro PE and Pinto FJ. The histologic spectrum of mycosis fungoides/Sezary syndrome (cutaneous T-cell lymphoma). A review of 222 biopsies, including newly described patterns and the earliest pathologic changes. Am J Surg Pathol. 1994;18(7): 645-67.

11. Smoller BR, Bishop K, Glusac EJ, et al. Reassessment of histologic parameters in the diagnosis of mycosis fungoides. Am J Surg Pathol. 1995;19:1423-30.

12. Swerdlow SH, Campo E, Harris NL, et al. World Health Organization Classification of Tumors of Hematopeoiteic and Lymphoid Tissues. Lyon: IARC Press; 2008.

13. Willemze R, Jaffe ES, Burg G, et al. WHO-EORTC classification for cutaneous lymphomas. Blood. 2005;105(10):3768-85.

（夏云 译,陈柳青、邹先彪 校,涂平 审）